U0266603

·中文翻译版·

妇科肿瘤手术治疗学

Principles of Gynecologic Oncology Surgery

·上　卷·

主　编　〔美〕佩德罗·T. 拉米雷斯（Pedro T. Ramirez）

〔美〕迈克尔·弗鲁莫维茨（Michael Frumovitz）

〔美〕纳迪姆·R. 阿布-鲁斯特姆（Nadeem R. Abu-Rustum）

主　译　吴瑞芳　李长忠

科学出版社

北　京

图字：01-2021-1784

内 容 简 介

本书由妇科肿瘤领域著名专家 Ramirez、Frumovitz 和 Abu-Rustum 3 位教授主编。首先详尽地讲解了盆腹腔解剖、手术原理及加速康复外科（ERAS）原则，随后的章节根据病变的解剖部位，分别讲述外阴癌、阴道癌、宫颈癌、子宫内膜癌和卵巢癌。本译著分为上、下两卷，共 10 篇、27 章。作者详细描述了手术的关键步骤、术中最重要和最常见的操作程序，并以数百张高质量的解剖学照片和手术插图展示手术过程，不仅内容翔实、涉及面广，还以最新文献信息向读者展示了如何以临床研究的视角去理解和处理疾病。本卷为上卷，介绍妇科肿瘤的解剖学基础及常见生殖道肿瘤。

本书不失为一部不可多得的精品专著，它不仅是妇科肿瘤医师必备之案头工具书，而且为妇科肿瘤临床研究者的必读参考书。

图书在版编目（CIP）数据

妇科肿瘤手术治疗学．上卷 /（美）佩德罗 • T. 拉米雷斯（Pedro T. Ramirez），（美）迈克尔·弗鲁莫维茨（Michael Frumovitz），（美）纳迪姆 • R. 阿布 - 鲁斯特姆（Nadeem R. Abu-Rustum）主编；吴瑞芳，李长忠主译．—北京：科学出版社，2022.8

书名原文：Principles of Gynecologic Oncology Surgery

ISBN 978-7-03-072767-1

Ⅰ. ①妇… Ⅱ. ①佩… ②迈… ③纳… ④吴… ⑤李… Ⅲ. ①肿瘤－妇科外科手术 Ⅳ. ①R737.3

中国版本图书馆CIP数据核字（2022）第128076号

责任编辑：王海燕 / 责任校对：张 娟

责任印制：赵 博 / 封面设计：吴朝洪

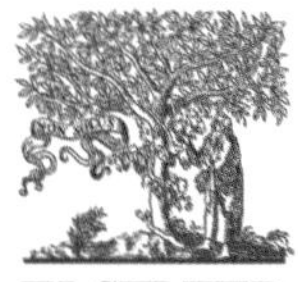

Elsevier (Singapore) Pte Ltd.
3 Killiney Road, #08-01 Winsland House I, Singapore 239519
Tel: (65) 6349-0200; Fax: (65) 6733-1817

声 明

本译本由科学出版社完成。相关从业及研究人员必须凭借其自身经验和知识对文中描述的信息数据、方法策略、搭配组合、实验操作进行评估和使用。由于医学科学发展迅速，临床诊断和给药剂量尤其需要经过独立验证。在法律允许的最大范围内，爱思唯尔、译文的原文作者、原文编辑及原文内容提供者均不对译文或因产品责任、疏忽或其他操作造成的人身及 / 或财产伤害及 / 或损失承担责任，亦不对由于使用文中提到的方法、产品、说明或思想而导致的人身及 / 或财产伤害及 / 或损失承担责任。

科 学 出 版 社 出版

北京东黄城根北街 16 号
邮政编码：100717
http://www.sciencep.com

北京画中画印刷有限公司 印刷

科学出版社发行 各地新华书店经销

*

2022 年 8 月第 一 版 开本：889 × 1194 1/16
2022 年 8 月第一次印刷 印张：13 1/2
字数：399 000

定价：198.00 元

（如有印装质量问题，我社负责调换）

主译简介

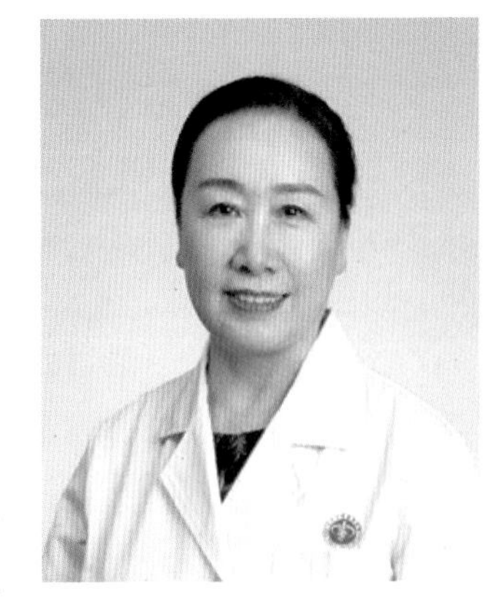

吴瑞芳，北京大学深圳医院主任医师（二级），北京大学教授、博士生导师。系国家级有突出贡献的中青年专家，曾获吴阶平医学研究奖、中国医师奖、公共卫生与预防医学发展贡献奖。现任北京大学医学部妇产科学系成员、国家子宫颈癌早诊早治示范基地主任、深圳北京大学香港科技大学医学中心妇产科学研究所所长。

学术兼职：现任中华预防医学会第六届理事会理事、中华预防医学会生育力保护分会第一届委员会主任委员、中国女医师协会妇产科专业委员会副主任委员、中国医师协会妇产科医师分会委员、中华医学会妇产科学分会妇科内分泌学组委员、中华医学会激光医学分会光动力诊治与肿瘤学学组副组长、中国优生优育协会阴道镜和宫颈病理学分会（Chinese Society for Colposcopy and Cervical Pathology，CSCCP）常务委员及《中华妇产科杂志》等杂志编委等职。

从事妇产科临床、教学与研究工作 40 余年，擅长女性生殖内分泌疾病与妇科肿瘤的诊治。近年主编专著《生育力保护与相关疾病诊治》，主译专著《外阴阴道良性疾病（BENIGN DISEASES OF THE VULVA AND VAGINA）》，参编著作、教材多部，在国内外学术刊物发表学术论文 200 余篇，研究成果获 12 项省部级科技奖励。

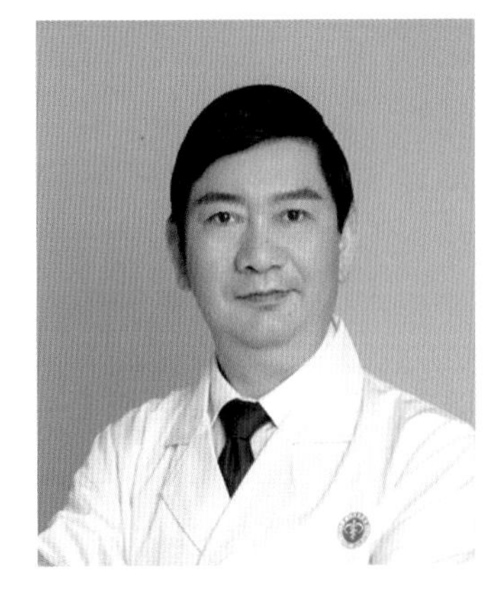

李长忠，主任医师，教授，医学博士，博士研究生导师，深圳市地方级领军人才，山东省有突出贡献的中青年专家，济南市专业技术拔尖人才，美国 Mayo Clinic 医院、Johns Hopkins 医院、M.D.Anderson 癌症中心高级访问学者。现任北京大学深圳医院妇产中心主任。

学术兼职：中华预防医学会生育力保护分会常务委员，中国医师协会妇产科医师分会委员，中国医师协会微无创医学专业委员会委员，中国优生优育协会阴道镜和宫颈病理学分会（Chinese Society for Colposcopy and Cervical Pathology，CSCCP）委员，中国抗癌协会妇科肿瘤分会委员，全国卫生产业企业学会智能诊疗分会副会长，山东省医师协会妇科微创分会主任委员，山东省医学会妇产科分会副主任委员兼宫颈学组组长，山东省抗癌协会妇科肿瘤分会副主任委员，深圳市医师协会妇产科分会副会长。

从事妇产科临床、教学与研究工作 30 余年，擅长诊治各种妇科良恶性肿瘤、子宫内膜异位症等疾病。尤其擅长腹腔镜下各种微创手术、宫颈病变诊治。培养博士研究生 13 人，硕士研究生 37 人，发表 SCI 论文 40 余篇，中文核心期刊 30 余篇。

译者名单

主　译　吴瑞芳　李长忠
副主译　杜　辉　渠新风
译　者（按姓氏笔画排序）

刘　昱　汤惠茹　杜　辉　李长忠
吴瑞芳　沈媛媛　张　薇　罗文姬
胡启彩　侯　君　渠新风　蒋　欣
曾薇薇　魏蔚霞

致谢

感谢我的父亲 Tomas 和我的母亲 Juanita 为家庭的未来所做出的牺牲，
感谢我的妹妹 Maria 一直以来的信赖和支持，
感谢我的孩子们 Gabriela、Peter、Johnny、Sofia 和 Emma 带给我的爱和欢乐，
感谢我的妻子 Gloria 付出的牺牲、耐心、 鼓励、支持和不断的激励，最为重要的是她的爱。

Pedro T. Ramirez

致我的妻子 Amie 和我的孩子 Robert、Natalie 和 Andrew，
谢谢你们的爱和鼓励！

Nadeem R. Abu-Rustum

本书献给我的妻子 Karen 和两个儿子 Alex 和 Jonathan，感谢他们忍受了无数个我不在家的日子和周末的早上。也献给我的父亲 Billy，虽然他是一名普通妇科医师，但他一定会非常自豪地从头到尾读完这本书，细细品味其中的每一页。

Michael Frumovitz

主编简介

Pedro T. Ramirez 医学博士、教授
美国德克萨斯州，休斯顿
得克萨斯大学 MD 安德森癌症中心妇科肿瘤与生殖医学科
David M. Gershenson 卵巢癌研究特聘教授
微创外科教研室主任

Michael Frumovitz 医学博士、公共卫生学硕士
美国德克萨斯州，休斯顿
得克萨斯大学 MD 安德森癌症中心妇科肿瘤与生殖医学科
教授、研究基金主任

Nadeem R. Abu-Rustum 医学博士
美国纽约州，纽约
威尔康奈尔医学院教授
纪念斯隆 - 凯特琳癌症中心大外科副主任、妇科主任

原著者名单

Nadeem R.Abu-Rustum, MD
Chief, Gynecology Service
Professor, Weill Cornell Medical College
Vice Chair Technology
Department of Surgery
Memorial Sloan Kettering Cancer Center
New York, New York

David M. Adelman, MD, PhD, FACS
Associate Professor
Division of Plastic Surgery
The University of Texas MD Anderson Cancer Center
Houston, Texas

Giovanni Aletti, MD
Associate Professor in Obstetrics and Gynecology
University of Milan
Director, Unit of New Therapeutic Strategies in Ovarian Cancer
European Institute of Oncology
Milan, Italy

Mara B. Antonoff, MD
Assistant Professor
Department of Thoracic and Cardiovascular Surgery
The University of Texas MD Anderson Cancer Center
Houston, Texas

Anne-Sophie Bats, MD
Paris Descartes University
Sorbonne Paris Cité
School of Medicine
Assistance Publique–Hôitaux de Paris
Hôital Européen Georges-Pompidou
Gynecological and Breast Cancer Surgery
Paris, France

David M. Boruta, MD
Associate Professor
Department of Obstetrics and Gynecology
Tufts University School of Medicine
Chief of Gynecologic Oncology
Steward Health Care System
Boston, Massachusetts

Robert Bristow, MD, MBA
Professor and Chair
Obstetrics and Gynecology
University of California, Irvine School of Medicine
Orange, California

Jvan Casarin, MD
Research Fellow
Division of Gynecologic Surgery
Mayo Clinic
Rochester, Minnesota

Luis M. Chiva, MD, PhD
Chair of Department of Obstetrics and Gynecology
University of Navarra
Madrid, Spain

David Cibula, MD, PhD
Gynecologic Oncology Center
Department of Obstetrics and Gynecology
First Faculty of Medicine
Charles University in Prague and General University Hospital in Prague
Prague, Czech Republic

Kathryn G. Cunningham, MD
Fellow
Department of Urology
The University of Texas MD Anderson Cancer Center
Houston, Texas

Pedro F. Escobar, MD, FACOG, FACS
Instituto Gyneco-Oncológico
San Juan, Puerto Rico
Associate Clinical Professor of Surgery
Cleveland Clinic
Cleveland, Ohio

Ramez N. Eskander, MD
Assistant Clinical Professor
Division of Gynecologic Oncology
Department of Reproductive Medicine
University of California San Diego
Moores Cancer Center
La Jolla, California

Anna Fagotti, MD
Division of Gynecologic Oncology
Catholic University of the Sacred Heart
Rome, Italy

Gwenael Ferron, MD, PhD
Department of Surgical Oncology
Institut Claudius Regaud–Institut Universitaire du Cancer
Toulouse, France

Katherine Fritton, MD
Department of Gynecology and Obstetrics
The Johns Hopkins University
Baltimore, Maryland

Michael Frumovitz, MD, MPH
Professor and Fellowship Director
Department of Gynecologic Oncology and Reproductive Medicine
The University of Texas MD Anderson Cancer Center
Houston, Texas

Fabio Ghezzi, MD
Professor and Head
Department of Obstetrics and Gynecology
University of Insubria
Varese, Italy

Gretchen E. Glaser, MD
Consultant
Division of Gynecologic Surgery
Mayo Clinic
Rochester, Minnesota

Tam T.T. Huynh, MD
Department of Thoracic and Cardiovascular Surgery
Department of Interventional Radiology
The University of Texas MD Anderson Cancer Center
Houston, Texas

Maria D. Iniesta, MD, PhD
Senior Coordinator Clinical Studies
Department of Gynecologic Oncology and Reproductive Medicine
The University of Texas MD Anderson Cancer Center
Houston, Texas

Anuja Jhingran, MD
Department of Radiation Oncology
Division of Radiation Oncology
The University of Texas MD Anderson Cancer Center
Houston, Texas

Jose A. Karam, MD
Assistant Professor
Department of Urology
The University of Texas MD Anderson Cancer Center
Houston, Texas

Anna Kuan-Celarier, MD
Resident
Department of Obstetrics and Gynecology
Louisiana State University Health Science Center
New Orleans, Louisiana

Eric Leblanc, MD
Head, Department of Gynecologic Oncology
Centre Oscar Lambret
Lille, France

Fabrice Lécuru, MD, PhD
University Paris Descartes
Sorbonne Paris Cité
School of Medicine
Assistance Publique–Hôitaux de Paris
Gynecological and Breast Cancer Surgery
Paris, France

Mario M. Leitao, Jr., MD
Attending Gynecologic Oncologist
Department of Surgery
Memorial Sloan Kettering Cancer Center
Professor of Obstetrics and Gynecology
Weill Cornell Medical College
New York, New York

Javier Magrina, MD
Director of Minimally Invasive Gynecologic Surgery
Mayo Clinic
Scottsdale, Arizona
President, Fellowship Board of Directors
American Association of Gynecologic Laparascopists
Cypress, California

Andrea Mariani, MD, MS
Professor
Division of Gynecologic Surgery
Mayo Clinic
Rochester, Minnesota

Alejandra Martinez, MD
Department of Surgical Oncology
Institut Claudius Regaud–Institut Universitaire du Cancer
Toulouse, France

Patrice Mathevet, MD, PhD
Department of Gynecology
CHU Vadois
Lausanne, Switzerland

Reza J. Mehran, MD
Department of Thoracic and Cardiovascular Surgery
The University of Texas MD Anderson Cancer Center
Houston, Texas

Craig A. Messick, MD
Assistant Professor of Surgery
Department of Surgical Oncology
Section of Colon and Rectal Surgery
The University of Texas MD Anderson Cancer Center
Houston, Texas

Bassem Mezghani, MD
Department of Surgical Oncology
Institut Claudius Regaud–Institut Universitaire du Cancer
Toulouse, France
Salah Azaiz Cancer Institute
Tunis, Tunisia

Lucas Minig, MD, PhD
Head
Department of Gynecology
Instituto Valenciano de Oncologia
Valencia, Spain

Miziana Mokbel, MD
Assistance Publique–Hôitaux de Paris
Hôital Européen Georges-Pompidou
Gynecological Cancer and Breast Cancer Surgery
Paris, France

Camilla Nero, MD
Division of Gynecologic Oncology
Catholic University of the Sacred Heart
Rome, Italy

Crystal Nhieu, MD, BS
Resident
Department of Obstetrics and Gynecology
Louisiana State University Health Science Center
Baton Rouge, Louisiana

Rene Pareja, MD
Department of Gynecologic Oncology
Instituto Nacional de Cancerologia
Bogotá, Colombia
Clínica de Oncología Astorga
Medellín, Colombia

Manuel Penalver, MD
Chairman, Department of Obstetrics and Gynecology
Herbert Wertheim College of Medicine
Florida International University
Miami, Florida

George T. Pisimisis, MD
Department of Thoracic and Cardiovascular Surgery
Department of Interventional Radiology
The University of Texas MD Anderson Cancer Center
Houston, Texas

Pedro T. Ramirez, MD
Professor
David M. Gershenson Distinguished Professor in Ovarian Cancer Research
Director of Minimally Invasive Surgical Research and Education
Department of Gynecologic Oncology and Reproductive Medicine
The University of Texas MD Anderson Cancer Center
Houston, Texas

Reitan Ribeiro, MD
Surgical Oncologist
Medical Residency Director
Department of Surgical Oncology
Erasto Gaertner Hospital
Curitiba, Brazil

Emery Salom, MD
Clerkship Director and Assistant Professor
Florida International University
College of Medicine
Division of Gynecologic Oncology
Miami, Florida

Gloria Salvo, MD
Department of Gynecologic Oncology and Reproductive Medicine
The University of Texas MD Anderson Cancer Center
Houston, Texas

David A. Santos, MD
Assistant Professor of Surgery
Department of Surgical Oncology
The University of Texas MD Anderson Cancer Center
Houston, Texas

Giovanni Scambia, MD
Division of Gynecologic Oncology
Catholic University of the Sacred Heart
Rome, Italy

Brooke A. Schlappe, MD
Gynecologic Oncology Fellow
Department of Surgery
Memorial Sloan Kettering Cancer Center
New York, New York

Yukio Sonoda, MD
Gynecologic Oncologist
Department of Surgery
Memorial Sloan Kettering Cancer Center
New York, New York

Edward Tanner, MD
Assistant Professor
Department of Gynecology and Oncology
The Johns Hopkins University
Baltimore, Maryland

Audrey T. Tsunoda, MD, PhD
Surgical Oncologist
Department of Surgical Oncology
Erasto Gaertner Hospital
Curitiba, Brazil

Stefano Uccella, MD, PhD
Consultant
Department of Obstetrics and Gynecology
University of Insubria
Varese, Italy

Giuseppe Vizzielli, MD
Division of Gynecologic Oncology
Catholic University of the Sacred Heart
Rome, Italy

Vanna Zanagnolo, MD
Division of Gynecology
European Institute of Oncology
Milan, Italy

Oliver Zivanovic, MD
Attending Physician
Department of Surgery
Memorial Sloan Kettering Cancer Center
New York, New York

原著序

《妇科肿瘤手术治疗学》汇聚了妇科肿瘤手术治疗学领域3位世界知名专家的才智。Pedro T. Ramirez、Michael Frumovitz和Nadeem R. Abu-Rustum博士召集美国和世界上该领域的领军专家，以他们广博的专业知识编写了这部最为全面的、教科书式的有关妇科肿瘤患者手术治疗学著作。在该书的第一篇“解剖学和手术原理”中，编著者深入细致地描述了有关上腹部和盆腔根治性手术所需要的基本解剖学原理。作者还综合描述了近期发布的加速康复外科（Enhanced Recovery After Surgery，ERAS）指南中所有的项目细节和要点。随后的章节主要根据疾病的解剖部位详细描述手术过程，包括外阴癌、宫颈癌、子宫癌和卵巢癌。对于每个疾病部位，部分章节探讨了复杂的手术步骤，包括用于宫颈癌和子宫内膜癌的前哨淋巴结定位的最新技术。此外，相关疾病章节还对手术技术的演进做了全面回顾。对于宫颈癌，包括从早期保守性保留生育功能的手术到疾病晚期的根治性手术，又有单独章节重点介绍了复发性疾病的超大型盆腔廓清术。卵巢癌部分为该病的手术治疗提供了全面的诊疗路径，包括腹腔镜下评估经根治性上腹部手术进行细胞减灭术的适应证，以及晚期卵巢癌行减瘤术的肠道手术。

该书的主要优势还在于，除妇科肿瘤手术治疗章节外，还涵盖了涉及胃肠道和泌尿系的手术，以及与这些手术相关并发症的处理。最后，在放射治疗相关并发症的处理，以及盆腔重建技术、腹腔镜和机器人微创技术的应用上，都提供了广泛而全面的经典教材。

无论是对住院医师、培训医师，还是有丰富经验的临床医师，该书注定会成为未来几年该领域权威性、高质量的参考教材。这本经典著作将对致力于妇科肿瘤手术治疗的医师技能的发展和提高发挥重要作用。

Richard R. Barakat 医学博士

译者前言

该书为肿瘤领域著名的美国教授 Pedro T. Ramirez（得克萨斯大学 MD 安德森癌症中心）、Michael Frumovitz（得克萨斯大学 MD 安德森癌症中心）和 Nadeem R. Abu-Rustum（纪念斯隆－凯特琳癌症中心）等的著作。该书内容翔实、涉及面广，几乎涵盖了妇科肿瘤所有手术及所涉及的各相关领域的科学问题，包括外阴癌、阴道癌、宫颈癌、子宫内膜癌和卵巢癌，以及晚期肿瘤除脏术、肠道与泌尿系统转移的手术治疗及微创性手术。更为难得的是，各章节既有疾病临床诊疗的历史沿革、学术理论和最新观点，又有手术关键步骤、难点要点及操作细节等实用技术。

解剖学是手术治疗的基础，解剖学的进展极大地促进了肿瘤临床诊断与手术技术的发展，特别是在恶性肿瘤广泛而复杂的手术。该书的特点是注重实用性，作者巧妙地以精美的插图、手术图片真实地再现了盆腹腔精细的解剖结构及复杂的手术过程，结合对每个手术关键步骤准确清晰的描述，读来犹如聆听大师面授般的清楚明白。本书从解剖学到手术步骤详细讲解，加以数百张视觉图像，使读者能够迅速理解，并印象深刻以达到永久记忆。该书独到之处还在于提供了大量专业领域的最新文献信息，引导读者以临床研究的视角去理解和处理疾病，为临床研究提供了重要的启示和参考。该书是一部难得的妇科肿瘤精品专著、肿瘤临床工作者必读、必备的案头工具书。

我们有幸将该书分享给中国医师，在翻译中常感慨作者治学的严谨和知识的渊博。翻译此书，唤起了对未曾谋面的原著作者们最崇高的敬意。翻译中在语言表达上力求准确并维持原著特色，文字和用词上尽可能保持原著的风格。由于译者水平所限，译著中若有不足之处，望广大的读者指正。

感谢所有译者对本译著所做出的贡献。

吴瑞芳

北京大学深圳医院妇产中心

教授、主任医师、博士生导师

国家子宫颈癌早诊早治示范基地主任

中国医师协会妇产科医师分会委员

中华预防医学会生育力保护分会主任委员

中国女医师协会妇产科专业委员会副主任委员

李长忠

医学博士、教授、主任医师、博士生导师

北京大学深圳医院妇产中心主任

中华预防医学会生育力保护分会常务委员

中国医师协会妇产科分会委员

中国医师协会微无创分会委员

美国 Mayo Clinc. Johns Hopkin 医院

MD • Anderson 癌症中心高级访问学者

原著前言

在妇科肿瘤手术中，手术医师必须详细了解腹腔和盆腔根治性手术的解剖学及基本原理。此外，每位手术医师都必须具备与诊断和处理此类复杂手术并发症相关的大量知识。在《妇科肿瘤手术治疗学》第1版中，我们旨在提供一本全面的手术学专著，本书不仅能为具有丰富手术经验的妇科肿瘤医师所用，也为培训医师及所有希望学习或对妇科各种肿瘤相关问题感兴趣的人士有所裨益。对任何妇科手术医师的指导原则是：①了解有关该疾病部位或手术相关主题的最新文献；②深入了解妇科肿瘤手术中对大多数手术方案的评估和处理原则；③基于最新发表的文献得出治疗方法。

本书面向所有希望获得有关妇科肿瘤最常用手术方法循序渐进指导的人士。我们的目的是为学习手术的医师，无论是初学者还是经验丰富者，提供一本经典的专业书。在这里他们不仅可以找到有关特定主题的最相关、最简洁的文献资料，还可以查找关于手术的具体和关键步骤的详细信息，以及从世界各地一流外科医师那里学到每一个手术步骤的理想方法。

妇科肿瘤手术治疗领域正在飞速发展。如今，手术医师需要掌握多种妇科肿瘤手术方法，不仅要精通开腹手术，而且要精通腹腔镜和机器人手术等微创手术。新的手术器械不断被开发出来，需要手术医师花时间提高技能，尤其是在学习新技术的早期阶段。此外，手术医师还需要学习妇科肿瘤治疗的新方法，如前哨淋巴结定位，手术质量的一个决定性因素即患者是否需要做系统性淋巴结切除术或应免于该手术，并因而避免由此带来的不良反应。外科手术学培训方式的发展改变了手术医师获得妇科肿瘤手术必要技能的方式，培训方法包括手术模拟器、基于网络的手术培训、视频系列研讨会和现场远程手术展示。这些都是当今最常见的学习途径，手术医师必须适应这种“非传统”的学习浪潮。在本书中，我们旨在适时提供此类教学，以使读者能够见到世界上一些最娴熟的手术医师所进行的高度复杂的手术，这必将补充和提高每位读者的手术技能和临床实践。

本书的目标是提供一种使手术医师可以快速、方便地获取相关信息的设计格式，即呈现简单易懂的信息和可以快速应用的教材。换句话说，我们希望本书能够成为手术医师的工具书，让他们能够在进入手术室之前复习每个手术步骤。在一些章节里，我们编写了作为辨识复杂盆腹腔解剖结构的手术路径，结合图形和插图实现了最佳手术描述效果。在适用的情况下，精彩图片还将使读者能够立即进入撰写每一章的熟练手术医师的手术室，并从中学习他们手术方法成功的要点。本教科书的成功有赖于书写每一章的国际知名专家们的贡献。他们在各章节的写作和编辑中付出了巨大的努力。此外，如果没有Elsevier编辑团队的大量工作、指导、耐心和经验，整个项目是不可能完成的。我们对所有为本书做出贡献的人深表感谢。

最后，感谢我们的导师，在我们职业生涯的早期，他们花时间和精力传授给我们手术方法，并为我们提供最好的“技巧和要诀”，从而使复杂的手术更加易行。他们建设性的批评和详细的解释是本书的精髓。他们的灵感在本书的每一页中得到诠释，这是每位导师培育我们的证明。我们有责任使本教材成为一种工具书，使全世界的妇科肿瘤医师能够为妇科肿瘤患者提供更好、更全面的手术治疗。我们也要感谢我们的患者，他们不仅承受着疾病的负担，而且还允许我们每天享有照顾他们的权利。妇科肿瘤手术医师必须每天提醒自己，他或她被赋予了根除癌症的巨大责任，为了完成这项光荣的任务，必须每天寻求扩大自己的知识储备，提高手术技能及整合新的治疗方法和技术。然而，最重要的是，面对如此重大的责任，我们必须保持谦逊。让我们都记住，每当进入手术室，我们和患者的命运，不仅取决于我们的手术技能或我们使用的工具的效能，更取决于我们做出正确决定的能力，做出这些决定时我们永远是把患者的健康放在首位。我们希望本书能让所有阅读过它的人不仅成为更好的手术医师和临床医师，而且成为更好的医师。

Pedro T. Ramirez 医学博士
Michael Frumovitz 医学博士
Nadeem Abu-Rustum 医学博士

目录

上 卷

第五篇 卵 巢 癌

下 卷

第六篇 盆腔廓清术

第七篇 肠道手术

第八篇 泌尿系统手术

第一篇　解剖学和手术原理

第 1 章

妇科肿瘤手术治疗学导论

Pedro T. Ramirez

现代妇科肿瘤手术的新纪元始于 20 世纪，以一批具有开拓精神的外科医师在探索妇科恶性肿瘤新的手术治疗机会的过程中所获得的卓越成就为标志。很久以来，妇科肿瘤学一直未被批准作为妇产科的一门亚专业，直到 1973 年美国医学专业委员会批准其成为一种特有的专业资质。随后，成立了妇科肿瘤学会（Society of Gynecologic Oncology，SGO）。学会的创立主要归于 Hervy E. Averette 和 John J. Mikuta。SGO 的第一次科学会议于 1969 年在佛罗里达州比斯坎湾举行。

在过去的一个世纪里，妇科肿瘤专业见证了外科技术和手术指征方面的巨大进步，其中最重要的创新体现在随着腹腔镜和机器人手术的引入在成像、癌症检测、前哨淋巴结定位和外科技术方面。妇科肿瘤手术领域也已经从非常激进和形态破坏式的手术程序转向到了更精确和保守的方法。现在能够为妇科癌症女性提供的治疗选择在几年前甚至根本不会被考虑。对于外阴肿瘤，患者再也不用接受创伤巨大的根治性肿瘤切除术加广泛腹股沟淋巴结切除术。大量的对病变局部切除和前哨淋巴结作用的评价研究已经使我们现在能够为患者提供量身定制的手术方案，因而降低了围术期并发症和可长期困扰患者的淋巴水肿等不良反应的发生率。宫颈癌的治疗已从根治性子宫切除术之类的超激进手术进展到改良的根治性手术、保留生育力的根治性宫颈切除术或单纯宫颈锥切术。早期宫颈癌患者不再经历广泛的淋巴结切除术，而可接受选择性和更具针对性的前哨淋巴结定位切除。对于局部晚期宫颈癌患者，治疗前选择性切除淋巴结的作用已经被确立为一种可以更明确地聚焦日后放射治疗覆盖区域的方法。腹腔镜或机器人手术为子宫内膜癌患者带来了令人印象深刻的治疗效果，包括与开放手术相比更少的术中和术后并发症。前哨淋巴结定位切除方案在很多医院都已成为标准诊疗措施，从而使患者更少经历创伤很大的手术，术后恢复得更快。最近，采用宫腔镜手术切除低危患者的子宫内膜肿瘤已能够让医师对希望生育的年轻子宫内膜癌妇女采取保留子宫的治疗。即使是对晚期卵巢癌病例，医师可依据各种越来越精确的成像手段所得到的检查结果和通过腹腔镜检查对腹部肿瘤负荷的直接评估更恰当地选择先行肿瘤细胞减灭术或术前新辅助化学治疗。同样，围术期管理和重症护理方面的改进使得手术医师在为晚期卵巢癌患者选择治疗方案、实施肿瘤细胞减灭术或进行盆腔脏器廓清术时做出更加积极的选择，更具有信心。

《妇科肿瘤手术治疗学》是一本面向所有提供医疗服务涉及妇科癌症患者诊疗的外科医师的内容广泛、全面的教科书。在每一章中，读者都可以从中了解到根据现有文献所做的最新和最具临床价值的更新。此外，每一章的相关信息都会以一种能够在妇科恶性肿瘤患者治疗中易于实践的方式表达。对于每一个病变部位，读者都能分享到病变初始评估、术前检查、病变部位相关的每一个手术步骤，以及所呈现的每种手术并发症的术后评估等方面的标准化建议。

本书的许多章节会涉及妇科肿瘤外科领域

中包罗万象的主题。这些章节包括加速康复外科（Enhanced Recovery After Surgery）。加速康复外科是一个不仅对所有手术患者的围术期护理具有重大影响的主题，也是对所有接受妇科手术的女性越来越重要的主题。在这一章中，作者概述了目前正在所有加速康复外科计划中实施的指南，重点强调了遵守每项指南内容的重要性，并最终总结了此类计划实施相关的结果。本书还提供了与妇科肿瘤手术相关的一些外科主题信息，如肠道和泌尿道手术及重建外科。在本书的每一章中，相关领域专家都提供了其妇科肿瘤外科专业领域相关程序的实施方法。每位专家都提供了在进行复杂手术时如何获得最佳结果的提示和技巧。他们对本书宝贵的投入使得从事妇科肿瘤外科的医师能够深入了解每一位专家的视角与观点。

本书中介绍的工作是无数研究者多年来对妇科肿瘤学领域所做出杰出贡献的综述。每一章所提供的信息都反映了对这些医务人员为改善妇科癌症妇女预后所付出的无尽努力和无私奉献的致敬。他们的创新思维和追求超越的探索勇气将继续激励着那些继续努力寻找更好的妇科癌症预防、诊断、管理和监测策略的世界各地的医务人员。在这项工作中，患者们所做出的惊人贡献也应当予以肯定。在这一领域的发展历史中，这些患者忍受着妇科癌症带来的痛苦，通过她们的努力推动了这一领域的发展。这就是那些接受了鉴于历史上不同时期的有限数据开发的全新的诊断和手术方法的患者，那些同意成为第一批接受为患者带来希望的外科临床试验的患者，那些奉献了自我，以让他人能够在未来接受到更好和更有针对性治疗的患者。我们谨以本书向这些患者们致敬，她们是在这一领域永垂青史的真正英雄。

第 2 章

腹部与盆腔解剖

Luis M.Chiva，Javier Magrina

解剖学对于生理学来说就像地理对于历史，它描述了事件发生的场景。

——让·弗朗索瓦·费内尔（Jean François Fernel）

所有妇科肿瘤外科医师都应熟悉腹部和盆腔的解剖，才能完成妇科肿瘤患者手术治疗中所需的所有复杂和根治性手术的步骤。上腹部手术的作用，特别是在晚期卵巢癌治疗中的作用，越来越受到重视。因此，除了盆腔解剖外，外科医师还必须了解上腹部的详细解剖结构。应高度重视对从事妇科肿瘤学专业的外科医师的培训，以向他们传授相关技能和能力，使其熟练掌握腹部和盆腔手术。妇科肿瘤学家必须掌握肝胆外科、泌尿外科、结直肠外科和血管外科等多个外科专业的原理。本章的目的是向外科医师介绍腹部和盆腔的解剖学细节。本章所述资料意在描述与妇科肿瘤学家相关的所有解剖结构。

一、盆腔解剖学

盆腔解剖是妇科医师的基本功。因此，所有进行盆腔手术的医师都应对它的复杂的解剖标志了如指掌。盆腔解剖极其复杂，需要大量的专业知识，因为它有复杂的血管和神经结构，这需要外科医师仔细关注每个相关的手术步骤。手术出现严重并发症，如血管撕裂引起的严重出血，输尿管、膀胱或肠管等结构损伤引起的尿路或胃肠道瘘，以及神经撕裂或热损伤引起的神经病理性损伤，都有可能通过外科医师投入大量时间学习复杂的盆腔解剖而得以避免（图 2-1）。

（一）骨盆

构成新生儿骨盆的骨骼是髂骨、坐骨、耻骨、骶骨和尾骨。髂骨、坐骨和耻骨在 16 ～ 18 岁时融合在一起，形成一块骨骼，称为骨盆骨。因此，成人的骨盆骨由左右骨盆骨、骶骨和尾骨组合而成（图 2-2）。这个骨质的盆腔是一个坚固的结构，所有的骨盆韧带和肌肉都附着其上。

1. *髂骨*　骨盆的上半部分是髂骨。它的上侧面扩大形成一个平翼，为下腹部的肌肉提供支撑，它也被称为“假骨盆”。髂骨的内表面有两个凹面，形成骨盆通道的外侧边界，这两个凹面中的上部和大部分是坐骨大切迹，坐骨棘是其最突出的标志。

2. *坐骨*　坐骨是骨盆骨的后部和下部。坐骨棘突标记骨骼的后缘。

3. *耻骨*　骨盆的前部和下部是耻骨。耻骨和上下支位于耻骨联合的中线前方，并于耻骨联合中线相互连接。

4. *骶骨*　骶骨由 5 个融合在一体的骶椎组成。神经出口位于其前侧和侧面，骶神经自此穿过。尾骨附着于骶骨下方，是骨盆出口的后缘（图 2-3，图 2-4）。

5. *骨盆骨的方位*　通常，外科医师在骨盆处于水平位置的情况下进行手术。然而，女性在直立位骨盆的自然方位是，两侧髂前上棘和耻骨联合的前缘处在同一个垂直于地面的纵向平面上。因此，骨盆入口向前倾斜，泌尿生殖裂孔与地面平行。这种方位使得盆腔内容物的压力朝向骨盆骨，

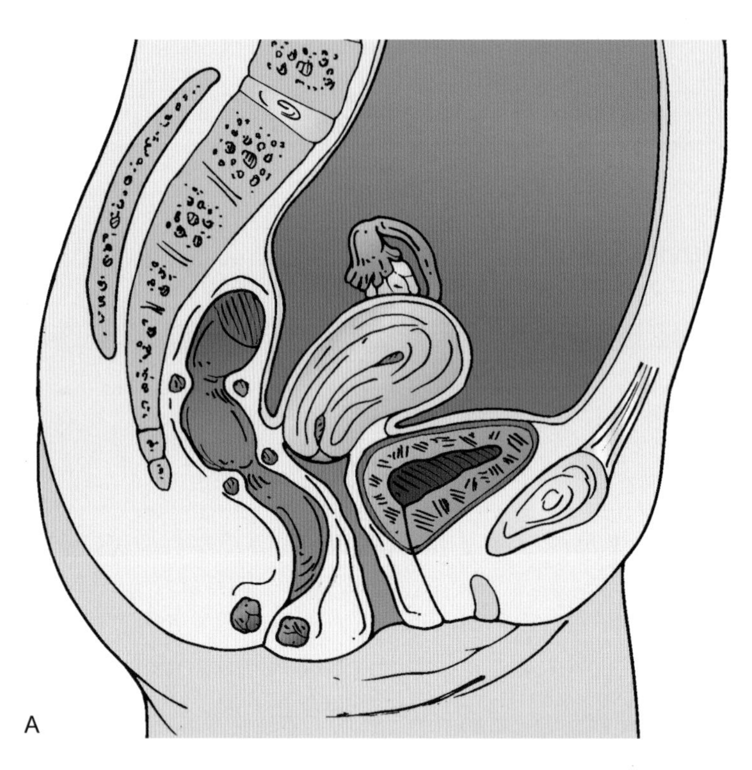

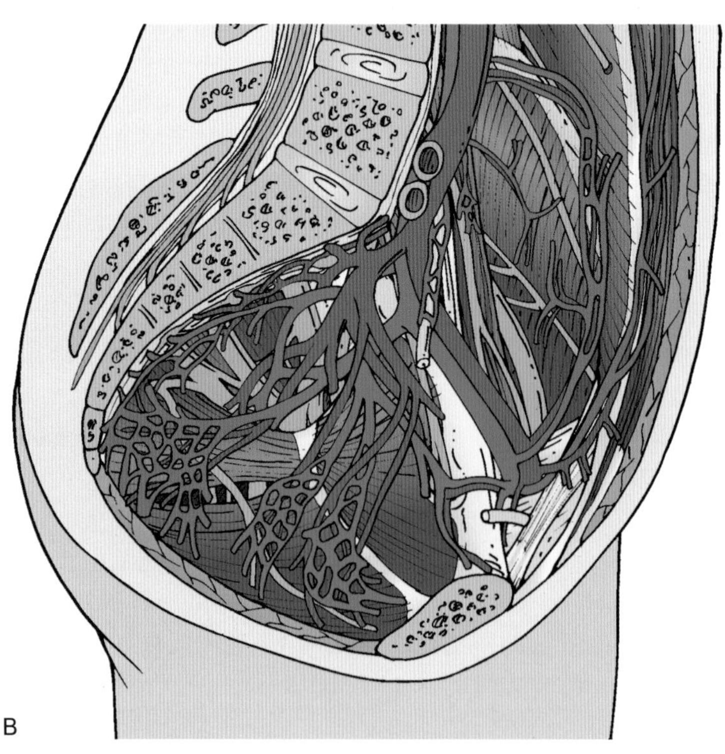

图 2-1 A. 腹膜腔内外观；B. 腹膜外腔的外观。盆腔区域解剖复杂，进行肿瘤根治性手术，尤其是腹膜外腔的手术，需要丰富的知识和专业技能

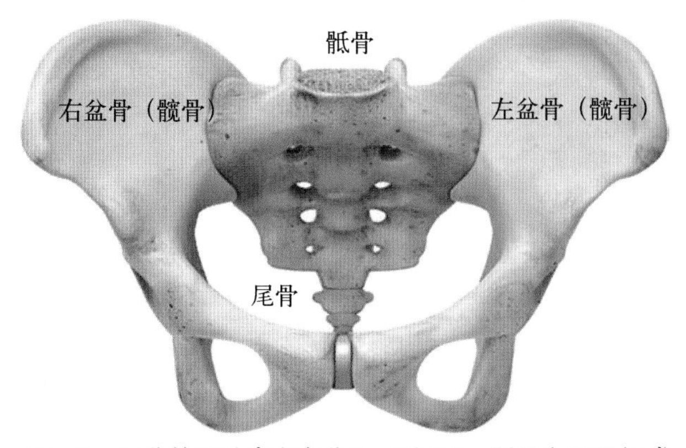

图 2-2　**骨盆的骨骼由左右盆骨（髋骨）、骶骨和尾骨组成**

而不是朝向盆底肌肉。因此，骨盆在这个方位，盆腔内容物压力得以分散，以减少直立位时对盆底肌肉的压迫。总而言之，腹部和盆腔内脏的大部分压力负荷由处于其下方的骨性关节所支撑着（图 2-5）。

6. *骨盆骨的解剖学标志*　骨盆骨表面有一些明显的外科学标志。在手术医师实施盆腔内手术时这些标志非常重要。这些标志包括坐骨棘、尾骨、耻骨弓和耻骨线（图 2-6）。

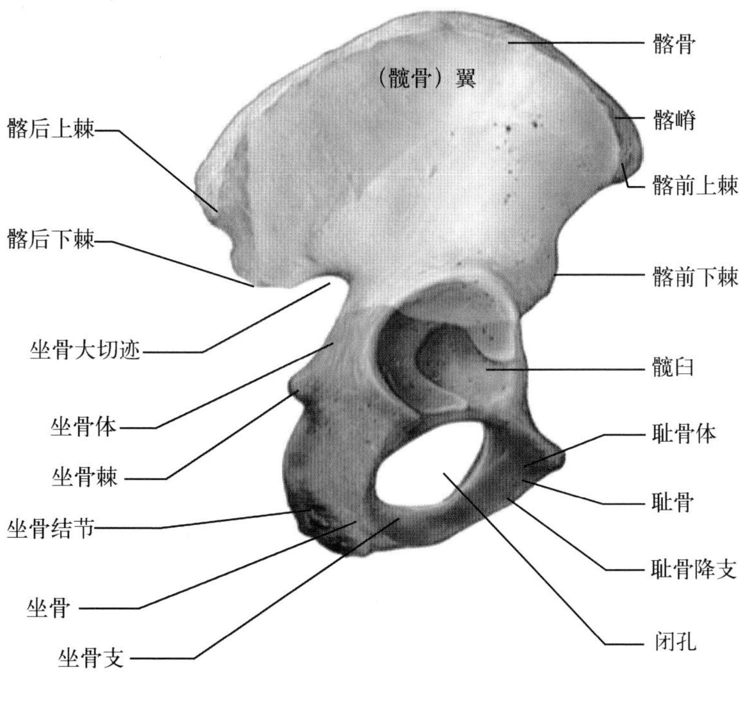

图 2-3　**骨盆右侧外面观**

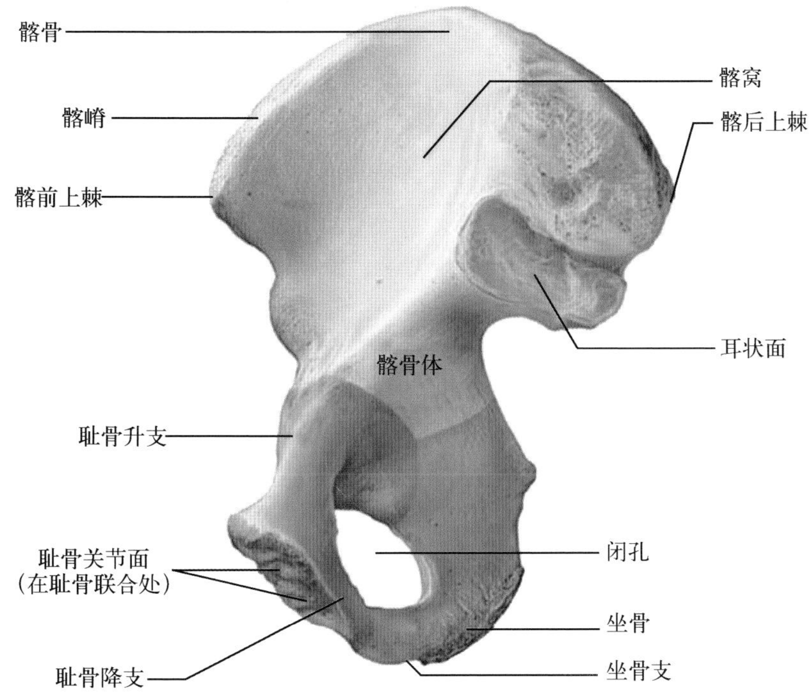

图 2-4　**骨盆右侧内面观**

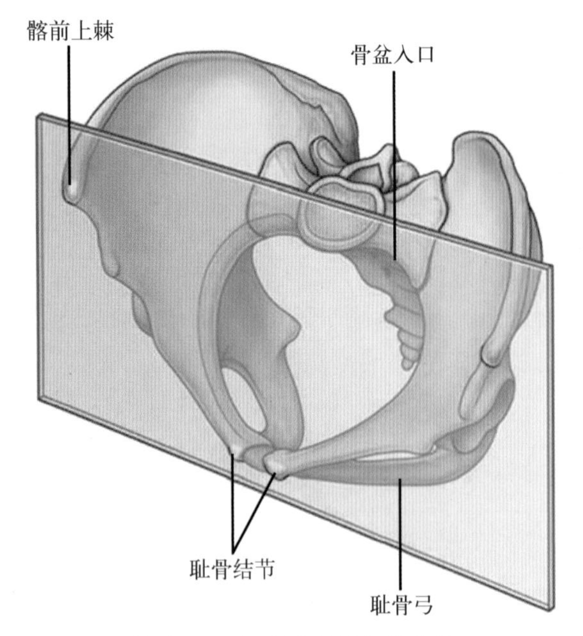

图 2-5　**直立位女性骨盆的方位**

耻骨结节与两侧髂前上棘位于垂直于地面的同一平面内

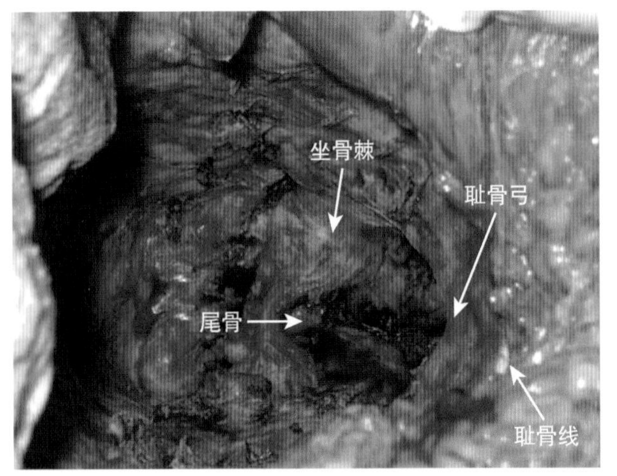

图 2-6　**骨性骨盆的外科学解剖标志**

（1）坐骨棘：坐骨棘是坐骨内侧面上的一个尖锐突起，它将坐骨大切迹和坐骨小切迹分开。坐骨棘在临床和解剖学上都很重要，因为它很容易通过阴道和直肠触及并始终可以自耻骨后间隙触及到，而且是许多盆腔器官重要支撑结构的固定点。提肛肌腱弓向后止于坐骨棘，坐骨棘还是骶棘韧带外侧的附着点。

（2）尾骨：尾骨是骶骨的末端，由 4 节尾椎骨组成。它可通过阴道和直肠被触及，是许多盆腔手术的一个重要标志。

（3）耻骨弓：两块耻骨在耻骨联合下方形成一个拱形。耻骨弓是泌尿生殖三角的上侧和外侧的边界，在其下方是尿道远端和阴道的出口。耻骨弓角度平均为 70° ～ 75° ，但临床上变异范围很大。

（4）耻骨线：沿耻骨上支上内侧面的边缘被称为耻骨线。这条线向前延续至耻骨嵴。覆盖于耻骨线上的是 Cooper 韧带。

（二）骨盆韧带

有两条主要的韧带将骨盆骨和骶骨与尾骨连接在一起：骶结节韧带和骶棘韧带。这两条韧带使骨盆骨上的两处缺口转化成为位于骨盆侧壁的两个出口区域：坐骨大孔和坐骨小孔（图 2-7）。

1. 骶棘韧带　骶棘韧带是一个坚韧的三角形韧带，该韧带的最高点附着于坐骨棘的外侧，底部与骶骨远端和尾骨中部相连。该韧带将骨盆外侧出口分隔为两个孔：上为坐骨大孔，下为坐骨小孔。尾骨肌位于骶棘韧带的上表面。阴部神经

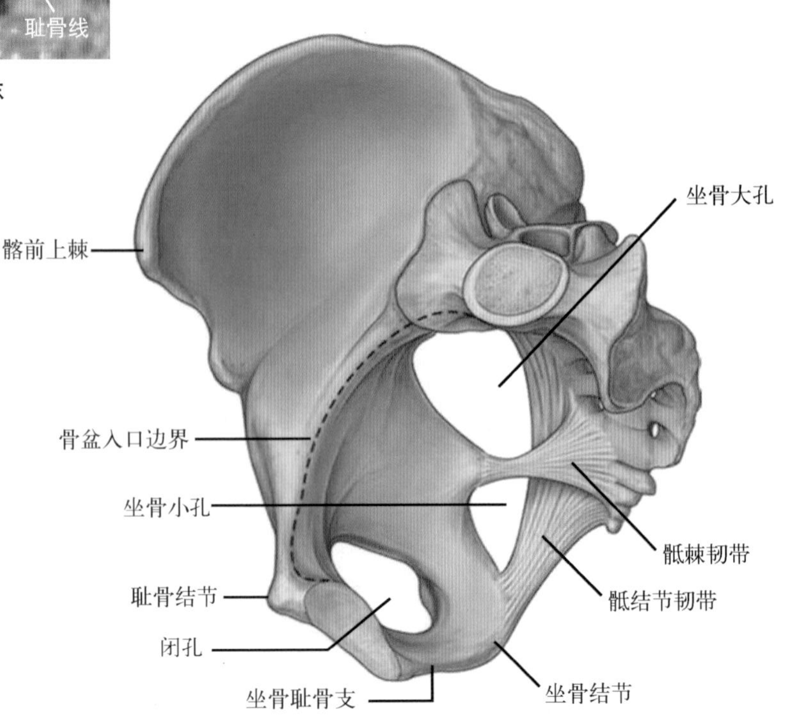

图 2-7　**骶棘韧带和骶结节韧带分隔出坐骨大孔和坐骨小孔**

血管束穿到坐骨棘后方和骶棘韧带外侧，离开骨盆腔进入坐骨直肠窝。S3 神经根和阴部神经走行于骶棘韧带上缘。臀下动脉是髂内动脉后干的一个分支，紧邻于骶棘韧带上缘上方。

2. *骶结节韧带*　骶结节韧带也是三角形韧带。它有一个宽阔的基底，从髂后上棘沿着骶骨和尾骨的外侧边缘延伸，韧带的顶端与坐骨粗隆的内侧缘相连。骶结节韧带构成坐骨小孔的外下边缘。

（三）骨盆肌

1. *骨盆外侧肌群*　闭孔内肌和梨状肌是骨盆的侧壁肌肉群。

（1）闭孔内肌：闭孔内肌位于闭孔膜的上内侧。闭孔内肌起源于耻骨上支下缘和闭孔膜的盆腔面，其肌腱通过坐骨小孔出骨盆，附着到股骨大转子上，以向外侧方旋转大腿。该肌由闭孔内神经（L5 ～ S2）支配。

（2）梨状肌：梨状肌是骨盆侧壁的一部分，位于尾骨肌的侧后方。它从骶骨前外侧延伸，穿过坐骨大孔，附着到股骨大转子上。梨状肌上方有一个大的神经血管丛，即腰骶丛。

2. *盆底肌群*　盆底骨骼肌包括肛提肌和尾骨肌，两者构成肛提肌复合体，两侧的肛提肌复合体在中线联合称为提肌平台（levator platform）。

（1）肛提肌复合体：肛提肌复合体由耻骨尾骨肌、耻骨直肠肌和髂尾肌组成。泌尿生殖裂孔是两侧肛提肌之间的间隙，尿道、阴道和直肠在此穿过。盆底肌肉群，尤其是肛提肌，为骨盆内脏器提供支撑，并在排尿、排便和性功能方面发挥整体作用。

（2）肛提肌腱弓：覆盖于闭孔内肌的盆筋膜呈线性增厚，被称为肛提肌腱弓。这个增厚的筋膜从坐骨棘到两侧耻骨上支的后表面形成一条线性突起。肛提肌起源于该肌筋膜。

3. *耻骨直肠肌*　耻骨直肠肌起源于耻骨，其纤维向后穿行，在阴道、直肠和会阴体周围形成吊带样结构，从而形成肛管直肠角，并加强闭合泌尿生殖裂孔（图 2-8 ～图 2-13）。

（四）盆腔的无血管间隙

因胚胎发育，盆腔内包含许多无血管间隙和结缔组织的区域，以使不同的内脏器官独立发挥作用。这些间隙以两侧髂内动脉的一些内脏分支为界线。这些间隙内通常含有血管和神经，充满疏松的结缔组织，容易钝性分离而不会发生破裂（图 2-14）。

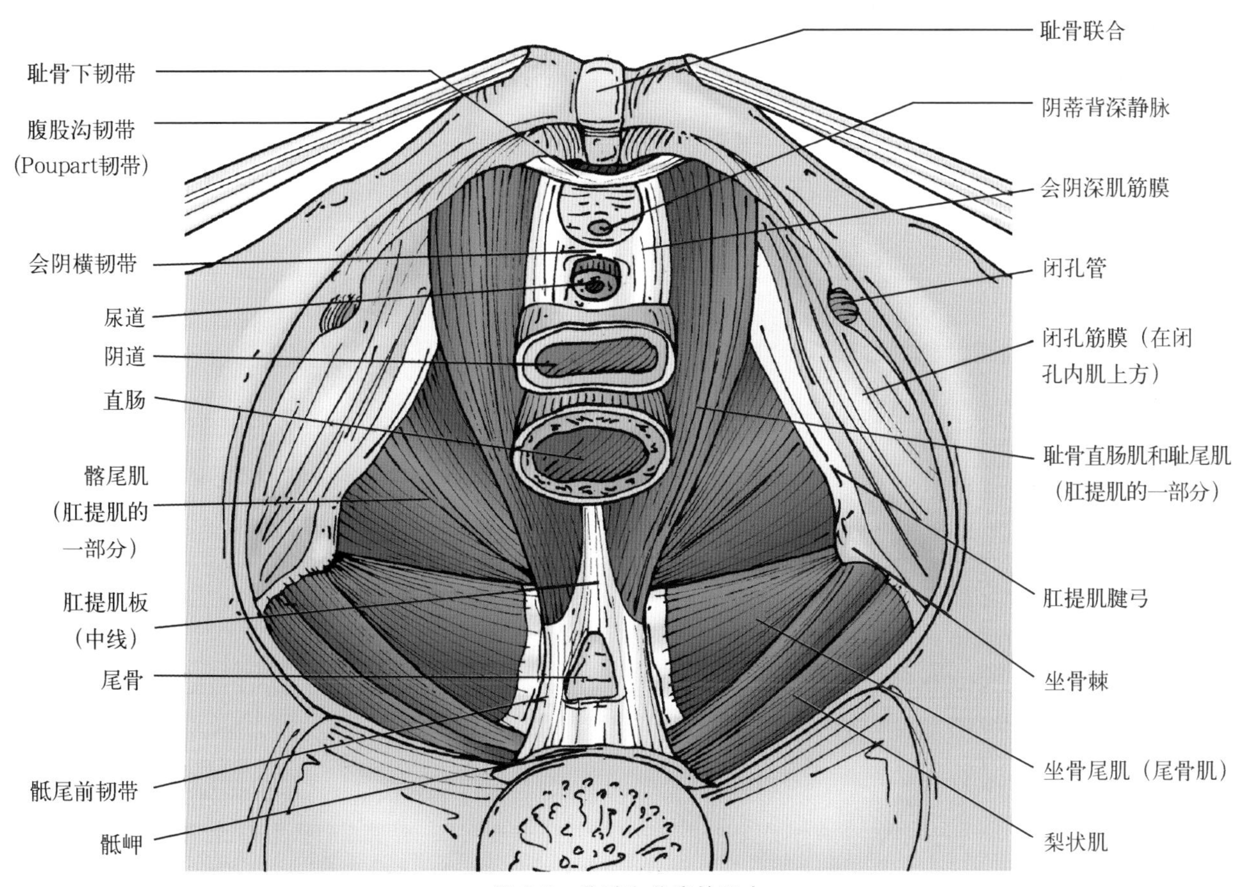

图 2-8　**盆壁和盆底的肌肉**

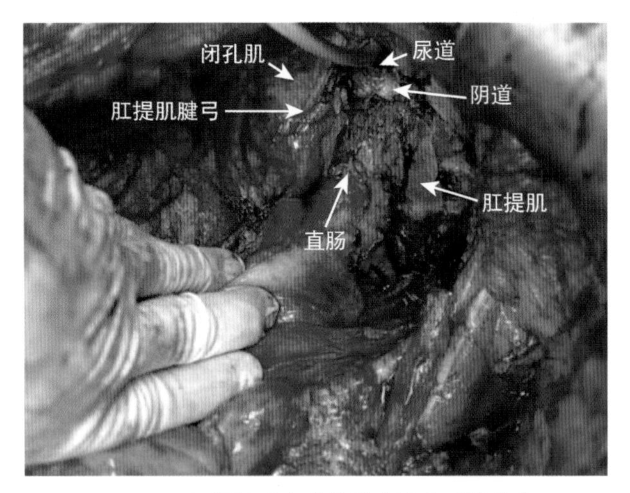

图 2-9 肛提肌以上前盆腔廓清术后的盆底

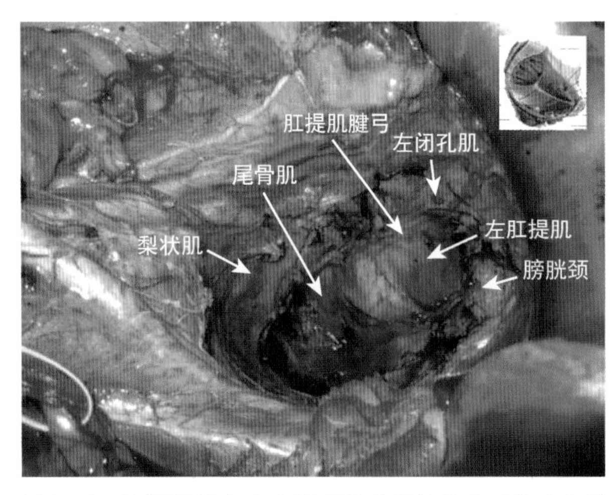

图 2-10 肛提肌以上全盆腔廓清术后的盆底（从患者的右侧侧面观）

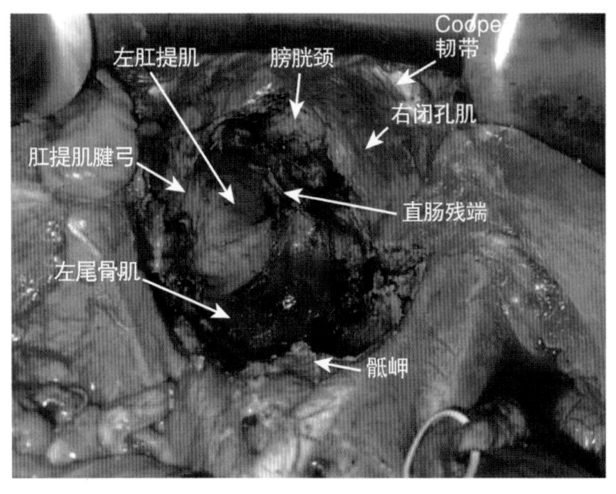

图 2-11 肛提肌以上全盆腔廓清术后的盆底（正面观）

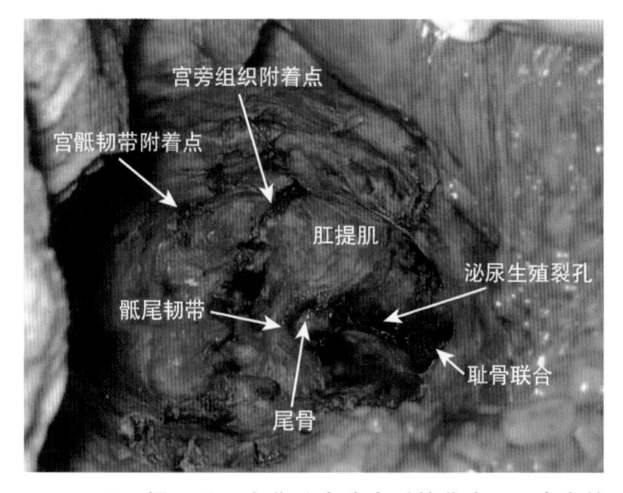

图 2-12 肛提肌以下全盆腔廓清术后的盆底（从患者的右侧侧面观）

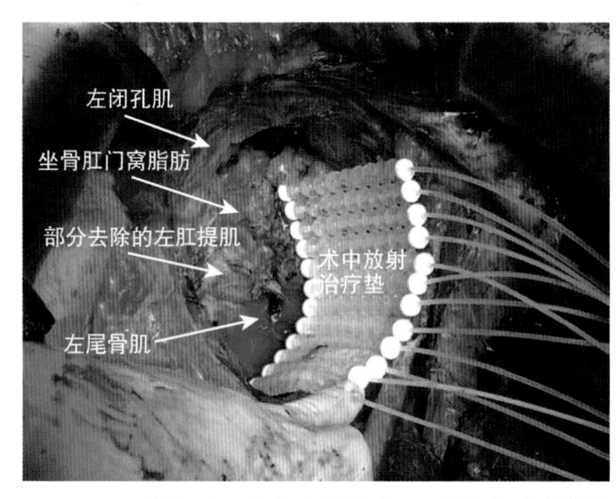

图 2-13 肛提肌以下全盆腔廓清术及肛提肌复合体切除后的盆底，术中应用高剂量近距离放射治疗

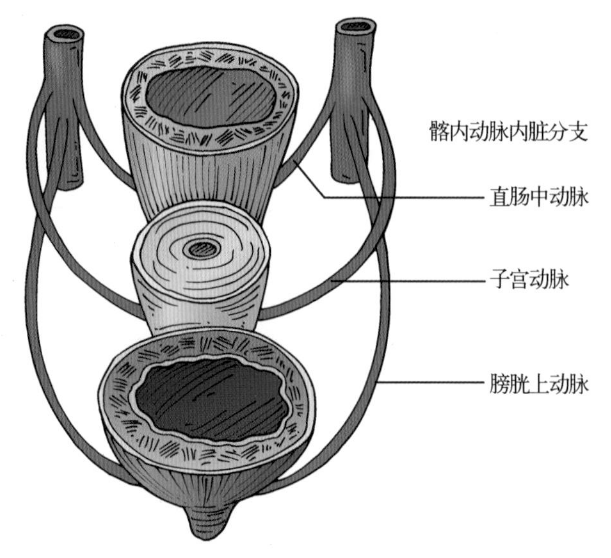

图 2-14 图示由髂内动脉分出的主要内脏分支供应区域内的无血管间隙。膀胱上动脉是盆腔脏器外侧间隙的重要解剖标志，并非所有患者都有此处显示的直肠中动脉

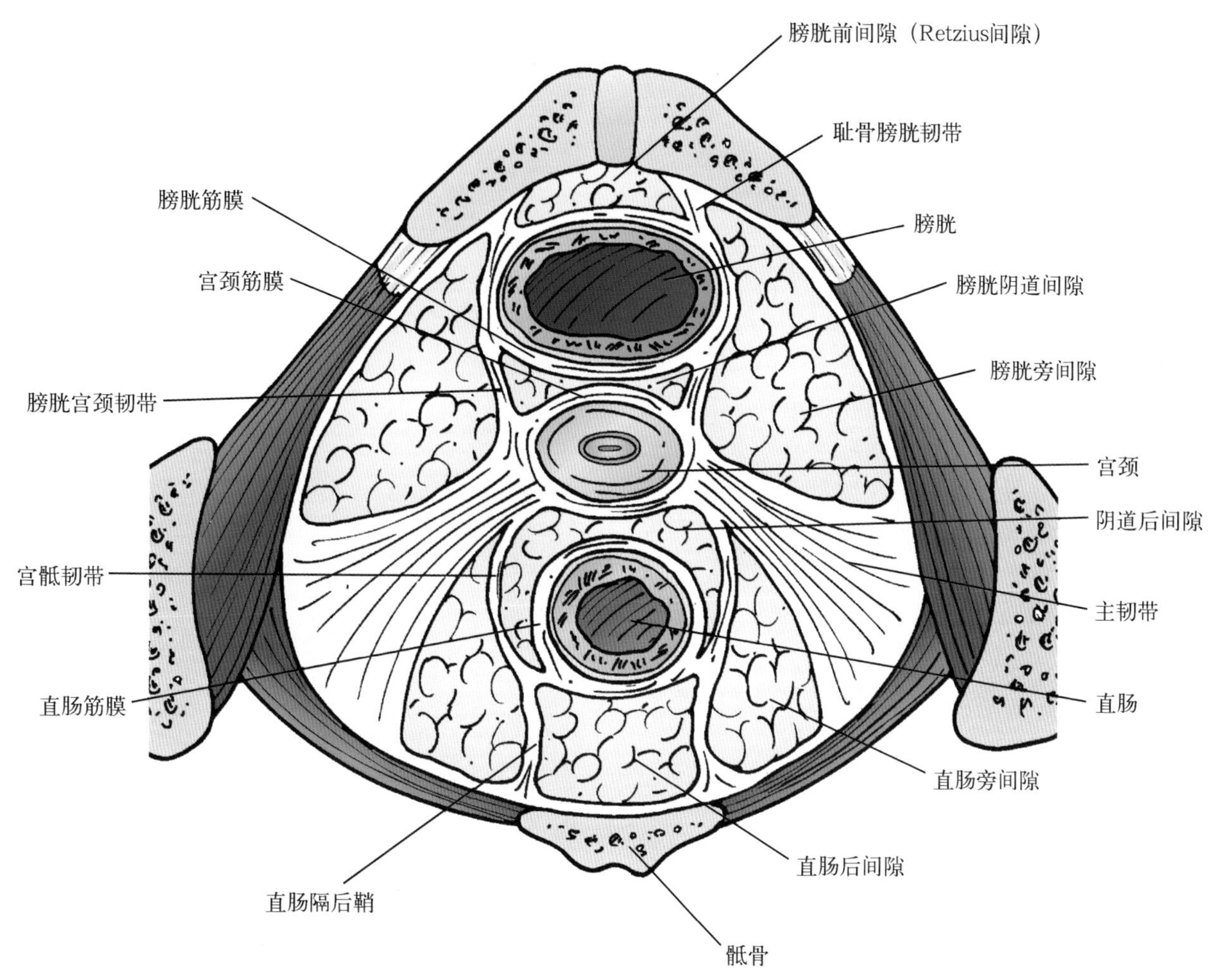

图 2-15　**图示盆腔间隙和子宫韧带（选编自 Peham H，Amreich J.Operatire Gynecology. Philadelphia：JB Lippincott Company；1934）**

女性盆腔的无血管间隙包括 2 个外侧间隙（膀胱旁和直肠旁）和 4 个中央间隙（Retzius 间隙或膀胱前间隙、膀胱阴道间隙、直肠阴道间隙和骶前间隙）（图 2-15）。

1. *耻骨后间隙（Retzius 间隙）*　是膀胱和耻骨之间的空隙。耻骨、腹膜和前腹壁的肌肉构成其界线。其侧缘为肛提肌腱弓和坐骨棘。耻骨后间隙内可见位于正中线的阴蒂背侧神经血管束和进入闭孔管时位于外侧的闭孔神经血管束。有些女性会有副闭孔动脉起源于髂外动脉，并沿耻骨分布。膀胱颈和尿道外侧的间隙含有支配膀胱和尿道的神经及 Santorini 静脉丛，手术时如果分离不当，损伤这些静脉丛会导致大出血。这个间隙的剥离须靠近耻骨进行钝性分离，并避开阴蒂神经血管束。膀胱充盈可使剥离更容易进行，因为充盈的膀胱可非常清晰地辨别其边界。手术时提起正中脐韧带即脐尿管并向下牵拉，以单极电灼将其横断，便可进入耻骨后间隙（图 2-16）。

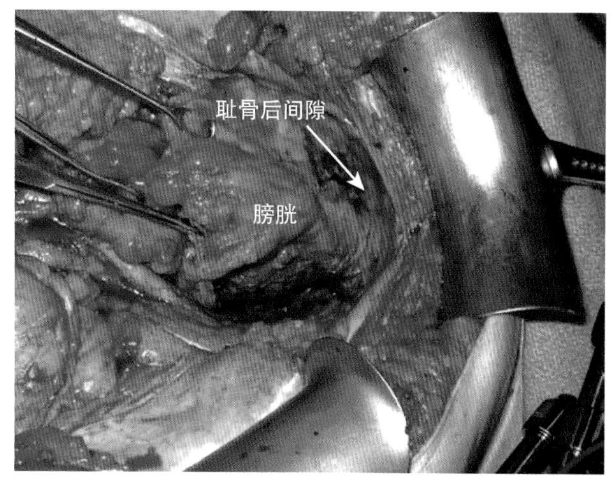

图 2-16　**耻骨后间隙（又称 Retzius 间隙），位于耻骨、腹膜和前腹壁肌肉之间，其外侧界为肛提肌腱弓和坐骨棘**

2. *膀胱旁间隙*　膀胱旁间隙是位于子宫旁侧前方、膀胱外侧和 Retzius 间隙外侧的两个侧间隙。它们的内边缘是内侧的膀胱上动脉和膀胱柱，外侧缘是髂外动静脉、闭孔内肌和肛提肌，前缘是耻骨，后缘是子宫旁外侧的组织。大多数盆腔根治术都需要在一开始就处理好膀胱旁间隙。此外，它的分离对于确定子宫旁组织即主韧带的前面是必不可少的。在切断圆韧带后，手术医师通常会轻柔地分离出膀胱上动脉与髂外血管内侧之间的这个空隙，并显露膀胱的侧缘。

3. *直肠旁间隙*　直肠旁间隙位于两侧宫旁组织即主韧带的后方，其前方以主韧带为界。该间隙的范围以直肠为内侧边界，骶骨为后边界，髂内动脉或侧盆壁为外侧边界。在根治性子宫切除及盆腔脏器切除时，直肠旁间隙均必须分离并显露清晰。打开平行于骨盆漏斗韧带并位于其外侧的阔韧带即可进入直肠旁间隙。将子宫向内侧推移有助于显露直肠旁间隙。须辨清输尿管，输尿管通常都会附着在阔韧带后叶的腹膜上。此时，细致的钝性分离输尿管和髂内动脉之间的间隙，应注意避免该区域小血管出血，以免拖延手术时间（图 2-17 和图 2-18）。

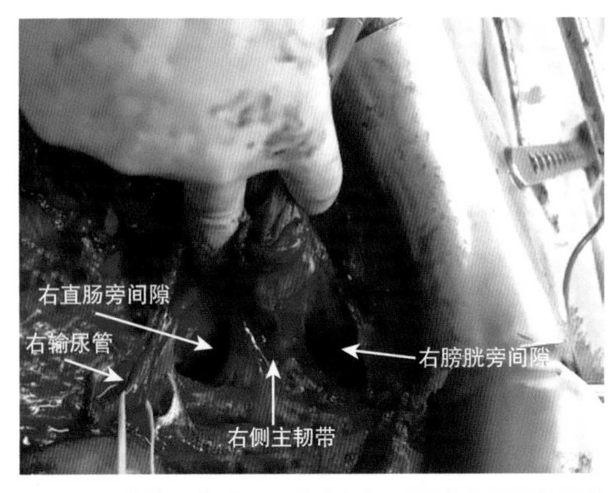

图 2-17　**牵拉子宫以显示宫旁组织。膀胱旁间隙位于右侧宫旁组织的前方，直肠旁间隙位于右侧宫旁组织的后方**

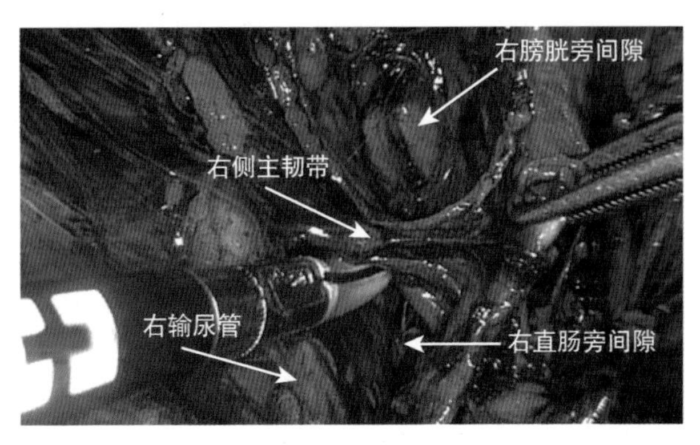

图 2-18　**图为广泛性子宫切除术中，显示右侧盆腔的盆腔外侧间隙。前面的间隙是膀胱旁间隙，后面的是直肠旁间隙。两个间隙之间可见子宫外侧的宫旁组织**

4. *膀胱阴道间隙*　膀胱阴道间隙位于盆腔的中线。其前界为膀胱，两侧为膀胱柱，后方为阴道。膀胱柱由结缔组织和血管（尤其是膀胱丛的小静脉及一些宫颈血管分支）构成，其中包含输尿管宫旁段。处理这个间隙对于任何方式的子宫全切术都是必不可少的。为剥离此间隙，手术医师应在两侧膀胱柱的中间做锐性切口。该切口位置恰当，则可显示一疏松网状的无血管层。分离层面错误可导致出血及膀胱损伤（图 2-19）。

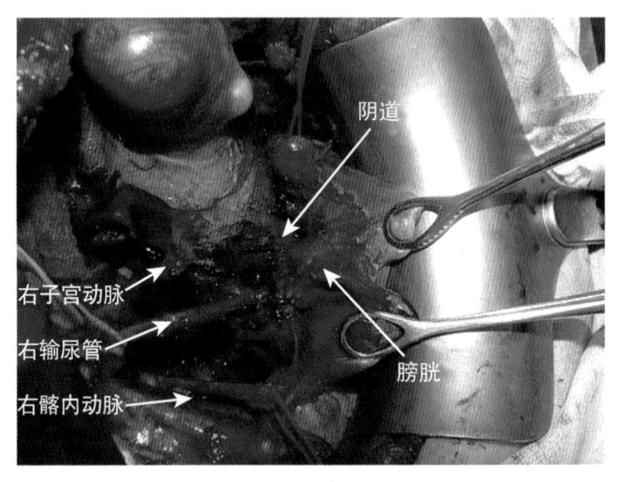

图 2-19　**膀胱阴道间隙**

子宫下段可见膀胱子宫反折腹膜的切缘，输尿管隧道段已被解剖游离出来。此处显示输尿管与膀胱、宫颈、阴道上段的关系

5. *直肠阴道间隙*　直肠阴道间隙位于阴道后壁与直肠之间。它始于盆腔的直肠子宫陷凹，延伸到会阴体。直肠阴道间隙内为很容易被剥离的疏松结缔组织。其外侧边界是作为将直肠连接到骶骨的主骶韧带复合体一部分的直肠柱。子宫切除术中，当患者有缘于子宫内膜异位症或恶性疾病所造成的直肠子宫陷凹封闭而难以辨认局部解剖时，医师通常需要分离进入直肠阴道间隙。在这种情况下，应首先明确辨识双侧输尿管，然后辨识直肠，以防损伤（图 2-20）。

6. *骶前间隙*　骶前间隙（或称直肠后间隙）位于前面的直肠与后方的骶骨之间。该间隙可通过分离乙状结肠肠系膜底部的腹膜或通过直肠旁间隙进入。此间隙向下止于肛提肌平面，两侧延续至直肠旁窝。骶中动脉和静脉丛附着于骶骨前纵韧带表面。在此间隙处的盆腔筋膜覆盖着发自骶前神经丛的内脏神经及淋巴管。其外侧边界由髂总动脉、双侧输尿管及肠系膜下动脉（inferior mesenteric artery，IMA）向左侧分出的乙状支构成。

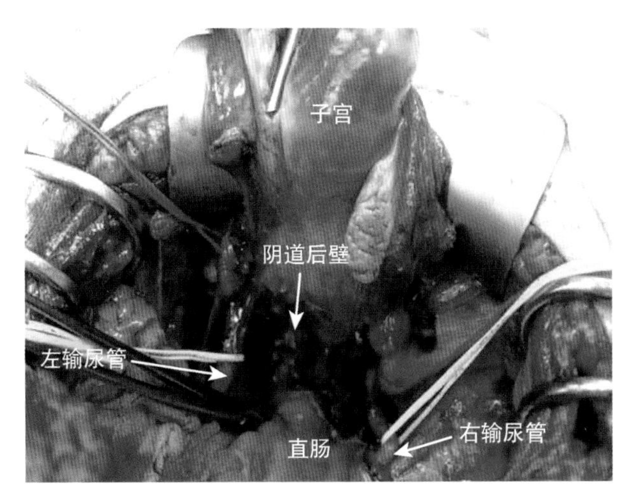

图 2-20 **分离出直肠阴道间隙，显示双侧的输尿管**

正确的分离部位在直肠和骶前筋膜之间。充分显露该间隙才能实施包括切除全部系膜的根治性直肠切除术，这是直肠癌根治术的关键；对此自然层面剥离错误会侵及骶前筋膜，可导致骶前静脉损伤，引起大量出血（图 2-21）。

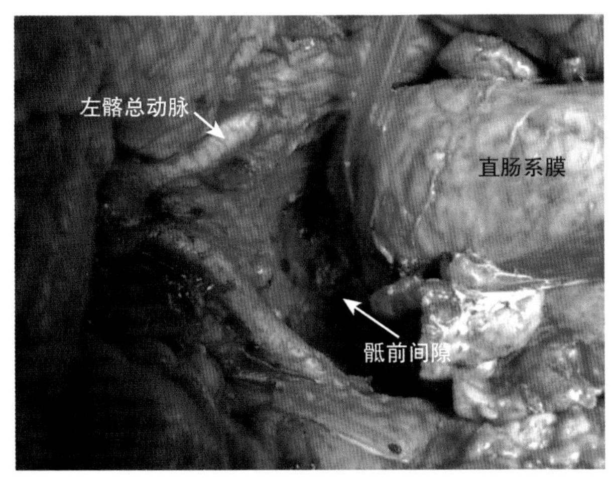

图 2-21 **分离骶前间隙至盆腔下部**

（五）子宫支撑结构

将宫颈及阴道连接到骨盆壁和骶骨的结构分别为主韧带及子宫骶韧带，二者合称为宫旁组织。

1. *宫旁组织* 主骶韧带复合体将子宫及阴道上段悬固于正常位置。它起着维持阴道长度的作用，并在女性直立位时将上段阴道的轴向保持在接近水平的位置，以便得到盆底支撑。该支撑结构缺陷可导致子宫和（或）阴道脱垂。主韧带由几厘米宽的结缔组织凝聚而成，从宫颈及阴道上端延伸到盆腔侧壁。大部分的子宫血管在主韧带内走行。

子宫骶韧带是带状结缔组织，其在宫颈及阴道上端的附着处与主韧带相连。子宫骶韧带向后向下走行，附着在坐骨棘及骶骨上。

宫旁组织可被人为地分为 3 条结缔组织韧带：后宫旁组织或子宫骶韧带、侧宫旁组织或主韧带、前宫旁组织或宫颈膀胱韧带。子宫骶韧带为结缔组织带，在主韧带连接宫颈处附着于主韧带。子宫骶韧带向后向下走行并附着于坐骨棘及骶骨。该韧带在子宫动脉跨入侧宫旁组织之前与输尿管紧密接触。腹下神经在输尿管下方 1 ～ 2cm 处，沿子宫骶韧带的外侧走行。侧宫旁组织内包含子宫动脉和子宫浅静脉、子宫深静脉，以及数量不等的宫旁淋巴结。在侧宫旁组织靠近盆底的最深处可见发自 S2 ～ S4 神经根的副交感神经（内脏神经）。最后，前宫旁组织（又称膀胱柱）包含输尿管隧道，隧道内为输尿管从子宫动脉下方穿过后的部分（图 2-22 ～图 2-24）。

2. *圆韧带* 圆韧带是子宫肌肉组织的延伸。它起于位于输卵管前下方的宫底部，于腹膜后沿阔韧带走行，进入腹股沟管，止于大阴唇。

3. *阔韧带* 阔韧带覆盖子宫体两侧及宫颈上端，其界线上为圆韧带，后为骨盆漏斗韧带，下为主韧带及子宫骶韧带。它由前叶和后叶组成，前后叶彼此分开，分别覆盖内脏及血管。被包裹在阔韧带内的结构是腹膜后结构，显露这些结构需打开阔韧带前后叶。阔韧带的不同区域以附近的结构命名，如靠近输卵管的输卵管系膜和靠近卵巢的卵巢系膜。阔韧带由脏腹膜与壁腹膜及其间的平滑肌及结缔组织组成。

（六）盆腔脉管系统

1. *动脉血供*（aterial supply） 盆腔器官的血液供应由主动脉提供。主动脉在 L4 ～ L5 水平附近分为左髂总动脉和右髂总动脉，髂总动脉再分为髂内动脉及髂外动脉。髂内动脉又名腹下动脉，是盆腔脏器、盆壁及臀部肌肉大部分血供的来源。左髂总静脉行至骶骨前方主动脉分叉内侧，与右髂总静脉汇合，在右髂总静脉下形成腔静脉。髂外动脉位于腰大肌内侧，在腹股沟韧带下方延续为股动脉。髂外动脉在盆腔内很少分支，主要分支包括腹壁下动脉及一部分膀胱上动脉。髂外静脉更粗，伴行于同名动脉后内侧，经腹股沟韧带下方接收股静脉回流。

腹壁下动脉供应腹直肌。它起自髂外动脉，穿过腹横筋膜进入腹直肌与后鞘之间。自髂外血管外侧分出后，腹壁下动脉及静脉斜行向内向上升至脐部。腹壁浅动脉起源于股动脉，供应腹前

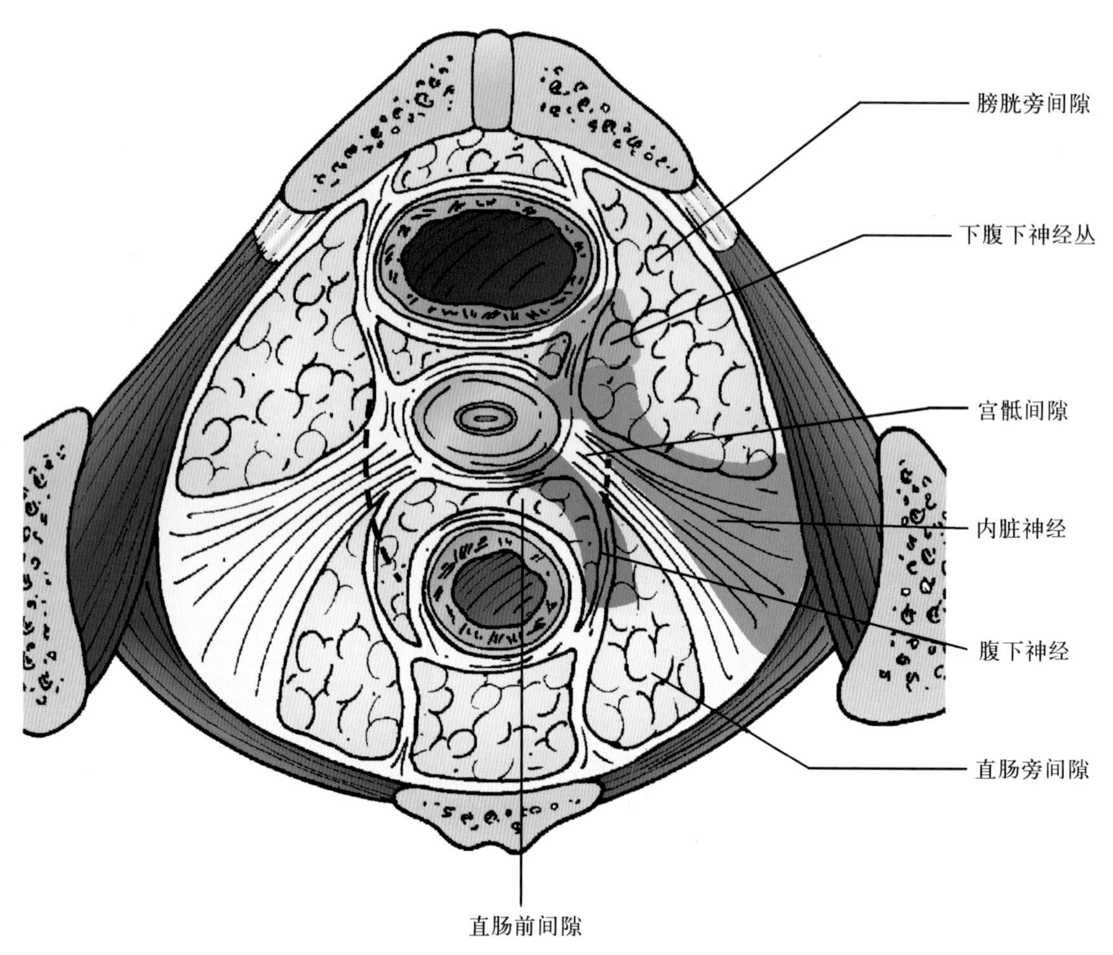

图 2-22 **图示盆腔子宫旁组织**

宫旁组织的前端部分也称为膀胱柱或膀胱宫颈韧带。宫旁组织横向外侧部分也称为侧宫旁组织即主韧带。子宫骶韧带又称为直肠柱。解剖盆腔间隙。盆腔内脏神经属副交感神经，分布于宫旁组织的外下方。下腹下神经丛发出的神经沿宫旁组织前下方走行

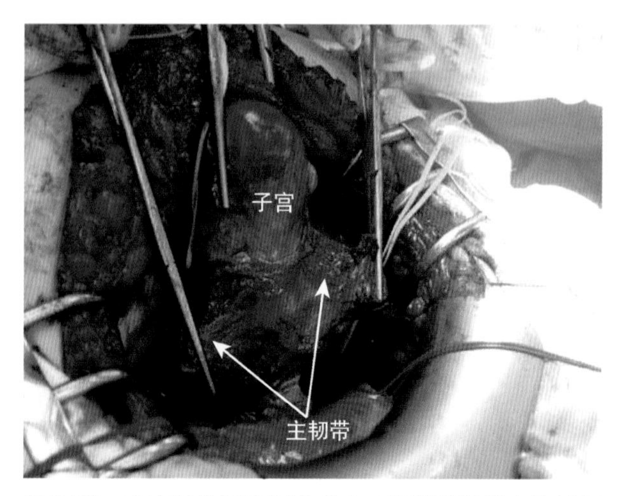

图 2-23 **在广泛性子宫切除术中，用科氏钳钳夹外侧宫旁组织**

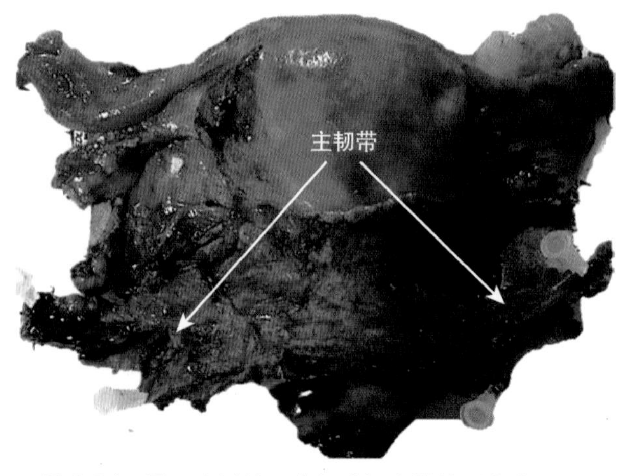

图 2-24 **图示广泛性子宫切除标本的外侧宫旁组织**

壁，邻近脐部时广泛分支。

腹下动脉，即髂内动脉分为前干与后干，后干向坐骨大切迹延伸，分为骶外侧动脉、髂腰动脉和臀上动脉。前干的分支包括闭锁的脐动脉、子宫动脉、膀胱上动脉、闭孔动脉、阴道动脉、臀下动脉和阴部内动脉。髂内静脉位于髂内动脉内侧，其他静脉与同名动脉伴行（图 2-25 ～图 2-27）。

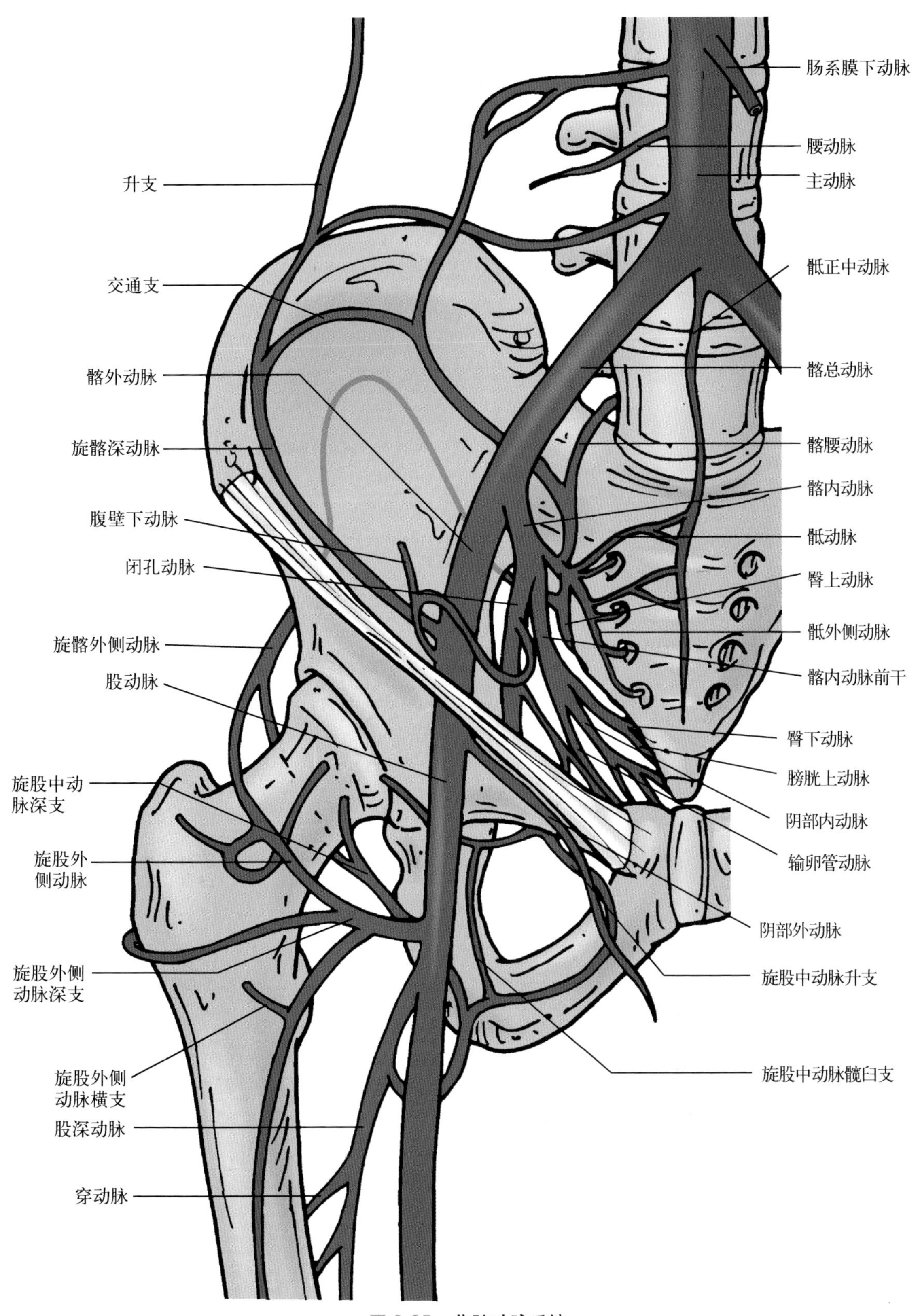

图 2-25　**盆腔动脉系统**

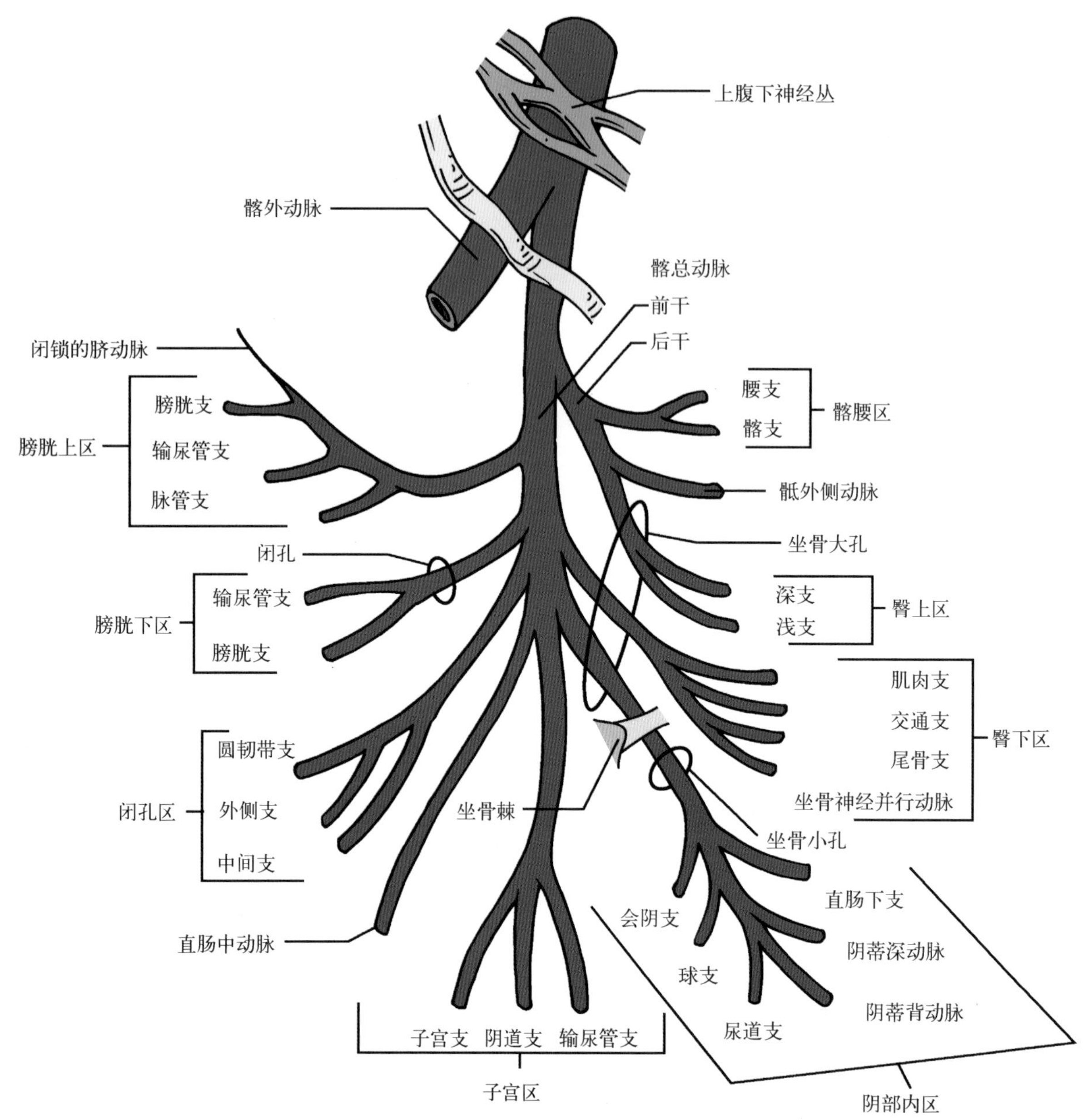

图 2-26　**髂内动脉血供分为 9 个区和 49 个亚区。最为固定的动脉分支为膀胱上动脉、子宫动脉、阴部内动脉、臀下动脉和臀上动脉**

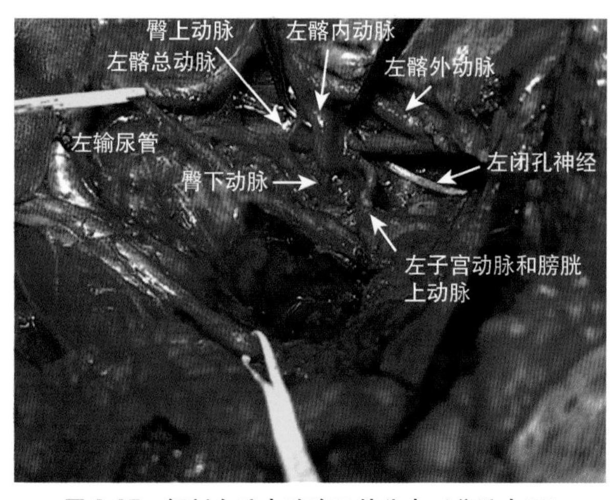

图 2-27　**解剖左髂内动脉及其分支（盆腔内观）**

在到达会阴之前，阴部内动脉穿过坐骨大孔，绕过骶棘韧带，再回到坐骨小孔。通过这种方式，阴部动脉最终止于盆膈的下方。其分支供应肛门括约肌、盆膈及女性的外生殖器。

髂内动脉属于腹膜后结构，要识别和接触髂内动脉的任何分支都必须打开后腹膜。在结扎任何盆腔外侧血管之前，均应首先辨清输尿管。子宫、输卵管和卵巢血液供应的绝大部分来自子宫动脉和卵巢动脉。子宫动脉起源于腹膜后的髂内动脉前干。子宫动脉通常与闭锁的脐动脉或膀胱上动脉同源，均起自髂内动脉前干。闭锁的脐动脉也被称为侧脐韧带，是识别子宫动脉的重要标识。提起侧脐韧带，即很容易识别子宫动脉。子宫动脉在宫颈外侧约1.5cm处，在输尿管上方穿行进入主韧带并在近宫颈内口水平，向上向下分为宫体支及宫颈支。子宫体支与来自卵巢动脉的血管相吻合，形成侧支循环。子宫动脉的另一个分支到宫颈阴道部。阴道接受来自子宫动脉分支的血液供应，以及来自髂内动脉分支阴道动脉的血供，这些血管的分支于阴道侧壁处相吻合。卵巢动脉起源于腹主动脉，右侧卵巢静脉汇入下腔静脉（inferior vena cava, IVC），而左卵巢静脉引流到左肾静脉。卵巢血管穿过骨盆漏斗韧带，靠近输尿管沿着腰大肌内侧走行。

输尿管的血供由它所跨经的血管的小分支供应，即髂总动脉、髂内动脉、膀胱上动脉与膀胱下动脉的小分支。在真、假骨盆分界以上部分输尿管的供应血管来自于内侧，骨盆入口以下部分的供应血管自侧方进入输尿管。膀胱的血液供应包括来自髂内动脉前干分支的膀胱上动脉与膀胱下动脉。直肠和肛门的血液供应由来自IMA的直肠上动脉及阴部内动脉的直肠中、下支吻合而成的弓形血管组成（图2-25～图2-27）。

2. *静脉回流* 下腔静脉位于主动脉分叉的右侧，接受来自左、右髂总静脉的血流。与同名动脉相似，髂外静脉主要接受下肢静脉回流，而髂内静脉接受盆腔内脏、盆壁、臀部和会阴部血流。在大多数情况下，大静脉和同名动脉伴行，动、静脉成镜像关系。但较小的血管则存在个体差异。腹壁下静脉、旋髂深静脉和耻骨静脉均为髂外静脉的盆腔支。髂外静脉是股静脉向上的延续，股静脉穿过腹股沟中点、腹股沟韧带后面向上即为髂外静脉。旋髂深静脉跨过髂外动脉的前表面汇入髂外静脉。腹壁下静脉在旋髂深静脉入口点的下方朝向腹股沟韧带方向进入髂外静脉。耻骨静脉桥接在闭孔静脉和髂外静脉之间。左侧髂外静脉总是位于髂外动脉的内侧。然而，右侧髂外静脉始于髂外动脉内侧，当它接近汇入髂总静脉时，逐渐转至同名动脉后方。

髂内静脉接受直肠中静脉、闭孔静脉、骶外侧静脉、臀下静脉和臀上静脉血液并以这些静脉作为其属支。闭孔静脉通过闭孔进入骨盆，并沿盆侧壁向后向上走行，深入到达其同名伴行动脉。在某些情况下，该静脉被增大的耻骨静脉所取代，随后汇入髂外静脉。臀上静脉和臀下静脉与其同名动脉伴行。臀上静脉的属支与伴行动脉的分支同名。它们经梨状肌上方，并通过坐骨大孔进入骨盆，然后并成一条静脉血管再汇入髂内静脉。臀下静脉在通过坐骨大孔进入骨盆前与第一穿静脉和旋股内静脉汇合。直肠中静脉起自直肠静脉丛，收集直肠系膜和直肠的血液。它也接受来自膀胱属支的血流和在男性来自前列腺和精囊或女性阴道后壁的血流。它沿肛提肌的盆腔部分走行，最终汇入髂内静脉。最后，骶外侧静脉与同名动脉伴行汇入髂内静脉。

髂内静脉和髂外静脉在骶髂关节处汇合形成髂总静脉，右髂总静脉在第5腰椎的右侧。右侧髂总静脉近乎垂直，且几乎都比左髂总静脉短，后者更偏于斜行。右侧闭孔神经自右侧髂总静脉后方经过，乙状结肠系膜和直肠上血管在左侧髂总静脉前方穿过。阴部内静脉汇入髂内静脉，而骶中静脉直接汇入髂总静脉。多条骶中静脉在进入左髂总静脉之前，先汇合成为一条静脉血管。阴部内静脉在汇入髂总静脉之前接受直肠下静脉及女性的阴蒂静脉、阴唇静脉或男性的阴茎球部静脉和阴囊静脉血流（图2-28和图2-29）。

3. *盆腔淋巴系统* 骨盆的淋巴系统沿血管分布。淋巴结位于腹膜下，毗邻盆腔血管。盆腔淋巴结组群主要包括髂总淋巴结、髂外淋巴结、髂内淋巴结、闭孔淋巴结和骶前淋巴结。骶前淋巴结，也称为骶中淋巴结，沿骶前间隙内的骶中动脉走行。髂总淋巴结组由外侧、中间和内侧3个亚群组构成。外侧亚群位于髂总动脉外侧，髂外淋巴结组的外侧淋巴汇集至此。内侧亚群居于从主动脉分出的两侧髂总动脉分叉为髂外动脉和髂内动脉之间的三角形区域。骶骨岬处的淋巴结包括在此淋巴结组中。中间亚群位于腰骶窝处髂总动脉和髂总静脉之间。

髂外淋巴结组位于髂外动脉外侧和髂外静脉内侧。它们接受从下肢至腹股沟淋巴结引流的和自盆腔脏器引流的淋巴液。髂外淋巴结组分为外侧、中间、内侧3组亚群。外侧亚群包括位于髂外动脉外侧的淋巴结，中间亚群包括位于髂外动脉和髂外静脉之间的淋巴结。内侧亚群包括位于髂外静脉内侧和后方的淋巴结。内侧亚群也称为闭孔淋巴结。闭孔淋巴结位于闭孔窝，位于髂外血管内侧和侧脐韧带外侧。闭孔淋巴结可通过识别闭孔神经辨认，后者通常是闭孔神经血管束进入闭孔管最容易看到的部分。

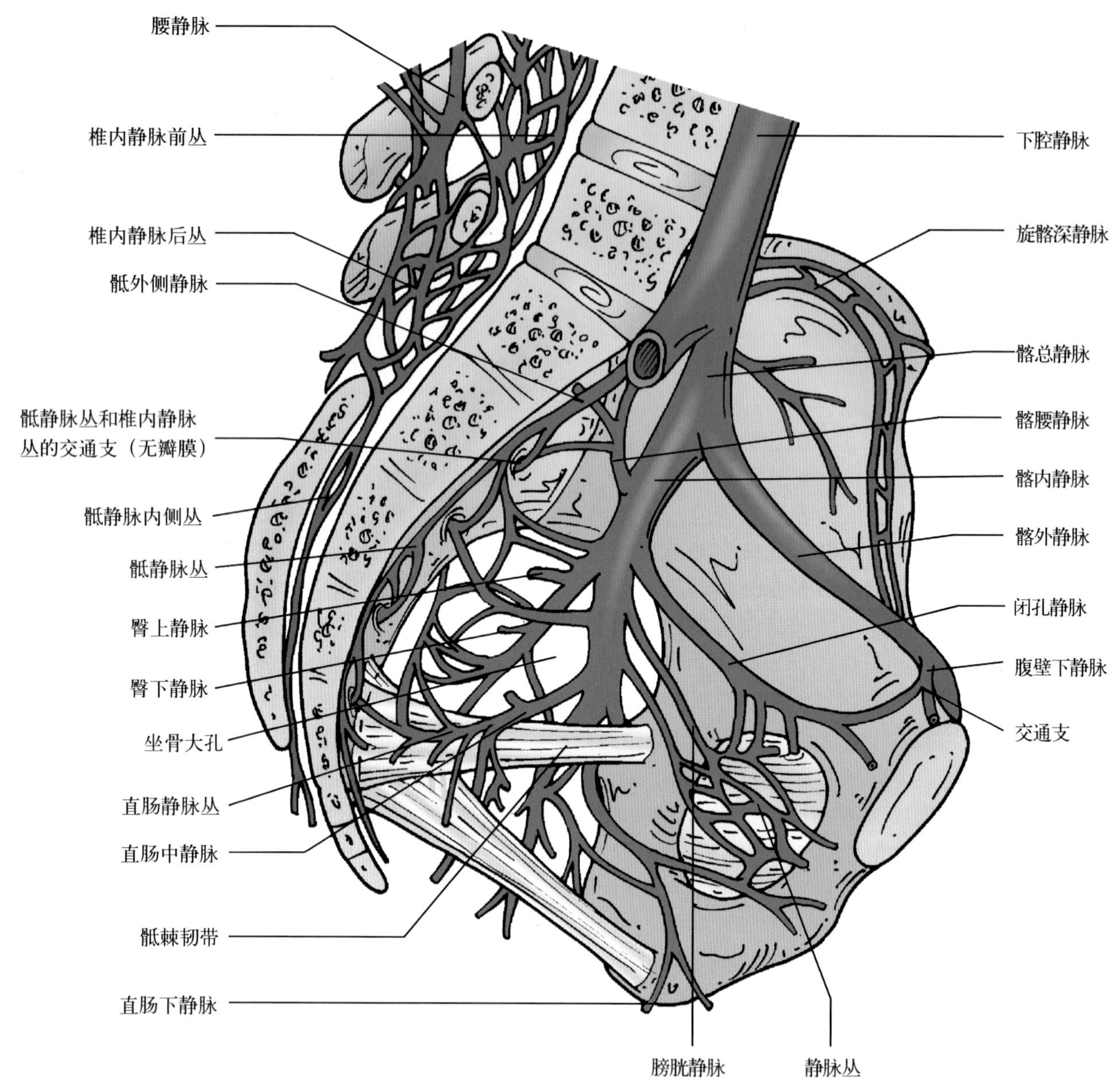

图 2-28 **盆腔静脉回流的侧面观**

髂内淋巴结组，又称腹下淋巴结组，由数条与髂内动脉各内脏支伴行的淋巴结链组成。在髂内淋巴结组中，位于髂内淋巴结组和髂外淋巴结组交界处的连接淋巴结收集各亚组淋巴液。髂内淋巴结组沿髂内血管分布，多数淋巴结位于骨盆侧壁。除了收集盆腔内脏器的淋巴液，这些淋巴结还收集盆腔、下尿道和臀部的淋巴液。

子宫的淋巴液沿圆韧带流向腹股沟浅淋巴结和沿子宫骶韧带引流到骶前淋巴结。因此，子宫和宫颈部恶性肿瘤有可能像转移到髂外淋巴结和髂淋巴结一样，转移到腹股沟浅淋巴结和骶前淋巴结。来自子宫和阴道上 2/3 的淋巴液流经闭孔淋巴结和髂内外淋巴结，最终引流至髂总淋巴结。卵巢的淋巴引流随卵巢血管到达主动脉旁淋巴结。阴道下 1/3、尿道和外阴的淋巴引流汇聚到腹股沟淋巴结，这反映出它们的胚胎起源明显不同于上生殖道。

最后，腹股沟淋巴结在骨盆外。该组由腹股沟浅淋巴结和腹股沟深淋巴结组成。腹股沟浅淋巴结位于腹股沟韧带前的皮下组织内，伴行腹股浅静脉和隐静脉。腹股沟浅淋巴结群的前哨淋巴结位于大隐静脉汇入股总静脉的大隐静脉与股静脉交界处。腹股沟深淋巴结位于筛状筋膜下沿股总血管分布。腹股沟深淋巴结鉴别于髂外淋巴结内侧亚群的解剖学标志是腹股沟韧带和腹壁下动脉与旋髂血管的起点（图 2-30）。

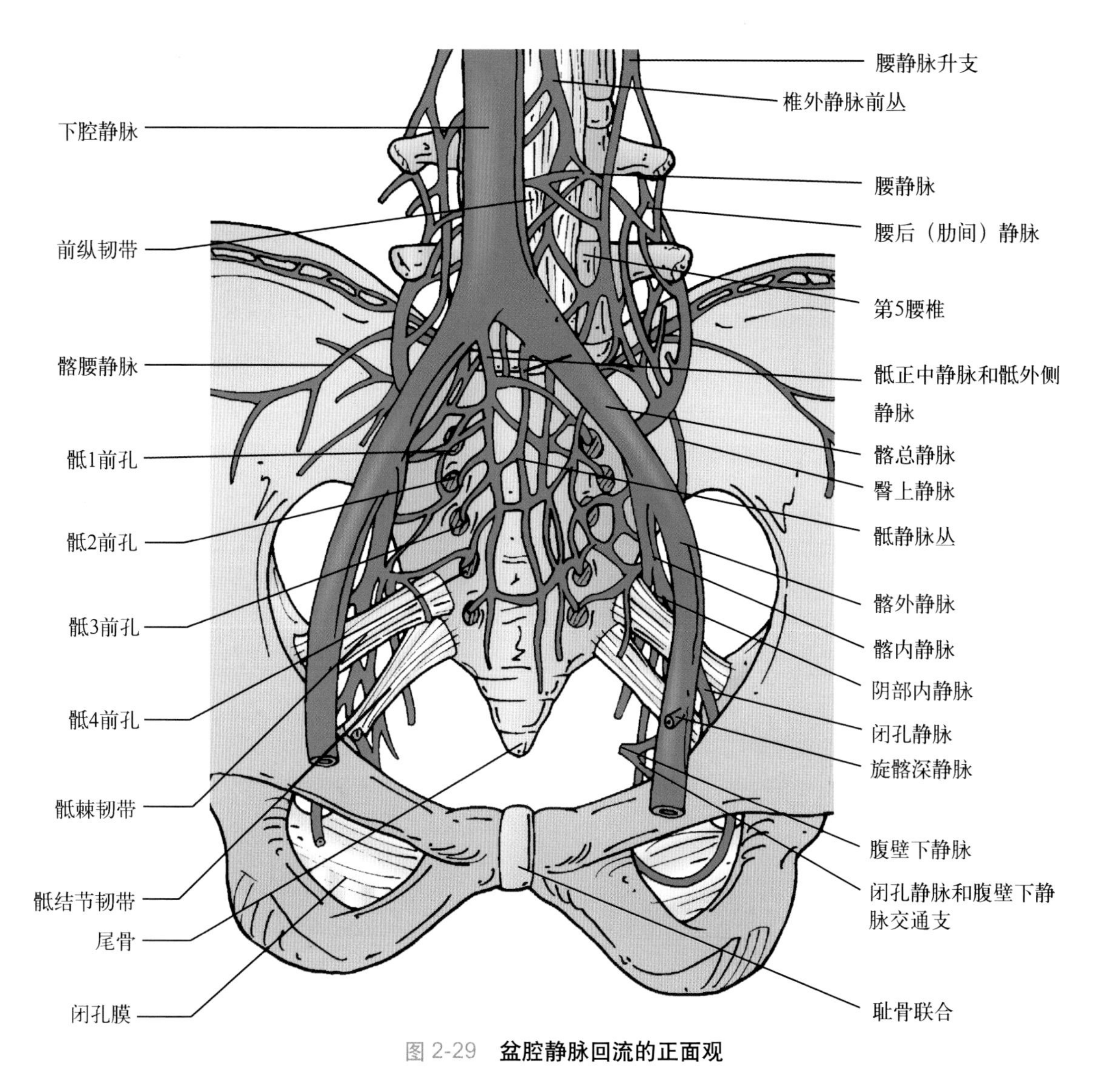

图 2-29　**盆腔静脉回流的正面观**

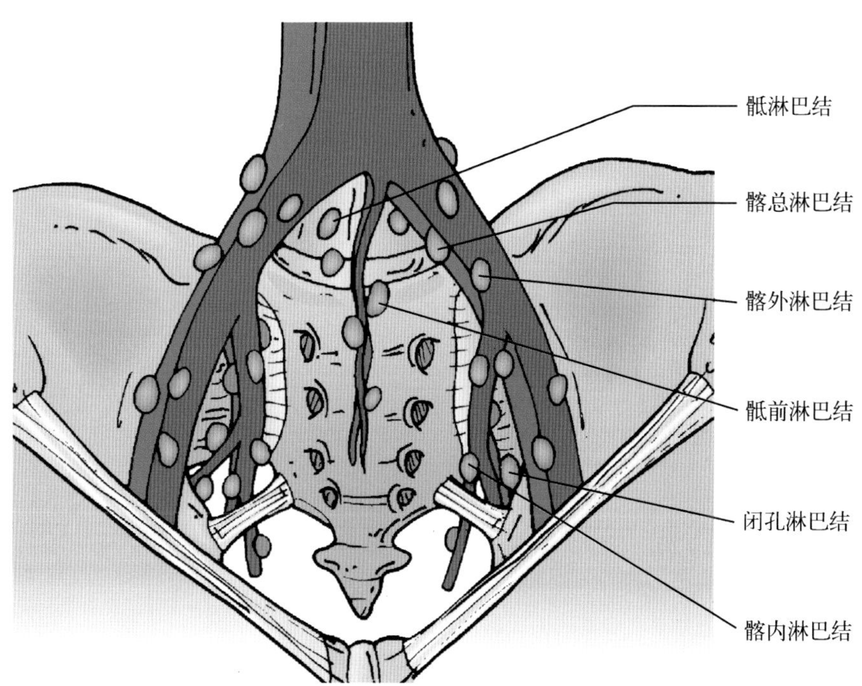

图 2-30　**盆腔主要淋巴结组**

（七）骨盆神经（图 2-31）

1. 躯体神经 骨盆的神经来自腰丛（T12 ～ L5）和骶丛（L4 ～ S4）（图 2-32 和图 2-33）。腰丛和骶丛由位于椎间孔外侧的腰神经根和骶神经根构成。腰丛位于腰大肌内，形成髂腹下神经、髂腹股沟神经、股外侧皮神经和生殖股神经。它们负责腹股沟区、阴阜、外阴前部和大腿前面与上部的感觉。腰丛有两条主要支配下肢的神经：股神经和闭孔神经（图 2-34 和图 2-35）。前者在腰大肌的外侧，后者在腰大肌的内侧。股神经沿着腰大肌走行，穿过腹股沟韧带下方，到达股动脉外侧。股神经是腰丛的主要分支，负责大腿的感觉和运动功能。闭孔神经位于骨盆下缘下方，进入闭孔管。

骶丛位于骶骨和梨状肌上。它由骶神经根 S1 ～ S4 的前支形成。此外，它还汇聚 L4 和 L5 的神经形成腰骶干（图 2-36）。骶丛的主要分支坐骨神经（L4 ～ S3）（图 2-37）从坐骨大孔的下部穿出离开骨盆，支配髋部、盆膈肌、外阴、肛周和小腿的肌肉。几乎所有源于骶丛的神经都延伸到下肢。骶丛的一条主要神经是阴部神经（S2 ～ S4），它是支配外阴的主要神经，也参与支配盆膈的小运动神经。阴部神经起源于 S2 ～ S4 神经根，恰位于骶棘韧带上方，并经坐骨棘外侧穿出，再通过坐骨大孔重新进入骨盆腔。然后，它沿着附着在闭孔内肌上的阴部管（阿尔科克管，Alcock 管）继续向前。其分支支配肛门括约肌、泌尿生殖膈和外生殖器。来自 S3 或 S4 神经根的一个或多个小分支支配大部分肛提肌和尾骨肌（图 2-38）。

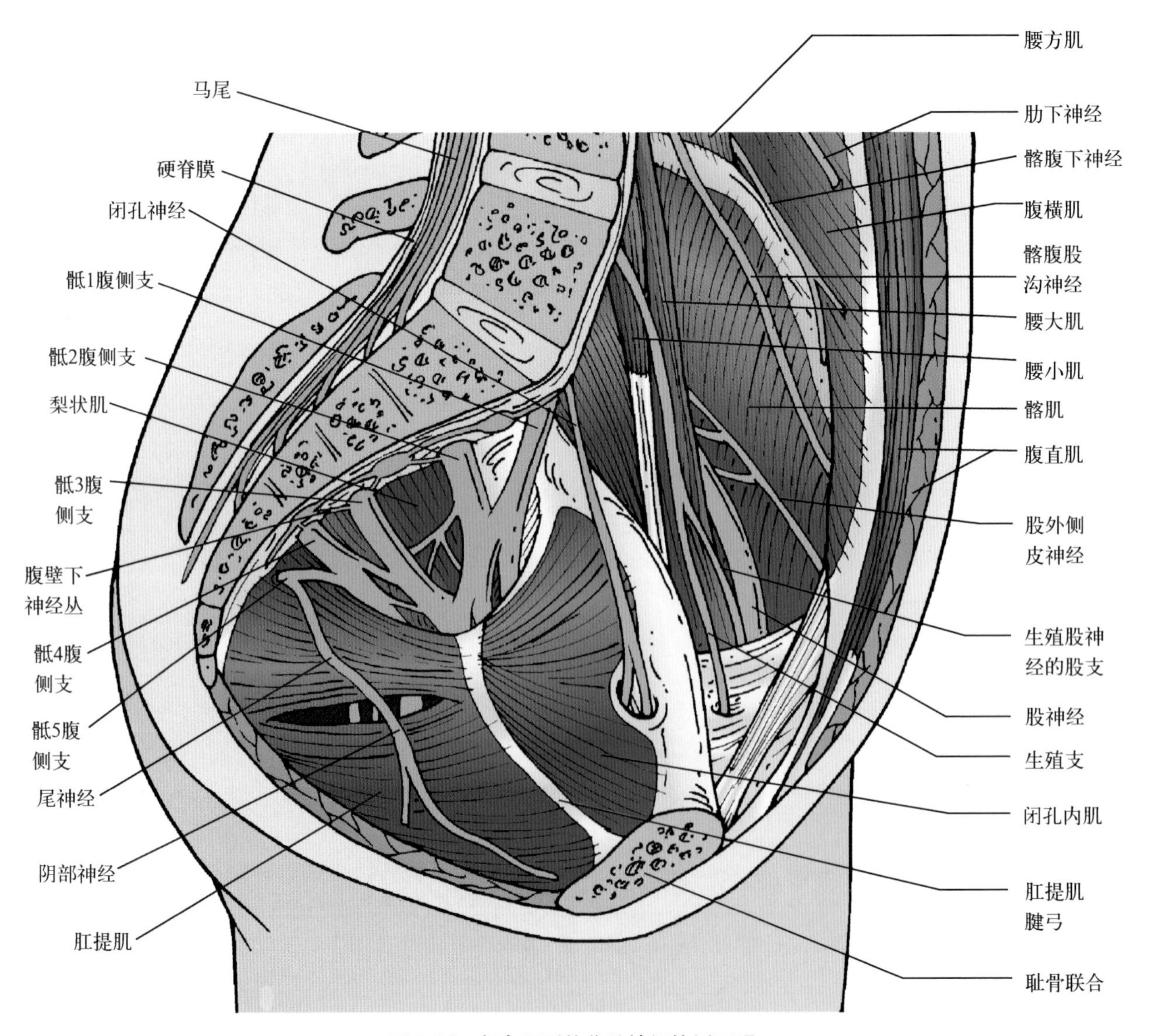

图 2-31 起自腰骶丛盆腔神经的侧面观

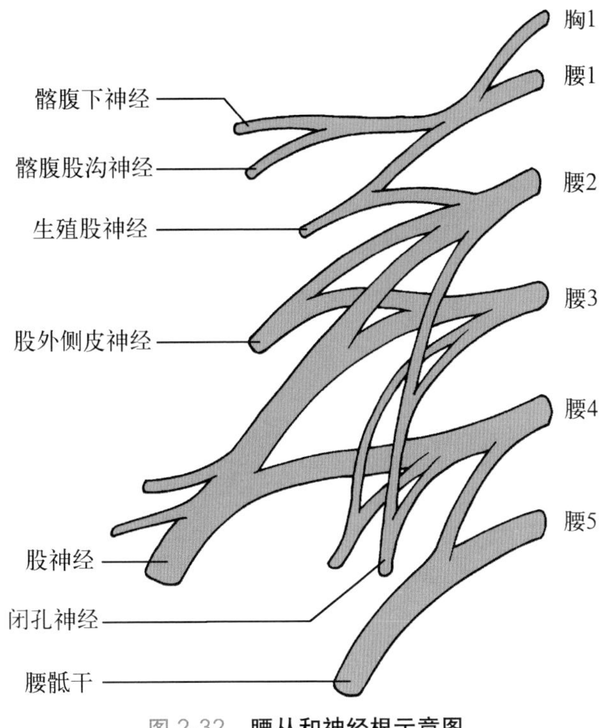

图 2-32　**腰丛和神经根示意图**

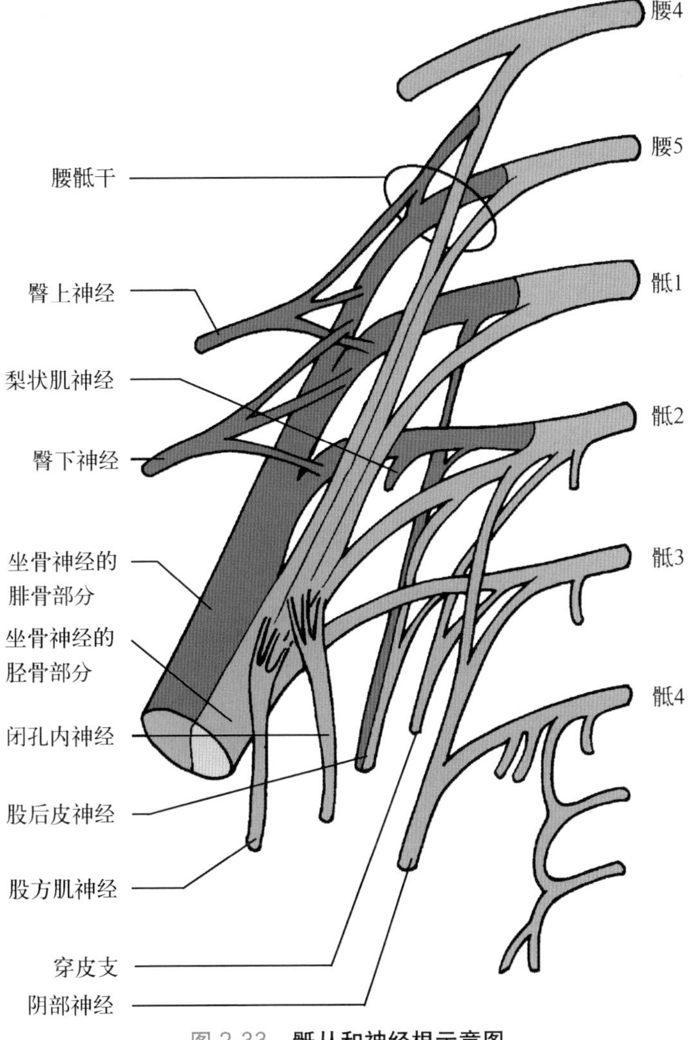

图 2-33　**骶丛和神经根示意图**

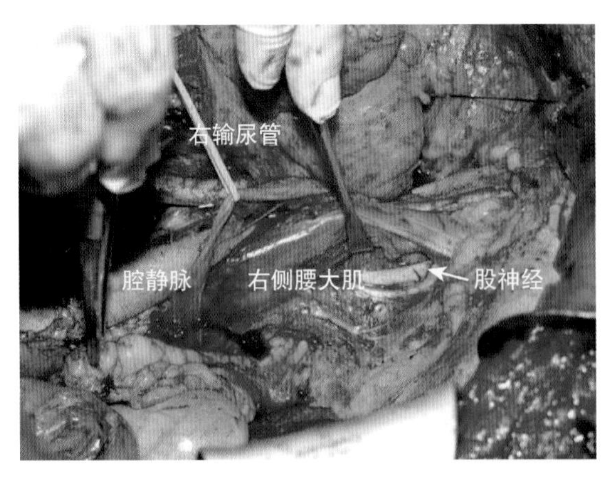

图 2-34　图示腰大肌下方右侧股神经的位置

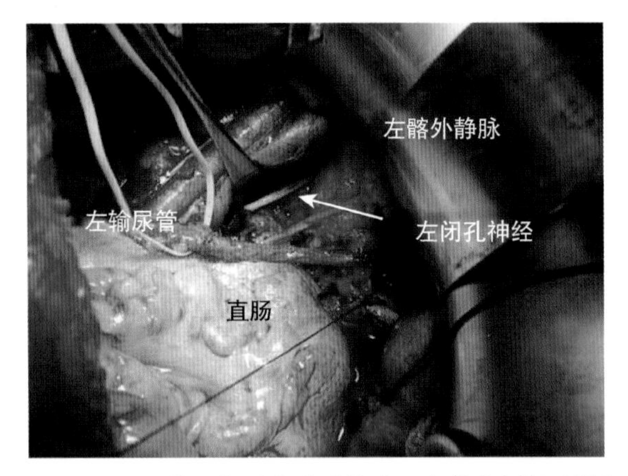

图 2-35　图示位于闭孔窝内髂静脉下方的左侧闭孔神经

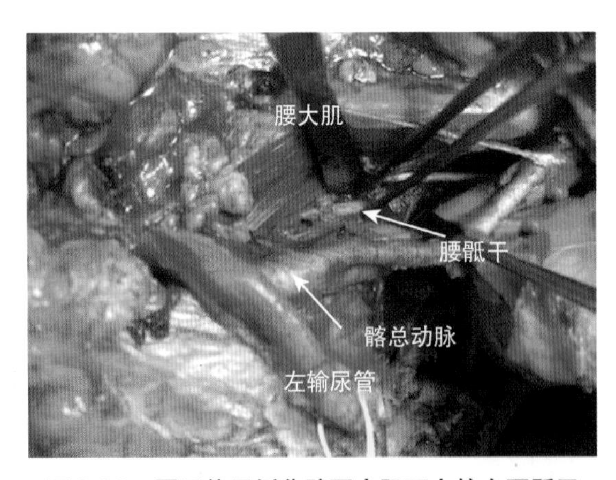

图 2-36　图示位于侧盆壁腰大肌下方的左腰骶干

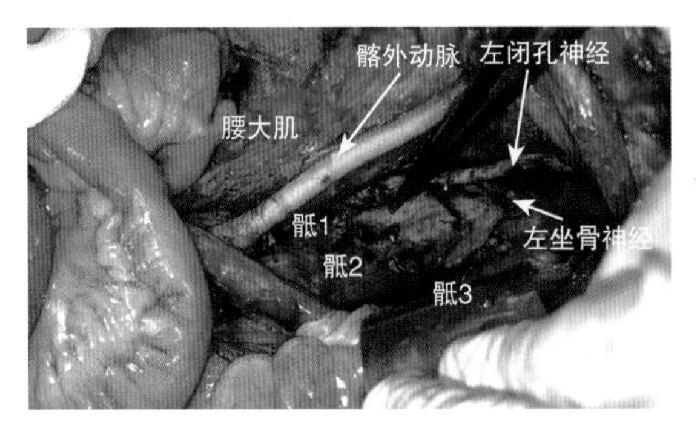

图 2-37　S1 ～ S3 神经根跨过左侧盆壁融合成坐骨神经，坐骨神经自坐骨棘上方穿过坐骨大孔出骨盆

2. 自主神经　支配骨盆的自主神经从上腹下神经丛（骶前神经丛）发出。上腹下神经丛是一个位于骶前间隙、跨过主动脉分叉处的神经节神经丛（图 2-38）。上腹下神经丛接受来自胸腰段的内脏交感神经的传入神经和来自盆腔脏器的痛觉传入神经（图 2-39）。副交感传入神经，有时被称为支配神经，源自 S2 ～ S4，形成盆内脏神经融入腹下神经丛，分布到骨盆外侧壁，其最深的部位达到宫旁组织。来自上腹下神经丛的内脏神经分裂成两条沿髂内血管走行的腹下神经。这些神经连接到下腹下神经丛（图 2-40）。下腹下神经丛位于盆腔脏器的外侧，由膀胱神经丛、子宫阴道神经丛和直肠中神经丛 3 个分布区域组成。所有这些神经，无论是交感神经还是副交感神经，都连接到一个广泛而弥漫的自主神经丛，称为盆神经丛。盆神经丛位于覆盖这些部位的盆壁和盆底的筋膜内（图 2-41）。

（八）盆腔脏器

1. 女性上生殖道　女性上生殖道包括宫颈、子宫体、输卵管和卵巢。子宫由子宫底、子宫体和子宫颈构成。育龄妇女的子宫体是宫颈的 2 倍大，而青春期前和绝经后妇女的二者大小相似。然而，子宫的大小可能会因性激素状况、妊娠史或子宫病理状态不同而存在很大差异。子宫体呈三角形。上半部分称为“宫底”，下半部分与宫颈相连称为子宫“峡部”或“子宫下段”。子宫体的各部分与其他部分的区分并没有明确的解剖学标志。子宫由 3 层组成。子宫内膜是子宫腔的内衬，由腺上皮和间质组成。子宫内膜厚度随月经周期或其他激素刺激而变化。子宫肌层是子宫最厚的一层，由不同方向走行的平滑肌纤维组成。最后，浆膜是子宫的一层薄外膜，覆盖着子宫体，即为脏腹膜。子宫颈是一个圆柱形结构，是连接子宫腔和阴道之间的管路。宫颈的上半部分与子宫相连。在子宫切除术中，触诊宫颈上缘可定位子宫体和子宫颈的交界处，宫颈的上缘呈管状，比子宫体更坚硬。子宫颈下端伸入阴道。在一些妇女，由于特殊情况，检查时宫颈看起来可能与阴道平齐而非突出。宫颈管内口开口于子宫内膜腔，外口开口于阴道内。宫颈外面是可以从阴道看到的子宫颈表面。子宫颈含有纤维结缔组织，结缔组织混入周围的平滑肌中，形成在子宫肌层和阴道壁肌层之间的延续层。宫颈管被腺上皮覆盖。宫颈外表面的这些腺上皮在女性月经初潮后因长期

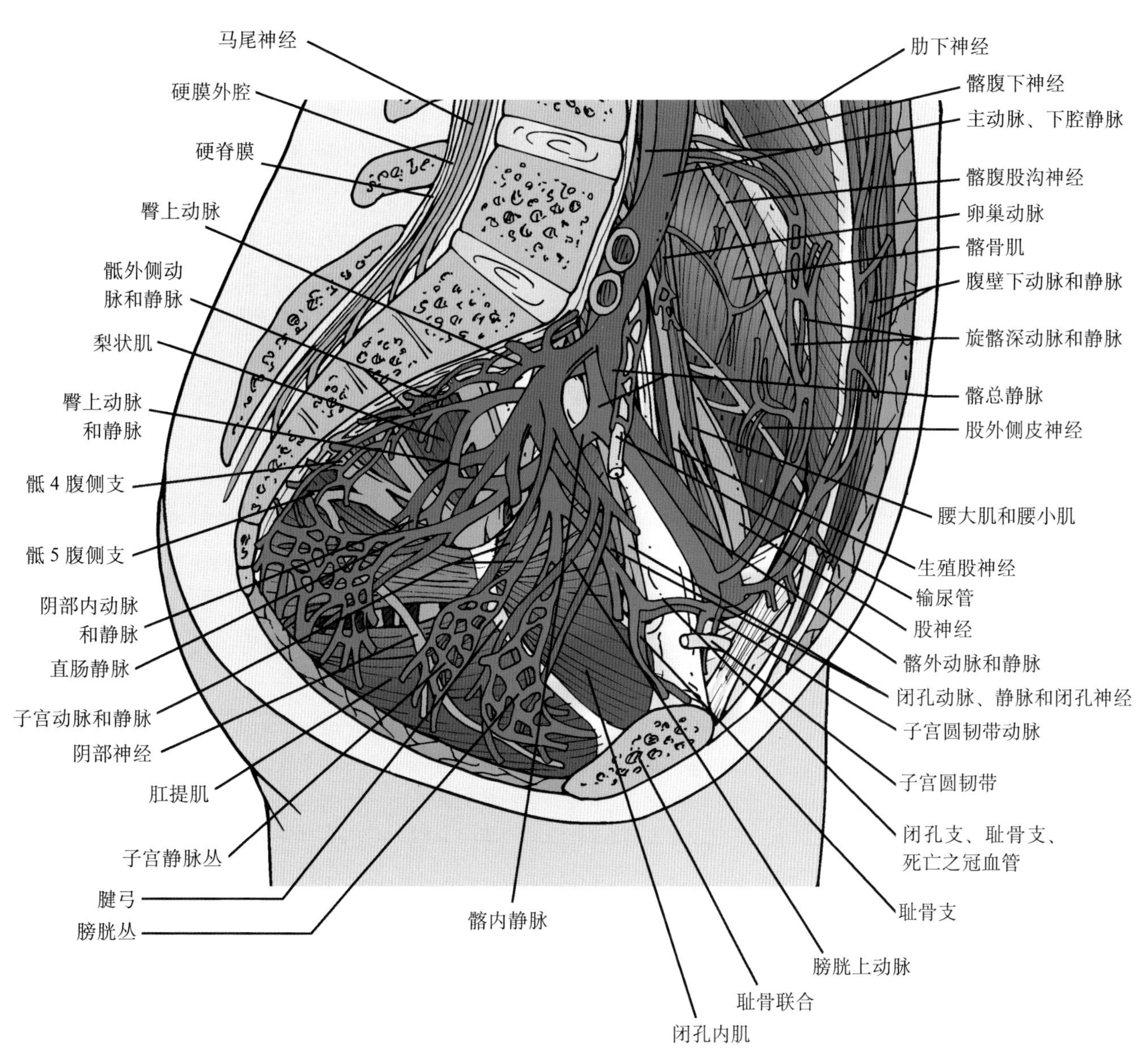

图 2-38　**盆腔动静脉与神经（侧面观）**

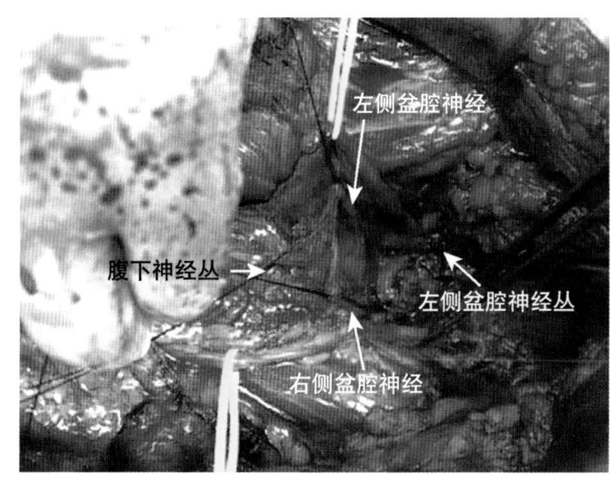

图 2-39　**腹下神经丛、盆腔神经丛和盆腔自主神经**

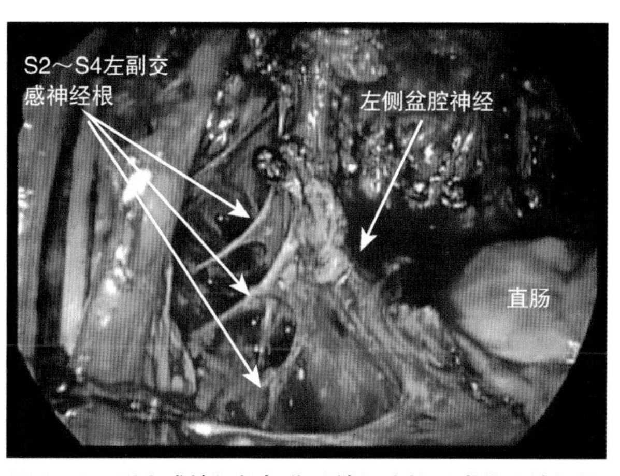

图 2-40　**副交感神经根与盆腔神经连接形成盆腔神经丛**

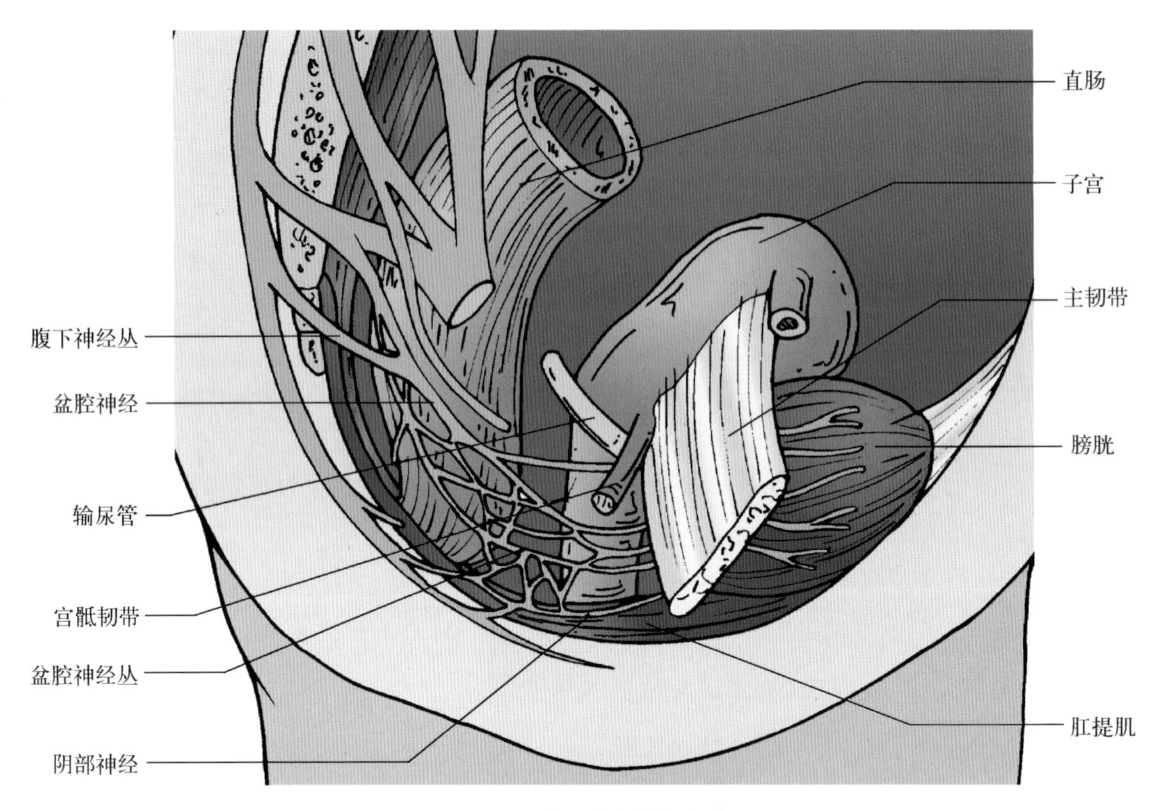

图 2-41　**盆腔自主神经全貌**

暴露于阴道内的酸性环境而转变为复层鳞状上皮。宫颈管上皮由腺上皮变为鳞状上皮的区域称为转化区，是宫颈最易发生异型增生和恶性转化的区域。

子宫附件由卵巢和输卵管组成。卵巢在子宫的侧方和（或）后方附着于子宫体，相对位置取决于患者的体位。卵巢的连接结构包括将卵巢连接到子宫的子宫 - 卵巢韧带，包含卵巢血管并将卵巢连接到腹膜后的漏斗 - 骨盆韧带，以及形成中膜的阔韧带部分。卵巢由外皮层和中央基质组成，外皮层包含卵母细胞和卵泡，中央基层是血管和结缔组织形成的纤维肌肉组织层。输卵管起源于子宫体的后部环状韧带上方。阔韧带以一个逐渐增厚的称为"输卵管系膜"的结缔组织支撑着输卵管。输卵管旁囊通常出现在输卵管系膜内；这些囊腔是胚胎发育过程中形成并逐渐消失胚胎导管的碎片。输卵管连通子宫和腹腔。每根输卵管分为 4 个部分：输卵管穿过子宫角的部位为间质部分，由狭峡腔和厚肌壁组成的峡部，由较大腔隙和黏膜皱褶构成的壶腹部，以及位于输卵管末端并有丰富叶状突起的伞部。输卵管伞部叶状突起增加输卵管远端的表面积，便于其与卵母细胞的相互作用。输卵管由外肌层和内肌层组成，外肌层分布有纵向平滑肌纤维，内肌层由环形纤维构成。输卵管黏膜由许多纤细的乳头组成，乳头由 3 种细胞组成：纤毛柱状细胞、无纤毛柱状分泌细胞和插入细胞，这些插入细胞可能只是不活跃的分泌细胞。

2. *膀胱*　膀胱位于骨盆正中，耻骨正后方。膀胱以一个虚拟平面与耻骨分隔，这个平面被称为耻骨后间隙或 Retzius 间隙，其中包含 Santorini 静脉丛。膀胱的前面邻近耻骨联合，两侧壁与骨盆侧壁相邻，膀胱后面为子宫下段和阴道。膀胱的下界与子宫下段和子宫颈前部相邻。膀胱上缘外侧面与闭塞的脐动脉相连，膀胱上缘正中与脐尿管相连。在胚胎期间，脐尿管连接发育中的膀胱到胎儿脐部。出生后，脐尿管成为脐正中韧带，连接膀胱顶和前腹壁。膀胱上部被前腹壁的壁腹膜所覆盖。腹膜向下延续到膀胱子宫腹膜反折。膀胱的其余部分位于腹膜后。膀胱伸展性很好。膀胱排空时，膀胱顶朝向耻骨；充盈时，膀胱呈球形，正常容量为 400 ～ 500ml。当膀胱扩张时，膀胱穹顶的肌肉组织会变薄。因此，在开始盆腔手术之前，插入导尿管排空膀胱有助于避免膀胱损伤。膀胱所在区域从其圆形的顶部到下方的底部。膀胱底部紧贴阴道前壁，由膀胱三角区和逼尿肌环组成，逼尿肌环由逼尿肌增厚而来，其厚度不随膀胱充盈而发生变化。膀胱三角区是膀胱底部的一个以尿道内口和两个输尿管膀胱开口连线为界的三角形区域。两侧输尿管开口和尿道内口连线形成的三角形每边长为 3cm。

组织学上，膀胱有 3 层结构：黏膜、肌肉和外膜。膀胱黏膜由移行细胞上皮及其下的固有层（也称为膀胱上皮）组成。肌肉层（或逼尿肌），由交织成束的平滑肌组成。这种逼尿肌束的丛状组织最适合在膀胱收缩时全维度缩小膀胱腔径。外膜层主要由脂肪组织和疏松结缔组织组成。膀胱的血供为膀胱上动脉和膀胱下动脉，它们是髂内动脉前干的分支。膀胱的神经支配分别由盆神经丛和腹下神经丛的副交感神经纤维和自主神经纤维提供。

3. *输尿管*　输尿管是从肾盂到膀胱的腹膜后结构。从肾盂到膀胱三角的输尿管长度为 25 ～ 30cm。以骨盆上缘为界将它们分成腹腔段和盆腔段，每一段长度为 12 ～ 15cm（图 2-42）。盆腔手术时可能会伤及盆腔段输尿管。输尿管跨过骨盆入口进入骨盆腔，从外侧向内走行于髂总动脉分叉处的前面。输尿管进入骨盆时非常靠近卵巢血管。因此，在附件切除术之前，必须先确定输尿管的位置。输尿管通常位于漏斗骨盆韧带的内侧较深处，因此，常需要打开骨盆漏斗韧带外侧的腹膜后间隙，在卵巢血管和输尿管之间分离出一个洞，以便安全地钳夹卵巢血管蒂。输尿管进而在腹膜后进入盆腔，经子宫阔韧带内和与之相连的侧盆壁腹膜覆盖下沿侧盆壁下降。在子宫水平，输尿管沿子宫骶韧带外侧下降，然后跨过子宫动脉进入输尿管隧道并穿过阴道上部的子宫前旁组织。输尿管达到膀胱后部，斜行穿过膀胱壁 1.5cm 后终止于膀胱三角输尿管膀胱开口（图 2-43）。输尿管血供分别来自它所经过的卵巢动脉、髂内动脉、膀胱上动脉和膀胱下动脉。在骨盆入口以上，供应血管从其内侧进入；在骨盆入口以下，供应血管从其外侧进入。

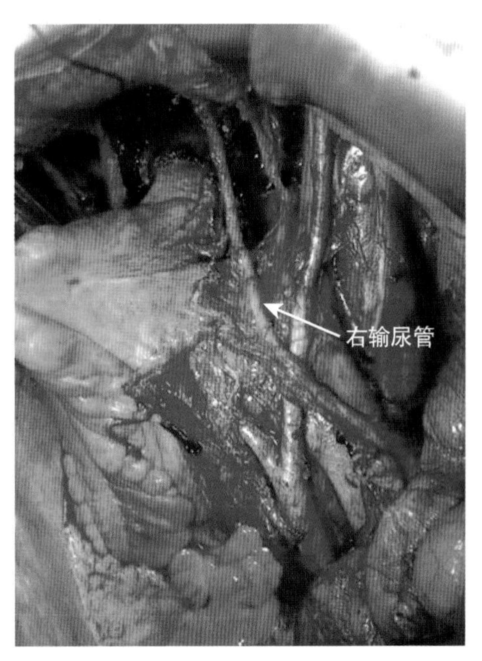

图 2-42　**输尿管盆腔段至膀胱入口的走行**

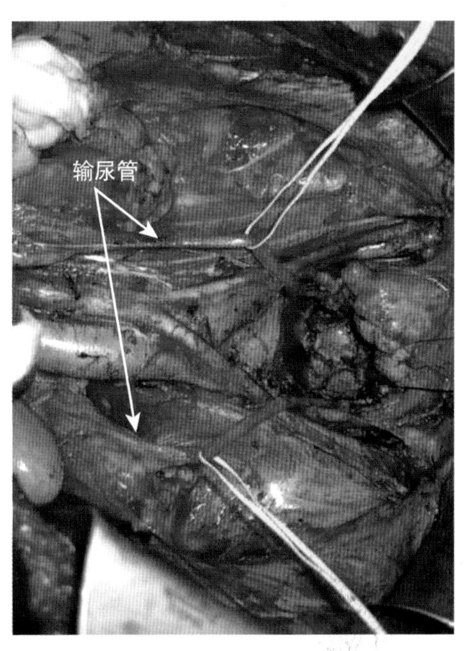

图 2-43　**双侧输尿管自肾盂至膀胱的全程走行**

4. *乙状结肠、直肠和肛门*　乙状结肠由降结肠延续而来，在盆腔中线稍左侧进入骨盆腔。乙状结肠基本上是腹膜外器官。它的血供来自于乙状结肠动脉，即肠系膜下动脉的分支。乙状结肠下降到骨盆后走行变直，从盆腔后方子宫直肠反折腹膜（cul-de-sac 陷凹）下进入腹膜后腔，成为直肠。随后，它变宽，形成直肠壶腹，即粪便最终储存的区域，并向下旋转约 90°，延续为肛门。直肠和肛门附着于骶骨和肛提肌上，阴道位于直肠前方，与直肠之间以阴道直肠隔相分隔。直肠和肛门的血供来自分别由肠系膜下动脉的直肠上支和髂内动脉的直肠中支、直肠下支之间血管吻合形成的拱形血管网。肛门周围有肛门内括约肌和肛门外括约肌。肛门内括约肌由一层较厚的圆形非自主平滑肌纤维组成，它提供括约肌 80% 的张力。肛门外括约肌由骨骼肌纤维构成，附着于尾骨（图 2-44）。

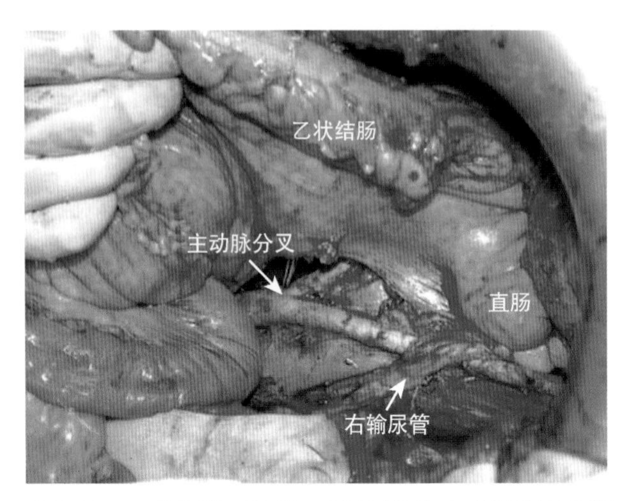

图 2-44 **乙状结肠、直肠、右输尿管和主动脉分叉的解剖关系**

（九）会阴

阴道和肛门之间的区域通常被称为会阴。然而，从严格的解剖学角度来看，会阴是包括封闭骨盆出口的盆底组织在内的解剖区域。更准确地说，阴道和肛门之间的区域应称为会阴体。这个解剖学概念的女性会阴（广义的会阴——译者注）界限是两侧坐骨耻骨支、坐骨结节、骶结节韧带和尾骨所围成的区域。两侧坐骨结节的虚拟连线将会阴分为前方的泌尿生殖三角和后方的肛门三角。值得注意的是，在站立位时，泌尿生殖三角呈水平方向，肛门三角向上倾斜，使其更向后。

1. *尿生殖膈下筋膜* 尿生殖膈下筋膜是覆盖于泌尿生殖三角上的致密纤维层。它的两侧面固定在耻骨弓，其后缘游离，游离缘中点连接会阴体，从而被固定在中线部位。尿道和阴道穿过尿生殖膈下筋膜的泌尿生殖裂孔，出盆腔。因此，尿生殖膈下筋膜为尿道远端和阴道远端提供解剖学支持并将会阴体连接于耻骨弓外侧。

2. *泌尿生殖三角* 泌尿生殖三角分为会阴浅隙和会阴深隙。会阴浅隙中包括坐骨海绵体肌和会阴横肌的会阴浅层肌肉，以及阴蒂勃起组织、前庭球和前庭大腺（Bartholin 腺）。会阴深隙位于尿生殖膈下筋膜下方，在肛提肌的下方。会阴深隙内包含尿道外括约肌、尿道阴道肌和会阴深横肌（图 2-45）。

3. *会阴体* 会阴体是会阴浅横肌、会阴深横肌、会阴膜、肛门外括约肌、阴道后肌层，以及耻骨直肠肌和耻骨尾肌纤维的连接点。会阴体在支持阴道和正常肛门功能方面起着重要作用。阴部神经血管干为会阴提供血管和神经供应，包括会阴深部和浅部间隙。

4. *肛门三角* 肛门三角在两侧由骶结节韧带的内侧缘构成，前方由会阴膜和会阴体的上缘构成，下方由尾骨构成。肛门三角的表面被覆肛提肌。

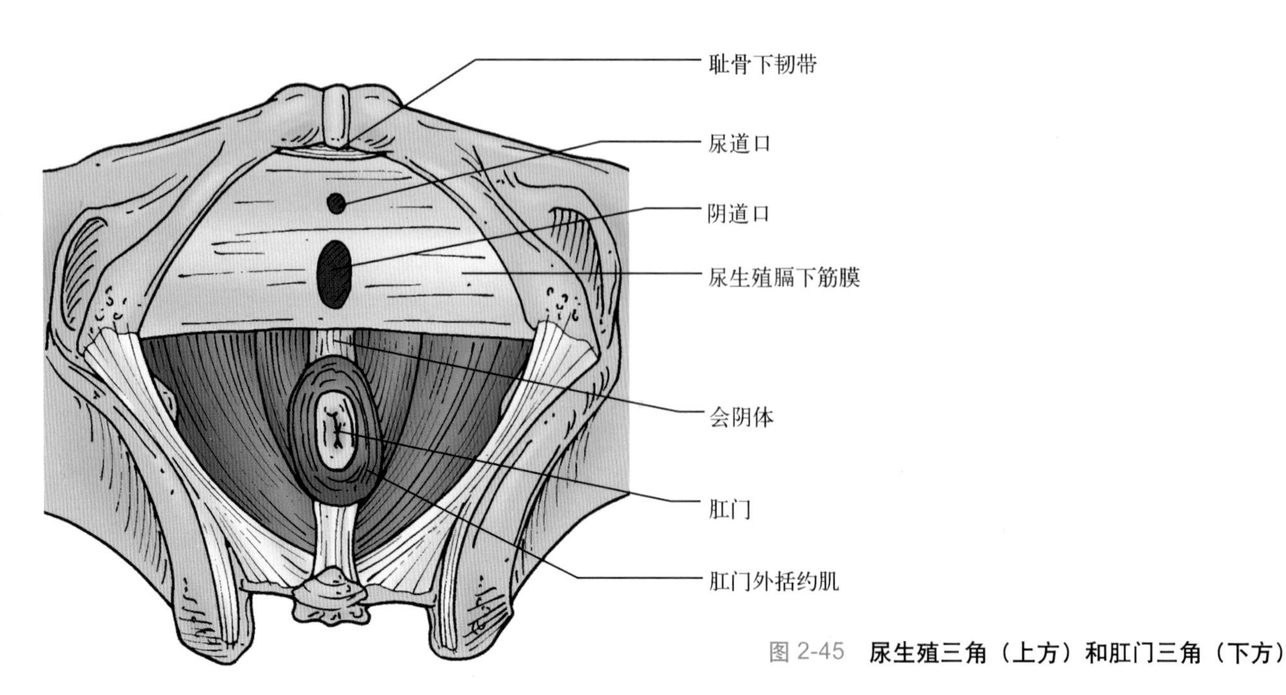

图 2-45 **尿生殖三角（上方）和肛门三角（下方）**

肛管及肛门括约肌位于肛门三角中部。两侧肛门括约肌复合体的外侧是坐骨直肠窝。

5. 坐骨直肠窝 坐骨直肠窝是一个位于肛提肌下方和泌尿生殖膈上方的间隙。坐骨直肠窝主要以脂肪填充，围绕于肛门和泌尿生殖裂孔。每侧坐骨直肠窝的后壁由坐骨、闭孔内肌、骶结节韧带形成，内侧壁为肛提肌。坐骨直肠窝侧方有阴部管通过。阴部管也称 Alcock 管，其内包含阴部内静脉、阴部内动脉及阴部神经（图 2-46）。

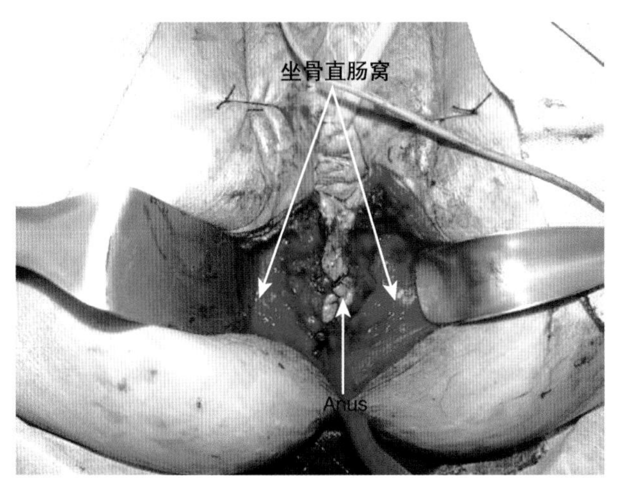

图 2-46 **坐骨直肠窝内主要为脂肪组织填充，该脂肪组织位于肛提肌下并延伸至会阴部**

6. 外阴 女性外生殖器或称外阴，包括大阴唇、小阴唇、阴蒂、阴道前庭、尿道口、阴道口。小阴唇前端分开形成内侧皱襞与外侧皱襞。左、右两边的外侧皱襞向上包裹阴蒂并于阴蒂上方相连形成阴蒂包皮。小阴唇后端于阴道前庭后界左右连接形成阴唇系带。大阴唇位于小阴唇外侧，向前左右融合形成阴阜。阴阜是耻骨联合前方的脂肪垫。阴道前庭为两侧小阴唇包绕的区域，尿道与阴道开口于此。处女膜为环绕阴道口的环形薄膜，通常中间有一个或多个孔。在阴道前庭内，尿道口两侧可见尿道旁腺（Skene 腺）开口。与之类似，在阴道口后方两侧有前庭大腺（Bartholin 腺），其开口位于处女膜处（图 2-47 ～图 2-49）。

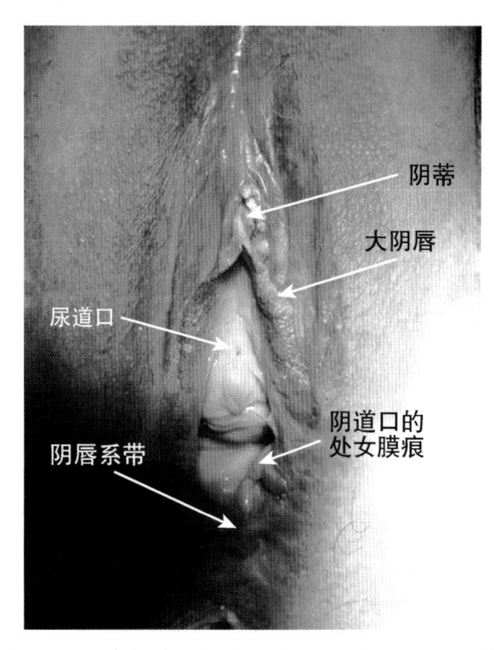

图 2-47 **经产妇外阴解剖，其伴有阴蒂旁湿疣样病变**

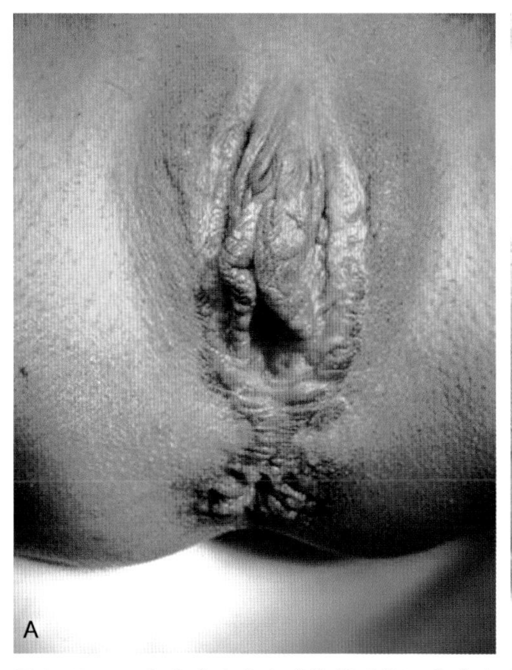

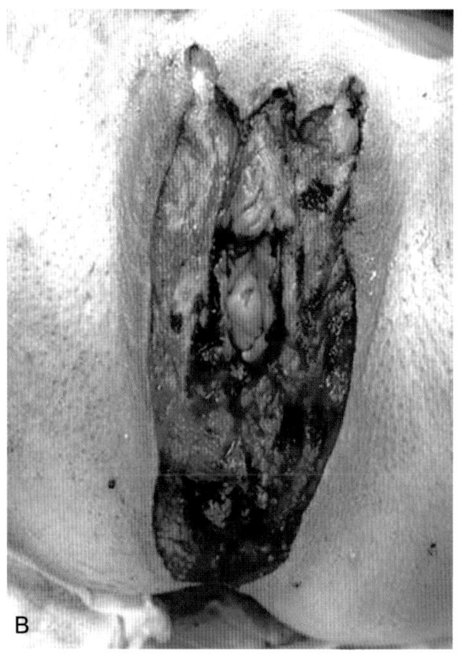

图 2-48 **A. 人乳头瘤病毒感染所致外阴上皮内瘤变Ⅲ级；B. 外阴皮肤切除后的外阴部皮下解剖**

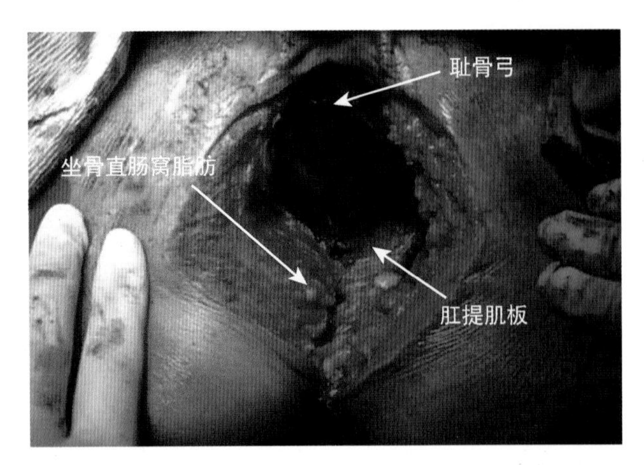

图 2-49 肛提肌下盆腔廓清术并外阴切除术后的会阴视图

7. *阴道* 阴道是一个纤维肌性圆筒状结构，具有很高的延展性，阴道壁从阴道前庭延伸至子宫颈为多皱襞的黏膜层所覆盖。阴道的纵向形状呈梯形，入口处最窄，近顶端及近宫颈处逐渐变宽。在横向平面上，阴道远端（近外口处）呈近于扁平的箱状结构。在矢状面，阴道有明显的角度。阴道上 2/3 朝向第 3、第 4 骶椎，直立位时接近水平方向；下 1/3 近乎垂直地穿过尿生殖膈下筋膜并开口于阴道前庭。

8. *尿道* 女性尿道长 2～3cm，直径 6～7mm，将膀胱连接到前庭，负责排尿管控。尿道与膀胱的连接处称为膀胱颈。自此，尿道延续与阴道伴随走行，至阴道的远端，并在阴道口水平终止于尿道外口。女性尿道在自膀胱于尿生殖膈下筋膜内穿行过程中向下弯曲到达阴道前庭。组织学上，尿道分为 4 层：黏膜层、黏膜下层、尿道内括约肌层和由横纹肌组成的尿道外括约肌层。供应尿道的血管起源于阴部血管和膀胱血管的分支。尿道内括约肌主要由平滑肌纤维构成。虽然有学者认为这些平滑肌纤维的功能是与横纹肌组成的尿道括约肌共同作用，以提高括约肌的效率，但其确切的功能尚不清楚。括约肌的横纹肌成分包括尿道外括约肌、尿道缩肌和尿道阴道肌。这 3 块肌肉形成一个整体：骨骼泌尿生殖括约肌。

骨骼泌尿生殖括约肌长约 2.5cm，自膀胱颈下方直至尿生殖膈下筋膜的会阴深隙区域包绕尿道中段。尿道的平滑肌部分接受来自盆神经丛的自主神经支配，而尿道横纹肌括约肌由阴部神经分支支配。

正常的尿道功能不仅依赖于其自身括约肌的工作机制，也依赖尿道的解剖学支撑结构。尿道依靠在由尿道周围盆筋膜和阴道前壁构成的吊床样支撑层上。这些支撑结构的薄弱可导致括约肌功能减低，引起压力性尿失禁。

二、腹膜后腔

从解剖学角度，腹膜后腔（或称腹膜后间隙）是腹部后方位于壁腹膜和腹横筋膜之间的区域。该间隙内为腹膜后脏器所在，如双侧肾上腺、双侧肾及输尿管。有些非常重要的神经、血管和淋巴亦走行其间，其中包括：腹主动脉及其分支、下腔静脉及其分支、淋巴管及淋巴结、腰交感神经干。脏器腹膜以延续方式覆盖腹壁。因为是以疏松结缔组织与解剖学意义上的深部结构附着，相对于脏器腹膜，上壁腹膜更容易被分离和移动。腹膜后间隙上连横膈，覆盖腰大肌、腰方肌，形成腰背筋膜前片。腹横筋膜从身体中线向内插入脊椎棘突，向后达髂骨及盆底筋膜。腹膜后腔从最后的胸椎和肋骨延伸到骶骨底部、髂前上棘和盆底。

腹膜后间隙的侧边界自第 12 肋骨远缘向下延伸至髂嵴中段结合部虚拟连线向外延伸。在腹膜后间隙的上部有肾筋膜（Gerota 筋膜）分隔而成的 3 个区域：肾前区、肾周区和肾后区（图 2-50）。

腹膜后间隙下部分与两个手术区域相连：髂窝和真骨盆盆壁。肾筋膜有一个特殊的延展，覆盖肾前方和后方脂肪。肾筋膜延伸部分通过一些附着点向内侧附着于肾门的乳头样组织，并向左延伸到主动脉，向右延伸到下腔静脉。在肾的上极，有微小的肾筋膜延展将肾上腺与肾分隔开。髂窝内衬腹膜，后者覆盖着腹膜下脂肪。髂窝向内侧延续至腰椎水平腹膜后区域，降行至骨盆壁，向前连接于腹壁。腹膜下脂肪的后方是横筋膜。在横筋膜与骨盆侧壁之间的狭小区域内走行着髂血管、输尿管、生殖股神经、性腺血管及淋巴结。腹膜后主要的肌肉结构是腰肌。腰肌自末节胸椎后表面延伸至股骨。在下行的过程中，腰肌靠近该区域可见的许多重要腹膜后结构走行（图 2-51）。

（一）腹膜后的脉管系统

有两大血管于腹膜后中线跨越脊柱，它们是腹主动脉和下腔静脉。腹主动脉发出分支，为大部分腹腔脏器及双侧下肢提供血液供应。同样，下腔静脉收纳全腹及其下肢的静脉分支血流（图 2-52）。

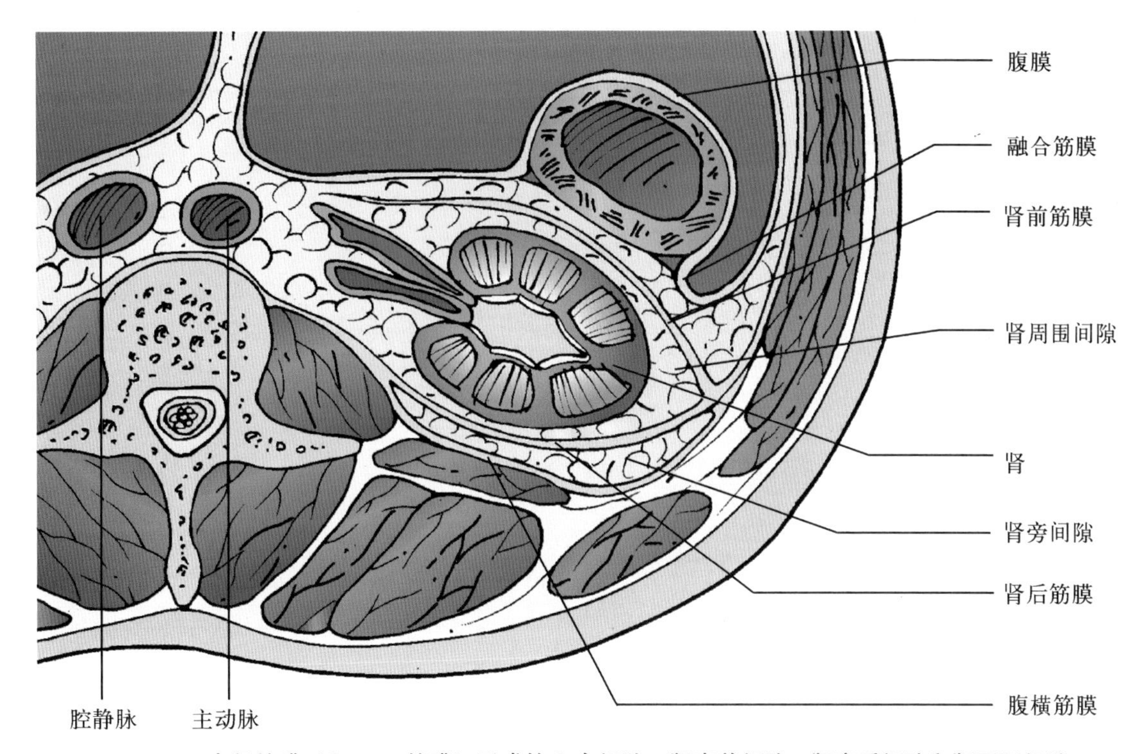

图 2-50　由肾筋膜（Gerota 筋膜）形成的 3 个间隙：肾旁前间隙、肾旁后间隙和肾周围间隙

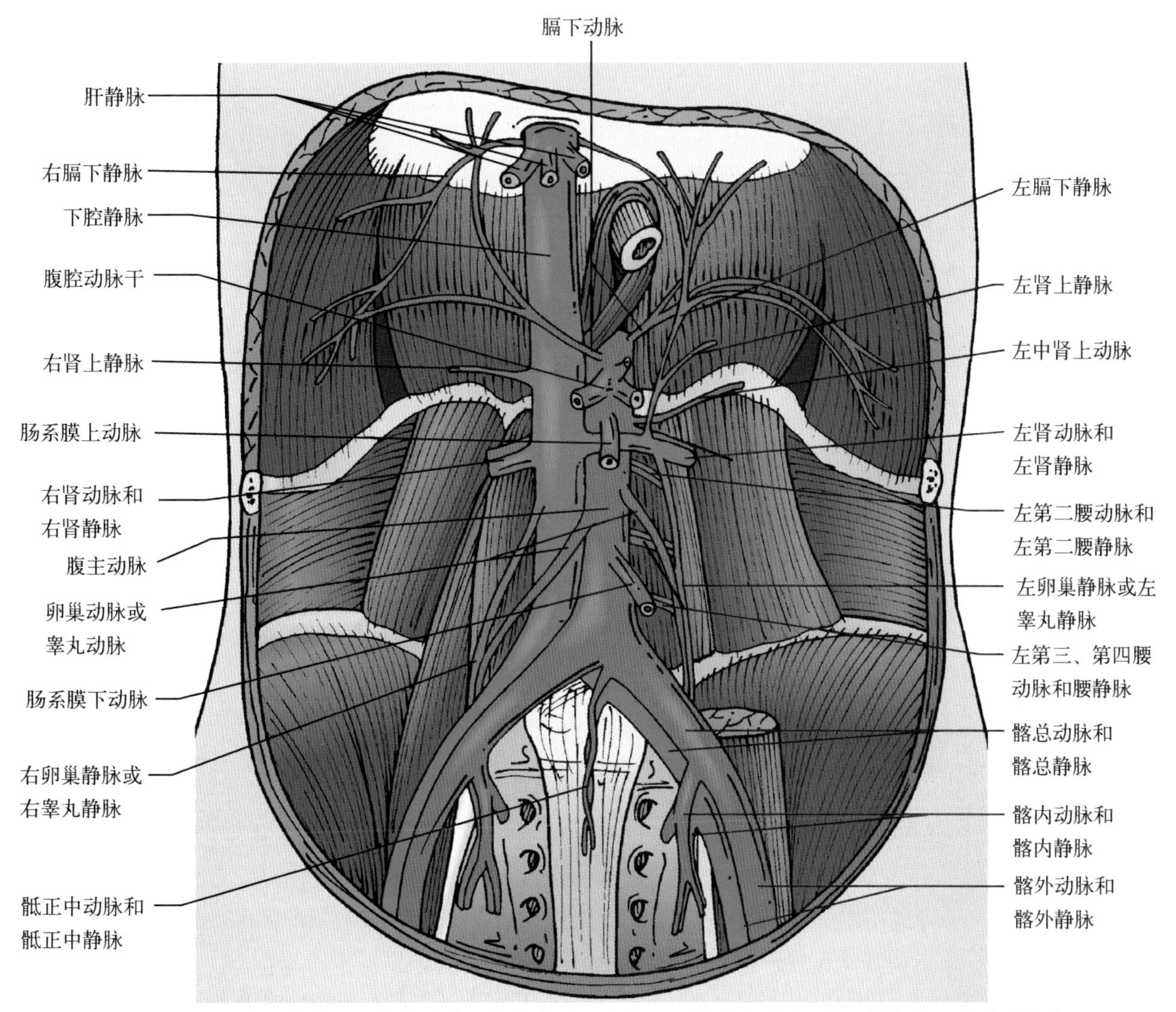

图 2-51　去除所有腹腔和腹膜后脏器的腹膜后腔全貌，可辨别腹膜后肌肉界线和主要腹膜后血管

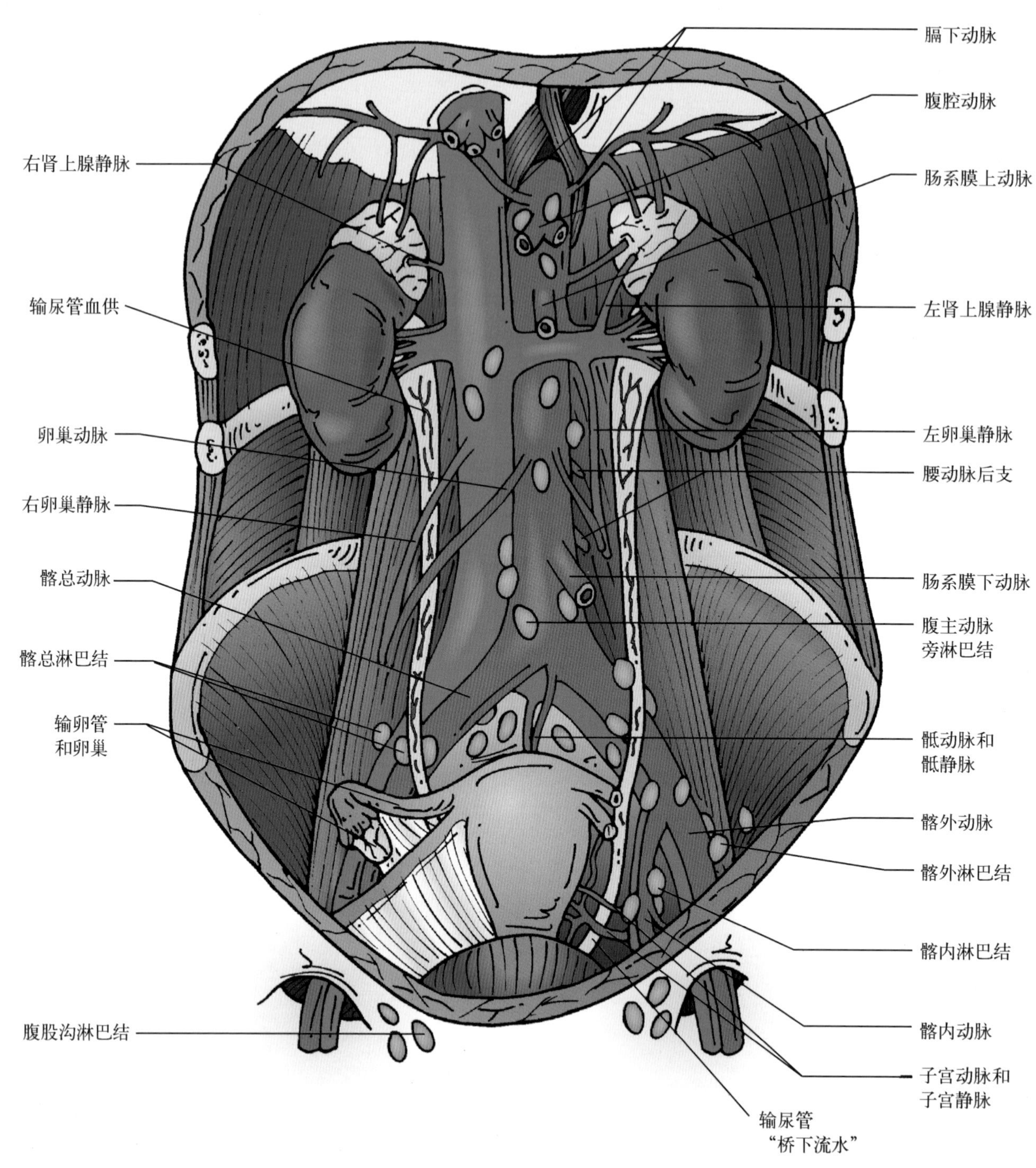

图 2-52　**两条主要的腹部血管——主动脉和腔静脉，从膈肌向下至其在盆腔的主要分支**

1. *腹主动脉*　腹主动脉始于横膈膜上的主动脉裂孔，位于第 12 胸椎下部的水平面和前方，并自此沿身体中线稍外侧仅靠椎体下行，止于第 4 腰椎。在此，腹主动脉分叉为左、右髂总动脉。主动脉前部与腹腔神经丛和小囊或网膜囊接触，后方有胰腺腺体和脾静脉附着。在胰腺后方，肠系膜上动脉和腹主动脉之间有左肾静脉跨越主动脉前壁。

腹主动脉于胰腺下方与十二指肠水平部接触，并在右侧方上行，与乳糜池、胸导管、奇静脉和右膈脚接触，后者将其与下腔静脉分开。在其左侧边，腹主动脉与横膈脚和腹腔神经节接触。在第 2 腰椎水平，腹主动脉与十二指肠空肠弯曲及交感神经干、十二指肠升部和肠系膜下血管接触。在第 2 腰椎下方，腹主动脉与下腔静脉接触。腹主动脉分叉投影在脐水平的腹壁表面。

腹主动脉分支：①腹侧支—腹腔干、肠系膜上动脉、肠系膜下动脉。②外侧支—膈下动脉、肾上腺中动脉、肾动脉、性腺动脉。③背侧支—腰动脉、骶动脉。④终末支—髂总动脉。

①腹侧支

腹腔干：腹腔干是腹主动脉最宽的腹腔分支，长约 1.5cm，自主动脉膈裂孔稍下方发出。腹腔干通常向前水平走行，偶有变异。在约 50% 的人群中，腹腔干都表现为常规走行，发出 3 个分支：胃左动脉、脾动脉和肝总动脉。膈下动脉通常作为单一干支或单独起源于腹腔干。

肠系膜上动脉：肠系膜上动脉（superior mesenteric artery, SMA）是腹主动脉的第二腹侧分支。这一动脉供应全部小肠、右半结肠及大部分横结肠。SMA 的起始点位于腹腔干起始点下方约 1cm 处，胰腺后方，其前方有脾静脉穿过。左肾静脉在由肠系膜上动脉起始点1cm处从其右下方穿过，随后沿胰头及十二指肠水平部走行。

肠系膜下动脉：肠系膜下动脉（inferior mesenteric artery，IMA）为左侧 1/3 横结肠、降结肠、乙状结肠、部分直肠提供血液供应。IMA 起源于腹主动脉分叉处几厘米处，其直径远小于 SMA。它走行于左结肠分支内的腹膜后路径，进入乙状结肠与直肠动脉吻合（图 2-53）。

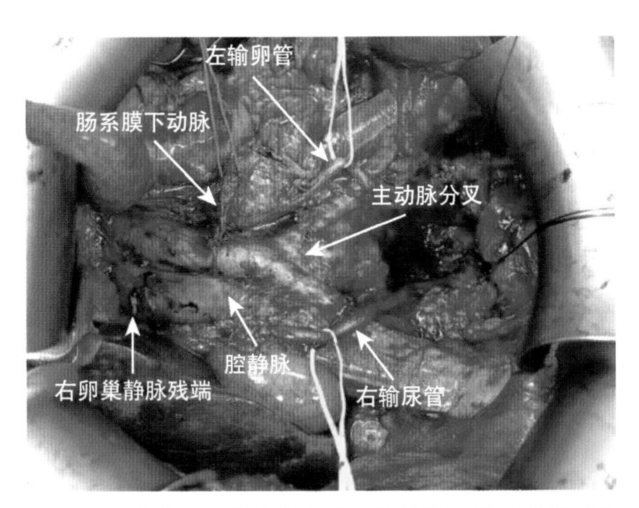

图 2-53 为清除腔静脉和主动脉前的淋巴结之后所显示的主动脉和腔静脉

②外侧支

膈下动脉：膈下动脉可以作为动脉干或独立的血管在腹腔干的正上方或其起始处出现。这些动脉血管沿着膈脚上升。膈下动脉分支到达胸壁，与肋间后动脉和膈肌动脉吻合。其他的分支通过在三角韧带内裸露区的融合，为肾上腺的上部及肝的 Glisson 囊提供血液供应。

肾上腺中动脉：肾上腺中动脉是一些主动脉向外侧伸展的小动脉，它们的起源位置与肠系膜上动脉（SMA）的起源水平大致相同。它们到达肾上腺，与起源于肾动脉的膈上动脉和肾上腺下动脉相融合。

肾动脉：肾动脉起源于第 1 腰椎和第 2 腰椎之间的脊柱两侧，位于肠系膜上动脉（SMA）起点下方。肾动脉通常都有倾斜的颅尾路径。在分出肾上腺下动脉后，肾动脉分为前支和后支。左肾动脉的起点高于右肾动脉。肾的血液供应的解剖学变异很常见（图 2-54 和图 2-55）。

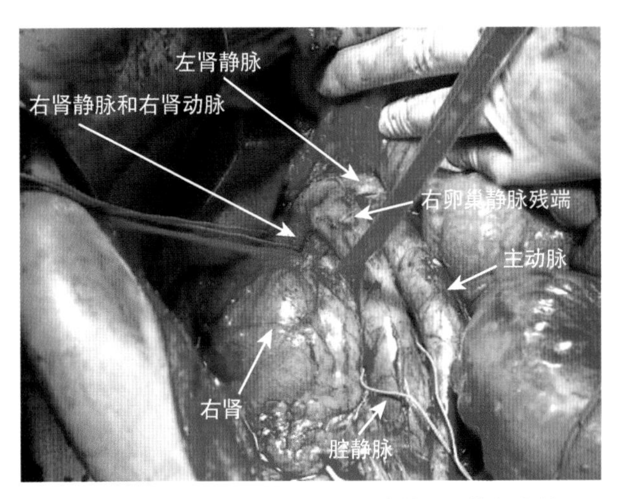

图 2-54 位于上腔静脉和主动脉的上方的肾血管

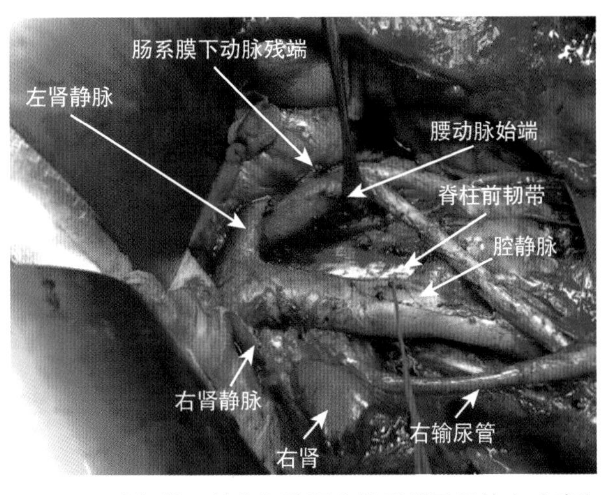

图 2-55 清扫淋巴结和切除腰血管后所显示的主动脉和腔静脉

性腺动脉：性腺动脉自腹主动脉前外侧、肾动脉下方几厘米处发出。卵巢动脉沿下降路径行走，在下腔静脉之前并与卵巢静脉平行，在右侧输尿管之前，左侧卵巢静脉起源处后方，但在左侧输尿管前。性腺动脉也有可能起源于肾下极动脉，分支到输尿管，也可以自腰椎动脉、肾上腺动脉或髂动脉起源。与跨越腹股沟管的睾丸动脉不同，女性卵巢动脉在骨盆中走行不同的路径为卵巢提供血液供应，最终到达阔韧带。性腺动脉的某些分支为输尿管和输卵管提供血供，并与子宫动脉吻合（图 2-56）。

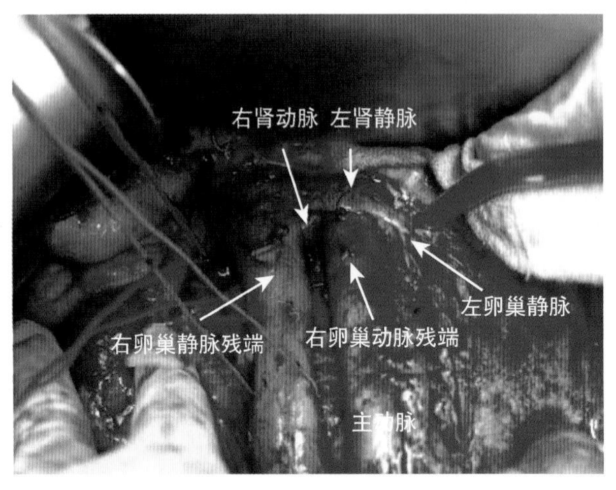

图 2-56　**性腺血管残端**

③背侧支

腰椎动脉：每侧腰椎通常各有 4 条腰椎动脉，均起源于腹主动脉的后侧。它们与腹部的肋间动脉对等。这些动脉沿着腰椎体后路径走行，在后腹壁延续。这些动脉最终与肋下动脉、髂腰动脉、旋髂深动脉和腹壁下动脉等其他动脉相吻合（图 2-57A 和 B）。

骶中动脉：骶中动脉是腹主动脉的一个小后支，起源于主动脉分叉上方，沿中线下行，位于第 4 腰椎和第 5 腰椎、骶骨和尾骨前方。骶中动脉与直肠动脉、髂腰动脉的腰支、骶外侧动脉均有吻合。

④终末分支

髂总动脉：腹主动脉在第 4 腰椎处分叉为左、右髂总动脉，它们供应骨盆和下肢。髂总动脉分出髂外动脉和髂内动脉，前者行走路径平行于髂总动脉轴，后者是髂总动脉的后内侧分支。如前所述，髂总动脉通过其众多分支供应周围组织、腹膜、腰肌、输尿管和神经。

2. *下腔静脉*　下腔静脉由髂总静脉汇合而成，接受横膈下所有躯干结构和腹部脏器的血液。下腔静脉沿着腰椎前上行至腹主动脉右侧。下腔静脉到达肝并形成可能被肝实质完全包围的肝内部

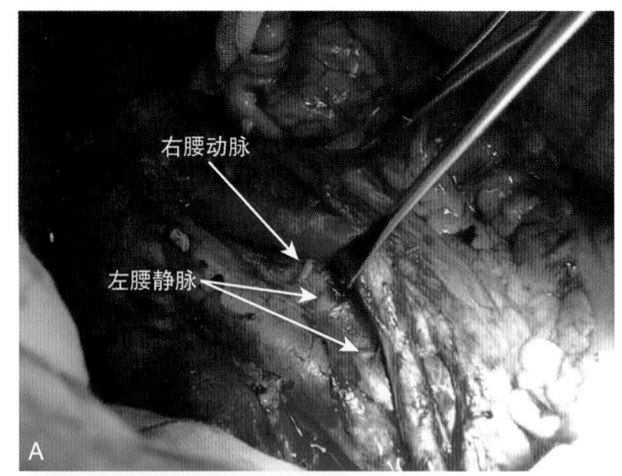

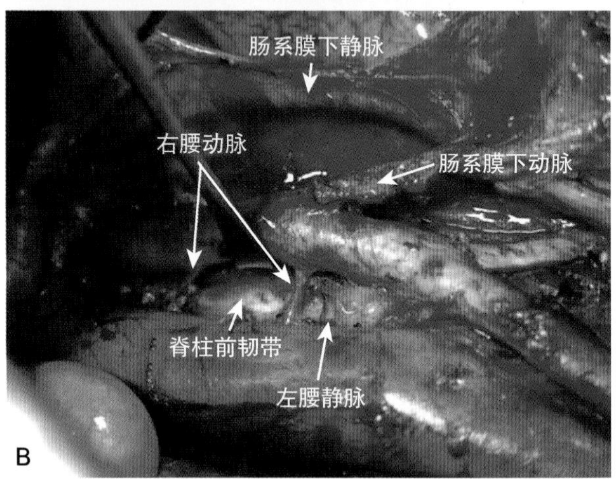

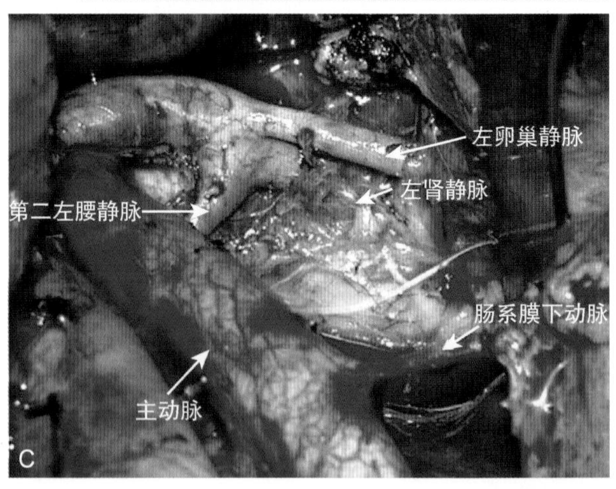

图 2-57　**A. 在主动脉 - 腔静脉间隙可见 2 条左腰静脉和 1 条右腰动脉；B. 在前脊柱韧带之上，腰动脉和腰静脉横向走行于主动脉 - 腔静脉间隙；C. 第二左腰静脉，常被称为腰奇静脉，汇入左肾静脉**

分（图 2-58）。下腔静脉穿过横膈膜的肌腱并终止于右心房。在进入右心房后下部时，下腔静脉有一个半月形瓣膜来防止血液反流。

（1）下腔静脉变异：临床可见多种下腔静脉变异。例如，下腔静脉可能因左、右髂总静脉之

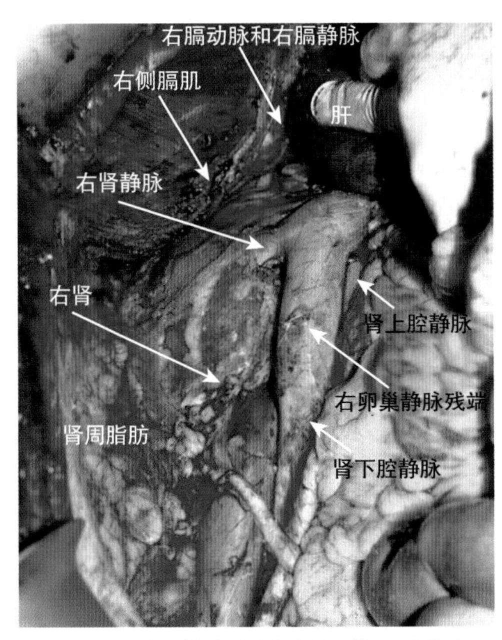

图 2-58 **将肝推向内侧时所见的下腔静脉**

间的连接失败而表现为双腔静脉。下腔静脉也有可能位于主动脉的左侧。

(2) 侧支循环：在下腔静脉血栓形成或闭塞的情况下，由浅静脉或深静脉网络构成的丰富的侧支静脉系统可绕过下腔静脉回流血液。构成侧支循环的浅表系统包括腹壁静脉、旋髂静脉、胸外侧静脉、胸腹壁静脉、胸内静脉、肋间后静脉、阴部外静脉、腰椎吻合静脉；深部系统包括奇静脉、半奇静脉和腰静脉。椎静脉丛也在侧支静脉系统范畴中。

(3) 下腔静脉分支

①腰静脉：腰静脉通常有 4 对，它们从腹壁引流来自腰部肌肉和皮肤的血液。腰静脉也引流椎内静脉丛，并接收腰升静脉。第 1 腰静脉和第 2 腰静脉可与上行腰静脉或腰奇静脉吻合（见图 2-57）。

②腰升静脉：腰升静脉起源于髂总静脉，并在髂总静脉、髂腰静脉和腰静脉之间建立连接。它们在腰大肌后面和腰椎前面上行，直到与肋下静脉汇合，中间旋转，它们在右侧形成奇静脉，在左侧形成半奇静脉。

③卵巢静脉：子宫阔韧带中布有静脉丛。该静脉丛和子宫静脉丛相通，并在此形成两侧的两条卵巢静脉。两条卵巢静脉均沿着卵巢动脉走行，其路径在相应动脉侧两侧，右侧汇入下腔静脉，左侧汇入肾静脉。所有这些静脉都有瓣膜，瓣膜功能不全可能导致盆腔静脉曲张（见图 2-56）。

④肾静脉：与动脉相反，整个静脉系统都可以实现自由循环，因此静脉没有分段模型。虽然每个肾通常有 1 条肾静脉，但它接受的血液来自肾内 4 条静脉：前支接受来自肾前部分的血液，后支接受来自肾后部分的血液。由于下腔静脉在身体中轴右侧，所以左肾静脉通常较长。左肾静脉经常汇总的左侧静脉包括：膈下静脉、肾上腺静脉、性腺静脉和第 2 腰椎静脉。相反，在右侧这些静脉直接汇入下腔静脉。通常情况下，各支肾静脉都接受来自输尿管静脉的血液。

变异：有些情况下，左肾静脉在腹主动脉后经过，被称为主动脉后左肾静脉。当左肾静脉在主动脉前后分支时，称为主动脉周围肾静脉（图 2-59）。

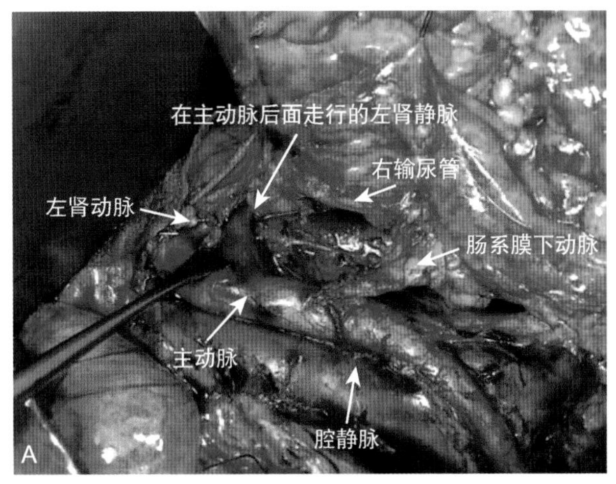

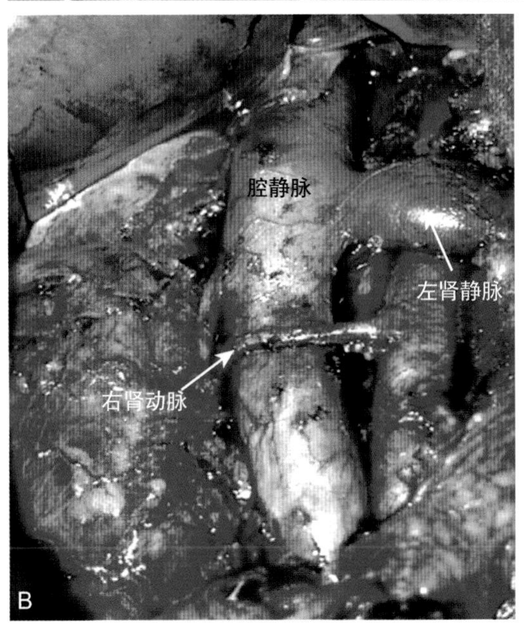

图 2-59 **A. 在主动脉后面走行的左肾静脉，此静脉穿过左肾部位之下的主动脉旁淋巴结区域并汇入下腔静脉；B. 一条在主动脉前面穿过主动脉的左肾静脉及一条在下腔静脉前面穿过腔静脉的右肾动脉**

⑤肾上腺静脉：每一肾上腺只有一条静脉。右肾上腺静脉短而细，在水平角度直接汇入下腔静脉后外侧，位置远高于右侧肾静脉。左肾上腺静脉较长、较粗，从肾上腺后面下行至胰腺体水平，汇入左肾静脉。左肾上腺静脉在距下腔静脉约 1cm 处与左膈下静脉的分支吻合。

⑥膈下静脉：膈下静脉在横膈下的分布同膈动脉一样。右膈下静脉在右肝上静脉上面或与右肝上静脉一并汇入下腔静脉。左膈下静脉常有两支，其中一支单独汇入下腔静脉或与左肝上静脉一同汇入下腔静脉。

（二）淋巴系统

腹膜后淋巴结群构成了一条从腹股沟韧带至纵隔后淋巴结的丰富广泛的淋巴结链。这些淋巴结依它们毗邻的血管进行分类。因此，所有位于主动脉附近的淋巴结群包括：腹腔干淋巴结群、肠系膜上动脉淋巴结群、肠系膜下动脉淋巴结群。此外，主动脉旁淋巴结群分布在血管的两侧。同样，在腔静脉旁分布的淋巴结群被称为前腔静脉淋巴结、后腔静脉淋巴结和腔静脉旁淋巴结。腹腔干淋巴结群位于腹腔动脉及其分支附近。它们与腹腔神经节和肠系膜上动脉的淋巴结密切相关。这些淋巴结接收来自胃、肝、胰腺和肠系膜上淋巴结的淋巴，而肠系膜淋巴结则接收来自小肠、右半结肠、部分横结肠及胰腺的淋巴回流。这些淋巴结与腹腔和肠系膜下淋巴结互相联通。肠系膜下动脉淋巴结接收来自左半结肠淋巴。右主动脉旁淋巴结与左腔静脉旁淋巴结共同形成右侧腰椎淋巴结链，可在下腔静脉周围找到。左主动脉旁淋巴结（左侧腰椎淋巴结链）与髂总淋巴结互相联通，共同汇入胸导管。这些淋巴结具有高度的临床和外科关联性，尤其是位于左肾静脉下的淋巴结。左肾下主动脉旁淋巴结是许多卵巢肿瘤和其他盆腔恶性肿瘤攻击的目标，即便在盆腔淋巴结未受累的情况下也是如此。腔静脉淋巴结群包括前腔静脉淋巴结、后腔静脉淋巴结和腔静脉旁淋巴结。前腔静脉淋巴结位于下腔静脉前壁。这些淋巴结分为两组，一组分布于主动脉分支处，另一组分布在左肾静脉下方，它们的位置通常非常固定。后腔静脉淋巴结位于腰大肌和右膈脚。右腔静脉旁淋巴结可以在下腔静脉的右侧找到。位于右肾静脉汇入下腔静脉入口处的淋巴结是右卵巢肿瘤的转移部位(图 2-60A 和 B)。

盆腔淋巴系统包括髂总淋巴结、髂外淋巴结、髂内淋巴结、闭孔淋巴结和骶淋巴结，在前文中已有讨论。盆腔淋巴结是妇科恶性肿瘤常见的转移部位。由于这些淋巴结接收来自双侧腹股沟的淋巴回流，它们也可能接收到来自腹股沟淋巴结的转移肿瘤细胞。盆腔淋巴结和主动脉腔静脉淋巴结广泛相连，但偶尔也会有肿瘤细胞通过性腺血管周围的淋巴系统直接转移至主动脉周围

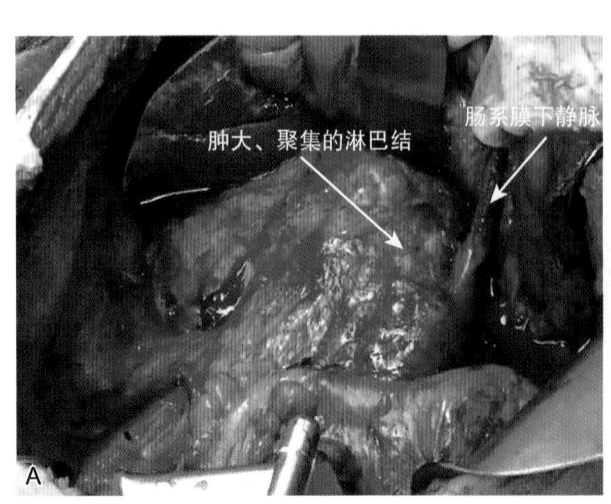

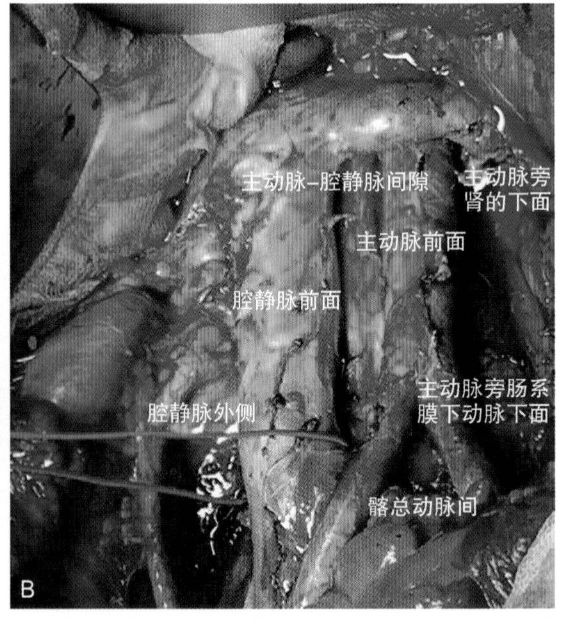

图 2-60 A. 肿大的淋巴结包绕下腔静脉和主动脉；B. 同一个患者在腹膜后淋巴结清扫术后。切除了腔静脉和主动脉周围的所有淋巴结

区域。鉴于左侧主动脉旁区域较高的淋巴回流及该区域的解剖学结构与盆腔器官之间的高度连接，盆腔肿瘤转移至左侧主动脉旁淋巴结区域的数量较高。

（三）腹膜后神经

腹膜后间隙存在 6 条主要的神经：髂腹下神经、髂腹股沟神经、生殖股神经、股外侧皮神经、闭孔神经和股神经，这些神经都是由 T12 ～ L4 神经前支所形成的腰神经丛的分支（之前在图 2-31 有展示）。此外，交感神经链走行在脊柱的每一侧。髂腹下神经（T12 ～ L1）是腰神经丛的第一个神经分支，它出现在腰大肌侧缘。在穿过腰方肌之后，髂腹下神经在内斜肌和腹横肌之间向下走行。髂腹下神经分出两个分支，外侧皮神经支配臀部的后外侧区域皮肤，前皮神经则支配耻骨联合区域皮肤。髂腹股沟神经（L1）同髂腹下神经走行路径基本一致，后进入腹股沟管，它支配 Scarpa 三角区域的皮肤。生殖股神经（L1 ～ L2）在前方穿过腰大肌。它分出两条分支：生殖支和股支（图 2-61）。生殖支穿行深腹股沟环后进入腹股沟管。在女性，生殖支伴随圆韧带走行，终末神经分布于阴阜和大阴唇。股支穿过腹股沟韧带下方，参与支配 Scarpa 三角区域的皮肤。股外侧皮神经（L2 ～ L3）约在第 4 腰椎区域自腰大肌外缘向下走行，穿过靠近髂前上棘处的腹股沟韧带，进入大腿外侧。闭孔神经（L2 ～ L4）沿腰大肌内侧缘走行，最后与闭孔血管一起进入闭孔，持续向下走行、分布于大腿内侧部分。股神经（L2 ～ L4）出现在腰大肌外侧缘。它在腹股沟韧带外侧下方穿行至股动脉处。腰交感神经链沿着左、右腰大肌内侧缘走行（图 2-62），它位于腰椎前方，右侧被下腔静脉覆盖，左侧被右主动脉旁淋巴结覆盖。它由大小和位置都不一样的 4 个神经节形成，它们之间互相交通，并且与上方的胸干和下方的盆腔干神经相关联。

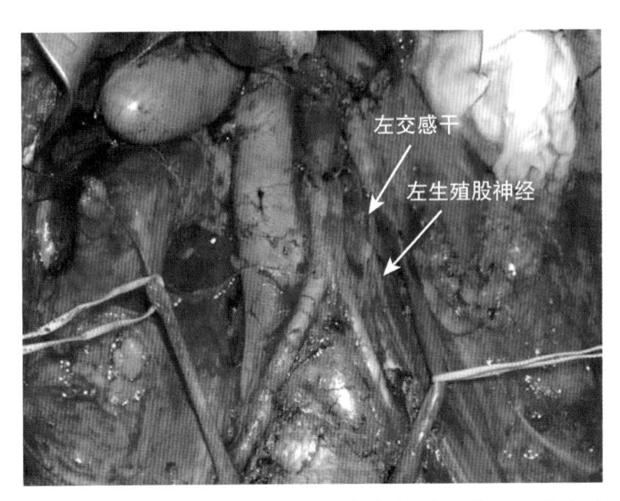

图 2-61　**腹膜后区域。在主动脉旁左侧区域，可见生殖股神经和左交感干**

（四）肾上腺

肾上腺属于内分泌系统。它们是一对三角形的腺体，每个腺体长约 2in（1in=2.54cm），宽约 1in，位于肾的顶端。肾上腺负责释放调节新陈代谢、免疫系统功能和血液循环中水盐平衡的激素；它们也有助于机体对压力的反应。每一侧的肾上腺都与其相关的同侧肾被 Gerota 肾筋膜所包裹，并被脂肪围绕。腺体牢固地附着于筋膜上，而筋膜

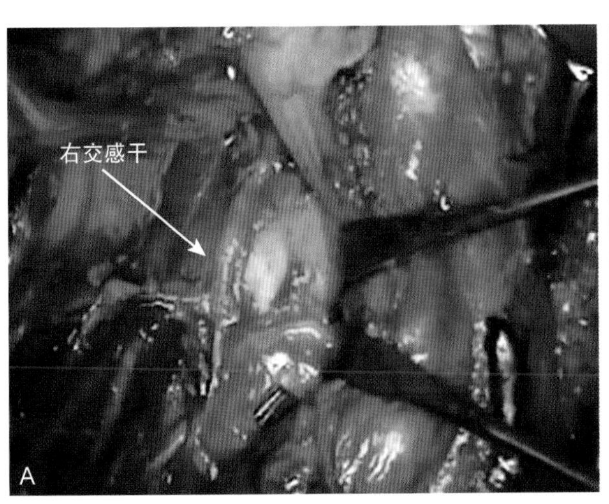

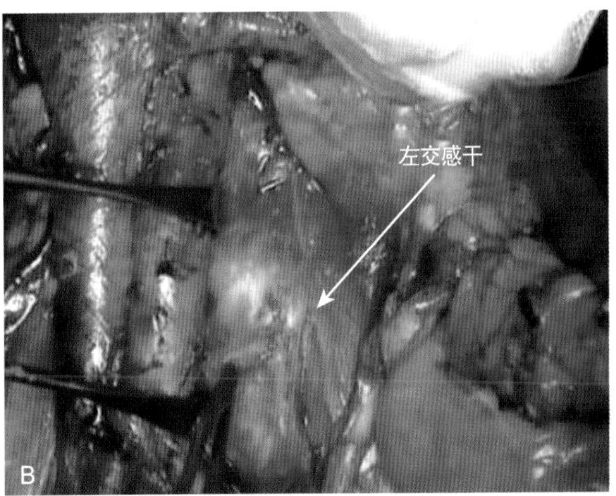

图 2-62　**与下腔静脉和主动脉平行的右交感干（A）和左侧腰交感干（B）**

又牢固地附着在腹壁和膈肌上。肾上腺的包膜与肾包膜之间被一层疏松的结缔组织隔开。因为肾和肾上腺是分开的，所以肾可以异位，而不会发生相应的腺体移位。然而，肾融合常伴有肾上腺融合。偶可见到肾上腺与肾相融合而几乎无法分离。如果有此类融合的患者需要行部分或整个肾切除术时，他们也需要做相应的肾上腺切除。左、右两侧肾上腺的内侧缘相隔约 4.5cm。在此区域，从右往左依次是下腔静脉、右膈脚、部分腹腔神经节、腹腔动脉干、肠系膜上动脉和左膈脚（图 2-63）。

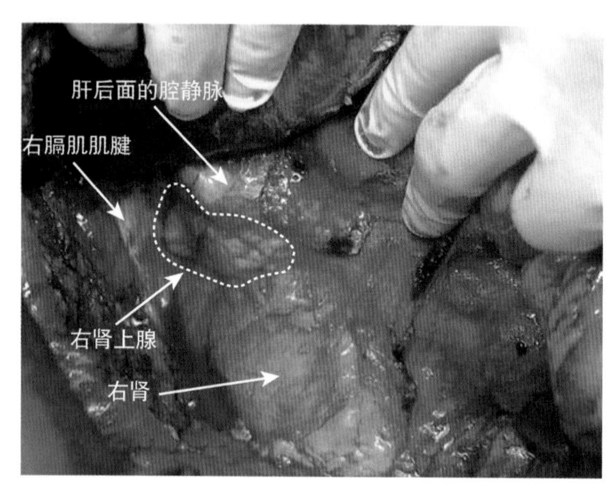

图 2-63 **位于右肾与腔静脉之间的右侧肾上腺**

1. *动脉血供* 在大多数情况下，肾上腺的动脉供应主要来源于 3 个方面。

（1）肾上腺上动脉起源于膈下动脉。

（2）肾上腺中动脉起源于肾动脉起点附近的主动脉。肾上腺中动脉可以单条出现，亦可多条，抑或缺失。一条或多条肾上腺下动脉起源于肾动脉。

（3）副肾动脉或上极动脉为第 3 种血供来源。

2. *静脉回流* 肾上腺静脉回流并非与动脉血供相伴，比动脉血供简单得多。在肾门处出现的一条静脉负责肾上腺的血液回流。左肾上腺静脉向下穿过左肾上腺前表面（图 2-64）。左膈下静脉与左肾上腺静脉汇合后共同回流至左肾静脉。右肾上腺静脉斜跨右肾上腺，回流至下腔静脉。

临床偶尔可见一个肾上腺有 2 条静脉的情况，一条按常规路径回流，另一条则作为副静脉汇入膈下静脉。当从身体后方探查肾上腺时，可在左肾上腺前表面找到左肾上腺静脉。右肾上腺静脉可在下腔静脉和肾上腺之间找到。小心移动肾上腺是充分结扎静脉的必要条件。目前认为肾上腺是体内每克重平均血管数量最多的组织。

3. *淋巴回流* 由于腺囊内丰富的神经丛，肾上腺的淋巴系统非常丰富。肾上腺淋巴回流至肾门淋巴结、主动脉旁淋巴结，并通过穿行内脏神经的膈孔回流至横膈上的后纵隔淋巴结。右肾上腺上极的淋巴可能会进入肝。大部分包膜淋巴管直接回流至胸导管而不经淋巴结。

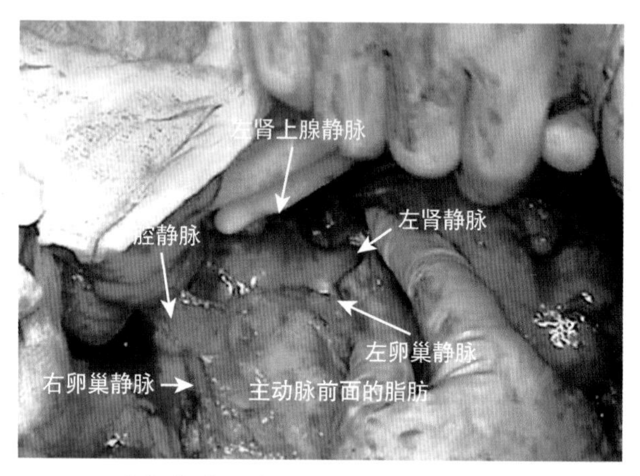

图 2-64 **左肾静脉分支。显示左肾上腺静脉向下汇入左肾静脉**

（五）肾

肾是 2 个棕褐色的实质器官，位于腹膜后间隙身体中线的两侧。肾的重量取决于体重，在男性和女性分别平均为 150g 和 135g。成人肾长 11 ～ 14cm，宽 5 ～ 7cm，厚 2.5 ～ 3cm。由于肝的影响，右侧肾比左侧肾更短而宽，位置低于左肾 1 ～ 2cm。

1. *Gerota 筋膜* 每个肾都有一层肾周脂肪。这层脂肪被 Gerota 筋膜所包裹。该筋膜在肾上方和两侧完全融合，但在肾的中下方，这种融合是不完全的。这种不完全融合对于控制恶性肿瘤转移、出血或肾周围感染扩散路径具有非常重要的临床意义。Gerota 筋膜各层在中线展开，后层延伸在大血管下方穿过，前层则越过大血管前方。壁腹膜与 Gerota 筋膜前层融合，共同形成横向 Toldt 线。在进行肾手术时，沿着此线切开可使外科医师通过一个相对无血管区域进入后腹膜腔并显露结肠系膜。

2. *解剖关系* 左肾上极处于第 12 胸椎水平，下极位于第 3 腰椎水平。右肾通常从第 1 腰椎的顶部延伸到第 3 腰椎的底部。由于双肾均有一定的自由移动度，这些解剖关系会随着体位变化和呼吸而改变。右肾上腺覆盖大部分的右肾前内侧表面。在右肾前与其相关的器官包括肝和结肠肝曲，分别覆盖肾的上极和下极。右肾门与十二指肠的第二部分重叠。采用 Kocher 手法移动十二指肠是显露右肾门的重要一步。肝下方的肾的前表面是 Morrison 间隙内唯一被腹膜覆盖的区域。肝肾韧带是壁腹膜的延伸，连接右肾上极和后肝。脾、胰尾、胃和结肠的脾曲都位处左肾之上。脾肾韧带将脾连接到左肾。该韧带对肾的不成比例的尾部牵引或张力可导致脾囊破裂。肾处于小肠、脾和胃深层的部分被腹膜覆盖。两肾与后腹壁的关系相对对称。每个肾的上极都在横膈上，横膈的后面是胸膜反射。左肾的上缘通常对应于第 11 肋骨，而右肾的上缘较低，通常位于第 11 肋间隙水平。两肾后表面的下 2/3 位于 3 块肌肉的前面：腰大肌、腰方肌和腹横肌腱膜（图 2-65 和图 2-66）。

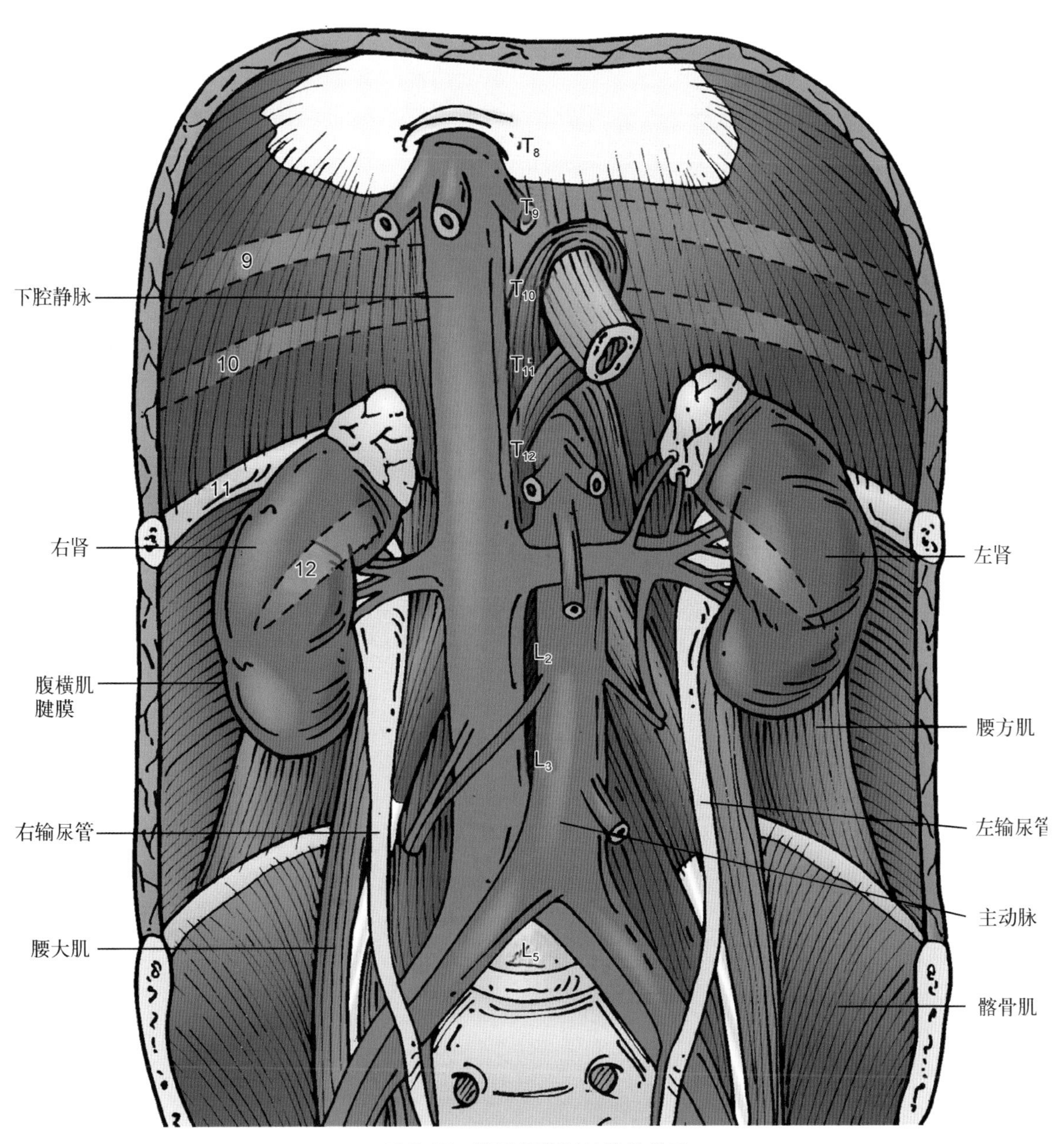

图 2-65　**腹膜后解剖结构的关系**

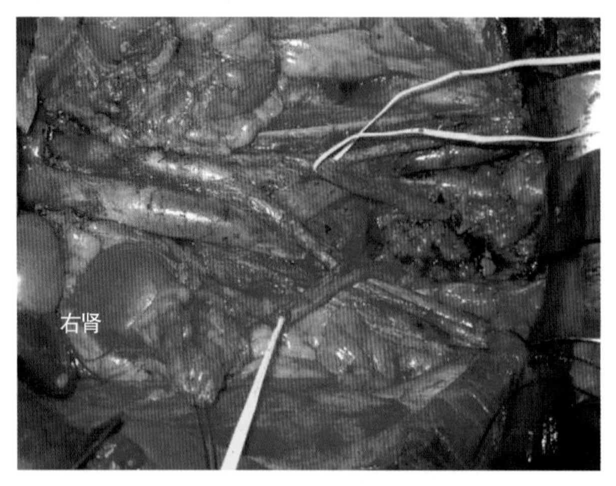

图 2-66　**右肾与腔静脉间的解剖关系**

3. *血液供应*　供应肾的血管是肾动脉和肾大静脉，它们于第 2 腰椎水平分别起源于主动脉和下腔静脉。这些血管自肾内侧进入肾门，静脉在动脉的前面，两者都在肾盂的前面。虽然右肾比左肾位置低，但右肾动脉自主动脉起始点比左肾动脉高，行程也比左肾动脉长。右肾动脉尾随下腔静脉走行到达右肾，而左肾动脉稍微上翘走行到达左肾。一般人群的肾血管存在单侧和双侧的多种变异。在肾盂输尿管交界处前方通过的肾下极动脉可能是肾盂输尿管交界处梗阻的原因。肾静脉解剖变异包括左环主动脉静脉、左主动脉后静脉、双肾静脉和三肾静脉（图 2-59）。多达 1/3 的人被发现有多条肾静脉。在肾主动脉终止于肾门之前会分出两支小但很重要的分支：肾上腺下动脉和供应肾盂和输尿管上段的动脉。结扎后者可导致输尿管近端缺血和狭窄形成。主肾动脉在肾门分成 5 条节段动脉。每条节段动脉都是一条末梢动脉，因而闭塞会造成节段性肾缺血和梗死。

4. *淋巴回流*　肾实质内的淋巴引流管由皮质神经丛和髓质神经丛组成，这些神经丛随肾血管到达肾窦，形成数个大的淋巴管干。肾窦是来自肾周组织、肾盂和输尿管上段的淋巴管之间众多互通的位点。初始淋巴引流汇聚至靠近肾静脉肾门的结节。这些淋巴结形成肾癌淋巴扩散的第一站。在左侧，从肾门引出的淋巴干负责引流分布于 IMA 水平向横膈膜的腹主动脉旁淋巴结群。右肾的淋巴管引流至外侧腔旁淋巴结和腹主动脉间淋巴结。

5. *输尿管*　输尿管是一条在腹膜后呈 S 形走行的肌肉管路。输尿管肌纤维分为 3 层：内纵肌层、外纵肌层、中环肌层。成人输尿管的长度为 28 ～ 34cm，依身高的不同而异。输尿管的平均直径在腹部为 10mm，在盆腔为 5mm。然而，输尿管中有 3 个生理性狭窄区域：肾盂输尿管交界处、输尿管跨髂血管交界处和输尿管膀胱结合点，它们通常不被认为异常，除非输尿管近端出现明显扩张。两条输尿管的后方解剖关系类似，均位于腰大肌的内侧，毗邻腰椎的横突向下走行。两条输尿管的近中点处在性腺血管后方相互交叉。右输尿管在十二指肠的第二部分后方穿过，走向下腔静脉外侧，与右结肠和回结肠血管相交叉。左输尿管在左结肠血管后面穿过，平行于主动脉下降，然后从盆腔结肠系膜下通过。输尿管上段自肾动脉的一条输尿管分支获得血液供应。输尿管在其腹部的整个路径中接受来自性腺血管、主动脉和腹膜后血管的血液供应。在骨盆，输尿管接受来自于髂内动脉、直肠中动脉、子宫动脉、阴道动脉和膀胱动脉额外分支的血液供应。输尿管腹部有内侧血管供应，盆腔部分接受外侧血管供应，这一点在输尿管部分分离术中应予以考虑，以尽可能多地保留输尿管的血液供应。一旦需要将输尿管完全分离，其外膜必须予以谨慎保留（图 2-67）。

三、上腹部和中腹部的解剖学

（一）横膈

横膈是分隔胸部和腹部的肌纤维板。它呈椭圆形圆柱状，顶部有一个圆顶，类似于中心平台两边的两个穹顶。横膈上的胸腔出口决定了其椭圆的形状。横膈附着于胸廓出口的骨性附着点起始于剑突和胸骨中央，向外侧延伸，附着点包括第 7 ～ 12 肋骨的腹端和肋软骨、第 1 腰椎的横突和前 3 个腰椎的椎体。

1. *膈附件*　横膈胸骨部连于剑突后方。横膈肋骨部附着于下 6 个肋软骨及其相邻肋骨的内表面。横膈的垂直肌纤维与腹横肌的水平纤维相连。横膈腰部通过膈脚与腱膜内、外侧弓状韧带或腰肋弓，并与上 3 个腰椎椎体相连。横膈膜的胸骨部和腰部的胚胎学起源不同，大多数情况下两部分由肌片上的一个裂隙相互分开。这个间隙位于第 12 肋骨的上方，因此肾的上极仅由疏松的乳晕组织与胸膜分离。横膈外侧弓状韧带是腰方肌筋膜中的一条增厚带，它以拱形横跨肌肉，于身体中线侧附着于第一横突的前部，于外侧附着于第 12 椎骨中点附近的下缘。横膈内侧弓状韧带是覆盖腰大

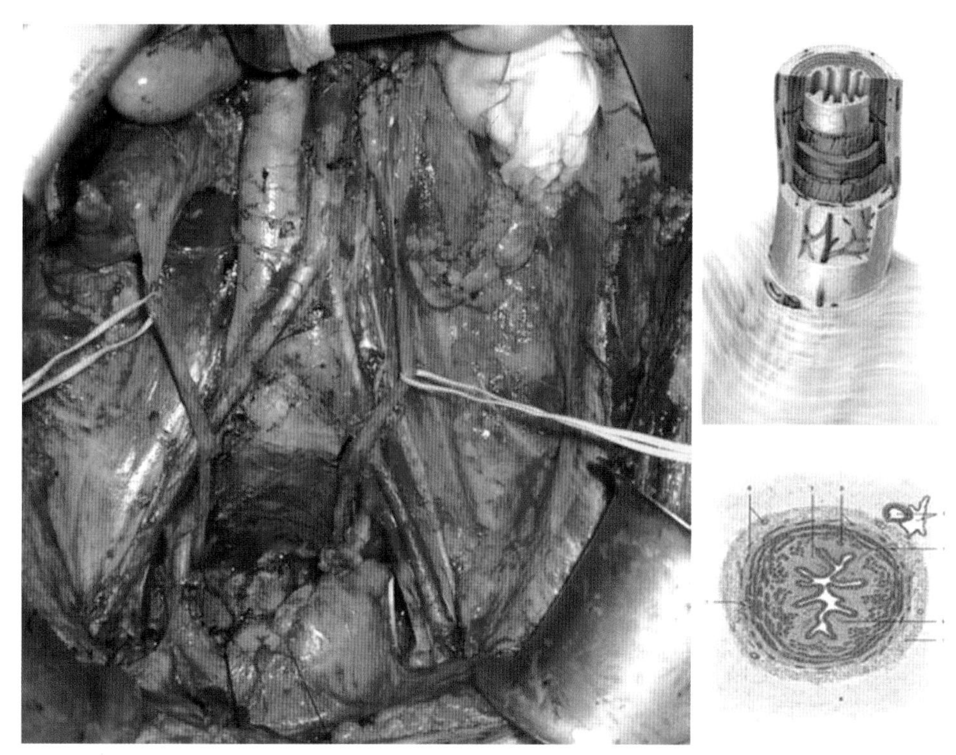

图 2-67　**双侧输尿管（黄色血管带向外牵拉）自肾盂至膀胱的全程走行。只要保留具有丰富血管网的输尿管外膜层，可保证输尿管被充分游离而不会缺血**

肌的筋膜增厚带。它在内侧与混入对应椎突的外侧腱缘融合，并因此附着在第1或第2腰椎的侧边。它在外侧面附着在腰大肌外侧缘第 1 腰椎横突的前部。肌脚在其附着处显示一个腱性部分，与前纵椎韧带融合。右肌脚宽而长，起源于第 1 腰椎体和椎间盘的前外侧。左肌脚起源于上两个椎骨的对应部位。肌脚的纤维向上并向前延伸，以正中弓的形式穿过主动脉，在那里腱缘汇合形成正中弓状韧带。柱子的纤维继续向前和向头颅延伸，分成内侧束和外侧束。外侧束继续侧向到达中央腱。右肌脚内侧纤维向食管开口左侧延伸。较深的右脚内侧纤维覆盖食管开口的右边缘。十二指肠悬肌起源于食管口附近的右脚部分。

2. 横膈中央腱　所有横膈的肌纤维都集中在横膈的中央腱上。横膈中央腱是一种由胶原纤维交织而成的薄而有力的腱膜，其前缘更靠近横膈膜的前部。

3. 横膈孔　横膈膜分隔腹腔和胸腔时，数个解剖结构将穿过横膈膜，或在横膈膜与体壁之间跨过横膈膜，这些结构包括血管、神经和食管（图 2-68）。横膈膜上有各种开口允许这些器官结构通过，其中 3 个开口大而恒定。主动脉开口位于身体中线左侧的第 12 胸椎下缘的水平，是横膈膜上位置最下和最靠后的开口。主动脉开口并非真正的开口，它实际上在膈肌或正中弓状韧带的后面。在身体中线右侧与主动脉伴行的是胸导管，其后外侧是右侧的奇静脉和左侧的半奇静脉。淋巴干亦穿过胸腔后壁位置较低的开口下行。横膈膜上的食管开口呈椭圆形，位于第 10 胸椎水平，其长轴倾斜，向中线左侧上升至右侧的椎突肌部，食管开口到此已越过中线。该开口引导食管、迷走神经及胃左血管和淋巴管的食管分支穿过横膈膜。食管壁肌肉和膈肌保持分离。下腔静脉的开口是 3 个开口中位置最高的，约位于第 8 和第 9 胸椎之间的椎间盘水平（图 2-69）。该开口位于中央肌腱内中央区域与其右侧的结合处。因此，该开口的边缘是腱膜性质的，腔静脉穿过此开口时会附着其上。右膈神经亦穿过此开口。左膈神经从心包穿出，在中央肌腱左侧部分穿透膈肌部分。横膈膜上有各种小孔。每个肌脚上两个较小的孔包含内脏大神经和内脏小神经。以神经节为主的交感神经干在内侧弓状韧带内侧端后面从胸腔走行到腹部。肋下神经走行于外侧弓状韧带的后方。在横膈的胸骨和肋骨边缘之间走行着腹壁上动脉和腹壁上静脉，二者在进入直肌鞘前一直与来自腹壁和肝的淋巴管伴行。与之类似，

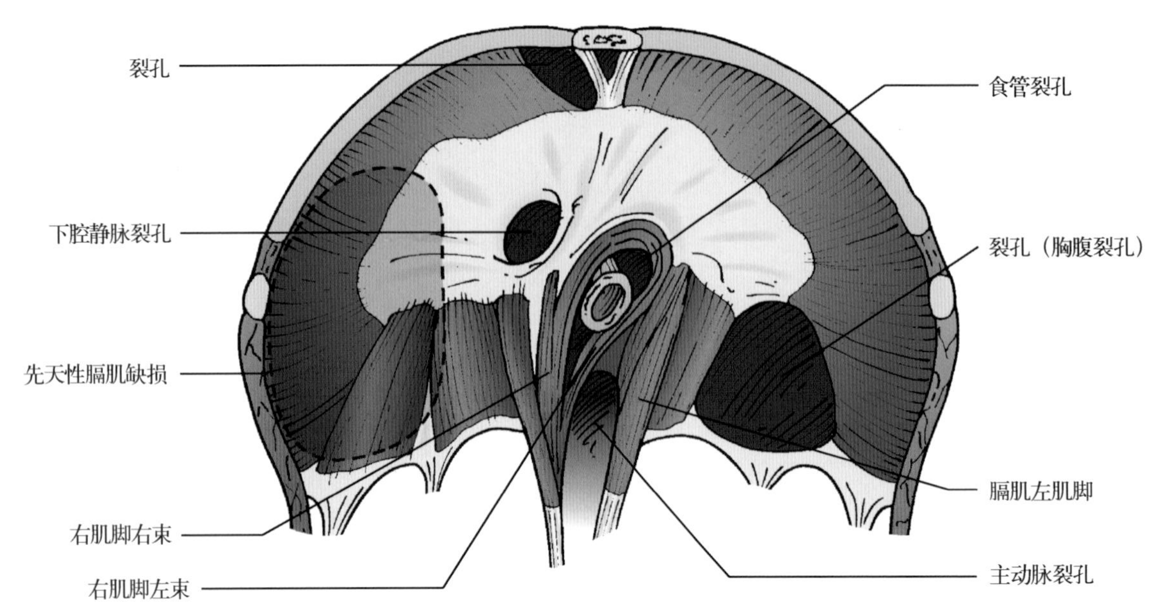

图 2-68　**从腹部向上观察到的整个膈肌，膈肌裂孔如图所示**

膈肌动、静脉走行于膈肌在第 7 和第 8 肋软骨的附着点之间。第 7 ～ 11 肋间神经血管束在腹横肌与膈肌之间进入腹壁神经血管平面。腹部表面的腹膜外淋巴管通过膈肌到达位于其胸壁表面的淋巴结，主要位于后纵隔。最后，在横膈膜的中央肌腱上经常出现小静脉开口。

4. *神经供应*　膈肌的神经供应主要来自膈神经(C3 ～ C5)。右膈神经在下腔静脉侧面到达膈肌。左膈神经于一个比右膈神经更靠体前的平面上恰在心脏外侧缘与横膈汇合。在横膈水平或其正上方，膈神经分成几个终末分支。膈神经为膈肌提供运动供应。膈神经也供应这个器官的大部分感知神经纤维。膈肌下方的 6 或 7 条肋间神经在膈肌与肋骨相连的区域向膈肌发出一些感觉纤维(图 2-68 和图 2-69)。

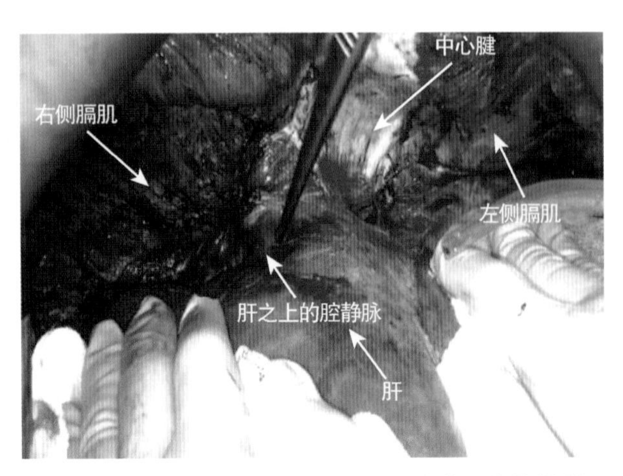

图 2-69　**将腹膜完全剥除后所见膈肌全貌。血管钳所示为腔静脉经腔静脉裂孔穿进膈肌的入口**

5. *供血动脉*　横膈上方和下方的血液供应各不相同。横膈上表面的血液供应由肌膈动脉、心包膈动脉、腹壁上动脉、胸廓内动脉分支和下胸主动脉膈支构成，少量血供来自下部 5 条肋间动脉和肋下动脉。横膈下表面由膈下动脉供应，膈下动脉是腹主动脉的分支，但有时它们也会是腹腔干的分支（图 2-70）。静脉引流与动脉供血成镜像关系。横膈上表面通过心包膈静脉、肌膈静脉和腹壁上静脉引流，最终汇入胸腔内静脉。膈下表面通过膈下静脉引流。膈下右静脉流入下腔静脉。膈下左静脉通常为双静脉，前支汇入下腔静脉，后支汇入左肾静脉或肾上静脉。膈下左侧这两条静脉可以互相吻合。

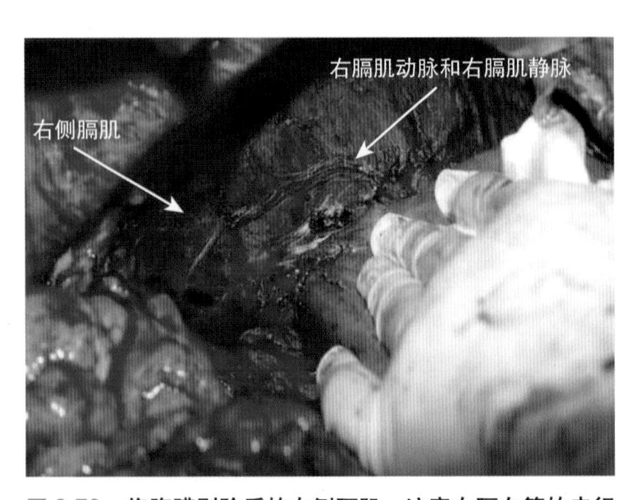

图 2-70　**将腹膜剥除后的右侧膈肌，注意右膈血管的走行**

6. *淋巴引流*　位于横膈胸腔面的横膈淋巴结分为 3 组。前组（或称心包裂组）位于心包前方、剑突后方，恰好位于心包膈脂肪内。它们接受来自横膈前部、胸膜和肝前上部的淋巴输出。它们沿着剑突引流到内乳淋巴结。旁组（或称侧组）接受膈肌中央部和肝右叶凸面的淋巴。膈脚后淋巴结位于膈脚后、脊柱前方，接受膈肌后部的淋巴，并与后纵隔淋巴结和主动脉旁淋巴结互通。

（二）胃

胃是消化管中扩张最大的部分。成人的胃容量为 1000 ～ 1500ml。它位于食管末端和十二指肠之间。十二指肠是小肠的起点。胃位于腹部的上腹部、脐区和左胁区，占据一个由上腹脏器、前腹壁和膈肌所界定的空间。胃有两个开口和两个边界，实际上其外表面是连续的。胃与周围脏器的关系因胃内容物的量、消化过程的不同阶段、胃肌肉的发育程度及邻近肠道状况而不断变化。胃的边界由大网膜和小网膜在胃体的附着点界定，因此胃被分为前、后两个表面。

1. 胃食管连接　食管通过贲门与胃相连，贲门位于第 10 胸椎水平的中线左侧。食管穿过膈肌后急剧向左弯曲，并与胃的贲门口连通。食管的右缘与胃小弯是连续的，左缘以锐角与胃大弯相结合。

2. 胃十二指肠连接　幽门形成胃的出口，与十二指肠相通。它位于第 1 腰椎椎体上缘水平的中线右侧，在胃表面可通过圆形凹痕识别。

3. 胃小弯　胃小弯从贲门延伸到幽门口，从而形成胃的右缘或后缘。它是食管右缘的延续，位于膈肌右脚的前面。它跨过 L1 椎体，延续至幽门。在幽门附近的胃小弯处有一个界限分明的切迹，即角状切迹（incisura angularis）。附着在小弯上的是两层小网膜或肝胃韧带（图 2-71）。

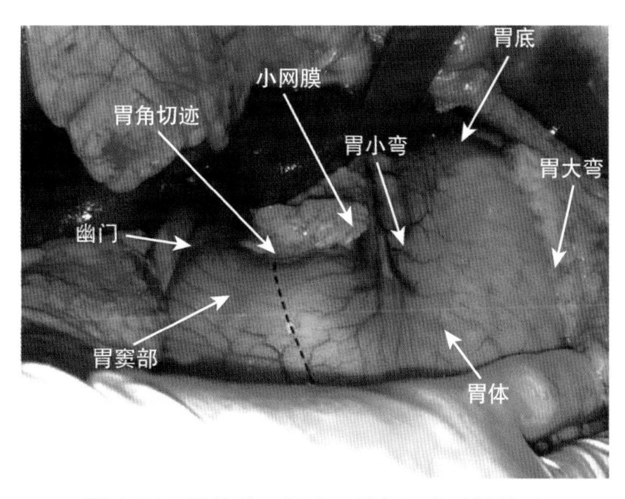

图 2-71　**胃的前面部分及其与肝左叶的关系**

4. 胃大弯　胃大弯比胃小弯长 4 倍。胃大弯始于一个学术名词为“心脏切迹”的锐角，向左呈拱形折弯，然后向前下方下降，在转向右侧之前形成一个略微向左的凸起，最后止于幽门。胃大弯在胃小弯角切迹的正对面有一个较大的扩张，它界定了幽门区域的左边界。这种扩张受到右侧一个名为“中间沟”的小槽的限制，该沟距离十二指肠幽门狭窄约 2.5cm。中间沟和十二指肠幽门狭窄之间的部分称为幽门窦（pyloric antrum）部。胃大弯自其起始即被胃前壁的连续腹膜所覆盖。胃大弯左曲附着于胃脾韧带，并与被左、右胃网膜血管隔开的两层大网膜融合（图 2-72）。

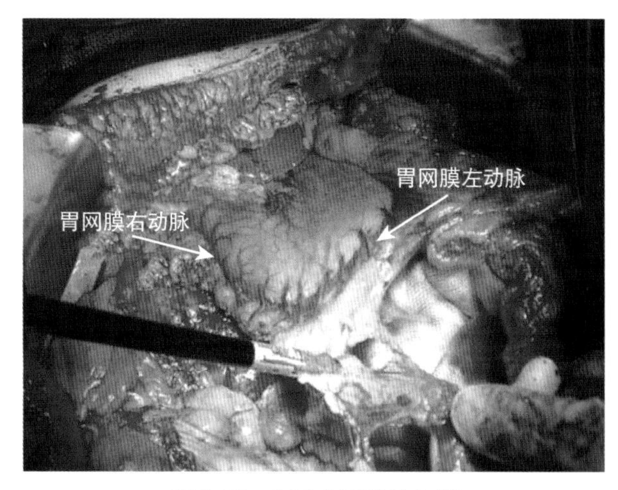

图 2-72　**胃及大网膜的血管**

5. 胃前上表面　胃的前上表面被腹膜覆盖，并与横膈接触，横膈将其与左肺底部、心包、第 7 ～ 9 肋骨和左侧肋间隔开。胃体的右半部分紧邻肝的左叶、方形叶和前腹壁。当胃塌陷时，横结肠可能位于胃前上表面的前方。

6. 胃后下表面　胃的后下表面被腹膜覆盖，仅有靠近心横膈上心脏出口的一小块区域除外。该区域受胃膈韧带附着线的限制，与膈肌并置，并常与左肾上腺上部并置。与其相邻的其他器官包括左肾前部上部、胰腺前表面、左结肠弯曲和横结肠系膜上层。横结肠将胃与十二指肠空肠和小肠分开。因此，腹腔分为上腔和下腔。胃小囊又称网膜囊，其前边界由胃体的这个表面形成。这个潜在的空间可以通过小网膜自由边界上的一个开口进入，小网膜包括肝总动脉、胆总管和门静脉。这个通往网膜囊的门被称为 Winslow 孔。

7. 胃体分段 胃被一个由胃小弯上的角切迹到胃大弯膨胀部左界构成的平面分成幽门部和胃体。胃体被一个水平跨过横膈心脏开口的平面进一步细分为胃底和贲门。在远端，一个从中间沟右角起始，与该部分的长轴成直角的平面将幽门部分进一步细分，平面的右边是幽门腔。

8. 小网膜 小网膜又称“气转肝网膜”（gastrohepatic omentum），是从肝延伸到胃小弯和十二指肠第一部分的双层腹膜（分别称为“肝胃韧带”和“肝十二指肠韧带”）。

小网膜从肝的下后表面延伸到胃和十二指肠近端 3cm 处。小网膜在肝门和十二指肠之间的自由边界包含肝动脉、门静脉、胆总管、淋巴腺、淋巴管和神经，它们共同形成肝门。在这个自由的边缘后面是进入小囊的开口或 Winslow 孔。从肝门的左端延伸到胃小弯的小网膜的其余部分包括胃的左、右动脉和相关静脉，以及淋巴腺、淋巴管、迷走神经的前后支。

9. 大网膜 大网膜是通过胃前表面和胃后表面腹膜层的结合沿着胃大弯形成的。在它的左边形成胃脾网膜，包含在其两层之间的脾动脉的短胃分支（图 2-73）。在右边，它沿着十二指肠第一部分的下缘延续了 3cm。

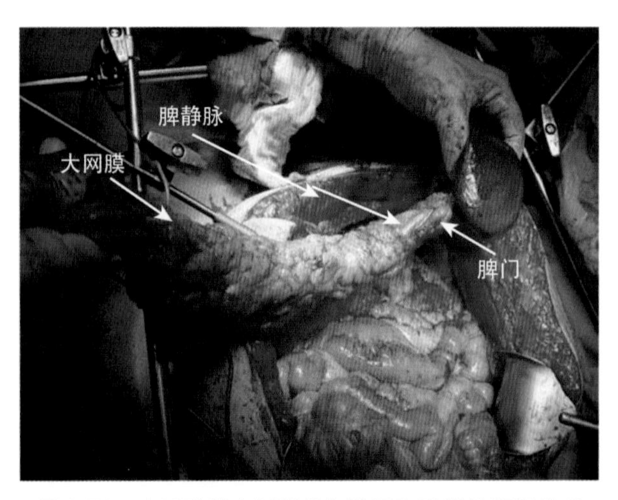

图 2-73 **大网膜的左侧部分与胰尾和脾门的解剖关系**

大网膜从其起始端就悬在肠的前面，形成一个松弛的围裙，一直延伸到横结肠（图 2-74），在横结肠其分为两层，包围结肠的一部分。大网膜的上部包绕左、右胃网膜动脉的大部分，以及其他的静脉、淋巴管、淋巴腺和神经。

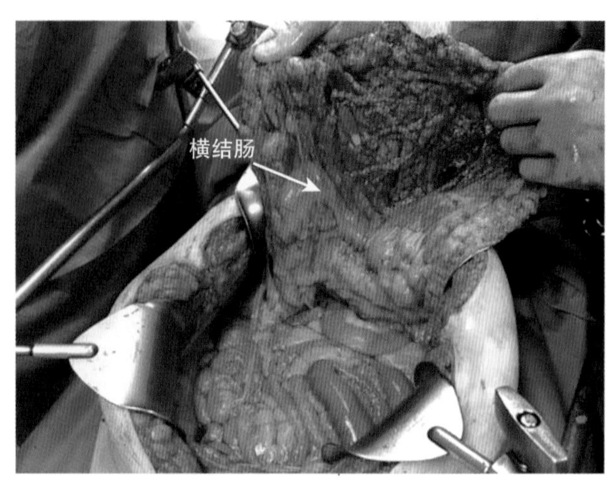

图 2-74 **从腹腔内牵出横结肠，显示大网膜附着在结肠背面肠系膜缘的部位**

10. 胃的血液供应

（1）动脉血供

1）腹腔动脉通过其 3 个分支供应胃。腹腔动脉起源于横膈下主动脉腹侧部分，是一个短而宽的主干，与腹腔淋巴结交界，两侧是交感系统的腹腔神经节。其主要分支为胃左动脉、肝动脉、脾动脉。

2）胃左动脉向左延伸，发出一个向上的食管分支。胃左动脉供应胃的上部。但是，胃左动脉也可能直接从主动脉发出，为 1 条或 2 条膈下动脉供应血液，或为 2 条膈下动脉提供一条血供主干。胃左动脉在小网膜双层之间转向下行，沿胃小弯向右走行，然后分开，分别供应胃的前壁和后壁。这些血管与来自胃大弯的动脉自由吻合。在角状切迹附近，胃左动脉的两支主干与胃右动脉的两支吻合。肝动脉可能直接从胃左动脉发出。

3）肝动脉是腹腔干的第 2 支，到达十二指肠的第 1 部分。在小囊开口处，肝动脉在小网膜的两层之间向上弯曲朝向肝门，以供应肝。胃十二指肠支和胃右支在肝动脉进入小网膜时发出。胃右动脉可于小网膜两层之间被发现。它沿胃小弯走行，然后分成两支与胃左动脉分支吻合。胃右动脉还向胃前壁和胃后壁发出分支，与胃网膜右动脉的分支相吻合。胃十二指肠动脉在十二指肠第 1 部分的后方降行，沿途分成多个分支为器官提供血供。胃十二指肠动脉的终末支是供应十二指肠第 2 部分和胰头的胰十二指肠上动脉和胃网膜右动脉。胃网膜右动脉沿胃大弯走行于大网膜两层之间，并发出分支至胃前壁和胃后壁，然后与胃网膜左动脉吻合。

4）脾动脉以弯曲路径在腹膜和胃后面沿着胰腺上缘向左走行，在脾中结束，为胰腺提供血液供应。在进入脾门之前，脾动脉发出胃短动脉和胃网膜左动脉，前者供应胃穹窿，后者在大网膜两层之间沿胃大弯下行，在胃大弯中部与右胃网膜动脉吻合。胃网膜左动脉向胃前、后壁发出分支，沿胃小弯与胃动脉分支吻合。这些动脉在黏膜下构成一个分支拱廊，形成一个丰富的动脉网络，分出众多分支供应黏膜。因此，黏膜并非由动脉终端供应血液，只有沿胃小弯的黏膜可能例外，似乎直接自胃左动脉、胃右动脉的分支接受动脉供应。脾动脉的多种变异也有众多文献报道。

（2）静脉引流：胃静脉与沿胃大弯和胃小弯分布的动脉位置相似。这些静脉直接或间接汇入门静脉系统。

1）胃左静脉沿胃小弯向左，接受膈肌食管裂孔下方的食管静脉回流。它通常也直接汇入胰腺上缘的门静脉。

2）胃右静脉沿着胃小弯向右走向幽门，并在十二指肠的第一部分后面汇入门静脉。胃右静脉还接收幽门前静脉的血液，后者接受十二指肠前2cm的静脉回流。

3）胃网膜左静脉沿胃大弯向左侧走行，与胃短静脉一同汇入脾静脉或其支流。脾静脉有胰腺和肠系膜下静脉的分支汇入，它们最终与肠系膜外静脉共同形成门静脉。

4）胃右网膜静脉向右延伸至胰头。通常它汇入肠系膜上静脉，所以，它回流到门静脉。

11. *淋巴引流*　胃的淋巴引流可分为4个区域。

（1）1区包括胃小弯的上1/3和胃体的大部分。这些区域的淋巴回流到沿胃左动脉分布的胃左淋巴结群。这些淋巴结在与食管下部的淋巴管汇合后，继续汇入腹腔淋巴结。

（2）2区引流胃小弯远端的淋巴，汇入沿胃右动脉分布的幽门上淋巴结。幽门上淋巴结的输出管路汇入肝淋巴结群，并最终回流到腹腔和主动脉淋巴结群。

（3）3区包括幽门部分及胃大弯的右半部分。来自这个区的淋巴管汇入位于胃结肠韧带中沿着右胃网膜血管分布的胃右网膜淋巴结群和胰头前表面的幽门淋巴结群。淋巴液引流方向朝向幽门、胰头和十二指肠第二部分。输出淋巴管沿胃十二指肠动脉走行，汇入到沿肝动脉分布的肝淋巴结群和腹腔淋巴结群。

（4）4区包括胃大弯左半部分和胃底。这个区域的淋巴管连接到沿左胃网膜动脉分布的左胃网膜淋巴结群。这些淋巴结引流到沿脾动脉分布的胰淋巴结群，最终引流至腹腔淋巴结。

12. *胃神经*　胃的自主神经系统由两部分组成：胆碱能神经（主要是副交感神经）和肾上腺素能神经（主要是交感神经）。然而，自主神经系统的第3个组成部分——肽能神经，已经在胃肠道内被发现。

（1）副交感神经供应：迷走神经前、后干及其分支构成胃的副交感神经供应。迷走神经中也有传入纤维。

1）迷走神经前干：迷走神经前干主要由左迷走神经分支而来，其中也包括右迷走神经和内脏交感神经的一些神经纤维。迷走神经前干通过膈下的食管裂孔进入腹腔。它通常是单一的，但有可能分成多个主干。在向食管的下端和胃部靠近心脏的部分发出几个功能精细的分支后，迷走神经前干分裂成其主要分支。

主要的干支有3束：①第1束由供应胃小弯上部的4或5个直接分支组成。少许交感神经的纤维通过腹腔神经丛与这些直接分支汇合。②第2束由供应到肝的迷走神经分支形成。这一束通常包括3～5条神经束，它们在小网膜中下降，一直延伸到幽门上缘和十二指肠的第一部分。③第3束由来自肝分支的迷走神经纤维组成。这些神经与沿着右胃网膜动脉分布的交感神经伴行，为幽门下缘提供迷走神经支配。

2）迷走神经后干：迷走神经后干主要由右侧迷走神经纤维形成，在食管后方进入腹部。进入腹部后，迷走神经后干分成两个主要分支——腹腔支和胃后支。之后，它沿着胃小弯继续走行，支配着胃后壁，但其走行却只延伸到胃切迹。

（2）交感神经分布：交感神经几乎全部衍生自腹腔神经丛。腹腔神经丛的胃分支与供应胃（左胃、肝和膈）的动脉血管伴行；其他分支则与脾、右胃和胃网膜血管伴行。腹腔神经丛的一些纤维伴行左膈下动脉，经过食管下段前部与迷走神经前部形成联通，然后分布到贲门和胃底；其他纤维与胃左动脉伴行，并分为3组。①一组是跨越食管和胃左动脉上分支到达贲门和胃体近端的纤维，它们与迷走神经前、后干的分支联通。②一组是与沿胃小弯走行的胃左动脉主干伴行，供应胃体前、后壁和胃窦纤维。③一组是穿过小网膜进入肝门的纤维。它们与迷走神经前干的肝分支相联系。

（三）十二指肠和胰腺

十二指肠是小肠的第一部分，它将胃和空肠连接起来。十二指肠长 25 ～ 35cm。它以十二指肠壶腹部为始点，以十二指肠系带肌为止点。十二指肠可被分为 4 个部分（图 2-75 和图 2-76）：①十二指肠的第 1 部分约 5cm 长，从幽门向上到胆囊的颈部。这段十二指肠的后部与胆总管、门静脉、下腔静脉和胃十二指肠动脉相关，前方是肝方叶，上方是网膜孔，下方是胰头。这部分十二指肠前 2.5cm 的部分在腹腔内，由覆盖胃体的双层腹膜所覆盖。小网膜的肝十二指肠部与十二指肠的上缘相连，大网膜与其下缘相连。远端 2.5cm 为腹膜后段，仅前表面被腹膜覆盖，因而其后表面与胆管、门静脉、胃十二指肠动脉密切接触。十二指肠由少量结缔组织与下腔静脉分离。②十二指肠的第 2 部分为降部，长约 7.5cm。它从胆囊颈一直延伸到第 4 腰椎的上缘。这段十二指肠被横结肠与中结肠跨越，可被分为中结肠上段和中结肠下段。两段均为全腹膜后段，其前部被内脏腹膜覆盖。十二指肠的第 1 部分和第 2 部分在肋缘的后面略高于第 9 肋软骨顶端的内侧和第 1 腰椎的右侧相连接。它自胆囊颈开始下降，行走于右肾门、右输尿管、右肾血管、腰大肌和下腔静脉边缘的前方。胰胆管约在十二指肠中点处开口于其后内侧。③十二指肠的第 3 部分为水平部，自第 3 腰椎或第 4 腰椎的右侧延伸到主动脉的左侧，长度约为 10cm。它的起始点在自中线约 5cm 到第 3 腰椎下端的肋缘下平面，向左横向跨过输尿管、右性腺血管、腰大肌、下腔静脉、腰椎、主动脉前方，止于第 3 腰椎左侧。十二指肠的中结肠下段与其前方被腹膜所覆盖。肠系膜血管上段向前穿过。小肠系膜的根部在其近末端处穿过。十二指肠的第 3 部分在胰腺头部和胰腺钩突的上方与其关联。胰十二指肠下动脉位于胰腺和十二指肠交界所形成的凹槽内。从前面和下面看，十二指肠的这一部分在前下方与小肠，主要与空肠相关。④胰头附着在十二指肠的第 2 部分和第 3 部分，且在此处有一个未被腹膜覆盖的十二指肠胰腺裸露区。十二指肠的第二裸露区在其第二节的前表面，在此，横结肠附于其上。⑤十二指肠的第 4 部分为升部，长度约为 2.5cm，自主动脉左侧延伸到第 2 腰椎上缘的左侧，并直接向上略偏左倾斜，止于第 2 腰椎水平的十二指肠空肠连接弯曲处，即横结肠系膜根部。十二指肠的第 4 部分位于左交感神经干、腰肌、左肾和性腺血管、肠系膜下静脉、左输尿管和左肾的后方。肠系膜根部的上端也附着于此。十二指肠空肠连接部由背侧肠系膜残余所形成的 Treitz 韧带悬吊，后者从十二指肠空肠弯曲延伸至膈肌右脚。

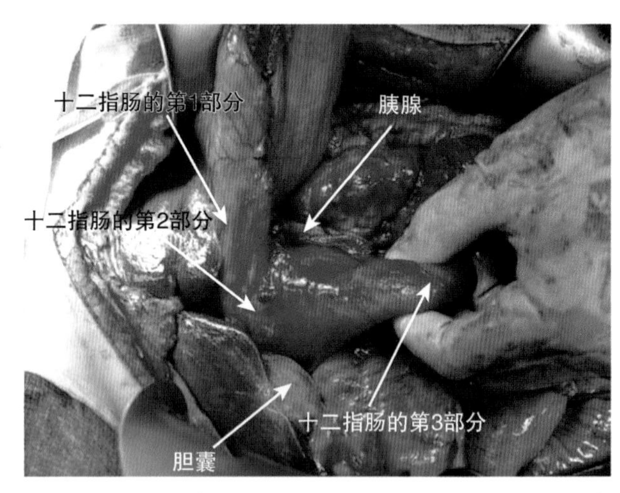

图 2-75　**采用局部 Kocher 手法（分离胰头、十二指肠与下腔静脉间隙 * 译者注），显露十二指肠的第 2 部分和第 3 部分**

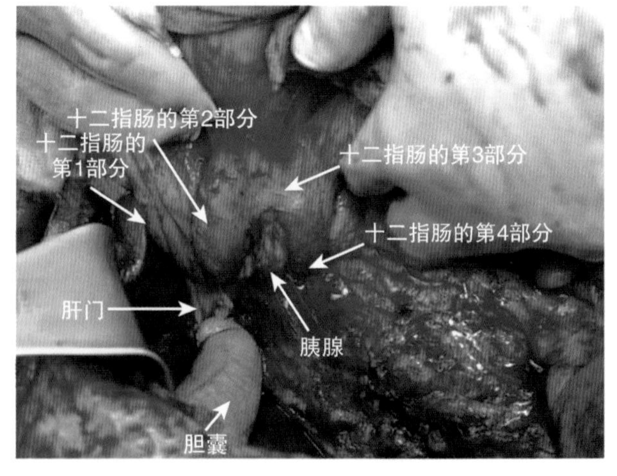

图 2-76　**采用局部 Kocher 手法，游离出包绕胰头的十二指肠的第 2 部分和第 3 部分**

1. 胰腺　胰腺是一个表面呈小叶状，从十二指肠延伸到脾门的细长器官。胰腺是腹膜后器官，解剖上可被分钩突、头、颈、体和尾。头部位于第 2 腰椎右侧，与十二指肠并置。钩突位于头部后位，向内侧延伸至肠系膜上血管的下方，并在腔静脉后方与之接触。颈部是腺体上 2.0 ～ 2.5cm 的狭窄部分，位于肠系膜上静脉和十二指肠第 1 部分的正下面。在颈部和肠系膜上静脉之间有一些血管附着处。实施胰腺切除术时的一个关键步骤就是展开这些结构间平面。胰腺体部跨越第 2 腰椎延伸，在左肾的前面经过，之后变形为椎尾状，形成尾部，终止于脾门内或靠近脾门的位置。胰腺的前表面由壁腹膜覆盖，它将胰腺与胃隔离。胰腺下表面毗邻横结肠，与十二指肠空肠连接密切相关。脾静脉于胰腺后位走行，以不同程度地镶嵌嵌入胰腺后表面，有时甚至被胰腺组织完全包裹。脾动脉沿着腺体上缘以曲折路线走行，到达脾（图 2-77 和图 2-78）。胰总管起始于胰腺尾部，纵向穿过腺体到达胰头。大多数情况下，胰腺总导管在到达头部时会向尾部和前方轻微折返，最终到达其在十二指肠第 2 段内的十二指肠乳头。胰总管和胆总管均终止于十二指肠 Vater 壶腹。十二指肠乳头是十二指肠黏膜在胆总管和胰总管进入十二指肠处的隆起。通常情况下它距离幽门 7 ～ 10cm，但也有可能近若 1.5cm 或远达 12cm。胆管和胰管通常会在乳头内汇合形成一个长度因人而异的共同通道。少数情况下，两个导管分别通过乳头进入十二指肠，在这种情况下，壶腹并不存在。极少数情况下，胆总管和胰总管会通过各自的乳头进入十二指肠。和 Vater 乳头一样，Oddi 括约肌由环绕整个胆管壁内部分的环状纤维组成，其功能是防止十二指肠内容物反流。

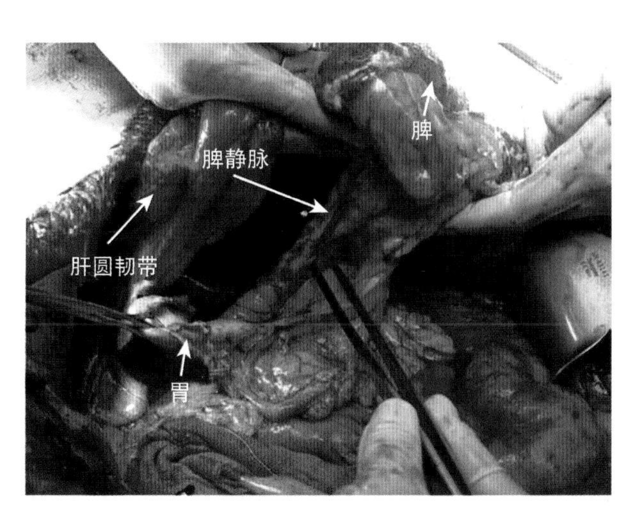

图 2-77　**游离脾后，镊子所示为胰尾和脾静脉**

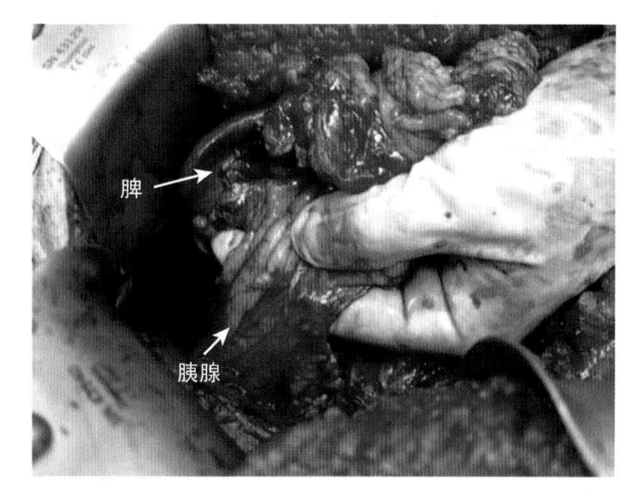

图 2-78　**脾门（术者手持的部分）在胰尾的外边缘**

2. 胰腺和十二指肠血液供应

（1）动脉血供：胰腺拥有不同来源的极其丰富的血液供应，其中最主要的血液供应来源是胃十二指肠动脉、肠系膜上动脉，以及脾动脉或腹腔动脉的分支。起源于脾动脉、肝动脉和胃十二指肠动脉较小的分支数目很多。由于血液供应的多样化分布和个体差异，胰腺和十二指肠的血液供应很复杂。

1）十二指肠上动脉和肝动脉的胰十二指肠后上支为十二指肠最开始的第 1 部分提供血液供应。在许多患者，这部分也会由胃右动脉的分支提供血液供应。

2）胃十二指肠动脉在发出十二指肠上支、十二指肠后支和胰十二指肠后上支后，在十二指肠第 1 部分和胰头之间降行，最终分为右胃网膜动脉和胰十二指肠前上动脉，二者均为十二指肠的第 1 部分提供血供。

3）由胃十二指肠动脉和胰十二指肠动脉发出的前、后拱形动脉供应十二指肠的其余三部分。胰腺和十二指肠分支从这些拱形动脉发出。

4）胃十二指肠动脉在胰腺动脉解剖中至关重要。它在肝动脉起源约 2cm 的部位自肝动脉分出，并向中间和前方行走，到达胆总管。

5）胰十二指肠前上动脉是胃十二指肠动脉的延续。它向下穿过十二指肠和胰腺之间的凹槽，继续走行，并与沿十二指肠内表面走行的胰十二指肠下动脉形成吻合。胰十二指肠后上动脉在胰上缘处从胃十二指肠动脉分支分出，在胰腺后方横向穿行，在内侧和胰十二指肠后下动脉形成吻合。

6）供应胰腺体部和尾部的另外两个主要动脉

分支是胰十二指肠前下动脉和胰十二指肠后下动脉。这两条动脉起源于 SMA 或其一个主要分支，形成一个拱廊形血管网，供应十二指肠 - 空肠交界处和胰腺颈部。

7）胰腺背上动脉位置有点不稳定，但只要存在，则起源于腹腔动脉或脾动脉，沿着胰腺体部和尾部上缘走行。

8）胰腺下横动脉位置稳定。它起源于 SMA、胰十二指肠前上动脉或胰背上动脉，沿胰腺上缘跨过胰腺体部。胰腺体部和尾部也接受来自脾动脉在其沿胰腺上边缘走行过程中所发出的众多分支。

（2）静脉回流：引流十二指肠和幽门下半部分的幽门下静脉通常汇流到胃网膜右静脉。十二指肠的上半部分由幽门上静脉引流，后者汇流到门静脉或胰十二指肠后上静脉。幽门下静脉和幽门上静脉之间的吻合口绕过十二指肠。引流十二指肠的静脉弓与相应动脉弓相伴。十二指肠前上静脉流入胃网膜右静脉。后上静脉在胆总管后绕行汇入门静脉。十二指肠下静脉可汇入肠系膜上静脉或肠系膜下静脉、脾静脉或肠系膜上静脉的第一个空肠支。这些静脉可能是分别终止，也可能以一个共同的茎结束。肠系膜上静脉、脾静脉和门静脉与胰腺密切相关。肠系膜上静脉的前表面直接在胰腺颈部下方经过，且罕有接受支流。脾静脉在其走行到位于腺体颈部下方的其与肠系膜上动脉连接处的过程中汇集了从胰腺体部和尾部发出的大量静脉分支。肠系膜下静脉的走行过程恒定，但汇流多变，或汇入脾静脉，或汇入肠系膜上静脉。胃左静脉沿胃小弯走行，位置恒定，但却可能汇入脾门交界处或在离脾门交界处一定距离处沿门静脉终止。这个干支被结扎后可以显露胰腺的前表面。腺体头部的静脉通过形成胰十二指肠前上静脉和胰十二指肠前下静脉的拱形静脉结构引流。胰十二指肠前上静脉接受十二指肠的众多静脉支流，从十二指肠 - 空肠交界处通过，向内上方走行，进入胃结肠干。胰十二指肠前下静脉向内通过胰腺实质，汇入肠系膜上静脉的空肠支。两条重要的静脉，即胰十二指肠后上静脉和胰十二指肠后下静脉，负责引流胰头后部的静脉回流。胰十二指肠后上静脉走行于胆管后方，向内包裹，直接汇流至门静脉；胰十二指肠后下静脉绕过肠系膜上静脉，引流至肠系膜上静脉在十二指肠空肠区的第一个分支。

胃网膜右静脉沿胃大弯在胃结肠韧带的两叶之间走行并向下弯曲，在胰腺颈部正下方汇入肠系膜上静脉。胃网膜右静脉意义重大，因为在其与肠系膜上静脉的汇入点附近有十二指肠下缘静脉和一个或多个结肠静脉汇入其内。这种短而宽泛的附着带叫作胃结肠干。胰腺颈部和体部上方的静脉血流通过多条短支流引流到脾静脉；下方则由位置相对恒定，沿胰腺体下方走行的胰腺下静脉引流。通常情况下该静脉流入肠系膜上静脉两侧的任一侧。

（3）淋巴引流：十二指肠有丰富的淋巴管。这些淋巴管汇聚成两条干管，分别经过十二指肠前壁和后壁向胃小弯方向走行，进入胰十二指肠前、后淋巴结群。十二指肠前壁的淋巴干管汇入胰腺前淋巴结群。十二指肠后壁外的淋巴干管引流到胰头后方的淋巴结群。这些淋巴干管与静脉和动脉伴行，与 SMA 附近的淋巴结连通。

3. 十二指肠和胰腺神经　十二指肠壁内有两个明确的胃肠道神经丛，每个神经丛都由一组由纤维网络互相连通的神经元组成。迈斯纳丛（Meissner）位于黏膜下层。奥尔巴赫丛（Auerbach）位于十二指肠环状和纵行外肌层之间的结缔组织中。这两个神经丛中的一些神经元和突起被认为属于节后副交感神经纤维。这些神经丛内的节前副交感神经纤维最初由迷走神经支配。节后交感神经纤维起源于腹腔和肠系膜上神经丛的细胞体，也可能起源于上胸交感神经链神经节。十二指肠的外源性神经供应可能包括自胃右动脉起点附近的肝前神经丛分出的神经分支。在大多数标本中，十二指肠的这些外源性分支可以追溯到胃切迹。

胰腺神经与其血液供应伴行。交感神经纤维在腹腔神经节内走行，节前传出纤维在到达胰腺之前经过腹腔神经节。交感神经传出纤维位于 T10 ～ T12 背根神经节，它对缓解慢性胰腺炎或胰腺外分泌癌手术的疼痛具有重要意义。副交感神经纤维通过迷走神经进入胰腺，其细胞体在大脑中。

（四）肝

肝是人体最大的器官，占人体体重的 2% ～ 4%。肝有两叶，两叶的分界有形态学和功能解剖学两种方式。肝位于右半横膈下腹腔的右上象限内，由肋骨保护，其位置由腹膜支撑或韧带状附着带保持。虽然肝的这些固定装置并不是真正的韧带，但它们也缺乏血供，并且是相当于肝的脏腹膜的 Glisson 囊的延续。

1. 韧带样附着带　镰状韧带起源于脐部，向肝前部延续，与脐裂相连（图 2-79）。镰状韧带完全沿肝前表面分布，与 Glisson 囊合并，向上走行，成为左、右冠状韧带的前半部分。肝静脉在镰状韧带底部汇入下腔静脉。镰状韧带下缘内是圆韧带或肝圆韧带，它是走行于脐到脐裂的脐静脉或静脉导管闭塞后的残余，并在其与门静脉左支连接时与静脉韧带连续。静脉韧带位于肝表面下方肝尾状叶后表面到肝左前叶前表面的裂缝内。在胎儿发育过程中，静脉导管负责将大部分来自脐静脉的血液直接输送到下腔静脉，将富含氧的血液从胎盘输送到胎儿。胎儿出生后，脐静脉随新生儿生理循环的开始而关闭。在出现门静脉高压的情况下，脐静脉可能会重新开放，允许通过腹壁建立侧支循环。冠状韧带在镰状韧带两侧延续，作为膈肌腹膜反射带的侧延。这些汇聚到肝左、右两侧的区域分别形成左、右三角韧带。右冠状韧带和三角韧带分布于肝的后面和尾端，一直到右肾，它们将肝固定于腹膜后。所有这些肝的附着带共同起到将肝固定在腹部右上象限内的作用。移动肝需要分离这些无血管附着带。肝与许多身体结构和器官密切相关。下腔静脉通过下腔静脉韧带与肝尾叶和肝右叶维系着密切的联系。这些韧带 Glisson 囊是从肝尾叶和肝右叶延伸出来的膜性组织的桥。在某些病例，这些韧带内可能会含有肝实质，包括门静脉三联体和肝细胞。

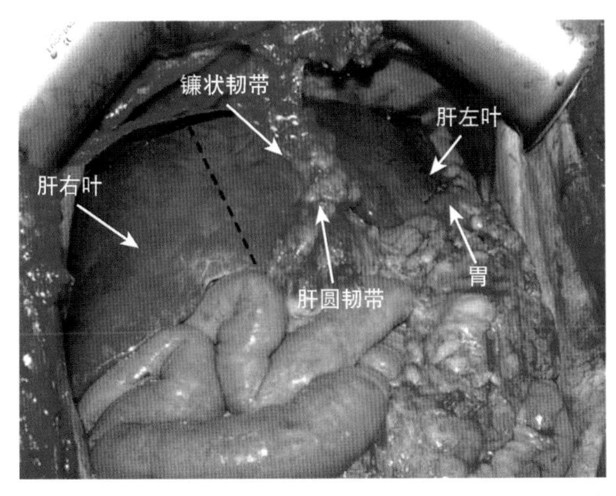

图 2-79　**在完全切断镰状韧带前显示的肝前表面，图中虚线为肝正中裂（Cantlie 线）**

2. 肝周器官　胃通过肝胃系带与肝左叶相连。许多重要的神经和血管结构穿行于肝胃系带，其中包括迷走神经肝分支和自胃左动脉发出的变异的肝左动脉（如果存在）。降结肠与横结肠的连接点——肝弯曲直接与肝右叶接触。此外，十二指肠和肝门组织结构通过肝十二指肠系带和肝门与肝连接。对肝门解剖结构的解剖学理解是所有肝切除及相关血管与胆管重建的基础。肝门内分布有胆总管、肝动脉和肝静脉，其分别走行在肝门结构的侧、中、后位置（图 2-80）。Winslow 孔或称“外通孔”在肝门区域外科手术中与肝门有重要关系。Winslow 孔最初由 Jacob Winslow 博士于 1732 年报道。该孔是腹腔和小囊之间的连通或连接。在肝切除手术时，肝血流的完全控制可通过 Pringler 操作实现。该操作目的是暂时关闭肝动脉和门静脉血流，可用血管钳钳夹肝门来实现，亦可用一根止血带穿过 Winslow 孔环绕肝门的更温和的操作来实现。胆囊位于肝的第Ⅳ和第Ⅴ段后面的胆囊窝中。胆囊通过胆囊管与胆总管构成延续。另外，胆囊动脉一般都是作为肝右动脉的一个分支起源。鉴于这些区域变异复杂，理解肝门血管和胆管解剖结构对于避免肝、胰腺、胆囊或结肠手术中的疏忽性损伤至关重要。此外，右侧肾上腺位于肝右叶下方的腹膜后，右肾上腺静脉直接回流到下腔静脉（图 2-81）。因此，手术需要移动肝时要特别注意避免伤及这条静脉，或因疏忽切到肾上腺，否则将导致严重出血。

3. 肝的分段　肝的解剖可以用两个不同的方面来描述：形态解剖学和功能解剖学。传统形态解剖学表述是以肝的外观为基础，没有显示血管和胆管分支的内部特征，而这些特征对肝外科具有明显的重要意义。法国外科医师和解剖学家 Claude Couinaud 是第一个将肝分成 8 个功能独立的节段的人，这种分段方式使得在不损害其他节段的情况下切除单个节段。

分类法：肝解剖学的 Couinaud 分类法将肝分为 8 个功能独立的节段。每段都有自己的血管流入、流出和胆道引流。每段都以门静脉、肝动脉和胆管的分支为中心。在每段的外围都有血流经肝静脉流出。肝右静脉将肝右叶分为前段和后段。肝中静脉将肝分为右叶和左叶（或左、右半肝）。这个分叶平面从下腔静脉延伸到胆囊窝。肝被分为 8 个段。第Ⅳ段有时会根据 4a（上区）和 4b（下区）被分为Ⅳ a 段和Ⅳ b 段。

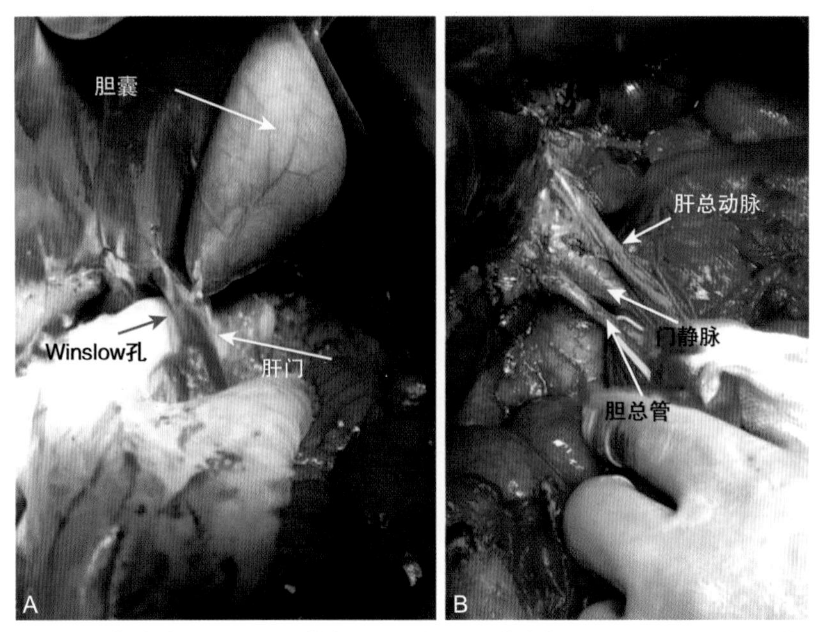

图 2-80 A. 手指穿过 Winslow 孔挑起肝门组织；B. 完全解剖肝门之后所示肝门的组成

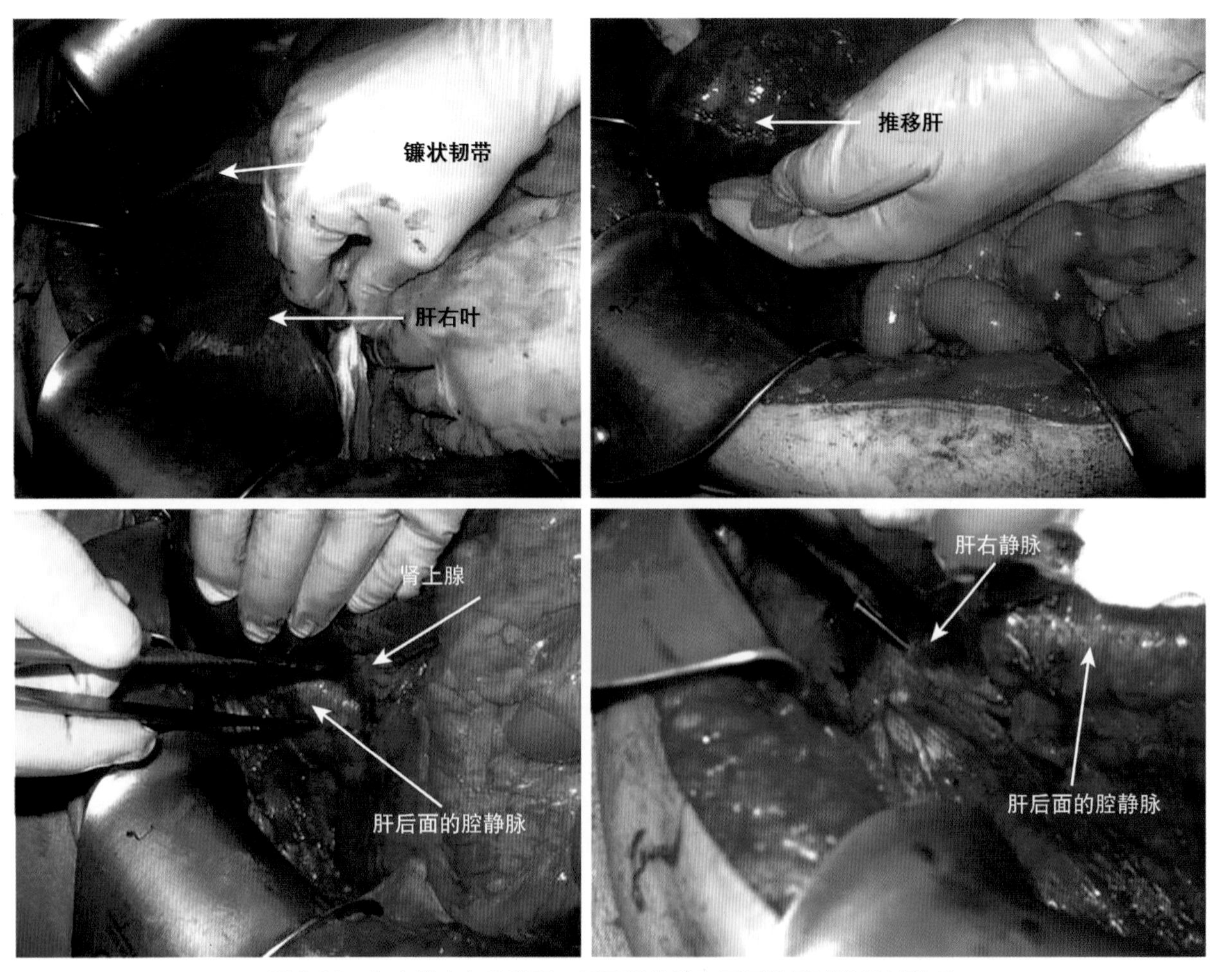

图 2-81 向中线方向推移肝，显露肝的后表面及该区域的解剖关系

肝各段以顺时针顺序编号。第Ⅰ段（尾叶）位于后部，正面观看不到。镰状韧带将左叶分为中间部分（第Ⅳ段）和外侧部分（第Ⅱ段和第Ⅲ段）。门静脉把肝分成上、下两段。门静脉左、右分支分别向上和向下伸入各段的中心。以常规的正面观，第Ⅵ段和第Ⅶ段不可见，因为它们的位置更靠后。肝的右缘由第Ⅴ段和第Ⅷ段组成。虽然第4段是左半肝的一部分，但其位置更靠右侧。Couinaud 分类法以包含肝中静脉在内的门静脉主切迹将肝分为功能性左肝和功能性右肝。这就是众所周知的坎特利线（Cantlie line）。Cantlie 线从胆囊窝中部向前延伸到下腔静脉后侧（图 2-82）。

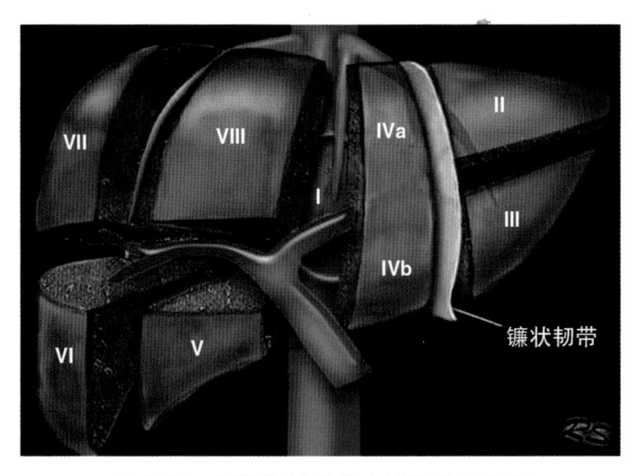

图 2-82　**根据门静脉分支进行的肝分区**

4. 肝的血管系统　肝是一个血管丰富的器官，静息时最多可接受 1/4 心排血量，比其他任何器官都多。肝的双重血供特立独行，其血液供应的 25% ～ 30% 由肝动脉供应，70% ～ 75% 由门静脉供应。肝动脉和门静脉血液最终混合在肝窦内，然后通过肝的静脉系统汇入体循环。

（1）动脉脉管系统：尽管变异很多，但肝的动脉血管最常见的配置是起源于腹腔轴并与胃左动脉和脾动脉伴行的肝总动脉。肝总动脉从侧面进入肝，并分出肝固有动脉和胃十二指肠动脉。胃十二指肠动脉以尾状延伸，供应幽门和十二指肠近端，并有几个间接分支到胰腺。肝固有动脉在肝十二指肠韧带内缘内走行，经肝门进入肝，随后分支为肝左、右动脉，供养相应的肝叶。此外，胃右动脉有一个起源变异，即在肝动脉向外侧走行过程中起源于肝动脉。供应胆囊的胆囊动脉通常起源于肝右动脉。肝血管结构最常见的差异包括变异的肝动脉，即占主导肝血供的肝动脉不是起源于肝固有动脉，而是另有来源。变异的肝左动脉通常起源于胃左动脉，穿小网膜走行，供应肝的左侧血液。这种变异可见于约 15% 的患者。除了起源变异，变异的肝左动脉仍会以类似于正常肝左动脉的路径向内从脐裂的底部进入肝。异常的肝右动脉多数起源于 SMA，可见于约 20% 的患者。与肝左动脉不同，变异的肝右动脉常走行于肝十二指肠韧带后外侧，进入肝的右侧。

（2）静脉血管：门静脉提供肝营养性血液供应总量的主要部分。门静脉由胰颈后的肠系膜上静脉和脾静脉汇合而成，亦有其他一些静脉分支流入门静脉，这些支流包括胃左静脉或冠状静脉，以胆囊静脉，以及胃右静脉和胰十二指肠静脉的支流。门静脉没有瓣膜，内含低压系统。面对门静脉高压，胃左静脉成为一个主要的门静脉系统的分流，并可造成胃食管静脉曲张。门静脉主干在肝十二指肠系带中走向肝，在肝门板附近分为门左静脉和门右静脉。肝尾叶右侧的一个小分支一般都是在主门静脉分支之前或之后出现。左门静脉有两部分：起始是横段，然后当其接近脐裂时延续为脐段。左门静脉趋向于有较长的肝外走行。左门静脉横段接近脐裂，在进入肝时突然转向脐裂形成脐段。在肝内，左门静脉脐段通常会先发出一个指向肝第Ⅱ节段的分支，然后再向第Ⅲ段及第Ⅳ a 和Ⅳ b 段发出分支。右门静脉常会在肝右侧的肝实质附近或内部出现，随后迅速分为前支和后支，分别覆盖肝第Ⅴ、第Ⅷ节段和第Ⅵ、第Ⅶ阶段。肝的静脉引流基本上通过肝内静脉完成，这些静脉最终汇合成 3 条肝静脉，后者最终向上汇入下腔静脉。肝左、中静脉可分别直接引流至下腔静脉，但更常见的是它们在汇入下腔静脉前形成一个很短的共同干。右肝静脉通常较大，有一个较短的肝外走行，最后直接汇入下腔静脉。额外的引流通过肝后短静脉和零星的肝右下副静脉直接进入下腔静脉。肝实质内的静脉缺乏门静脉系统所拥有的纤维性静脉组织；它们未被包裹 Glisson 囊的纤维组织所包围。这一可通过超声看到的特征可用来区分两个静脉系统，被 Glisson 囊包裹的是门静脉，而肝静脉缺乏这种包裹。下腔静脉在其以头尾方向向主动脉右侧行走的过程中都与肝保持着重要而密切的联系。在下腔静脉向肝头走行的过程中，其路径在十二指肠、胰腺、肝门、肝尾叶和肝后表面的后方。该静脉进入肝裸区，并在此接受肝静脉流出的静脉血流。在其走行过程中，有多条肝后小静脉沿途进入下腔静脉，它们绝大部分来自肝右叶。因此，在移位肝或大的肝切除术中，全程密切注意下腔静脉及其血管支非常重要。

5. 淋巴引流 肝有表浅和深层淋巴网络。深层淋巴网络负责通过肝静脉向膈外侧淋巴结引流和通过门静脉分支向肝门淋巴结引流。肝的表浅淋巴网络位于 Glisson 囊内。前表浅淋巴网络经肝裸露区汇入膈淋巴结群，然后加入纵隔和内乳淋巴系统。后浅表淋巴网络引流至肺门淋巴结群，包括胆管、胆总管、肝动脉、胰周、心包及腹腔的淋巴结群。淋巴引流模式在胆囊癌、肝癌和胰腺癌的淋巴结切除术中具有外科意义。

6. 神经支配 肝的神经支配复杂，且尚未得到完全明确。然而，如同身体的其他部分，肝也有副交感神经和交感神经支配。肝的神经纤维来源于腹腔神经丛、下胸神经节、右膈神经和迷走神经。迷走神经在其从胸腔进入腹部的行程中分为前（左）支和后（右）支。前迷走神经分为头区和肝区，后者通过小网膜（肝胃系带）支配肝，负责副交感神经的支配。肝的交感神经内支配主要来自腹腔神经丛和胸内脏神经。

7. 肝内胆管树 肝内胆管树由多个导管组成，这些导管一般是沿着门静脉系统将胆汁从肝输送到十二指肠。肝右管由来自肝前区的第Ⅴ～Ⅷ段的肝管和来自肝后区的第Ⅵ和第Ⅶ段的肝管形成。肝右管通常都有一个肝外短行程，并有某些分支变异。行肝门手术时，外科医师应该小心这个变异的解剖结构。肝左管引流肝的左侧，其行程与门静脉平行。肝左、右管在肝门附近汇合，形成肝总管。在肝总管向肝尾走行过程中，胆管加入与之形成胆总管。胆总管在肝十二指肠系带侧面内向胰头走行，经壶腹引流至十二指肠。肝尾叶的胆管引流呈多样性，所观察到的引流包括通过肝左管和肝右管的引流。

（五）肝外胆管

肝右、左管在伸出肝内后即汇合形成肝总管。汇合点在于距肝表面 0.25 ～ 2.5cm 处。肝左管（平均 1.5cm）比肝右管长（平均 1cm）。在某些病例，肝左、右管在肝内合并是肝大的结果，肝萎缩侧必然会显露两条胆管的合并连接。肝总管的测量值变化很大。在大多数人中，胆总管的长度为 1.5 ～ 3.5cm。

1. 胆管 胆管直径约为 3mm，长 2 ～ 4cm。如果外科医师不知道短胆管，他们可能会意外地进入胆总管。当错误判断胆管长度时，他们可能会留下过长的残端，进而有可能导致胆囊管残余综合征发生。临床罕有胆管缺失，胆囊直接开口于胆总管的病例。在这种情况下，胆总管可能被误认为是胆管。

2. 胆囊 胆囊位于肝的内脏面，肝右叶与左叶内侧段 Cantlie 线分界平面上的一个浅窝内。胆囊由 Glisson 囊的结缔组织与肝分离，并被腹膜覆盖。胆囊体与十二指肠的第一和第二部分接触。但囊体也与横结肠有关。胆囊漏斗是位于胆囊颈和胆囊动脉入口之间被挤压成角的胆囊体的后部。当这部分扩张时，其内侧可出现偏心隆起，称为 Hartmann 囊。当这个囊袋达到相当大的尺寸时，胆管从左上面而不是从胆囊的顶部起源。Hartmann 囊的出现可能与结石引起的慢性或急性炎症有关，而且通常漏斗部有结石嵌顿。胆囊颈呈 S 形，位于肝十二指肠系带的游离缘。覆盖颈部的黏膜是一个螺旋嵴，被称为螺旋瓣，但不能与胆管的螺旋瓣或 Heister 螺旋瓣混淆。

3. 胆总管 胆总管的长度始于胆管和肝总管合并处，止于十二指肠第二段的 Vater 乳头，为 5 ～ 16cm，长度取决于胆总管合并的实际位置。胆总管可被分为四部分：十二指肠上部、十二指肠后部、胰腺部和十二指肠壁内部。十二指肠上部位于肝十二指肠系带两层之间，位置在 Winslow 孔前方，肝动脉左侧或右侧，以及门静脉前面。十二指肠后部的位置在十二指肠第一部分的上缘和胰头的上缘之间。胃十二指肠动脉位于其左侧。胰十二指肠后上动脉位于胆总管前面。结肠中动脉位于胆总管和其他一些动脉的前面。胆总管有可能部分被胰舌所遮盖或完全在胰实质内。即使完全被覆盖，胆总管所占的腔道仍可以在以 Kocher 方式移动肝后，通过将左手手指深入十二指肠第二部分后面的方式触及到。胆总管前 3 段的正常外径有所差异，但都 < 8mm。胆总管在十二指肠的壁内部分与主胰管一起斜穿十二指肠壁。这部分在十二指肠壁内的长度平均为 15mm。当进入肠壁后，胆总管的直径减小。这两个导管通常共用外膜并排走行数毫米。

4. 肝胆囊三角和卡洛特（Calot）三角 肝胆囊三角由胆囊近端与右侧的右胆管、左侧的肝总管和向上的肝右叶边缘共同形成。该三角区最初由 Calot 描述，它界定了胆囊动脉的上边界。在该三角区的各边界内有许多在对其实施结扎或切除前必须清晰辨明的组织结构。肝胆囊三角区包括肝右动脉（有时是变异的右肝动脉）和胆囊动脉，有时还包括副胆管。胆囊动脉通常起源于肝右动脉或肝胆囊三角区内变异的肝右动脉。在胆囊的颈部，胆囊动脉分为浅支和深支。

5. *动脉供应*　一般来说，肝外胆管区域的主要血管位于胆道的后面，但在许多病例，它们可能位于胆道的前面。

外科医师必须能够识别并保护这些动脉。胆囊由胆囊动脉供应。胰十二指肠后上动脉的数条分支供应胆管、十二指肠后动脉和肝左、右动脉。胆管上表面超过 2 ～ 3cm 的缺血意味着胆漏的可能性很大。胆总管十二指肠上部的血液供应主要来源为十二指肠后动脉下方，但在极少数患者，也可能来自肝右动脉。位于肝门和胰腺后方的胆管均有良好的血液供应。

6. *静脉回流*　有数条而非一条胆囊静脉进入肝实质。周围静脉丛有助于外科医师识别胆总管。不可进行胆总管剥离。

7. *淋巴回流*　从胆囊收集淋巴液的淋巴干汇流入位于胆囊与肝总管汇合处的囊性淋巴结群，再汇流至肝门淋巴结和胰十二指肠后淋巴结群。肝周淋巴结群接受来自肝外胆管和肝右叶的淋巴液。

（六）脾

脾被左下肋骨所覆盖，自然条件下无法触及。它与左侧第 9 ～ 11 肋骨的后部有关联，并由膈肌和同位膈肌间隙与其分离。脾的上 1/3 位于位置较低的左肺下叶；中间 1/3 位于左肋膈隐窝；下 1/3 位于左胸膜和横膈膜起源的边缘。脾有两个表面：顶面和内脏面。顶面或凸面贴近膈肌，内脏面或凹面贴近胃、肾、结肠和胰腺尾部表面。在脾的内脏面可以找到脾门，在那里脾动脉的出入形成一条通向脾的曲折道路。腹膜以双层覆盖除脾门外的整个脾。

了解该器官的腹膜返折是掌握脾切除术的基础。胃脾系带在脾门处分开，前叶覆盖脾的表面，并返折到左肾的前表面；后叶包裹脾血管，并折返到背腹膜。脾的下部位于膈心韧带上。如果该部分与该韧带相连，则是发生腔囊膜破裂和出血的常见部位。脾内丰富的动脉血管起源于脾动脉。该动脉沿胰腺上缘蜿蜒走行，末端有许多较小的分支，为脾提供血管供应。脾动脉的两个分支——上极动脉和胃网膜左动脉——具有独特的外观。上极动脉是脾动脉的早期分支之一，它在进入脾之前分为胃短血管。胃网膜左动脉是脾动脉最下位的分支之一，构建了胃大弯的血管供应，并与胃网膜右动脉吻合。脾的大静脉丛在脾门处汇合，形成脾静脉，脾静脉在接受肠系膜下静脉之后直接汇入门静脉。

（七）小肠

研究显示，人类消化道的长度难以测量。广为接受的小肠的平均长度为 6 ～ 6.5m。有一些证据表明，肥胖个体的肠道长度更长。一般而言，为预防小肠综合征，外科医师在肠道大范围切除前会更关心肠道的长度。因此，在任何肠道切除之前，医师都应该精确测量肠道长度。通常情况下，小肠损失 70% ～ 75% 后会导致小肠综合征。小肠综合征也被定义为小肠长度仅为 100 ～ 120cm 且没有结肠，或小肠长度＞ 50cm 但有结肠。

小肠系膜长 15cm。它起源于后腹壁，始于第 2 腰椎左侧的十二指肠空肠交界处。小肠系膜向下通过，走向右侧骶髂关节。小肠系膜内含有肠系膜上血管，与淋巴管和淋巴结伴行，它们共同负责小肠引流。在肠系膜内有许多自主神经纤维。小肠分为三部分。第一部分为十二指肠，长约 25cm，从幽门延伸到十二指肠空肠弯曲。该处的解剖标志是 Treitz 韧带。十二指肠从解剖学上又分为 4 个部分，它以字母 C 的形状在胰头周围弯曲。十二指肠在起源处被腹膜覆盖约 2.5cm，然后成为腹膜后器官。小肠的上半部称为空肠，剩余部分为回肠，这两个部分之间没有明显的区分，且这种划分也只是约定俗成。然而，随着小肠向远端走向盲肠，其特征发生变化。随着瓣膜的增大和变厚，空肠壁变厚。近端小肠的直径大于远端小肠。此外，空肠通常位于腹部脐区，回肠位于下腹和骨盆。肠系膜血管在空肠内往往形成较少的血管弓，常以较长且相对少的终末支进入肠壁。然而，回肠往往由更短和数量更多的血管供应，这些血管会形成许多完整的血管弓。

小肠的血液供应和淋巴管　小肠自中肠形成，从十二指肠中段延伸到远端横结肠。它由起源于第 1 腰椎水平的主动脉的 SMA 提供血液供应。SMA 的分支包括：①胰十二指肠下动脉，供应胰腺和十二指肠。② SMA 回肠和空肠支，提供小肠大部分的血液供应（图 2-83）。③回肠动脉，提供末段回肠、盲肠和升结肠的近端部分的血液供应。这支动脉也为阑尾提供了一个附属分支。④右结肠动脉，为升结肠提供血液供应。⑤中结肠动脉，为约 2/3 的横结肠提供血液供应。该血管在 SMA 和 IMA 之间形成了一条分界线。小肠有肠系膜上静脉引流，后者与脾静脉汇合后形成门静脉。该血管沿小网膜游离缘走行，在门静脉继续延伸到肝之前构成胃网膜孔的上缘部分。

小肠内的淋巴路径沿着相关部位的血管到达胰头附近的肠系膜上动脉（SMA）的根部和腹膜外。

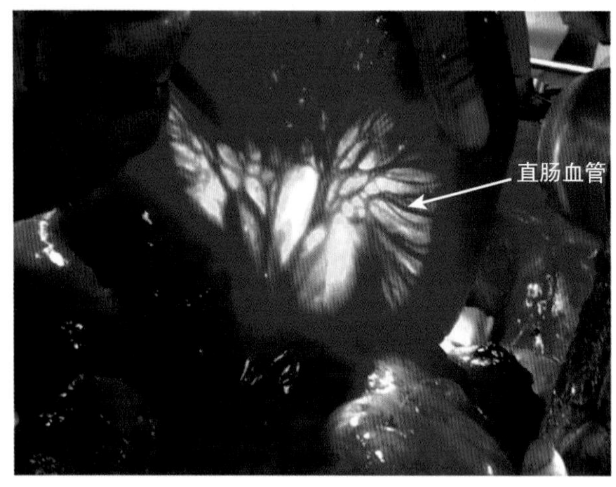

图 2-83 **空肠血管为肠系膜上动脉的分支。提起空肠并透过光线，肠系膜内小而直的血管清晰可见**

（八）大肠

位于胃肠道末端的结肠，参与水和电解质的吸收、黏液分泌及粪便的循环和储存。结肠长为 150 ～ 180cm，约占肠道总长度的近 1/5。它从回肠末端回肠瓣的远端开始，并延伸到齿状线，其中包括肛管的近 2/3。手术中，结肠终止于提肌水平。结肠可分为盲肠、升结肠、横结肠、降结肠、乙状结肠和直肠。结肠的口径在盲肠最大，并向直肠逐渐减少，直肠突然扩张以储存粪便。除升结肠、降结肠和直肠外，结肠完全被腹膜包围。

1. *盲肠和阑尾* 盲肠长 5 ～ 7cm，在回盲瓣处直接与末端回肠相通。盲肠可以部分或完全沿肠系膜移动，有时会导致盲肠扭转。它被腹膜包裹，但部分后表面通过结缔组织和腹膜皱襞沿其内侧和外侧与髂筋膜相连，形成盲肠后窝。盲肠没有单独的结肠系膜，但与回肠结肠血管和淋巴管共同形成回肠结肠系膜。回盲瓣通常以线性突起的形式进入盲肠，起源于盲肠的后内侧壁。它位于盲肠和升结肠之间的连接。回盲瓣肌肉组织发育不良，因此括约肌功能不足。事实上，钡灌肠后造影剂反流进入小肠则很容易看到。阑尾是一种退化的蚓状结构，长为 2 ～ 20cm（平均长度为 10cm），直径可达 6mm。阑尾通常位于麦氏点下，即沿右侧髂前上棘和脐连线的中外 1/3 来确定。其开口位于盲肠顶端，位于回盲膜以下约 2cm 处。阑尾的位置因个体而异，可能是盲肠后的，也可能位于盆腔腹膜内。阑尾位于其自己的短三角形肠系膜内，以阑尾系膜命名。阑尾系膜内含有供应和引流阑尾的淋巴结、动脉和静脉。阑尾开口通常在盲肠末端的 3 个纵向结肠带合并处可见。

2. *升结肠* 升结肠长 10 ～ 20cm，位于肾旁前间隙。升结肠是一种腹膜后结构，其腹侧表面由后腹膜覆盖。邻近的腹膜形成结肠旁沟，恰好在升结肠和降结肠的侧面。升结肠的后方是髂骨和腰方肌。再往前，它被大网膜和小肠袢所包围。升结肠向头侧延伸至肝尾侧面，通常称为肝曲。在此，它向前延伸到胆囊正外侧的压迹，并在肝曲处急转弯，或在升结肠和横结肠的交界处。此时，结肠再次被腹膜完全包裹。升结肠系膜不是真正的肠系膜，因为它不是由悬挂结肠的两层腹膜形成。升结肠系膜沿着回结肠血管和结肠系膜侧的边缘血管走行。

3. *横结肠* 横结肠从肝曲延伸至左腹部，在脾最下方经过一个急剧的尾侧转弯而成为降结肠。横结肠和降结肠之间的连接常被称为脾曲。它是结肠最长和最易移动的部分，可折叠并向尾部延伸至骨盆水平。它由横结肠系膜悬吊，横结肠系膜由两层后腹膜组成，起始于胰腺的前腹膜覆盖层。横结肠由胃结肠韧带从其上表面固定到胃的大弯侧。它还通过膈韧带直接连接到膈肌和脾（图 2-84）。

4. *降结肠* 降结肠与升结肠类似，也是腹膜后器官。它的前表面和侧表面均被腹膜覆盖。它长为 22 ～ 30cm，位于左前肾旁间隙内。降结肠的大部分是固定的。其口径较小，位于升结肠的对侧更靠后侧的位置。降结肠的尾部正好位于髂嵴远侧的左侧髂窝内，因此也常被称为髂结肠。与升结肠相似，降结肠没有真正的肠系膜。其结肠系膜在内侧附着于主动脉前的结缔组织，其中含有肠系膜下静脉和系膜边缘血管。

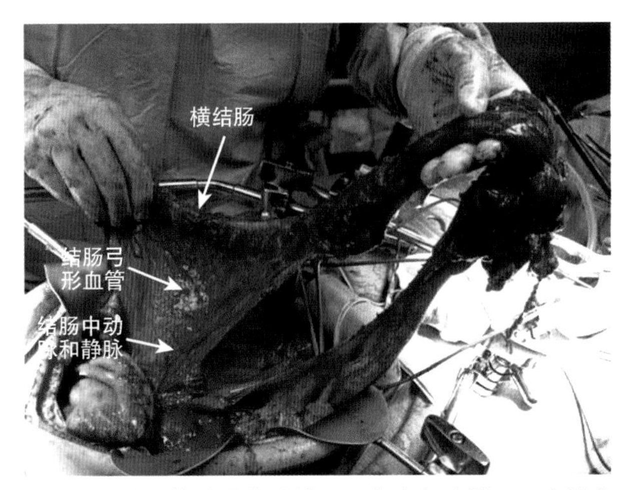

图 2-84 **盲肠转移瘤将升结肠及与之相连的回肠末端牵出腹腔，图中可见结肠中动脉和静脉**

5. *乙状结肠* S 形乙状结肠平均长 40cm。其完全被腹膜覆盖，由乙状结肠系膜悬吊。乙状结肠从骨盆边缘延伸至约第 3 骶骨，外观通常曲折冗余。乙状结肠尾状延伸转化为直肠。乙状结肠系膜根部在沿髂外血管、髂分叉和第 3 骶骨处有个呈“V”形的附着。乙状结肠系膜沿着痔上血管和降结肠系膜边缘血管的行程走行。由于乙状结肠的活动度增加，环褶冗余，它常在腹部被观察到。

6. *直肠* 直肠平均长 12cm，从乙状结肠向尾端一直延伸到肛管。直肠近端的 1/3 位于腹膜后，且相对固定。直肠只有其近 1/3 的前方和侧面被腹膜覆盖；腹膜侧向反射形成直肠旁窝，为直肠存储粪便时向外留出空间。直肠远端的 1/3 完全在腹膜外，无腹膜接触面。直肠可在直肠壶腹部向远端扩张，以便在排便前容纳粪便。直肠在肛门 - 直肠线处过渡为肛管。外科医师通常使用肛提肌来划分直肠和肛门，因为在手术中肛门直肠线并非常规可见。直肠无吸收功能，纵向直肠皱褶在直肠 - 乙状结肠交界处终止，直肠仅以环状平滑肌层延续。大多数个体都有 1 ～ 4 个明显的半月形皱襞，称为直肠瓣膜。它们可能在大小、数量和位置上有所不同。这些瓣膜可作为定位直肠内病变的解剖标志。

7. *肛管* 肛管长 2.5 ～ 4cm。它完全在腹膜外，开始于直肠壶腹远端的肛门直肠线。肛管由肛门内括约肌、肛门外括约肌和肛提肌围绕。肛管内有若干纵行的柱或脊，其中包含直肠动脉和静脉的终末分支。肛门直肠线位于这些脊的最高处。沿着肛柱的尾部有多个肛腺出现，它们负责在排便过程中分泌润滑黏液。齿状线或梳状线是分隔肛管头和尾的界限。这种不同的胚胎学来源解释了肛管头和尾在血管供应和淋巴引流方面的差异。齿状线上皮层由柱状上皮向复层鳞状上皮过渡。它还划分了结肠的末端。肛管的末端是肛门，也就是胃肠道的外部出口。

8. *大肠的血液供应*

（1）阑尾接受阑尾动脉的血液供应，后者起源于阑尾系膜内的回肠动脉远端分支。盲肠和阑尾的淋巴管沿回结肠动脉流入阑尾系膜和回结肠淋巴链，并流入肠系膜上淋巴结群。

（2）来自 SMA 的回结肠动脉和结肠右动脉供应盲肠和升结肠。

（3）结肠中动脉起源于 SMA，供应横结肠。横结肠也接受由结肠左、右动脉形成的血管弓的血液。脾曲由结肠中动脉或发自 IMA 的结肠左动脉供应（图 2-85）。

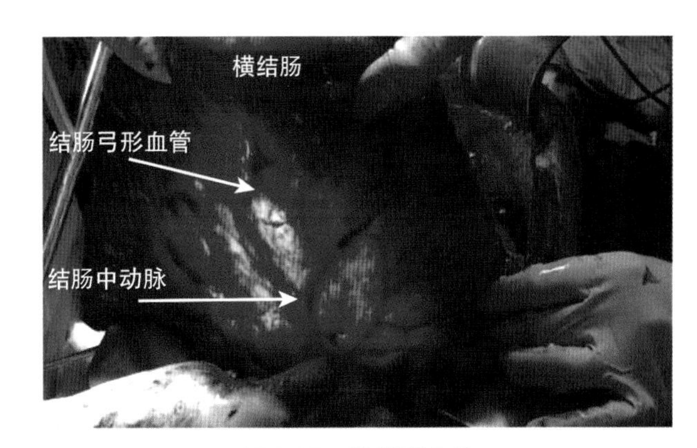

图 2-85 **横结肠血管**

（4）结肠左动脉为大部分降结肠提供血液供应。

（5）德拉蒙德（Drummond）边缘动脉由相对应的结肠动脉和静脉提供血液供应，这些血管由来自与回结肠、右结肠、中结肠、左结肠和乙状结肠动脉的血管所构成的拱形血管组成。拱形血管基本上是平行于大肠的整个肠系膜边缘走行。边缘动脉和静脉最终终止为直肠小血管分支，负责渗透、供应或引流结肠表面和网膜附件的动静脉血和淋巴。

（6）同样起源于 IMA 的乙状结肠动脉的几个升支和降支为乙状结肠提供血液供应。直肠上动脉或称“痔动脉”，是 IMA 的远端延续，为直肠近端和肛门至齿状线水平的血液供应（图 2-86）。

（7）直肠中动脉通常直接来自髂内动脉或其

分支。

（8）成对的直肠下动脉起源于阴部内动脉的髂内支，为肛管尾端到齿状线的远端 1/3 区域和直肠远端提供血液供应。

（9）相应的直肠内静脉和直肠下静脉的静脉曲张分别形成内痔和外痔。

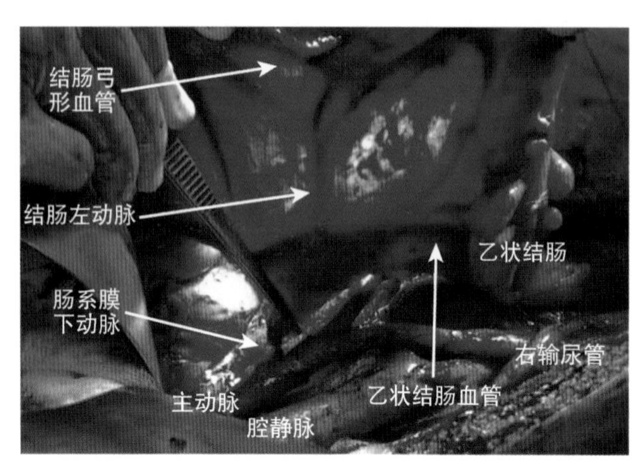

图 2-86 **透过光照可见肠系膜下动脉营养降结肠和乙状结肠的分支**

由于结肠脾曲和乙状结肠位于主要血管结合区域，因此，其代表灌注量相对较少的区域。这些区域被认为有相对较差的边缘动脉连通，并被称为结肠的“分水岭”区域。相应地，这些区域也更易遭受低血容量性缺血性损伤。少数人的右半结肠和回结肠动脉之间缺乏吻合。Riolan 曲折动脉自结肠中动脉（SMA）发出，且在 10% 的人群中都与 IMA 或左结肠动脉相通。在 SMA 分支或 IMA 分支闭塞的情况下，它可分别作为 SMA 流入和流出血液供应的侧支循环。

结肠的静脉引流直接平行于相应的结肠动脉走行。具体地说，回结肠静脉和右结肠静脉分别引流盲肠和升结肠静脉血液。它们随后汇流到门静脉系统的肠系膜上静脉。横结肠静脉也通过肠系膜上静脉引流。降结肠和乙状结肠的静脉引流通过肠系膜下静脉进行。

升结肠的淋巴引流通过结肠旁淋巴结和网膜淋巴结引流到肠系膜上淋巴结。横结肠的淋巴由中结肠淋巴结群引流到肠系膜上淋巴结链。降结肠和乙状结肠的淋巴通过沿左结肠动脉分布的中间结肠淋巴结群引流到结肠系膜下淋巴结群。直肠的静脉和淋巴引流通过直肠上静脉、直肠中静脉、直肠下静脉和淋巴链进行。直肠上静脉通过肠系膜下静脉直接引流到门静脉系统；而直肠中静脉和直肠下静脉则通过髂内静脉汇入全身静脉循环。直肠黏膜下静脉丛由直肠上皮深处的直肠内静脉丛和直肠肌壁外的直肠外静脉丛组成。直肠上段淋巴随直肠上血管引流至直肠旁淋巴结，并在乙状结肠系膜、肠系膜下淋巴结群内继续，最后进入腰部淋巴结群。直肠下淋巴引流沿直肠中动脉上行进入髂内淋巴结链。如前所述，肛管由直肠上动脉在齿状线近端的分支供应。直肠下动脉供应齿状线远端的肛管。近端肛管由直肠上静脉引流，直肠上静脉随后引流至肠系膜下静脉和门静脉系统。远端肛管由直肠中静脉和直肠下静脉引流，直肠中静脉和直肠下静脉引流到髂内静脉和全身静脉系统的下腔静脉。直肠上静脉、直肠中静脉和直肠下静脉之间的吻合为门静脉和全身静脉系统建立了连通。近端肛管的淋巴引流在髂内淋巴结链、髂总淋巴结链和腰部淋巴结链进行。远端肛管的淋巴引流是通过腹股沟浅淋巴结群进行。

四、小结

外科解剖对每位从事妇科恶性肿瘤治疗的医师都极其重要。对这些解剖结构的详细了解不仅可以提高外科医师掌握复杂和困难的手术过程的能力，而且还有助于减少手术过程中的意外并发症。所有解剖学成绩优秀的学生只有肯花费无数的时间去学习人体结构这座复杂而精细的建筑迷宫之后，他们就会充分发挥自己的潜力。

第 3 章

加速康复外科在妇科肿瘤手术的应用

Gloria Salvo，Maria D. Iniesta， Pedro T. Ramirez

加速康复外科（enhanced recovery after surgery，ERAS）是一种意图促进患者术后功能恢复和减少患者对手术的应激反应和调节术后代谢平衡的多模式围术期护理路径。这一概念首先由 Kehlet 提出。他建议，将患者术后关注焦点放在术后早期康复和营养，使用局部镇痛，避免可影响恢复的操作（如大量静脉输液、保留尿管和引流管）加速患者康复，降低术后死亡率，并减少医疗花费。在费用方面，ERAS 措施的应用为每名患者平均节省了约 2245 美元（1651 欧元）。ERAS 包括一系列有循证医学证据的围术期处理的优化措施，可以说是对手术后患者护理模式真正的改变。ERAS 方案中优化措施的数量不尽相同，但大多数方案都包含约 20 项内容。2010 年，ERAS 学会正式成立。此后，学会颁布了多套指南，以拓展 ERAS 在不同学科的应用，且此类应用都证实 ERAS 在促进围术期康复方面的有效性。迄今所描述的 ERAS 方案的主要目的是缩短术后住院时间，在不增加并发症、再入院风险及住院费用的前提下“加速”患者回归正常的日常活动。为达此目的，ERAS 方案主要聚焦于减少患者的围术期应激反应，获得满意的痛觉控制，恢复正常胃肠功能和术后早期下床活动。英国皇家妇产科学院建议，ERAS 方案提供安全且高质量的围术期护理，理应成为所有择期妇产科手术后患者的标准处理模式。

本章将通过讨论 ERAS 在妇科肿瘤学中的应用，对 ERAS 进行介绍。为此，本章将列举迄今为止所发表的妇科肿瘤学的应用证据，描述 ERAS 路径中的每个措施，并重点总结《ERAS 学会妇科肿瘤指南》第 1 章和第 2 章的相关推荐方案。

一、ERAS 在妇科肿瘤领域中的应用

有关 ERAS 用于妇科肿瘤学的数据依然有限。2006 年，作为首批评价妇科肿瘤学领域 ERAS 应用的文献之一，Marx 等对 72 名接受卵巢癌开腹手术的患者进行评价。他们根据患者接受“传统护理”或“多模式康复”措施将这些患者分为两组，“多模式康复”包括取消术前肠道准备、预防性用药防止术后恶心呕吐（postoperative nausea and vomiting，PONV）、早下床活动、提前拔除引流管和导尿管、早进食、避免使用阿片类药物镇痛和常规使用泻药等。Marx 等报道，术后住院时间中位数从传统护理组的 6 天（平均 7.3 天）减少到多模式康复组的 5 天（平均 5.4 天）（$P < 0.05$）。两组并发症发生率无差异（$P < 0.01$），传统护理组再入院率相对较高（$P < 0.05$）。在另一项研究中，Chase 等对 880 名接受妇科开腹手术（48% 的患者的最终病理结果诊断为恶性肿瘤）并于术后应用 ERAS（该研究中称为“术后临床路径”）的患者进行回顾性评价。该组患者中最常见的癌症为子宫内膜癌（占 66%），40% 的患者实施了根治性和（或）分期手术。采用的 ERAS 措施包括术前咨询，术中和术后避免过量补液，早期下床活动，早期拔除引流管及导尿管，早进食和减少使用阿片类镇痛药。这些患者的住院时间中位数为 2 天（范围 0 ～ 52 天），再入院

率为 5%（44/880），无非计划再次手术，并发症发生率为7%(59/880),肠梗阻是最常见的并发症。该组患者术后并发症的发生率与文献报道类似或有所降低。研究得出结论，这种临床路径缩短了住院时间，但未增加妇科恶性肿瘤开腹术后并发症的发生率或死亡率。

Gerardi 等出于“促进术后康复”目的，对晚期卵巢癌和原发性腹膜癌手术中实施直肠 - 乙状结肠切除术的肿瘤患者进行 ERAS 路径评估。该研究共纳入 64 名患者，分为两组。A 组 19 例，为接受 ERAS 围术期护理的患者；B 组 45 例，为对照组。ERAS 路径的措施包括：①提前拔除引流管及导尿管；②提前进食。虽然两组患者至排气的中位时间相当，但 ERAS 临床路径组术后回归常规饮食的中位时间明显短于传统护理组（两组分别为 3 天和 6 天；P=0.013）。A 组患者的中位住院时间（length of stay，LOS）为 7 天，B 组患者的中位 LOS 为 10 天（P=0.014），两组差别明显。A 组患者总住院费用的中位数为 19 700 美元，亦与 B 组（25 110 美元）形成鲜明对比。施行该临床路径后，每名患者中位住院费用减少 5410 美元。两组患者的 30 天再入院率无差异，A 组为 21%，B 组为 33%（P=0.379）。

Carter 发表对 389 名因术前疑似或确诊癌症而接受开腹手术患者的回顾性报告。该研究包括 ERAS 路径 22 项措施，即术前咨询、尽量缩短禁食时间、无术前肠道准备、多模式镇痛、无过量补液、无常规引流、早下床活动、早拔除引流管及导尿管、早进食、尽量限制阿片类药物使用的多模式生活规则和常规使用泻药。总共 227 人（58%）患有癌症，其中 51%为卵巢癌，39%为子宫内膜癌，9%为宫颈癌。348 例患者（89%）的手术属过于复杂的手术，其中的 68 例（17%）实施了淋巴结活检或清扫。这些患者的中位住院时间为 3 天，再入院率为 4%，再手术率为 0.5%。28% 的患者在术后第 2 天出院。即使最终病理报告证实为良性病变，根据癌症类型所做的 LOS 也没有差异。此外，该研究还就临床护士的项目经验及任务派遣对 ERAS 效果的影响进行评价。研究发现，护士的 ERAS 项目经验与术后第 2 天出院患者比例密切相关，项目实施第 1 年为 10%，第 5 年提升到 36%。

Kalogera 等发表的一项关于妇科肿瘤领域应用 ERAS 的回顾性研究，比较 ERAS 和传统护理对接受大型腹部手术治疗妇科恶性肿瘤或接受阴式重建手术治疗盆腔器官脱垂患者的影响。他们将 241 名 ERAS 组（其中包括 81 例肿瘤减灭术、84 例肿瘤分期手术和 76 例阴式手术）与 235 名传统护理的妇女进行比较。与对照组比较，ERAS 组患者的术后恶心（55.6% vs. 38.5%，P =0.031）和呕吐（17.3 % vs. 2.6 %，P = 0.002）更频繁。Kalogera 等将这样的结果归因于 ERAS 组中 40% 的患者接受了结肠切除术。尽管恶心和呕吐发生率增加，ERAS 组患者的肠道功能恢复比对照组提早 1 天（P=0.001），而两组术后肠梗阻的发生率无差异。87%的患者对恶心和呕吐控制的满意度评分为“极好”或“非常好”，提示患者对早进食总体耐受良好。ERAS 组的中位住院时间比对照组少 4 天 [（8.7 ± 7.6）天 vs. （11.9 ± 11.9）天，P < 0.001]。ERAS 组中几乎一半（46.1%）的患者在术后第 1 天出院，与对照组该项指标仅有 6.5%形成对照。两组的再入院率和术后并发症发生率无差异。ERAS 方案为每名患者节省了超过 7600 美元 /30 天，费用减少了 18.8%。此外，ERAS 组 95%的患者对治疗满意度的评分为“极好”或“非常好”(对照组患者无满意度调查数据)。研究得出结论,ERAS的实施与可接受的疼痛管理、不增加再入院率和死亡率的前提下缩短住院时间、良好的患者满意度以及显著降低医疗费用等密切相关。

一项于 2012 年发表，并于 2015 年更新的关于妇科癌症患者围术期 ERAS 应用的 Cochrane 系统评价在当时没有证据支持或反驳 ERAS 的应用。然而，Lu 等认为，这种结果很可能是因为缺乏前瞻性随机临床试验，并讨论了在非随机研究中显示出的 ERAS 的益处。

2014 年，Nelson 等关于妇科肿瘤领域应用 ERAS 的文献综述，分析 7 份研究报告发现，与对照组相比，ERAS 带来的患者满意度、LOS（最长 4 天）及医疗费用（每名患者节省费用高达 7600 美元）均得到显著改善。他们还发现，两组的并发症发生率、死亡率和再入院率均无差异。最近发表的一份文献也提到医师和患者对 ERAS 项目的接受度问题。Hughes 及其同事调查了医疗服务提供者和患者对 ERAS 接受度和重要性的看法。在这项研究中，研究者对接受肝、结直肠或食管胃大型手术的患者分别于术前和术后进行调查。共有 109 名患者和 57 名医护人员完成了调查。

休息时无恶心及疼痛获得了患者和医护人员的最高评价。ERAS 的总体接受度和患者的体验仍需要更多的数据。

手术医师的关注点还在于，ERAS 应用于接受开放式手术的妇科肿瘤患者的获益同样也能体现在接受微创手术的患者。这一问题源于一个众所周知的前提，即与开放式手术相比，微创手术在缩短 LOS 和减少并发症方面具有优势。

Chapman 及其同事进行了一项包括 165 名接受机器人或腹腔镜妇科肿瘤手术患者的回顾性病例对照研究。其中 55 名患者接受 ERAS 方案护理，110 人为传统护理的对照组。纳入研究的 ERAS 措施为糖类（碳水化合物）摄入量、无术前肠道准备、限制阿片类药物镇痛、预防性 PONV 药物治疗、腹横平面（transverse abdominis plane，TAP）神经阻滞（一种用于阻滞供应前腹壁 T6 ～ L1 椎体平面的周围神经阻滞麻醉）或静脉注射利多卡因、不过量补液、术后 6 小时下床活动和拔除导尿管及早期恢复正常饮食。接受 ERAS 的患者在术后第 1 天出院者明显高于对照组（91％ vs. 60％，$P < 0.001$）。ERAS 组患者的中位 LOS 为 30 小时（四分位距为 30 ～ 54 小时），而传统对照组患者为 34 小时（四分位距为 27 ～ 32 小时，$P < 0.01$）。该组患者平均住院费用比对照组患者少 1810 美元（13 771 美元 vs. 15 649 美元，$P = 0.01$），总费用降低 12％。ERAS 组阿片类药物的使用比对照组下降了 30%（静脉注射吗啡的量为 31mg vs. 44mg，$P < 0.01$），且该组平均手术疼痛评分也明显降低（术后第 1 天视觉模糊量表评分为 2.6 vs. 3.12，$P = 0.03$）。非 ERAS 的传统护理患者则需要使用自控镇痛或接受硬膜外麻醉。两组的再住院率无差异（$P = 0.53$），且两组均无非计划二次手术。总之，研究者强烈建议将 ERAS 这一低成本、低风险的干预措施作为微创手术患者围术期护理的标准模式。

二、ERAS 的要素和操作指南

本节将概述由 MD 安德森癌症中心的妇科肿瘤与生殖医学科制定的标准 ERAS 的要素和遵循依从性的措施。ERAS 的核心要素分为术前、术中和术后 3 组（图 3-1）。应注意的是，ERAS 所有护理方案中均包括其全部要素，但有关哪些要素是确保方案获得成功结果的绝对要素在文献中和不同 ERAS 团队中仍存在争议。本节着重强调大多数研究提及，且在 2016 年由 ERAS 学会发布的两套 ERAS 指南（第一节及第二节）载明的 ERAS 的要素（表 3-1 ～表 3-3）。

表 3-1　术前部分

内容	建议
术前咨询	常规给予专门的术前咨询
术前优化	术前 4 周应戒烟戒酒
不做肠道准备	不推荐常规的口服药物肠道准备
最短的术前空腹时间	麻醉诱导前 2 小时可进食清流质，前 6 小时可进食固体食物
糖类负荷	糖类摄入可减少术后胰岛素抵抗，应常规使用

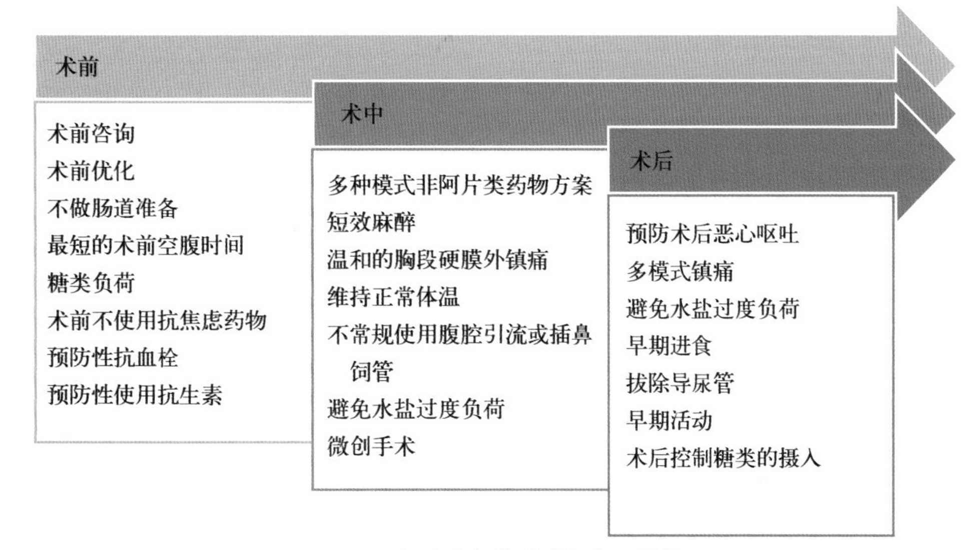

图 3-1　加速康复外科路径主要措施

续表

内容	建议
术前不使用抗焦虑药物	术前应避免常规使用减轻焦虑的镇静药
预防性抗栓	抵达等候区时应皮下注射肝素 5000U
预防性使用抗生素	在皮肤切开之前 60 分钟内应常规使用静脉抗生素（第一代头孢菌素或阿莫西林克拉维酸钾）（静脉用头孢唑林 2g 或头孢西丁 2g）

表 3-2 术中部分

内容	建议
短效麻醉	使用短效麻醉药物以便快速唤醒
维持正常体温	应常规使用主动保暖设备来维持正常体温
不使用腹腔引流或插鼻饲管	避免常规使用腹腔引流或插鼻饲管 术中使用的鼻饲管应在麻醉清醒前拔除
避免水盐过度负荷	目标导向性的液体疗法（应避免限制性或过多的液体疗法）
微创手术	如果可能应选用微创方法

表 3-3 术后部分

内容	建议
预防术后恶心呕吐	应使用 2 种或 2 种以上的镇吐药物的多种模式预防患者术后 PONV
非阿片类口服镇痛或多种模式镇痛	多种模式镇痛 [非甾体抗炎药（NSAIDS）或对乙酰氨基酚、加巴喷丁和地塞米松（除非有禁忌证）]
避免盐和水过度负荷	术后第 1 天停止静脉输液；平衡晶体液优于生理盐水
早期进食	妇科肿瘤术后第一个 24 小时内进食
拔除导尿管	术后 24 小时内拔除导尿管
早期活动	术后 24 小时内早期活动
术后控制糖的摄入	应使用降低代谢应激的 ERAS 措施来减少胰岛素抵抗和高血糖的发生 血糖水平 > 180 ～ 200mg/dl 时，应注射胰岛素并定期监测血糖，避免低血糖的风险
审查依从性及结局	应定期审查依从性

（一）术前部分

1. *术前心理疏导* 术前心理疏导有助于患者建立对手术与麻醉程序、术后乏力及疼痛的预期，并能减少恐惧。应向患者交代的信息不仅包括手术程序细节，还包括所有术后恢复期患者可能经历的感受。大多数研究表明术前心理疏导有益而无害。

建议患者常规接受详尽的术前咨询或心理疏导。

2. *术前患者身体状况优化* 外科手术前必须进行患者身体状况的医学优化的观点已被广泛接受。由于烟酒可增加术后并发症发病率并可对患者康复产生负面影响，术前应常规评估患者吸烟和饮酒情况。大多数学者强烈建议患者术前至少 4 周戒烟、戒酒。研究显示，这种干预可减少术后并发症。贫血和未及诊断的糖尿病或高血糖也应在术前得到诊察和纠正。对于妇科癌症患者，医师需充分考虑到为完成术前患者身体状况优化而延迟手术所带来的风险。

（1）术前 4 周应停止吸烟和饮酒（酗酒者）。

（2）贫血应在术前发现并纠正。

3. *术前机械性肠道准备* 机械性肠道准备（mechanical bowel preparation，MBP）——术前灌肠，增加患者痛苦，可引起脱水，并与术后肠麻痹时间长有关，因此不作为常规推荐。一项涉及 5805 例患者的 18 项随机临床试验的 Cochrane 系统评价未发现有统计学意义的证据表明患者可以从肠道准备或术前灌肠中获益。术前进行肠道准备与无肠道准备的患者的感染率无差异，比值比（odds ratio，OR）为 1.16（95% *CI* 为 0.74 ～ 1.31）；其吻合口瘘发生率在有肠道准备的患者为 4.4%，未行肠道准备的患者为 4.5%（*OR* 为 0.99，95% *CI* 为 0.74 ～ 1.31）。在接受微创手术的患者中，常规使用机械性肠道准备并未显示出能改善术中手术视野、肠道操作或易于手术操作的优势。

2014 年发表的一篇关于结直肠手术患者抗生素使用的 Cochrane 系统评价包括 260 项临床研究，共涉及 43 451 例患者。该文作者得出的结论是有高质量的证据表明，在择期结直肠手术前，口服和（或）静脉注射使用覆盖需氧菌和厌氧菌的抗生素可将术后伤口感染的风险降低 75%。然而，该研究还揭示了一个事实，当抗生素仅以预防性目的使用时，术中及术后无须再次给药，额外给予抗生素类药物可增加微生物耐药和患难治性梭菌性结肠炎的风险。可见，口服联合静脉注射给药能最大程度减少手术部位感染（surgical site infection，SSI）的风险。当前有关 MBP 的大量证据都倾向于避免常规使用 MBP。

有关术前口服抗生素（oral antibiotics，OAs）是否在未采用术前机械性肠道准备的情况下能够减少肠道手术后手术部位感染的问题依然没有一致的意见。两项回顾性研究对这个问题进行过探讨。第 1 项研究，Cannon 等对“退伍军人手术质量改进项目（Veterans Affairs Surgical Quality Improvement Program）”的术前风险和手术部位感染的数据进行分析，这些数据来自于“退伍军人手术质量改进项目”和“药业福利管理服务（Pharmacy Benefits Management Services）”系统中的 9940 名患者。涉及的手术种类包括结肠手术和直肠手术，根据术前是否灌肠（MBP）和口服抗生素（OAs）将患者归为 4 组进行分析，即仅 MBP 组、MBP+OAs 组、无 MBP 亦无 OAs 组和仅 OAs 组。Cannon 等发现，无论有无肠道准备，口服用药均可显著降低手术部位感染概率（9.0% vs. 18.1%，$P < 0.000\ 1$）；单纯接受口服用药的患者与接受口服用药 +MBP 的患者的手术部位感染率无显著差异（8.3% vs.9.2%，P=0.47）。无论术前是否口服抗生素，未接受肠道准备患者的手术部位感染发生率与仅接受 MBP 的患者相似（18.1% vs.20%）。调整后分析显示，仅采用口服用药即可使手术部位感染率减少 67%（*OR* 为 0.33，95% *CI* 为 0.21 ～ 0.50）。第 2 项研究，由 Atkinson 等采用“国家手术质量改进项目（National Surgical Quality Improvement Program）”数据库数据，分析 6399 名未行 MBP 接受择期部分结肠切除术的患者。Atkinson 等得出结论，接受口服用药和未接受口服用药的患者手术部位感染的发病率存在明显差异（9.7% vs.13.7%，P = 0.01）。去除相关干扰因素后，术前口服用药仍降低手术部位感染的发生率（*OR* 为 0.66，95% *CI* 为 0.48 ～ 0.90，P=0.01）。

不推荐将机械性肠道准备常规用于妇科肿瘤患者，包括计划肠道切除的患者。

当预知患者将接受肠道手术时，应在术前给予口服抗生素，而无须 MBP。联合使用新霉素和甲硝唑是有效的选择。新霉素 500mg+ 甲硝唑 500mg 于术前一天晚上的 21:00 和 23:00 各口服给药 1 次。

4. *术前禁食与糖类摄入* 长时间禁食与胰岛素抵抗有关，而胰岛素抵抗又反过来增加术后并发症的发病率和死亡率，并与住院时间延长相关。为了减少上述情况的发生，对接受大型腹部手术的患者推荐减少禁食时间和摄入糖类饮料。科学的证据表明，术前 2 小时摄入透明液体不会增加胃内容物，降低胃液 pH 或增加并发症发生率。对于糖尿病患者需注意，特别是合并糖尿病神经病变的患者，因为这些患者可能出现胃内容物排空延迟，致使增加反流和误吸的风险。必须注意的是，无并发症的 2 型糖尿病患者具有正常的胃排空功能。

临床上一直提倡术前摄入糖类，用以获得代谢平衡状态，减少术后胰岛素抵抗。一项包括 1976 例患者的 27 个随机对照试验（randomized controlled trials，RCTs）的荟萃分析评价了术前给予糖类摄入对择期手术患者的影响，研究证实接受大型开腹手术患者的平均住院天数（LOS）显著降低。术前糖类摄入是安全的，未发生与口服饮料相关的并发症，且在不增加手术并发症的情况下减少术后胰岛素抵抗的发生率。目前未见吸入性肺炎的报道。ERAS 指南推荐在麻醉前 2 小时饮用 400ml 含 12.5% 的糖类，但应为有验证安全证书的透明饮料。腹腔镜手术和小手术后发生胰岛素抵抗的机会较小，且术后并发症发生率低。所以，术前口服糖类这样的干预并不会改善这类患者的临床结局。因此，对于无胃排空延迟的患者，推荐在麻醉诱导前 2 小时饮用透明饮料，并禁食固体食物 6 小时。

（1）在麻醉诱导前 2 小时允许饮用透明液体，6 小时前允许进食固体食物。

（2）应考虑糖类摄入，因为它降低术后胰岛素抵抗，并增加患者的整体满意度。

5. *麻醉前给药* 以减少焦虑为目的的长效镇静药的常规使用应在术前 12 小时停用，因为这些镇静药对术后即刻恢复有影响。最常见的影响就是患者出现嗜睡、镇静状态、思维混乱、发音困难、共济失调、眩晕和胃部不适。可适当根据患者情况使用短效抗焦虑药缓解严重的术前焦虑。如果患者能在择期手术前被充分告知并做好心理准备，他们在术前表现出来的压力和应激状态通常都很低。

应避免术前常规使用镇静药来减轻焦虑。

6. *血栓栓塞症的预防* 接受癌症手术的患者发生静脉血栓栓塞事件（venous thromboembolic events，VTEs）的风险是无癌症患者的 2～3 倍。静脉血栓栓塞是妇科肿瘤患者的一个重要风险，发生率在子宫内膜癌患者为 8%，而在卵巢癌患者高达 38%。所有接受大型手术的妇科肿瘤患者（如手术时间超过 30 分钟）均应给予低分子量肝素（low-molecular-weight heparin，LMWH） 或肝素，以预防 VTE。此类预防应在术前即开始，在术后继续，并结合使用机械性方法。充气压力袜的使用与对照组比较，可降低术后 5 天内静脉血栓栓塞的发生率。充气压力袜的疗效相当于肝素，且与肝素联合应用对妇科肿瘤患者效果更佳。口服组合激素类避孕药物是术后发生血栓栓塞的危险因素，其血栓栓塞发生的风险大小因孕激素类型而异，左炔诺孕酮、炔诺酮和诺孕酯的风险较小。医师应鼓励女性术前改用其他方法避孕。长期口服组合激素药物避孕病史是采用血栓预防措施的适应证。

关于长期血栓栓塞的预防，一项大型前瞻性队列临床试验显示癌症患者术后 30 天内的 VTE 发生率增加，延长使用预防措施的时间（28 天）被认为是此类患者的标准护理。一篇包括 4 项采用延长 RCTs 预防措施的 Cochrane 系统评价显示，总体 VTE 降低（14.3% vs. 6.1%；$P < 0.000\,5$），症状性 VTE 减少（1.7% vs. 0.2%；$P = 0.02$）。如果没有体重指数（body mass index，BMI）升高、VTE 病史、凝血功能障碍和活动能力下降等高危因素，微创手术后一般不需要延长血栓预防性措施的使用时间。

（1）有 VTE 风险的患者应在术前开始使用 LMWH 或肝素进行预防，与机械方法相结合。

（2）对于接受开腹手术治疗腹部或盆腔恶性肿瘤的患者，术后预防措施的使用时间应延长（延长至术后 28 天）。

（3）患者在术前应停止口服避孕药，改用其他避孕方式。

7. *预防性使用抗菌药物* 在妇科手术中如果进入结肠，手术部位感染可涉及皮肤菌群、阴道菌群和肠道菌群。因此，预防性使用的抗生素应包括头孢菌素（头孢唑林）或阿莫西林 - 克拉维酸等广谱抗生素。对青霉素或头孢菌素过敏的患者，可静脉联合应用克林霉素和庆大霉素或喹诺酮类药物（如环丙沙星）。预防性使用抗生素对减少阴式或经腹子宫切除术后手术部位感染发生率的益处已经被证实。抗生素的使用应在皮肤切开前 1 小时（通常在麻醉诱导时）静脉给予。肥胖患者（BMI ＞ 35kg/m^2 或体重＞ 100kg）的用药剂量应增加，且在长时间手术或失血量＞ 1500ml 的情况下应在相当于所选药物半衰期 1～2 倍的时间后重复给药（如头孢唑林半衰期为 1.8 小时，重复用药时间为 3 小时）。

静脉注射抗生素（第一代头孢菌素或阿莫西林 - 克拉维酸）应在皮肤切开前 60 分钟常规给予；在长时间手术和严重失血情况下及肥胖患者，应给予额外剂量的抗生素。

（二）术中部分

1. *短效麻醉* 手术采用的麻醉技术应能允许患者快速苏醒，即使必须使用七氟烷或地氟烷等短效药物或连续靶控输注异丙酚维持。虽然术中应尽量避免使用阿片类药物，但在某些医院，阿片类药物仍会在术中频繁使用，在这种情况下的最佳选择就是持续输注瑞芬太尼（其效果仅限于输注后几分钟内）。应选择丙泊酚或挥发性麻醉药（七氟烷或地氟烷）静脉全身麻醉（total intravenous anesthesia，TIVA）。基于丙泊酚的静脉全身麻醉的术后不良反应较少，且具有更少发生 PONV 的优势。药物的使用剂量因人而异。推荐使用的肌松药为罗库溴铵，因为它在给予诱导剂量后可作用约 60 分钟，给予维持剂量可作用 15 分钟，且作用可通过使用新斯的明或舒更葡糖得以快速逆转。采用双谱指数（bispectral index，BI）——一种麻醉深度监测参数来监测麻醉深度有可能减少麻醉剂量，从而促进快速复苏。局部麻醉技术应以使用非阿片类药物、减少 PONV 和允许更快速苏醒为原则。研究表明，采用肺保护通气策略，保持潮气量为 5～7 ml/kg，呼气末正压（positive end-expiratory pressure，PEEP）为 4～6cmH$_2$O，减少肺部并发症。

（1）应使用短效麻醉药，有利于患者快速苏醒。

（2）应采用 5～7ml/kg 的潮气量，4～6cmH$_2$O 的 PEEP，以减少术后肺部并发症。

2. *多模式非阿片类药物麻醉方案* 麻醉并不仅限于手术过程，还涉及术后疼痛的处理。在开放性手术中，硬膜外镇痛已被证明在包括疼痛、PONV 及并发症在内的几个重要预后指标上均优于基于阿片类药物。有学者认为，胸段硬膜外镇痛会增加术后拔除导尿管及下床活动的时间，潜在地延迟患者康复，故其应用仍存在争议。

很多学者选择不采用硬膜外麻醉，原因是硬膜外麻醉与较长的麻醉准备时间、延迟术后首次下床活动时间和术后低血压有关。鉴于大多数有关硬膜外麻醉益处的数据均非自妇科肿瘤患者相关的研究获得，且这些“受益”要素可能背离“快速康复”原则，硬膜外麻醉并不被常规推荐。以布比卡因做伤口浸润麻醉可在缝合腹壁切口前常规使用。

采用多模式镇痛策略降低术后阿片类药物的需求。如有可能，可采用伤口浸润麻醉。地塞米松被推荐用于疼痛控制和预防 PONV。

3. 维持正常体温　低体温已被证明会减弱药物代谢，影响凝血功能，并增加出血和心脏并发症发生率。与传统方法相比，主动加温可明显减少伤口感染，使伤口感染的绝对风险降低 13%。手术过程中的体温下降会引起术后颤抖，后者会大大增加身体的新陈代谢需求和耗氧量，并会加剧疼痛。在整个围术期通过实施主动措施保持体温非常重要，这些主动措施包括术前采取保温措施，以避免麻醉初始体温下降。在手术过程中，静脉注射的液体应预先加温，以避免静脉输注液体降低患者体温，亦可使用热气毯主动加热。加温措施应在术后持续使用，以确保患者离开麻醉后在监护室时的体温＞ 36.0℃。

应常规使用适当的主动加热装置和温热液体来维持正常体温。

4. 不常规插鼻饲管或腹腔引流　胃肠减压并不能降低伤口裂开或肠漏的风险，但会额外增加择期腹部手术后发生肺炎的风险（6% vs. 3%）。在一项比较妇科肿瘤开腹术后早期进食与鼻饲管减压效果的前瞻性随机临床试验中，研究者发现两组患者发生 PONV 的比率无显著差异，早期进食组排气时间和住院时间均明显缩短。为了尽量避免在微创手术中插入气腹针时发生误伤胃引起胃穿孔，经口胃管引流会有益处，但引流管应在麻醉复苏前拔除。腹腔引流的常规使用是基于它可以减少围术期腹水，并有利于早期发现出血或吻合口漏等术后并发症。然而，已有研究证明，引流仅对极低位前路切除手术（吻合口距肛门缘 6cm 内）才（或）有益处。

（1）应最大限度减少采用腹部引流。在低位前路切除术中，是否保留引流管应由医师根据手术情况决定。

（2）应避免常规插鼻饲管。手术中插入的鼻饲管或口胃管应在麻醉复苏前拔除。

5. 避免水盐过度负荷　加速康复外科（ERAS）计划术中阶段的一个重要组成部分是“目标导向液体治疗”，这一概念被定义为“使用微创血流动力学监测仪监测流量参数和（或）液体反应性动态参数，以调整治疗干预措施 [静脉输液量和（或）正向肌力药物的管理] 及优化终末器官组织灌注。围术期补充水、盐过量是导致并发症的主要原因，但补液量不足也可导致并发症发生率和死亡率增加。手术开始即限制液体量很重要，因为已有证据表明，如果仅在术后才开始限制液体并不能降低相关术后并发症的发病率（OR=0.41；P =0.005）。必要时，应在术中使用血管收缩药维持平均动脉血压，以避免液体输入过量。

对大型开腹手术和高危患者，当出现大量失血（＞ 7ml/kg）时，推荐在整个围术期使用先进的血流动力学监测以便实现个体化液体治疗和优化血氧交换。

6. 微创手术　微创外科手术对围术期结局的益处主要体现在可减少术中失血量，降低镇痛需求，以及缩短肠道功能恢复时间、住院时间和恢复日常活动的时间。虽然大部分有关加速康复外科（ERAS）的研究都是针对开腹手术进行的，但也有几项研究证实 ERAS 对接受腹腔镜手术的患者亦有益处。在众多阴式子宫切除术案例中，有证据支持 ERAS 的应用使 LOS 减少 51.6%，并使更多的患者能在术后 24 小时内出院，而患者再入院率未增加，患者满意度评分也更高。微创手术中 ERAS 特别有价值的内容包括避免长时间鼻胃管插管，维持正常体温，在保持足够心脏输出（在微创手术中心脏输出会受到头低位和气腹的影响）的前提下维持正常的血容量，预防术后肠梗阻，以及早期下床活动。

（三）术后部分

1. 预防术后恶心呕吐的措施　术后恶心呕吐（PONV）在妇科手术患者中非常常见和棘手。12% ～ 30% 的妇科手术患者会出现呕吐，22% ～ 80% 的患者会出现恶心，这些症状都可能导致住院时间延长和患者痛苦的延时。女性、不吸烟、肥胖、年龄＞ 50 岁、有晕车史、麻醉时间长及使用挥发性麻醉药、氧化亚氮和阿片类药物都会明显增加 PONV 的风险。预防 PONV 的多模式方法结合了非药物和药物镇吐技术。非药物方法包括避免静脉使用丙泊酚之类的致吐刺激，避免使用氧化亚氮和挥发性麻醉药，减少阿片类药物的使用，减少新斯的明剂量，将术前糖类摄入纳入术前患者护理内容，保持患者体液充足及尽量减少术前禁食时间。

推荐用于成人的PONV预防镇吐药包括5-羟色胺($5\text{-}HT_3$)受体拮抗药(昂丹司琼、多拉司琼、格拉司琼、托烷司琼、雷莫司琼和帕洛诺司琼)、神经激肽-1（NK-1）受体拮抗药（阿瑞匹坦、卡索匹坦和罗拉匹坦)、糖皮质激素（地塞米松和甲泼尼龙)、丁酰苯类（氟哌利多和氟哌啶醇)、抗组胺药（茶苯海明和美克洛嗪）和抗胆碱药（透皮东莨菪碱)。联合使用2种或2种以上镇吐药可增强药效（如阿瑞匹坦、昂丹司琼、咪达唑仑或氟哌啶醇联合地塞米松)。

对接受妇科手术的患者应采用多模式途径预防PONV（使用超过2种镇吐药物)。

2. *多模式镇痛* 术后疼痛管理是围术期护理的关键，也是ERAS的核心内容。多项研究表明，80%以上接受外科手术的患者术后会出现急性疼痛，其中75%的患者疼痛强度为中度、重度或极重度。此外，80%的患者报道了药物不良反应事件，其中大多数与阿片类药物的使用有关。有证据提示，接受外科手术的患者感觉术后疼痛得到充分缓解者不足50%。疼痛控制不充分会对生活质量、功能恢复产生负面影响，术后并发症及术后持续疼痛的风险也会增加。

出于实现有效管理术后疼痛的目的，阿片类药物以前被作为术后疼痛治疗的基本用药。然而，对术后曾使用阿片类药物的患者会产生耐受性和依赖性，并最终成为长期依赖者的关注与日俱增。美国成瘾性药物学会（American Society of Addiction Medicine，ASAM）报道称，2010年处方镇痛药的使用率是1999年的4倍，而2008年过量用药的死亡率是1999年的4倍。在美国，药物过量是意外死亡的主要原因，而阿片类药物成瘾正是加速这一流行病学趋势的罪魁祸首——2014年，有18 893例药物过量死亡与处方镇痛药有关。我们还了解到，5名新的海洛因吸食者中有4名始于滥用处方镇痛药。正是与常规的仅用阿片类药物镇痛方案相关的安全性和费用问题触发了采用多模式镇痛方法管理术后疼痛的趋势。

术后多模式镇痛方案以使用2种或2种以上具有不同作用靶点的镇痛药物为基础。不同镇痛药间潜在的协同作用使得阿片类药物的使用可最大限度受到限制，仅作为抢救性镇痛使用，最终减少阿片类药物的用量。鉴于不同类型的镇痛药能够通过其相加或协同效应获得最佳镇痛效果，因此如无禁忌证，非甾体抗炎药（nonsteroidal antiinflammatory drugs，NSAIDs）和对乙酰氨基酚可常规联合使用。一个可行的方案如下：普瑞巴林75mg自术后第1晚开始口服，每天2次，连用48小时；对乙酰氨基酚1000mg口服，自手术当日开始每6小时1次；布洛芬800mg口服，自术后第1天开始每8小时1次；根据需要给予羟考酮5mg口服，可每4小时重复1次；如果口服羟考酮后30分钟内疼痛仍未缓解，静脉注射氢吗啡酮0.5mg，如有需要可每30分钟1次。

术中在切口部位注射局部麻醉药物浸润麻醉可在发挥术后镇痛的同时最大限度地减少患者全身用药。用以延长切口局部浸润麻醉作用时间的一种新的方案涉及药物缓释剂型，如脂质体布比卡因缓释剂于手术切口部位单次给药用于术后镇痛。脂质体布比卡因能够快速发挥镇痛作用源于其双峰释放特性，即给药后1小时内血清浓度即可达到初始峰值，随后在给药后的12～36小时出现第2个峰值。脂质体布比卡因单剂手术部位用药的有效性和安全性曾在几项研究中进行过评价，结果表明，其术后镇痛作用可长达72小时，与盐酸布比卡因和安慰剂相比，明显延长了术后首次需要使用阿片类药物的中位时间。

多模式镇痛策略应在麻醉诱导时开始，并持续到出院，以避免对阿片类药物的需求，从而达到最佳的疼痛控制。除有禁忌证外，对乙酰氨基酚和非甾体抗炎药（NSAIDs）联合用药应常规用于所有患者。

3. *避免水盐过度负荷* 就简单术后恢复而言，当患者开始经口摄入液体和食物时，术后静脉输液很少需要超过12～24小时。当患者无法完全耐受经口摄入液体时须静脉输液，补液量不超过每小时1.2ml/kg。平衡电解质溶液优于0.9%生理盐水，其原因是，使用0.9%生理盐水会增加患高氯性酸中毒的风险。给予高能量蛋白饮料每日3次饮用是安全的，可弥补术后饮食不足，进而过渡到正常饮食，确保充足的蛋白质和热量摄入。

有关ERAS计划常规要求限制性液体管理的

关注要点之一是潜在的急性肾损伤（acute kidney injury，AKI）的风险。MD 安德森癌症中心的研究人员对接受 ERAS 计划的 272 名患者进行评估，并将这些患者与实施 ERAS 计划之前的 74 名患者进行比较（J.D.Lasala、G.E.Mena 和 M.D.Iniesta 等，2017 年 5 月未发表的数据）。采用以出现风险（risk）、损伤（injury）、衰竭（failure）、功能丧失（loss）和终末期肾病（end-stage renal disease）为评价指标的 RIFLE 标准，评价两组患者急性肾损害的发生率，ERAS 组为 12.5%，而 ERAS 实施之前患者组为 9.5%（$P = 0.548\ 3$）。ERAS 组中发生急性肾损害的患者中位 LOS 为 6 天（范围为 2 ～ 57 天）；而未发生急性肾损害的患者的中位 LOS 为 3 天（范围为 1 ～ 24 天，$P < 0.000\ 1$）。目标导向液体治疗作为指导术中液体管理的主要组分，避免液体过量仅仅为了减少急性肾损害。尿量低至 $20cm^3/h$ 是患者对手术的正常反应，是否有进一步静脉输液的必要应对患者临床状况进行综合评估。

（1）静脉输液应在术后 24 小时内停止。平衡晶体溶液优于 0.9% 生理盐水。

（2）只要可能，麻醉师应尽量使用目标导向液体疗法，并应针对每个患者的具体情况制订液体管理方案。

4. *早期进食* 在实施 ERAS 之前的年代，由于担心呕吐、麻痹性肠梗阻、误吸和肺炎、伤口裂开和吻合口漏的发生，接受大型妇科手术的患者术后进食通常要延迟至肠道功能恢复，即出现肠鸣音、排气或排便及饥饿感。最近，多项试验对妇科肿瘤患者的早期进食（术后 24 小时内进食液体和食物）进行研究。一篇包括 5 个随机对照试验、涉及 631 例患者的 Cochrane 系统评价对早期进食的益处做了评估。该文显示，早期进食的患者肠道功能恢复更快，但恶心、呕吐、腹胀和术后需要鼻胃管的发生率无差异。早期进食组患者恢复进食固体食物的时间提前 1.5 天，平均差（mean difference，MD）为 － 1.47 天（95%*CI* 为 － 2.26 ～ － 0.68 天，P=0.000 3）。早进食组患者的住院时间更短，*MD* 为 － 0.92 天（95%*CI* 为 － 1.53 ～ － 0.31 天，P =0.003），感染性并发症发生更少，相对危险度（relative risk，RR）为 0.20（95%*CI* 为 0.05 ～ 0.73，P =0.02）。另一项研究报道早进食的患者有更高的满意度。

推荐在妇科肿瘤手术后 24 小时内进食。

5. *拔除导尿管* 尿路感染（urinary tract infection，UTI）是最常见的院内感染，占妇科手术患者的 20% ～ 40%。高达 80% 的院内 UTI 可归因于导尿管的使用。尿管相关性 UTI 发病率很高，且因住院时间延长而增加医疗费用。降低 UTI 风险的最佳途径包括减少不必要的导尿次数或尽早拔除尿管。术后膀胱引流的主要适应证是监测尿量和防止尿潴留。然而，妇科肿瘤术后膀胱引流时间却存在着悬殊差异。一篇关于早期拔除导尿管策略的 Cochrane 系统评价，提供了早期拔除导尿管可缩短住院时间的证据。

导尿管应仅用于术后较短时间内，最好是术后 24 小时内的膀胱引流。

6. *早期活动* 术后早下床活动可减少如肺不张、肺炎、静脉血栓栓塞、胰岛素抵抗和肌肉萎缩等手术并发症。此外，早期活动也缩短康复时间和住院时间。许多如留置尿管和静脉输液超过 24 小时、疼痛控制不佳等围术期因素都被确认为下床活动的障碍。鉴于 ERAS 计划的重点就在于减少这些因素，人们普遍认为，严格遵循 ERAS 计划的要点可促进早下床活动。

应鼓励患者在手术后 24 小时内下床活动。

7. *术后控制糖类的摄入* 手术应激反应可引发一系列交感神经系统和内分泌系统反应，皮质醇分泌增加，后者导致外周胰岛素抵抗的净增强。传统的围术期干预措施，如 MBP、术前禁食和缓慢恢复正常饮食都有助于出现胰岛素抵抗，并已被证明会增加围术期并发症的发生和延长住院时间。围术期高血糖（血糖水平＞ 180 ～ 200mg/dl）与包括围术期死亡率升高、住院时间延长、重症监护室留观时间延长、术后感染增加在内的不良临床结局相关。建议血糖控制的目标设定为 180 ～ 200mg/dl，以期在避免医源性低血糖的同时防止血糖显著升高。

ERAS 用于缓解代谢性应激反应的要素就是被用来降低胰岛素抵抗和高血糖的发生。血糖水平＞ 180 ～ 200mg/dl 时，应注射胰岛素和定期血糖监测，以避免低血糖的风险。

8. *依从性和应用效果的核查* ERAS 的完成在很大程度上取决于多专业团队合作和患者的依从性。多专业团队的参与会使 ERAS 在几个方面实施困难而导致失败，这也可以解释文献报道的患者对 ERAS 不同措施依从率的差异。ERAS 团队的每名成员都应明确所承担的特定责任，以确保ERAS中的每一个措施都能够充分遵循计划实施。ERAS实施前对实施团队的培训是其成功的关键。确保患者依从性对任何ERAS项目都是成功的第一要素。患者依从性的系统审核和反馈对改善ERAS的临床效果至关重要。虽然有关ERAS益处的文献已发表很多，但很少有研究对患者依从性进行评估。甚至在那些已经实施ERAS流程的医院，对ERAS措施是否完全遵从的评估也并不完备。

有关肝、胰腺和结肠手术ERAS依从性的几项研究已经发表。Wong等对165例肝手术患者进行回顾性研究，分析其依从性。根据患者对ERAS核心措施的依从性分为“完全依从”“部分依从”和“依从性差”，分别代表依从ERAS的22个核心措施的80%或更多、50%或更多及不足50%。研究发现，这些措施在术前和围术期只能被“部分依从”。在22个核心措施中，术前的3项措施中患者所能够依从措施的中位数为3项中的2项，范围为1～3；围术期的10项措施中患者依从的中位数为10项中的5项，范围为4～7；而术后的9项措施依从性的中位数为9项中的2项，范围为0～4，术后措施的依从性评价为“差”。在另一项涉及115例接受胰十二指肠切除术的患者的研究中，Braga等对术前和术中ERAS项目的依从性做了分析。他们发现，术后依从性不够理想，其下床活动率为47%，口服液体率为55%，固体食物进食率为53%，静脉输液撤销率为38%，硬膜外镇痛中止率为66%。根据术后短期效果进行亚组分析，未发生术后并发症组患者的依从性显著较高，且依从性随术后并发症的严重程度逐渐降低。Gustafsson等在涉及953名结直肠癌患者的研究中发现，ERAS措施依从性的改善和术后结局的改善存在关联。从2002年至2004年ERAS术前和围术期措施43.3%的依从性，整体上升到2005年至2007年的70.6%，其术后并发症（*OR*为0.73，95%*CI*为0.55～0.98）和症状（*OR*为0.53，95%*CI*为0.40～0.70）都出现显著下降。在此，限制静脉输液和术前饮用糖类是主要独立预测指标。在不同时期，与低ERAS依从性（50%）相比，随着ERAS依从性上升（增加至70%、80%和90%）其术后不良结局（30天内并发症发病率、出现症状和再入院）的比例显著降低。ERAS总体依从性增加27%，同期术后30天并发症发病率降低27%（*OR*为0.73，95%*CI*为0.55～0.98）。在随后的一项研究中，Gustafsson等报道了对同一队列患者的随访结果。结果分析显示，和依从性< 70%的患者相比，ERAS依从性的提高（≥ 70%）与5年生存率显著改善相关。

总之，提高患者对ERAS的依从性可直接影响围术期治疗效果。而且似乎也会影响结直肠癌患者的5年生存率。到目前为止，尚无有关妇科肿瘤手术ERAS依从性的数据发表。至于哪些ERAS措施对围术期结局影响最大，目前还存在认知差距。解决这些问题仍需要进一步的深入研究。

三、小结

ERAS的实施显著改善了妇科手术患者的围手术期预后。ERAS项目尤为重要的是要建立一个能够视高度依从ERAS方案的所有内容为最高且优先级原则的跨学科团队。一旦ERAS开始实施，同样至关重要的是要确保采取适当方法获取临床结局数据和生活质量参数，以便为将来改进和修改此类计划制订策略。现在已经有充分的证据支持在患者护理的各个方面加快康复的原则，当务之急是要让妇科手术医师和各相关科室考虑实施ERAS。可以预期，在不久的将来，所有外科亚专科都将考虑采纳ERAS作为护理规范的一部分。

第二篇　外　阴　癌

第 4 章

外阴手术与外阴癌前哨淋巴结定位

Michael Frumovitz

在过去的 100 年里，外阴癌的手术治疗已从妇科肿瘤学中并发症发生率最高的手术之一演变成并发症发生率最低的手术之一。最初的手术方法包括外阴、腹股沟和髂淋巴结的根治性整块切除术（图 4-1A），虽然与早期手术相比，这种手术大大提高了患者的生存期，但术后并发症的发生率非常高，以至于患者经常出现伤口裂开、愈合时间延长、淋巴水肿及住院时间较长。采用这种根治性手术方法的理由是担心肿瘤可能会种植到外阴原发病灶和腹股沟股三角区淋巴结之间区域的皮肤——“皮肤桥”中。然而，尽管在肿瘤整块切除标本的淋巴管中偶尔观察到转移途中的肿瘤栓子，但从未遇到真正的肿瘤种植。虽然皮肤桥部位可能会出现肿瘤复发，但整块切除术的短期和长期并发症的发病率被认为超过了在皮肤桥中复发的风险，因此手术医师转而通过分别做切口进行原发病灶切除和腹股沟淋巴结的切除（图 4-1B），自此伤口裂开和住院时间延长的发生率明显下降，且肿瘤学结局未受影响。虽然分开的独立切口减少了伤口并发症，但淋巴水肿仍然是术后一个主要的长期并发症，64% 的女性外阴癌患者在接受腹股沟淋巴结切除后出现 2 级或 3 级淋巴水肿。为了降低这种发病率，医学家们开创了淋巴结定位技术和前哨淋巴结技术，并已证明可有效治疗早期外阴癌（图 4-1C）。采用淋巴结定位和前哨淋巴结活检术治疗外阴癌，将淋巴水肿的发生率降至 2% 以下，同样不影响肿瘤的结局。

在妇科恶性肿瘤中，外阴癌是第四大常见的肿瘤，仅次于子宫癌、卵巢癌和宫颈癌，略高于阴道癌。约 5% 的妇科恶性肿瘤发生在外阴，女性一生中患外阴癌的风险为 0.3%，在美国，每年每 10 万名女性中有 2.5 名新的外阴癌患者。所有外阴癌患者的总体 5 年生存率为 72%，当病变局限于外阴时，5 年生存率为 86.4%，而当病灶扩散至区域淋巴结时 5 年生存率为 56.9%，当有远处转移时 5 年生存率为 17.4%（表 4-1）。外阴癌仍然是一种经手术进行分期的疾病，国际妇产科联盟（International Federation of Gynecology and Obstetrics，FIGO）分期与前面描述的局部（Ⅰ、Ⅱ期）、区域性（Ⅲ期）和远处转移（Ⅳ期）的病变状态具有很好的相关性（表 4-2）。

大多数（95%）外阴癌具有鳞状组织学特征，其次是黑色素瘤。其他少见亚型包括巴氏（Bartholin）腺癌、发生于佩吉特病（Paget 病）患者的腺癌、基底细胞癌、疣状癌和外阴肉瘤。除此之外，在有限的病例报告中发现的极为罕见的外阴癌，包括内胚窦瘤、默克尔（Merkel）细胞癌、隆突性皮肤纤维肉瘤和恶性神经鞘瘤（表 4-3）。

外阴浸润性鳞状细胞癌的发展似乎有两种独立的途径。第一条途径往往与高危型人乳头瘤病毒（high-risk human papilloma virus，HPV）亚型相关，占外阴癌的 60%。大多数与 HPV 相关的外阴癌为 HPV-16 亚型（80%～90%），其余为 HPV-18 或 HPV-33 亚型。与 HPV 相关的外阴癌在年轻女性中更常见，其中许多人有生殖器疣或外阴和（或）宫颈不典型增生的病史。免疫抑制的妇女也更可能按照这种途径发展为外阴癌。

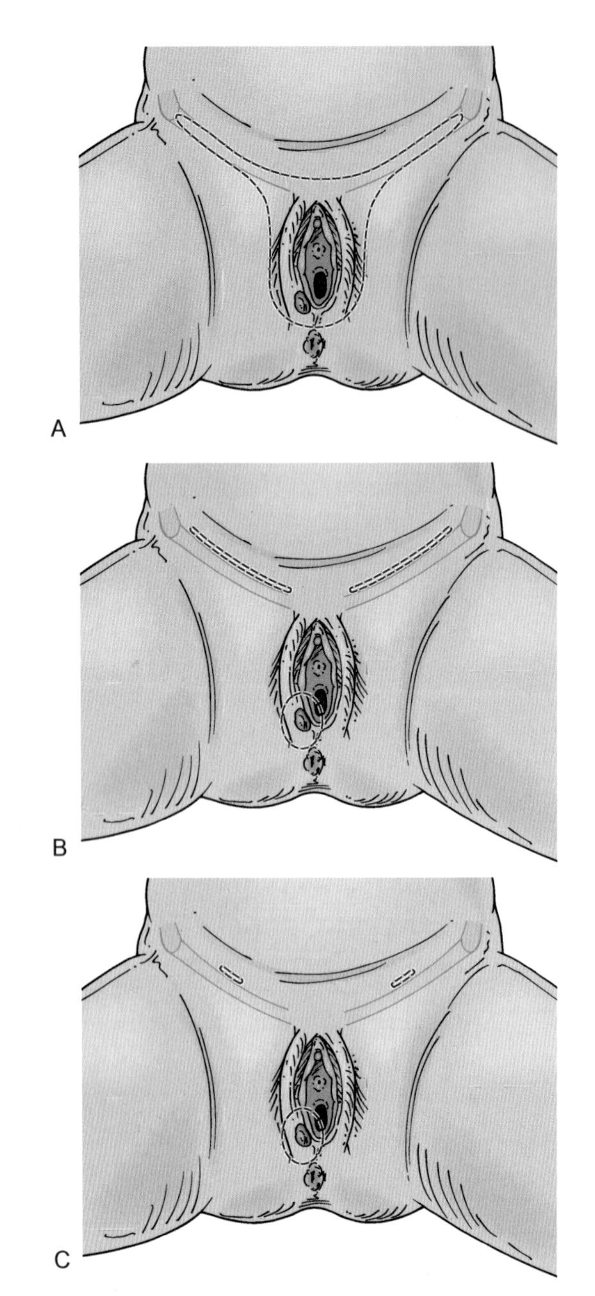

图 4-1 外阴癌手术治疗的演变：从大块切除外阴、腹股沟和髂淋巴结（A），到切除原发肿瘤和腹股沟 - 股淋巴结的“三切口”（B），再到局部广泛外阴切除术和前哨淋巴结活检（C）

另一种通常发生在老年妇女的途径似乎与 HPV 无关，而与慢性炎症相关。这些女性中有许多以前曾被诊断为苔藓样硬化或鳞状细胞增生。虽然患有这些病变的女性发展为浸润性外阴癌的风险为 4.5%，但无论是苔藓样硬化还是鳞状细胞增生本身均不被视为癌前病变。与 HPV 阳性的外阴鳞状细胞癌患者相比，HPV 阴性肿瘤患者的预后更差。

表 4-1 按病变范围划分的外阴癌患者的发病率和生存率

疾病范围	病例百分比	5 年生存率
局灶（局限于外阴）	59%	86.4%
区域（扩散至淋巴结）	30%	56.9%
远处转移（扩散至远处淋巴结）	6%	17.4%
未知 / 未分期	5%	56.2%

表 4-2 外阴癌的 FIGO 分期

分期	描述
I 期	肿瘤局限于外阴
IA	病灶最大径线 ≤ 2cm，局限于外阴或会阴，且间质浸润 ≤ 1.0mm，无淋巴结转移
IB	病灶最大径线 > 2cm 或间质浸润 > 1.0mm，局限于外阴或会阴，无淋巴结转移
II 期	任何大小的肿瘤侵犯至会阴邻近结构（下 1/3 尿道、下 1/3 阴道、肛门），无淋巴结转移
III 期	任何大小的肿瘤，有或无侵犯至会阴邻近结构（下 1/3 尿道、下 1/3 阴道、肛门），有腹股沟 - 股淋巴结转移
IIIA	(i) 1 个淋巴结转移（病灶 ≥ 5mm）或 (ii) 1~2 个淋巴结转移（病灶 < 5mm）
IIIB	(i) ≥ 2 个淋巴结转移（病灶 ≥ 5mm）或 (ii) ≥ 3 个淋巴结转移（病灶 < 5mm）
IIIC	淋巴结阳性伴淋巴结包膜外扩散
IV 期	肿瘤侵犯其他区域（上 2/3 尿道、上 2/3 阴道），或远处转移
IVA	肿瘤侵犯至下列任何部位 (i) 上尿道和（或）阴道黏膜、膀胱黏膜、直肠黏膜或固定于骨盆壁，或 (ii) 腹股沟 - 股淋巴结固定或溃疡形成
IVB	包括盆腔淋巴结在内的任何远处转移

FIGO. International Federation of Gynecology and Obstetrics，国际妇产科联盟

表 4-3 外阴病变的鉴别诊断

良性病变（常见）	癌前病变	浸润癌
硬化性苔藓	外阴上皮内瘤变	鳞状上皮癌
湿疣		黑色素瘤
传染性软疣	原位黑色素瘤	巴氏腺癌
佩吉特（Paget）病		起源于佩吉特（Paget）病的腺癌
鳞状上皮增生		基底细胞癌
扁平苔藓		疣状癌
慢性单纯性苔藓		外阴肉瘤
单纯雀斑样痣		内胚窦瘤

续表

良性病变（常见）	癌前病变	浸润癌
外阴黑色素沉着病		皮肤小梁状癌，又称梅克尔（Merkel）细胞癌
良性色素痣		隆突性皮肤纤维肉瘤
汗腺腺瘤		恶性神经鞘瘤
		侵袭性血管黏液瘤

一、外阴癌的临床表现、诊断及检查

（一）临床表现

许多外阴癌患者无症状，而有些患者可能会瘙痒，尤其是 HPV 阴性的老年患者，因为除浸润性癌症外，还经常出现苔藓样硬化。典型表现是外阴异常，如斑块或肿块，这些病变可能是溃疡、白斑或疣状。黑色素瘤病变则可有色素沉着，但偶尔也可能无色素改变。

（二）诊断

外阴病变的鉴别诊断范围从良性病变到浸润性癌（表 4-3）。必须对所有可疑病变进行外阴活检，以确认病理结果并适当处理。医护人员对外阴的外观异常进行活检的指征应放宽。临床实践中，有学者提出“有疑问就活检！”。由于多达 5% 的外阴癌患者的病变是多灶性的，因此必须对异常部位进行多处活检。

外阴钳夹活检是最常用的诊断方法。这种手术可在门诊局部麻醉下进行。必须确保获取足够的活检样本，应包括真皮和皮下结缔组织，以便在存在浸润性癌时，能够确定浸润深度。

在获得患者的口头或书面同意后，使用碘伏或氯己定消毒病变周围区域，并在病变周围注射 1%～2% 含或不含肾上腺素的利多卡因 2～3ml，在病变下面形成一个小凸起。活检标本应从病变的边缘而不是中心位置获取。不推荐在门诊进行阴蒂活检，因为该部位非常敏感，患者的耐受性差，阴蒂活检应在全身麻醉下进行。

推荐使用 Keyes 活检打孔器（图 4-2），但也可使用手术刀或剪刀。Keyes 活检打孔器更有可能达到足够的活检深度，如病变为浸润性癌，这一点尤其重要。虽然打孔活检的大小范围从 2mm 到 10mm 不等，但通常 3～5mm 的大小就足以对大多数病变进行病理诊断，且不会引起过多的不适或出血。

在进行操作时，将活检打孔器垂直压在皮肤上，用非主力手将皮肤绷紧，然后用力旋转。理想情况下，旋转只能沿一个方向（顺时针或逆时针）进行，以避免切碎标本，但有时需要来回旋转。一旦器械达到足够的深度，就用镊子夹住标本并提起，以便用剪刀或手术刀在标本的底部横行切下活检标本。

通常加压或用硝酸银棒即可轻松止血，如出血比较急，也可使用碱式硫酸铁溶液（Monsel 溶液），偶尔需要缝合止血，但这种情况很少见。

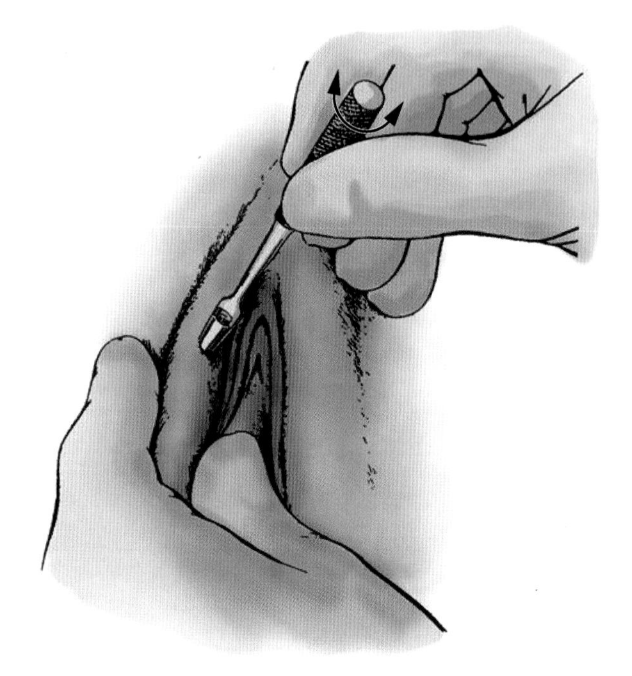

图 4-2　Keyes 打孔活检器

（摘录自 Frumovitz M，Bodurka DC. Neoplastic diseases of the vulva. In: Lobo RA，Gerhsenson DM，Lentz GM，Valea FA，eds. Comprehensive Gynecology，7th ed. Philadelphia: Elsevier，2017:690.）

（三）术前检查

术前应进行仔细的体格检查，尤其要注意腹股沟淋巴结和局部病变范围。一旦病理诊断为浸润癌，且浸润深度＞ 1mm，应进行术前影像学检查，以排除局部和远处转移。对于鳞状细胞癌，以正电子发射计算机断层扫描（positron emission tomography-computed tomography，PET-CT）检查更佳，因为其检测腹股沟转移的敏感度＞ 90%（图 4-3）。然而，由于 CT 扫描或磁共振成像（magnetic resonance imaging，MRI）与 PET 扫描评估转移性病灶的敏感度和特异度相当，行 CT 或 MRI 检查也可以接受。腹股沟超声检查也可用于评估腹股沟淋巴结转移。如果担心直肠或尿道

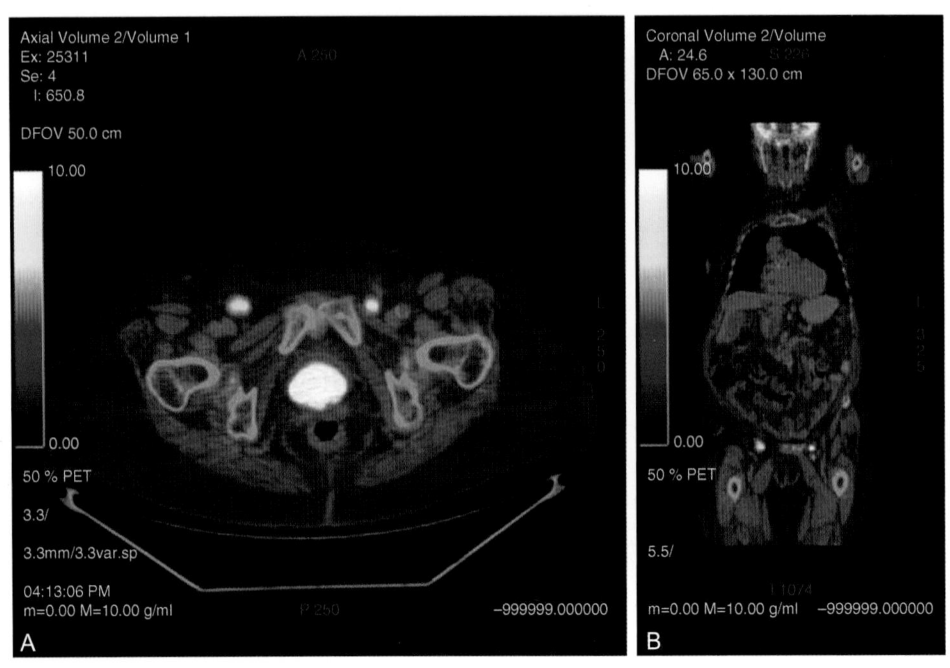

图 4-3 **正电子发射计算机断层显像（PET-CT）在轴位（A）和冠状位视图中均显示腹股沟双氟脱氧葡萄糖（FDG）阳性结节**

受累，可行盆腔 MRI 检查以评估肿瘤对这些结构的影响。对于患 Paget 病基础上出现腺癌的患者，必须同步进行完整的肿瘤的检查，因为多达 30% 的患者可能同时患有另一种非相邻部位的原发性癌。最常见的相关恶性肿瘤包括乳腺癌、直肠癌、膀胱癌或尿道癌、宫颈癌和基底细胞癌。

二、术前注意事项

（一）解剖学

原发性外阴癌包括大阴唇、小阴唇、阴蒂或会阴部的癌变。对于涉及外阴和肛门或尿道的不明确病变，有时很难确定原发部位，应以多学科的方式进行治疗。按照惯例，包括外阴和阴道在内的肿块被认为是原发性外阴癌。

外阴和阴道的下 1/3 淋巴引流路径一致，通过丰富的淋巴管网引流到腹股沟淋巴结（图 4-4）。外阴癌患者的腹股沟解剖，即股三角的解剖学边界包括上界的腹股沟韧带、内侧界的长收肌及外侧界从大腿外侧向内延伸至膝关节上方的缝匠肌（图 4-5）。尽管有一些文献描述了从阴蒂到盆腔淋巴结（髂淋巴结或闭孔淋巴结）的直接淋巴引流，但在无腹股沟淋巴结阳性的情况下，转移到盆腔淋巴结的病例极为罕见。不推荐外阴癌（包括阴蒂病变）初治手术常规进行盆腔淋巴结清扫术，除非术前影像学检查发现巨大肿块。

在肿瘤外科学中，浅层解剖和深层解剖这两个术语具有不同的含义。例如，在治疗下肢黑色素瘤时，浅层解剖是指腹股沟淋巴结，而深层解剖是指盆腔淋巴结。在妇科肿瘤学中，这两个术语都指单纯的腹股沟淋巴结清扫术。浅层解剖涉及的是在 Camper 筋膜（腹壁浅筋膜的浅层）和阔筋膜之间发现的淋巴结。深部淋巴结则是指沿股血管、位于阔筋膜和腹股沟韧带下方的淋巴结。Cloquet 淋巴结，位于卵圆窝内，被认为是浅表淋巴结群向深部淋巴结的过渡。虽然在无腹股沟淋巴结阳性的情况下，似乎没有直接向盆腔淋巴结转移的风险，但在肿瘤没有向浅表淋巴结扩散的情况下，可能存在从外阴转移至腹股沟深淋巴结的风险。因此，完全的腹股沟淋巴结切除术，包括同时切除浅层和深部淋巴结，此点非常重要。据报道，仅进行浅层淋巴结切除时，腹股沟区复发的概率为 7%。

（二）初治手术治疗与初治放射治疗

一般情况下，临床分期为 T1 或 T2 病变且淋巴结阴性的患者，初治方案首选手术治疗，其目的是治愈疾病（表 4-4）。对于需要进行手术治疗或放化疗的患者，建议遵循图 4-6 中概述的治疗流程图。虽然此流程可作为治疗女性外阴癌的通用模型，但对于较大的 T2 期肿瘤的处理可能会出现偏离。这主要是基于既要保证手术切缘距病

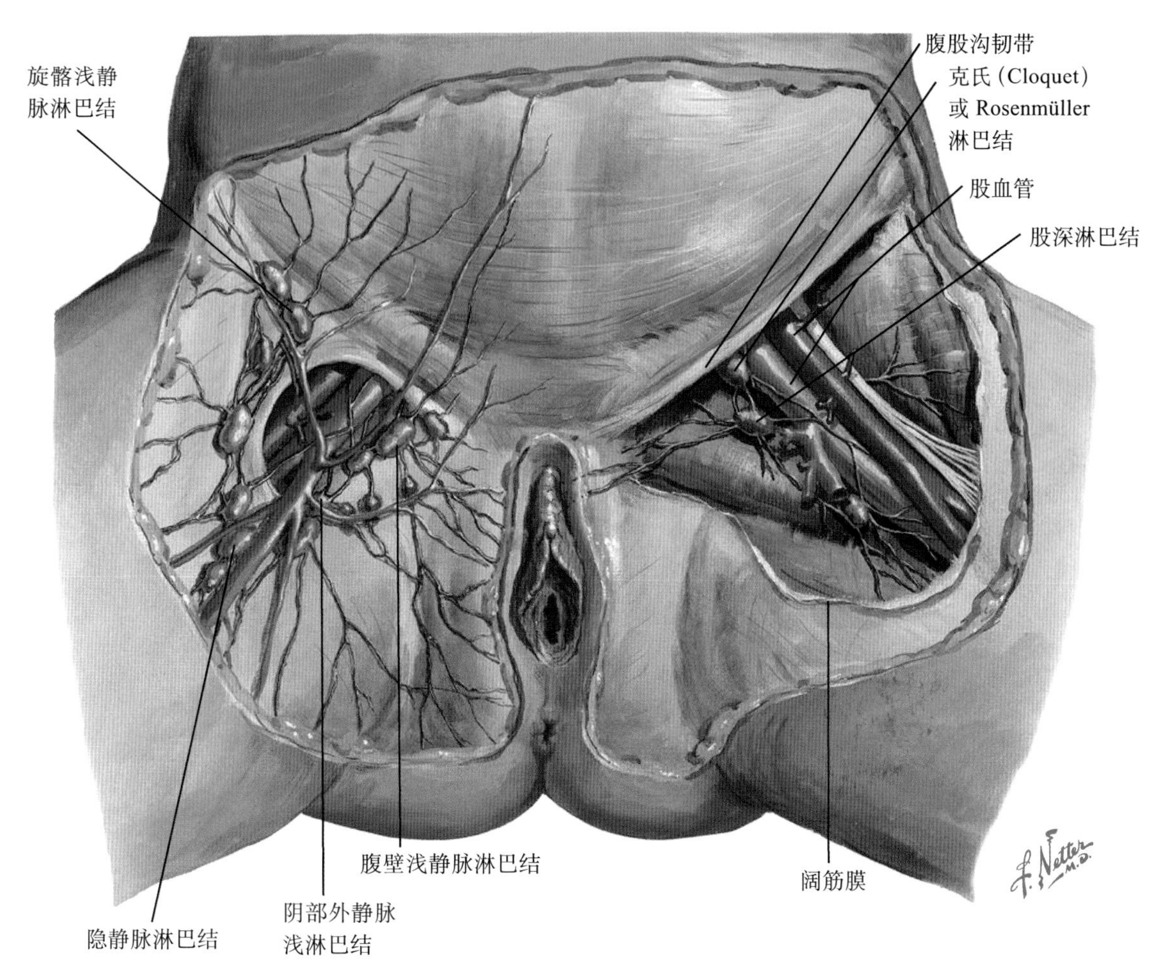

图 4-4 **外阴淋巴引流**

灶有足够的距离（见下文），又要保留受累器官的功能（即泌尿系或肠道）。在这些情况下，必须制订个体化的治疗计划。

（三）原发肿瘤切除术的手术规划

如前所述，原发病灶的治疗已从外阴、腹股沟淋巴结及它们之间的皮肤桥的整体切除发展成对原发病灶和腹股沟分别做单独切口。虽然在整块切除术中从未见过皮肤桥部位的转移性种植，但经常发现转移途中的肿瘤栓子。这些淋巴管内的肿瘤栓子可能在初次手术治疗的原发病灶切除术和腹股沟分离切口时被“滞留”在皮肤桥内，据报道，0 ～ 6%的患者出现皮肤桥内复发。根据我们的临床经验，皮肤桥的复发极为罕见，而整块切除的风险和并发症发生率远远超过了皮肤桥复发的较低的风险。

切除外阴原发灶时，保证手术切缘与病灶之间有足够的距离是最重要的。当病变边缘距手术切缘的距离（病理边缘）达到或超过 1cm 时，单纯手术治疗的外阴局部复发率接近 0。相反，当初次手术标本的切缘距病变边缘＜ 8mm 时，如果不进行辅助治疗，几乎 50% 的患者会复发。为了达到 1cm 的病理边缘，手术医师应从肉眼观察到的肿瘤边缘向外周切除 2 cm 以上的组织。在这里，需要切除 2cm 的肿瘤周边组织是因为考虑到浸润病变在显微镜下的延伸及切除标本在固定后制作病理切片时的收缩。

（四）腹股沟淋巴结的手术规划

淋巴结状况仍是女性外阴癌最重要的预后因素。腹股沟淋巴结阴性的外阴癌的复发率＜ 2%，相比之下，有腹股沟淋巴结转移的外阴癌复发率高达 40%。癌灶的浸润深度仍然是外阴癌妇女淋巴结转移的重要预测指标，对于浸润深度＜ 1mm 的病灶，淋巴结转移的风险接近 0，而对于浸润深度 1 ～ 3mm 的病灶，淋巴结转移的风险为 8%，

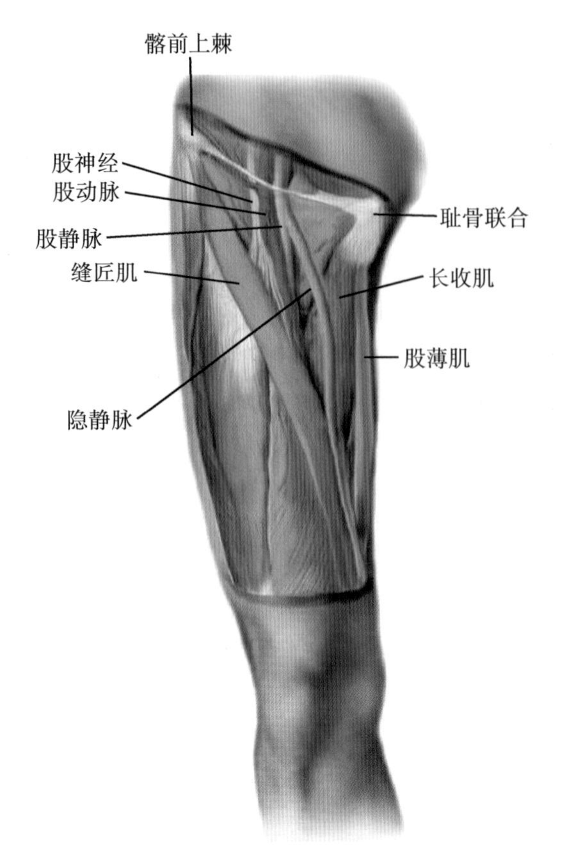

图 4-5 **股三角区以腹股沟韧带、长收肌和缝匠肌为界**
（摘录自 Baggish MS， Karram MM. Atlas of Pelvic Anatomy and Gynecologic Surgery， 4th ed. Philadelphia: Elsevier； 2016； 905.）

深度 3 ～ 5mm 转移的风险为 33%，深度 5mm 以上转移的风险为 48%（表 4-5）。对于≤ 2cm 的肿瘤，转移至区域淋巴结的风险为 19%，而对＞ 2cm 的肿瘤转移风险为 42%。因此，对临床分期为 T1b 期或 T2 期病变的外阴癌，必须通过完全的腹股沟淋巴结清扫术或前哨淋巴结活检术来评估淋巴结病变（图 4-6）。

传统上，进行单侧还是双侧淋巴结评估取决于原发肿瘤与中线的解剖位置。对于肿瘤内侧缘与中线距离＞ 2cm 的病变，对同侧腹股沟淋巴结进行单侧淋巴结评估即可。而对于跨越中线的病变，进行双侧淋巴结评估是标准治疗。

既往，曾有手术医师对肿瘤内侧缘距中线＜ 2cm 但未跨越中线的病变进行双侧淋巴结评估。约有 28%的病变属于这种“侧缘不确定”的病变（其他患者 45%的病变跨越中线，27%的病变距中线＞ 2cm）。而当这些患者术前行淋巴显像时，单侧引流至同侧腹股沟淋巴结者仅有 42%；在侧缘不确定且术前淋巴显像仅显示为同侧引流的患者中，对侧淋巴结群均无阳性转移。这表明，在这一特定患者群不需要进行对侧淋巴结评估手术。对于术前淋巴显影示双侧引流且侧缘不确定的患者，必须进行双侧淋巴结评估手术。

表 4-4 **外阴癌的 FIGO 分期和 TNM 分期**

TNM 分期	FIGO 分期	定义	手术方式
原发肿瘤（T）			
TX		原发肿瘤无法评估	
T0		无原发肿瘤证据	
Tis		原位癌	
T1a	IA	病灶最大径线≤ 2cm，局限于外阴或会阴，且间质浸润≤ 1.0mm	WLE, 无 LNA
T1b	IB	病灶最大径线＞ 2cm 或任何大小的病灶间质浸润＞ 1.0mm，局限于外阴或会阴	WLE, 同侧 LNA
T2	II	任何大小的肿瘤侵犯至会阴邻近结构（下 1/3 尿道、下 1/3 阴道、肛门）	改良根治性外阴切除（单侧外阴切除、前部外阴切除或后部外阴切除），双侧 LNA 新辅助放化疗和选择性手术，无 LNA
T3	IVA	任何大小的肿瘤侵犯至下列任何部位：上 2/3 尿道，上 2/3 阴道、膀胱黏膜、直肠黏膜或固定于骨盆壁	

续表

TNM 分期	FIGO 分期	定义	手术方式
区域淋巴结（N）			
NX		区域淋巴结无法评估	
N0		无区域淋巴结转移	
N1		1 个或 2 个区域淋巴结伴以下特征	
N1a	IIIA	1 个或 2 个淋巴结转移，每个≤ 5mm	
N1b	IIIA	1 个淋巴结转移，≥ 5mm	
N2		区域淋巴结转移伴以下特征	
N2a	IIIB	≥ 3 个淋巴结转移，每个< 5mm	
N2b	IIIB	≥ 2 个淋巴结转移，≥ 5mm	
N2c	IIIC	淋巴结转移伴淋巴结包膜外扩散	
N3	IVA	区域淋巴结转移出现淋巴结固定或溃疡形成	
远处转移			
M0		无远处转移	
M1	IVB	远处转移（包括盆腔淋巴结转移）	

FIGO. 国际妇产科联盟；LNA. 淋巴结评估；WLE. 局部广泛切除

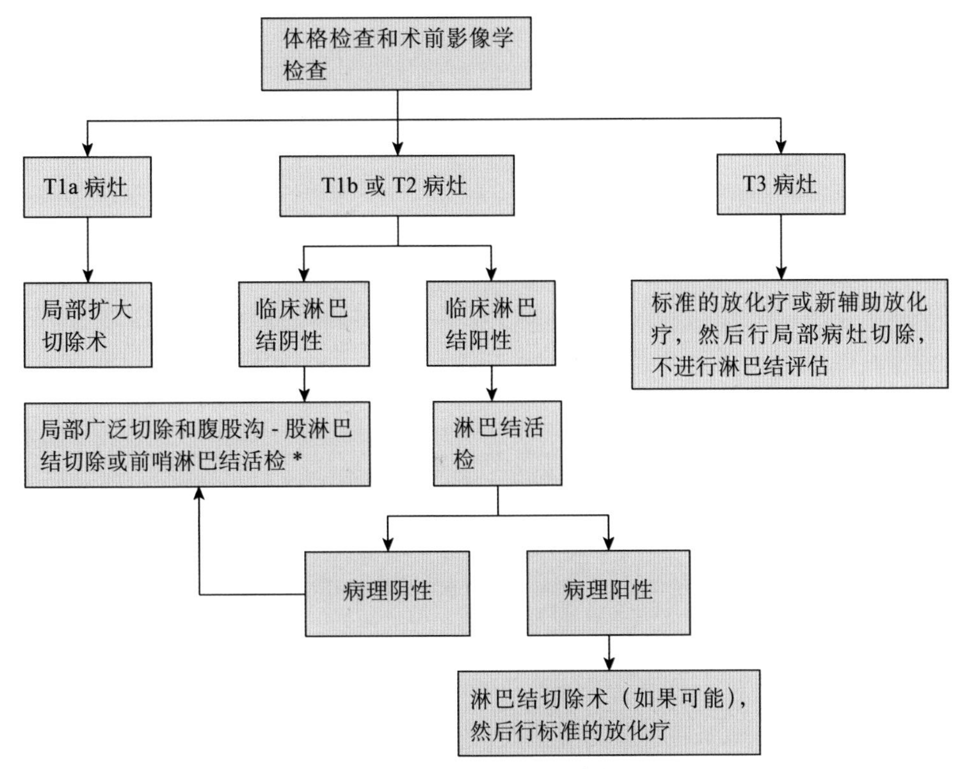

图 4-6　**外阴鳞状细胞癌治疗原则**

* 原发肿瘤< 4 cm，行前哨淋巴结切除

当进行完全的腹股沟淋巴结切除术时，对所有患者均应尝试保留隐静脉以减少淋巴水肿。在一项前瞻性随机试验中，对行腹股沟淋巴结清扫术的外阴癌患者比较保留与结扎隐静脉的效果。结果表明，保留隐静脉可显著降低下肢淋巴水肿、慢性疼痛和慢性蜂窝织炎的发生率，

且不增加肿瘤复发率。多项回顾性研究支持在腹股沟淋巴结清扫术中保留隐静脉可降低并发症的发生率而又不影响肿瘤学结局的观点。当然，通过引入和验证前哨淋巴结的概念，降低外阴癌妇女术后下肢并发症的发生率已取得最大成效。

表 4-5 **腹股沟淋巴结转移的风险依原发病灶浸润的深度而不同**

浸润深度	腹股沟淋巴结阳性
＜ 1mm	0
1 ～ 3mm	8%
3 ～ 5mm	33%
＞ 5mm	48%

三、外阴癌的前哨淋巴结

如今，淋巴造影和前哨淋巴结活检被视为 T1 或 T2 期外阴癌的标准治疗。前哨淋巴结活检除了将淋巴水肿的风险降低到＜ 2% 外，还可降低淋巴囊肿、血管损伤和伤口裂开的风险。同样重要的是，如结合超分期和免疫组化，前哨淋巴结的检测和清除可增加对区域淋巴结微小病变的识别，为辅助治疗提供更准确的信息。

两项研究证实了对宫颈癌患者仅行前哨淋巴结活检的有效性和肿瘤学安全性。GOG-173（美国妇科肿瘤学组 173）是一项真正的验证性研究。该研究对直径＜ 6cm 的鳞状细胞外阴癌患者前瞻性地进行淋巴结造影和前哨淋巴结活检，然后进行完全腹股沟淋巴结清扫术。这项研究招募了 515 名患者，最终样本为区域淋巴结转移的患者 132 例。总的来说，在 92.5%的患者中至少发现 1 个前哨淋巴结，平均每个腹股沟发现 1.5 个前哨淋巴结。这种方法的敏感度为 91.7%，阴性预测值为 96.3%。对于肿瘤直径＜ 2cm 的患者，阴性预测值为 98%。随着肿瘤增大，前哨淋巴结检查的准确性降低，对于病变＞ 4cm 的患者必须非常谨慎。事实上，对＞ 4cm 的肿瘤不推荐使用该技术，而是建议进行完全腹股沟淋巴结切除术。

与 GOG-173 验证性研究不同，GROINSS-V（格罗宁根外阴癌前哨淋巴结国际研究）研究是一项对仅接受前哨淋巴结活检以评估区域淋巴结转移妇女的肿瘤结局的观察性研究。在这项研究中，肿瘤直径＜ 4cm 的外阴鳞状细胞癌患者仅接受淋巴结造影和前哨淋巴结活检。然后，对至少识别出一个前哨淋巴结且无任何前哨淋巴结转移的患者进行为期 2 年的随访，以观察复发情况。结果该组患者的复发率为 3%。当将纳入患者的病变局限于单一癌灶且前哨淋巴结为阴性时，复发率降低至 2.3%。

推荐在每次外阴癌手术前进行术前淋巴显像、单光子放射计算机断层扫描（single-photon emission computed tomograph-computed tomography，SPECT-CT）评价单独行淋巴结显像和前哨淋巴结活检术的效果。淋巴显像是通过肿瘤周围注射锝 -99 来显示淋巴结群的二维平面成像（图 4-7）。SPECT-CT 将淋巴显像与 CT 扫描相结合，形成前哨淋巴结的三维图像（图 4-8）。这两种术前成像方式均可用于手术方案的制订及识别解剖学异常的淋巴结群。淋巴显像和 SPECT-CT 还提供关于如前所述的病变侧缘不确定的患者是否需要单侧或双侧淋巴结活检的依据。

当术中的决策是基于术前淋巴显像或 SPECT-CT 结果时，有两个重要的考虑。首先，术前影像学上确定的前哨淋巴结数目必须与术中发现相符。如术前影像发现多个前哨淋巴结，术中必须识别确定相同数量的淋巴结。其次，如在术中未发现淋巴引流区域中的前哨淋巴结，则无论术前影像学检查如何，都必须在该区域行完全的腹股沟淋巴结切除术。

前哨淋巴结几乎总是在腹股沟的内侧部分被检测到。在一项研究中，49%的前哨淋巴结位于浅层区，即隐静脉的内侧，另有 35%位于隐静脉邻近的浅层区，其余 16%则位于深层区。在浅层区域的外 1/3，即隐静脉的外侧，未检测到前哨淋巴结。

四、手术方式

（一）局部扩大切除术

局部扩大切除术通常用于治疗外阴不典型增生。为了保证手术切缘距病变边缘的距离（病理边缘）足够宽，通常使用标记笔和椭圆形尺自病变的外缘向外周绘制 5 ～ 10mm 以标记病变边界。用手术刀或单极电刀沿标记的边界做皮肤切口。这种切除术有时被称为“外阴皮肤切除术”，旨在切除病变并保留 1 ～ 2mm 厚的皮下组织。因此，皮肤的切口无须过深。这种手术的目的是保

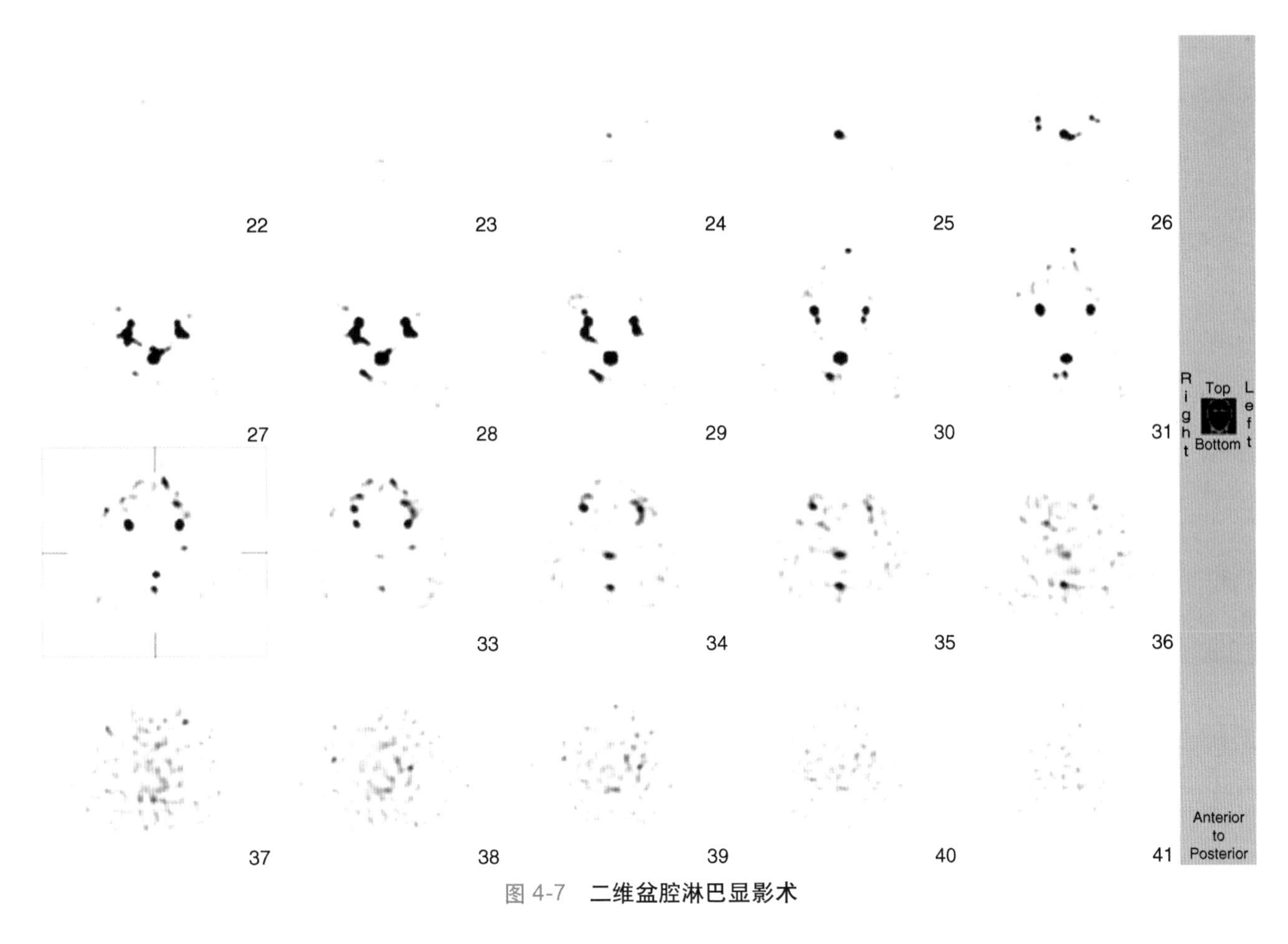

图 4-7 **二维盆腔淋巴显影术**

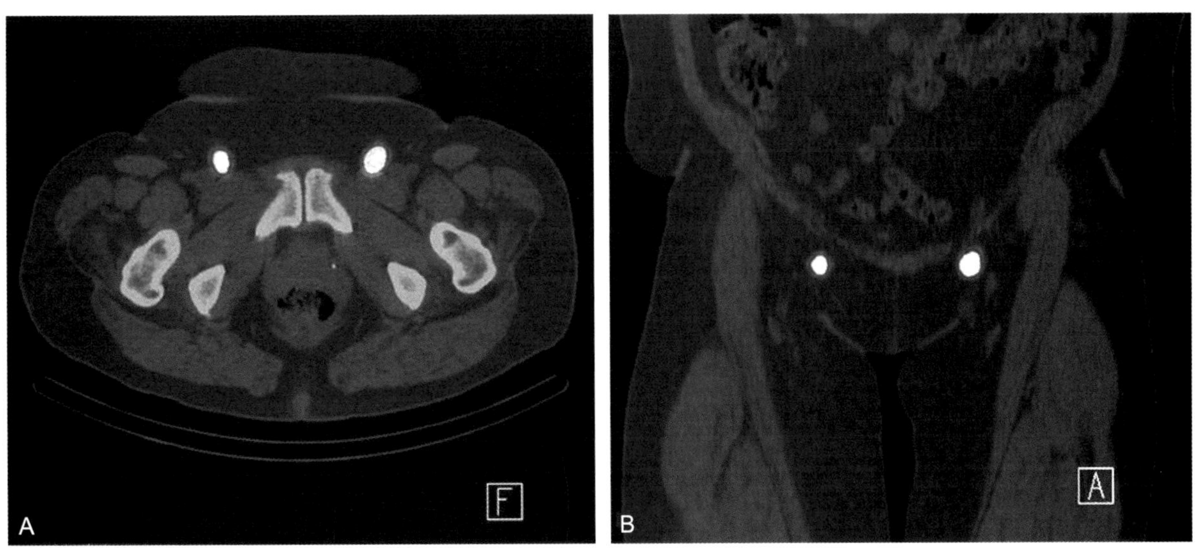

图 4-8 **单光子发射计算机断层扫描（SPECT-CT）**

在轴位（A）和冠状位（B）视图中显示双侧前哨淋巴结

留外阴的皮下和深层组织。

完成皮肤的环形切口后，用艾利斯（Allis）钳或手术钳夹住切除组织的边缘并轻轻牵拉，用手术刀或单极电刀切除皮下组织。切除标本后，通常在标本的 12 点位置缝标记线，为病理医师定位标本的方向。

用 2-0 延迟可吸收缝线间断缝合或连续皮下缝合皮肤边缘。如皮肤切除深度超过 2 ～ 3mm，可以使用 3-0 的延迟可吸收缝线间断或连续缝合来关闭切口的深层，宜尽可能消除无效腔并使切口两侧的皮缘更靠近，从而减小切口处皮肤的张力。

（二）局部广泛切除术

局部广泛切除术用于治疗浸润性癌（浸润深度＞1mm）。为了获得＞8mm 的充分的病理边缘（见前文），在病变周围和病变深层的切缘都要距离病灶 2cm。可先用标记笔和尺子在病灶的外围向四周画出一个超出病灶 2cm 的椭圆形边缘（图 4-9）。

如要进行腹股沟淋巴结切除术或前哨淋巴结活检，腹股沟的手术通常在局部广泛外阴切除术之前进行。用手术刀或单极电刀沿标记切开皮肤，深至筋膜。当皮肤切除延伸至深处时，必须注意保持垂直于皮肤切口，以免在原发性病变下方形成隧道或“缩窄”深部切缘。一旦切开侧边缘和深部边缘，就可使用单极电刀来切除标本。应充分冲洗术野，并仔细止血。如有小穿支血管出血，可用电刀电凝或 3-0 缝线缝扎止血。在阴蒂和尿道附近以及耻骨联合下方可能会遇到大的静脉窦。在这些预知易有较多出血的部位应格外小心，并采用传统的“钳、切、结”技术来止血，而不是仅用单极电凝止血。切除标本后，通常在标本的 12 点的位置缝合标记线，为病理医师定位标本方向。

大多数局部广泛外阴切除术可一期重建，尽管某些较广泛的切除术可能需要皮瓣或整形手术（参见下卷第 20 章）。一期重建的关键是使皮肤两侧切缘无张力地贴近，以减少伤口裂开和其他手术并发症的可能性。深部间隙使用 3-0 延迟可吸收缝线间断或连续分层缝合。皮肤切缘可用 2-0 延迟可吸收缝线间断或连续皮下缝合（图 4-10）。

* 译者注：NCCN 在 2020.1 外阴癌指南版本中，把外阴病灶切除术归纳为两类术式：局部扩大切除术（wide local resection）和局部广泛切除术（radical local resection）；在 2020.2 版中将这两种术式名称改为单纯部分外阴切除术（simple partial vulvectomy）和根治性部分外阴切除术（radical partial vulvectomy）。

（三）完全的腹股沟淋巴结切除术

患者取仰卧位或低截石位，双腿屈膝但不屈髋，在阴阜外侧、腹股沟韧带上方 1～2cm 做一个 8～10mm 的皮肤切口，并向外侧延伸。切口应在腹股沟韧带和腹股沟皮褶上方 2cm 处并与之平行，切口向下延伸至 Scarpa 筋膜（腹前壁下部浅筋膜分为浅的脂肪层和较深的膜性层，该深层即 Scarpa 筋膜——译者注）。游离切口上下的皮下组织，显露股三角区域，形成上皮瓣和下皮瓣（图 4-5）。在游离皮下组织形成皮瓣过程中，必须注意保留 3mm 以上厚度的皮下组织，以防止皮肤血行阻断而坏死。可用皮肤夹或自持式手术

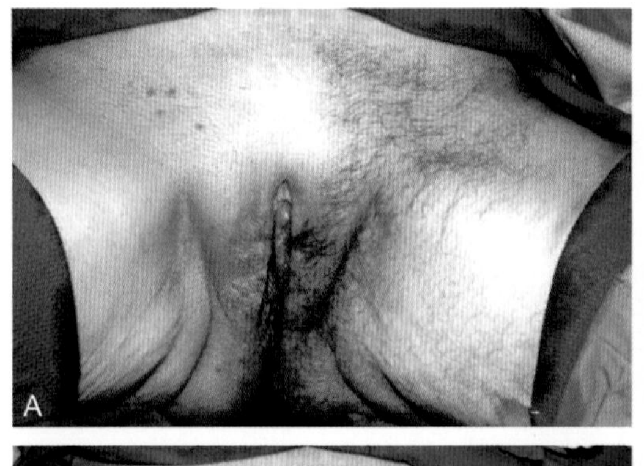

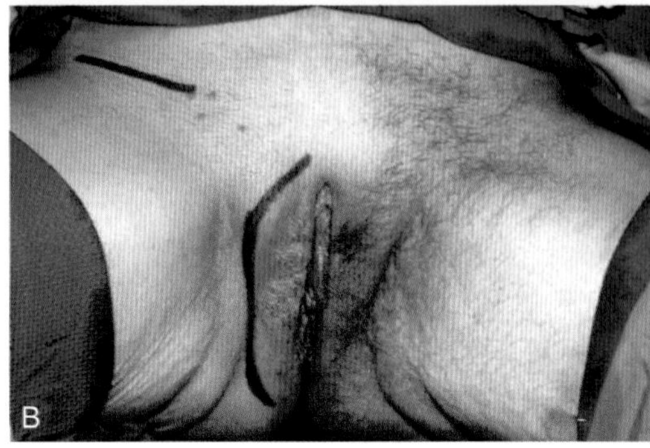

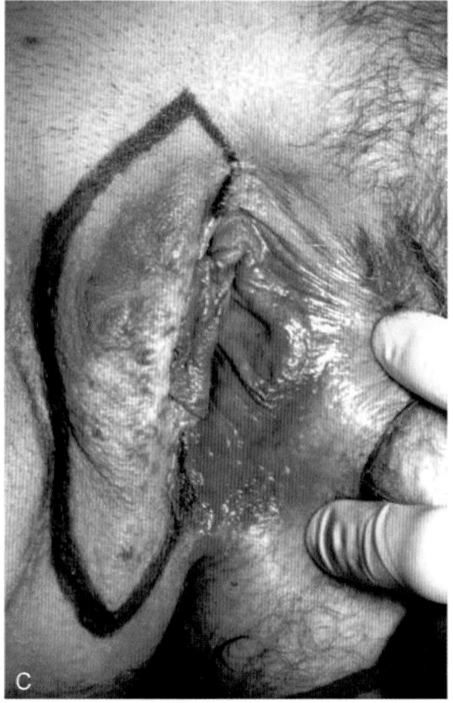

图 4-9 A. 原发病灶；B. 手术切缘距病灶 2cm；C. 完整的环形手术切缘

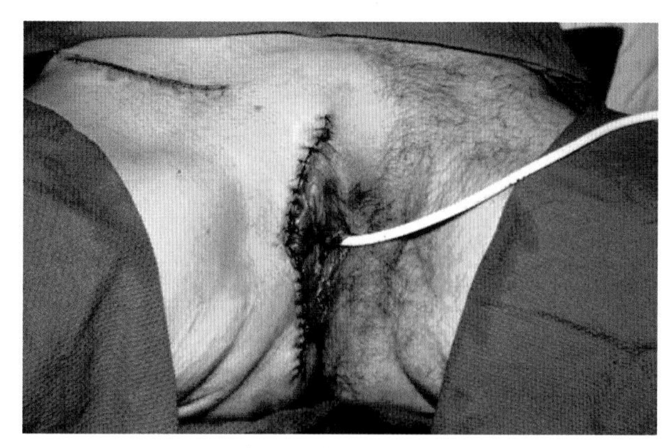

图 4-10　**广泛根治性切除术后Ⅰ期缝合**

牵开器（Gilkey 或 Harvey）牵开游离的上、下皮瓣，显露术野。

切开 Scarpa 筋膜，向下分离至腹股沟韧带和腹外斜肌筋膜，此为分离的头侧边界。腹壁浅动、静脉和其他血管会经过此处，切断这些血管之前必须小心结扎。从腹外斜肌筋膜上切下含有淋巴结的上层脂肪垫。

轻轻牵拉从腹外斜肌筋膜上分离下来的脂肪垫的上部，在股骨三角区内结合锐性和钝性分离法及单极电刀沿着筋膜继续向下分离。继续分离筋膜浅层，此层不会显露股血管。然而，当沿阔筋膜向下分离时，会遇到穿出筋膜的隐静脉，应尽力保留隐静脉避免损伤。沿着筋膜侧面继续向外分离至缝匠肌，向内侧分离至长收肌，从股骨三角提出剥离的脂肪垫，就可看到这些肌肉的外侧面的部分。

一旦看到卵圆窝并找到筛状筋膜，即可做一切口显露股血管，切除有转移风险的 Cloquet 淋巴结和其他腹股沟深淋巴结。在此过程中无须显露股动脉外侧的股神经。

充分冲洗术野并止血，在切除淋巴的空隙处留置一个封闭的负压引流管（通常用 Jackson-Pratt 引流管），并用 3-0 延迟可吸收缝线间断或连续缝合 Scarpa 筋膜，使其重新贴近覆盖的皮瓣，用 4-0 延迟可吸收缝合线或钉皮钉闭合皮肤切口。

（四）淋巴结显影和前哨淋巴结活检

显影材料　美国食品药品监督管理局（Food and Drug Administration，FDA）批准两种物质用于实体肿瘤的淋巴显影和前哨淋巴结的识别。第 1 种是专利蓝色染料（异硫丹蓝、亚甲蓝和专利蓝 V）。这些染料可被组织迅速吸收，并在 5 ～ 15 分钟沉积在前哨淋巴结中，在淋巴结中存留约 60 分钟即消散。因此，腹股沟的解剖和前哨淋巴结的识别必须在注射该染料后 10 ～ 15 分钟开始，且必须在 1 小时内完成，以便有足够的时间让染料到达前哨淋巴结，又不至于因染料已通过或消散而错过前哨淋巴结。蓝色染料是安全的，只有 1%～ 2%的患者出现不良反应。最令人担忧的并发症——过敏反应极为罕见，但也曾有心血管衰竭和肺水肿的报道。过敏反应一般发生在注射后 10 ～ 30 分钟，其治疗主要是支持疗法。有学者选择用类固醇、苯海拉明对使用蓝色染料的患者预处理。用药后可出现假性过敏反应，表现为氧饱和度降低和皮肤灰白，但没有心血管衰竭的特征。这可能是因为蓝色染料干扰无创脉搏血氧饱和度检测的计算方法，或是因为它们产生一种已知的不良反应，即自限性皮肤颜色变化（通常为蓝色或灰色调）。对在其他方面都稳定的患者，应测量动脉血氧饱和度。

第 2 种常用显影材料是伽马射线放射性胶体锝 -99。显影物质必须足够小，小到能够进入淋巴管内运送（< 500nm），但它又必须足够大，大到不会穿透毛细血管，以免在进入组织到达前哨淋巴结之前透过毛细血管扩散（> 5nm）。在美国，最常用的放射性药物是滤过的锝 -99- 硫胶体。该物质的大小为 15 ～ 50nm（未过滤的为 100 ～ 400nm），分散均匀，半衰期短（约 14 小时）。与蓝色染料迅速到达淋巴结（不到 15 分钟）但又迅速消散（不到 60 分钟）的特点不同，锝 -99- 硫胶体需要更长的时间（30 ～ 40 分钟）才能到达前哨淋巴结，同时在前哨淋巴结中的停留时间比蓝色染料更长（长达 20 ～ 24 小时），尽管大多数学者认为从注射到淋巴结显影（通过淋巴显像和 SPECT-CT 或术中使用手持式伽马计数器）的最佳时间是 1 ～ 6 小时。如用于术前淋巴结显像和术中定位，建议两者需间隔 24 小时以上并分别注射这种显影材料，或者在注射放射性胶体后 1 ～ 6 小时进行淋巴结显像和手术中的淋巴结定位。

最近，吲哚菁绿（indocyanine green，ICG）已被用于多种实体瘤的淋巴造影。ICG 是一种水溶性三碳菁染料，其光谱吸收峰为 800 ～ 810nm，利用近红外成像（在 806nm 处激发激光），该染料易于实时显像，可很好地显现出淋巴管和前哨淋巴结。该技术需使用特殊设备——近红外成像仪，而目前大多数医疗中心并没有这种设备。此外，该化合物尚未获得 FDA 批准用于淋巴造影，而仅被批准用于静脉注射。

（五）淋巴显影的手术操作

淋巴造影时可使用总量为4ml蓝色染料（使用时以每份为1ml的4等份）和2～4ml含1～2.5mCi的锝-99（使用时分为4等份）。4等份的显影材料分别在肿瘤周围的4个部位皮内注射。通常，注射在肿瘤的2点、5点、8点和11点4个部位。显影材料不应注入肿瘤的瘤体内，而应注入肿瘤边缘以外的正常上皮内（图4-11）。皮内注射对于显影剂经由真皮浅层的淋巴管引流至腹股沟的淋巴管很重要，深层注射则显影剂会经沿着大血管的淋巴通道进入盆腔，而不代表原发病灶的真正淋巴引流。为了让显影剂有足够的时间到达前哨淋巴结（见前文），锝-99可在麻醉诱导后、患者准备好手术并铺手术单之前注射；而蓝色染料则在手术团队准备开始手术时注射。

结合术前成像和术中手持式伽马探针，在放射性活性最强的部位做一小切口，并切开Scarpa筋膜，然后仔细剥离其下的组织，以识别淋巴管（图4-12）。沿着淋巴管，间歇使用伽马探针，识别并切除前哨淋巴结（图4-13）。应使用伽马探针在体外确认放射性（图4-14）。当仅使用蓝色染料作显影剂时，淋巴结标记为“蓝色”，当只以放射性材料显影时标记为“热”或当既有蓝染又有放射性材料时标记为“热和蓝色”。

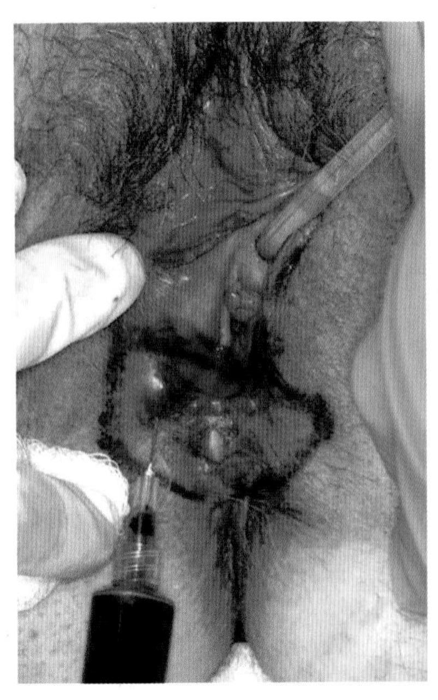

图4-11　**向11点处肛周病灶部位皮内注射一种蓝色染料（专利产品）**

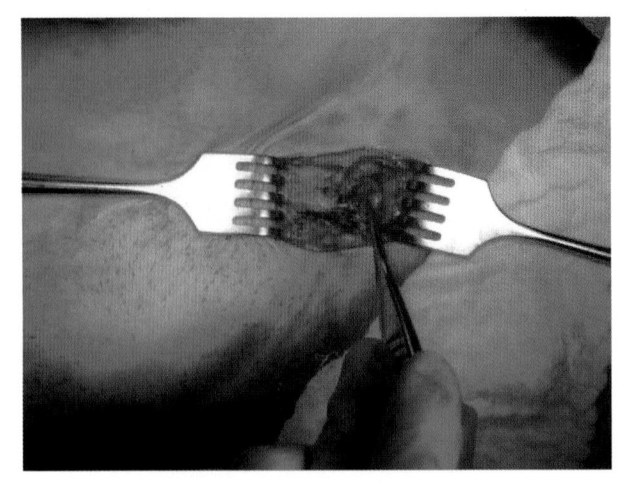

图4-12　**淋巴管染成蓝色**

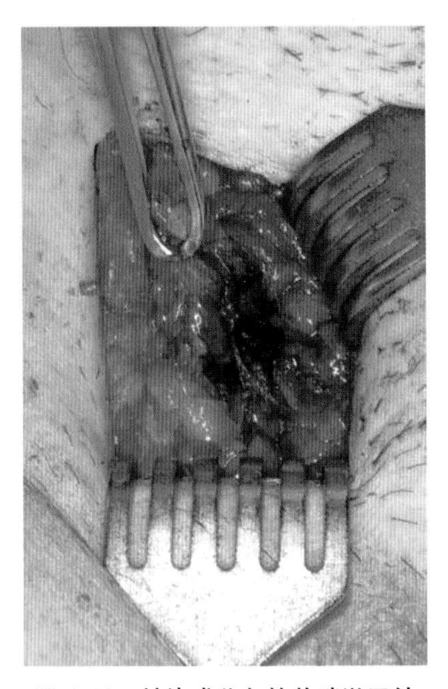

图4-13　**被染成蓝色的前哨淋巴结**

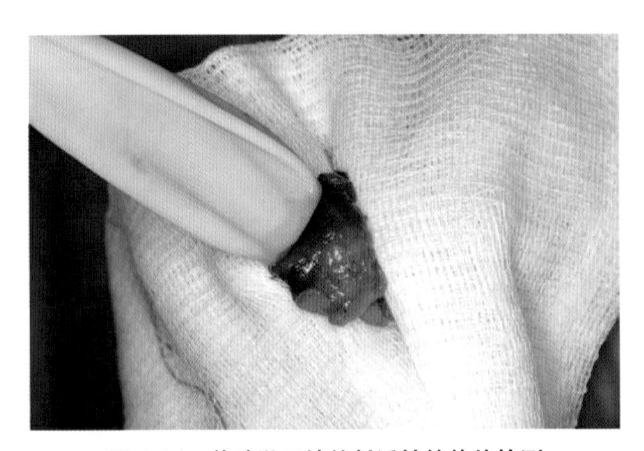

图4-14　**前哨淋巴结放射活性的体外检测**

如在术前淋巴显像发现有多个淋巴结，应尽量识别并切除多个前哨淋巴结。一旦所有前哨淋巴结已被切除，应使用伽马探针确认腹股沟内没有更多的放射性。然后，可以关闭 Scarpa 筋膜和皮肤。如只切除前哨淋巴结，无须放置引流管。

五、并发症的发生率

术中并发症的发病率罕见，出血的风险也小。然而，潜在出血部位易于预见，可在切断血管前结扎以控制出血。由于手术仅需要分离浅层并且手术范围内缺少大血管，如遇出血，通常易于通过钳夹和缝结来控制出血。

术后最常见的两个短期并发症（术后 30 天之内）是手术部位感染和伤口裂开。高达 50%的患者发生伤口裂开。未感染的伤口裂开，处理通常可以通过二期缝合来达到伤口愈合。近 1/3 的患者发生手术部位感染，需口服抗生素治疗。

最常见的长期并发症（超过术后 30 天）是淋巴囊肿和淋巴水肿。对于接受完全腹股沟淋巴结切除术的妇女，多达 29%的患者发生淋巴囊肿。无症状的小淋巴囊肿可采取观察或抽吸等进行非手术治疗。有症状的大淋巴囊肿应留置引流管，如仍未能解决，可能需要局部注射硬化剂使其硬化。若通过长期留置引流管或硬化剂不能解决的淋巴囊肿，则需在腹股沟做一大切口开放引流，以达到二期愈合。

近 2/3 的患者在腹股沟淋巴结切除术后发生淋巴水肿（图 4-15）。但是，若仅进行前哨淋巴结活检，则淋巴水肿的发生率会降低到 2%以下。当需行完全的腹股沟淋巴结切除术时，保留隐静脉将大大降低淋巴水肿的风险。对于症状性淋巴水肿的患者，抬高患肢、穿弹性袜和物理治疗均有助于控制症状。部分患者可考虑微血管淋巴管吻合术或淋巴结转移术，但这些技术仍处于发展初期。

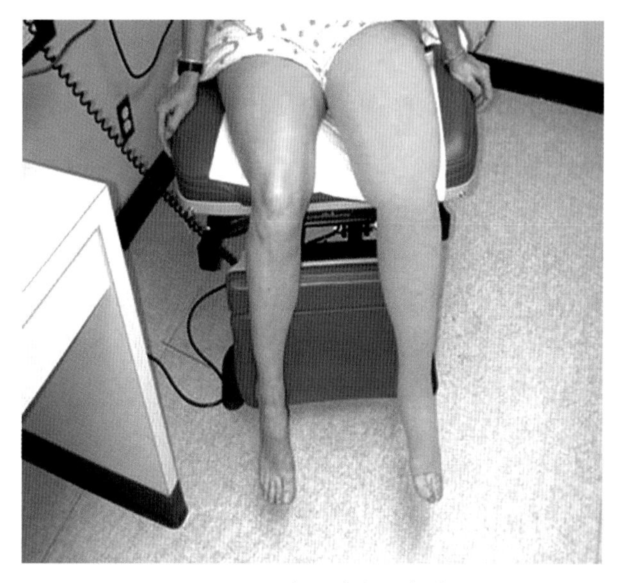

图 4-15　**左下肢淋巴水肿**

第三篇　子 宫 颈 癌

第5章

早期宫颈癌的保守性手术

Pedro T.Ramirez，Gloria Salvo，Michael Frumovitz

早期宫颈癌（Ⅰ A2～Ⅰ B1 期）妇女的标准治疗仍是根治性子宫切除术和盆腔淋巴结切除术。对于要求保留生育能力的患者，根治性宫颈切除术及盆腔淋巴结切除术是一个可行的选择。回顾性研究的数据证实，根治性子宫切除术和根治性宫颈切除术在肿瘤学上的结局是相同的。

一、根治性宫颈切除术

根据美国国家癌症研究所的数据，40.1%的宫颈癌在 20～44 岁的女性中被诊断出来；而对于这部分人而言，其中 14.3%的患者年龄在 20～34 岁，25.8%的患者年龄在 35～44 岁。由此可见，越来越多有生育需求的女性有罹患宫颈癌的风险。为了使得这部分女性在患癌时保留生育能力，1994 年，Dargent 等介绍了根治性宫颈切除术，作为早期宫颈癌患者保留生育能力的选择。自从根治性宫颈切除术用于临床以来，研究表明其复发率（5%）、并发症发病率和死亡率与根治性子宫切除术相似。从而得出结论：在早期宫颈癌患者中，根治性宫颈切除术是早期宫颈癌的一种可行的、保留生育能力的治疗方案。

Abu-Rustum 和 Sonoda 分析了一个前瞻性数据库的资料，这个数据库收集按国际妇产科联盟（FIGO）分期Ⅰ A1～Ⅰ B2 期宫颈癌患者，住院拟接受经腹保留生育能力的宫颈广泛切除术患者的资料。从 2001 年 11 月至 2010 年 5 月，共计 98 例 FIGO Ⅰ A1～Ⅰ B2 期宫颈癌患者的数据被连续录入该数据库，患者中位年龄为 32 岁（范围 26～45 岁），均接受了保留生育能力的根治性宫颈切除术。从组织学类型上看，最常见的是腺癌，共 54 例，占 55%；其次为鳞癌，42 例，占 43%。淋巴脉管浸润 38 例，占 39%。按照 FIGO 分期，Ⅰ A1 期（有淋巴脉管浸润）10 例（10%），IA2 期 9 例（9%）和Ⅰ B1 期 79 例（81%）。仅 15 例（15%）根据术中所见改行根治性子宫切除术。手术切除淋巴结的中位数为 22 个（范围 3～54 个），经病理证实盆腔淋巴结阳性 16 例（16%）。切除宫颈的最终病理结果，无癌残留 44 例（45%），宫颈不典型增生 5 例（5%），原位腺癌 3 例（3%）。总计，手术后需要切除子宫或辅助盆腔放射治疗 27 例（28%）。截至数据总结为止，有 1 例（1%）的复发是致命性的。由以上数据可以得出结论，宫颈腺癌和淋巴脉管浸润是选择行根治性宫颈切除术患者的共同特征，大部分患者保留生育功能的手术获得成功，约 65%的患者没有浸润性癌的残留；然而，在被选择纳入研究的患者中，将近 27%的患者因肿瘤学原因需要子宫切除或术后放化疗。

Diaz 等比较为保留生育力而进行根治性宫颈切除术的妇女，与接受根治性子宫切除术治疗的Ⅰ B1 期宫颈癌的妇女在肿瘤学层面上的术后结果。Ⅰ B1 期中 40 例患者行根治性宫颈切除术，110 例行根治性子宫切除术。两组患者之间在组织学诊断、淋巴结切除的中位数、淋巴结阳性率、淋巴脉管浸润（lymphovascular space invasion，LVSI）和深层基质浸润（deep stromal invasion，DSI）等预后相关因素均无统计学差异。全组的中位随访时间为 44 个月。5 年无复发生存率（recurrence free survival，RFS）在根治性宫颈切除术组中为96%，在根治性子宫切除术组中为86%，两组无统计学差异。在这组Ⅰ B1期病变的多变量分析中，< 2cm的肿瘤大小不是独立预测因子，换言之，并不能以此预测预后，但LVSI和DSI均具有独立的预测价值（分别为P=0.033和P=0.005）。Diaz等得出结论，对于某些患有Ⅰ B1期宫颈癌的患者，保留生育能力的根治性宫颈切除术具有与根治性子宫切除术相似的肿瘤学效果。

（一）手术指征

通常，根治性宫颈切除术适用于已被诊断出患有早期宫颈癌（Ⅰ A2～Ⅰ B1）、需要保留生育力的患者。当考虑该手术方式时，肿瘤组织学类型是另一个重要因素。文献资料显示，鳞癌、腺癌或腺鳞癌患者更适合该手术。而高风险的组织学亚型一般被认为是该手术的禁忌证。这些亚型包括小细胞癌、乳头状浆液性癌、未分化癌或肉瘤。选择该术式的另一个同样重要的因素是肿瘤大小，理想的候选对象是肿瘤径线< 2cm的患者。这种限制则来源于一项统计数据，即已经证明径线< 2cm的肿瘤在根治性宫颈切开术后的复发率为3%～5%；但是，如果手术在肿瘤径线> 2cm的患者中进行，则复发率可达到15%～25%。并且，在建议行根治性宫颈切除术之前，一些其他因素例如肿瘤分级，也会被考虑在内。然而，已有研究表明，即使在分化不良的肿瘤患者，该术式也是安全的。最后，经常被讨论的另一个要素是LVSI问题。尽管LVSI阳性患者的淋巴结转移风险高于没有此发现的患者，但单凭LVSI不能成为拒绝施行根治性宫颈切除术的理由。文献资料表明，在所有接受根治性宫颈切除术的患者中，有8%～80%的患者有LVSI，其复发风险也并不高于没有LVSI的患者（知识框5-1）。

知识框5-1　早期宫颈癌行广泛宫颈切除术的适应证

渴望保留生育能力
组织学发现
　鳞状细胞癌
　腺癌
　腺鳞癌
Ⅰ A1（淋巴脉管浸润）～Ⅰ B1期，癌灶< 2cm
影像学无远处转移的证据
无不孕病史

妇科肿瘤学会（Society of Gynecologic Oncology，SGO）对其会员曾进行了一项调查，为根治性宫颈切除术当前的实践提供了一些启示。50%的从业医师报道曾做过根治性宫颈切除术，其中70.7%的医师报道一年中有一个或更少的根治性宫颈切除术病例。而没有进行过根治性宫颈切除术的医师给出了各种原因，例如缺乏培训（53.4%）、无符合医学指征（49.6%）和患者不愿意接受该手术（39.1%）。大多数医师使用机器人（47.0%）或开腹（40.5%）的手术方法，经阴道（15.8%）和腹腔镜（6.0%）的根治性宫颈切除术较少见。

（二）术前评估

所有考虑进行根治性宫颈切除术的患者必须符合上述条件。另外，在宫颈中没有明显可见病变的患者，手术医师必须确保患者在手术之前已接受宫颈锥切手术来明确有肿瘤浸润的证据。另外，对于妇科检查中发现宫颈病变的患者，必须进行活检，同时特别注意病变的大小，以确保肿瘤的大小不超过2cm。

对患者的术前评估还必须包括影像学检查，以确保疾病没有转移。通常，胸部X线片足够用来明确胸部是否有转移性疾病。如果怀疑胸部有病变，则建议对胸部进行CT扫描。通常，在做根治性宫颈切除术之前，推荐的盆腔影像检查方法是盆腔磁共振成像（MRI）。MRI可为诊断为早期宫颈癌的患者提供了几个重要的信息，包括病变的三维直径、子宫和宫颈的长度、间质浸润的程度、病变与内口的距离，以及有无宫颈外或淋巴结浸润的存在。6%～13%的Ⅰ B1期肿瘤患者存在宫旁受累。但是必须注意，直径不超过4cm的肿瘤也被包含在以上数据之内。可能与宫旁受累相关的因素包括淋巴结状态、肿瘤大小、DS1、肿瘤分期、LVSI、肿瘤分级、组织学病理分型和有无残留肿瘤。

鉴于对行根治性宫颈切除术的患者而言，发生转移的风险非常低，不建议常规使用正电子发射断层扫描-计算机断层扫描（PET-CT）对患者进行检查，因为性价比不高。最近有一项研究，以其组织病理学结果为参考标准，评估PET-CT在诊断早期宫颈癌（FIGO Ⅰ A～Ⅰ B1期）患者盆腔淋巴结状态的临床效果，这些患者MRI均显示淋巴结为阴性。研究共评估179例患者，这些患者中有47例患有早期宫颈癌，MRI均提示没有可疑的淋巴结。患者的中位年龄为 48 岁（范围 22 ～ 86 岁）。每名患者切除淋巴结数目的中位数为 21（范围为 8 ～ 47）。47 例中有 2 例有淋巴结转移（4.2%）。该组所有患者在 PET-CT 检均未发现可疑淋巴结。PET-CT 检测淋巴结转移的总体敏感度、特异度、阳性预测值、阴性预测值和准确性分别为 0、100%、0、96% 和 96%。研究得出结论，PET-CT 不应作为行根治性宫颈切除术患者常规治疗前的评估方式。

有趣的是，在 SGO 进行的根治性宫颈切除术实践的调查中，有医师报道 PET-CT 扫描是术前首选的成像方法。71.0%的医师选择 PET-CT，只有 55.5%的医师选择 MRI。

（三）手术方法

经多种手术入路的根治性子宫颈切除术已被证明是安全可行的。绝大部分在文献中报道的根治性宫颈切除术通过阴道入路进行。与开放式腹腔入路相比，这种方法可使患者恢复得更快，也确保了重新开始日常活动的速度。不论是从肿瘤学还是从产科的角度来看，结果都是非常有利的。文献中描述的第 2 种最常见的方法是开腹手术。该手术方法的优点在于，它不需要手术医师接受过根治性阴道手术的专门训练。另外，它适合肿瘤较大的患者，因为经阴道根治性宫颈切除术（vaginal radical trachelectomy，VRT）切除的宫旁组织通常比经腹部根治性宫颈切除术（abdominal radical trachelectomy，ART）切除的宫旁范围小，因此对于较大的肿瘤，首选的手术方法应该是经腹根治性宫颈切除术。

人们对微创外科手术的热情越来越高。许多研究者报道，已能确保机器人施行根治性宫颈切除术的安全性和可行性。与开腹手术相比，机器人手术可减少失血量、降低输血率、加快出院并提早恢复日常活动，同时又不影响手术时间、手术标本或淋巴结计数的充分性。此外，也有关于腹腔镜手术的报道，但较少。从小病例系列的研究结果来看，运用机器人进行该手术似乎是有利的，但不可否认的是，目前研究结果无一不受患者数量少和随访时间短的限制。

1. *阴式根治性宫颈切除术* 一项涉及最大规模的 VRT 研究，评估 125 名患者与 3 个方面（肿瘤学、生育相关和产科结局）相关的治疗结果。其中包括Ⅰ A、Ⅰ B 和Ⅱ A 期的患者。患者的中位年龄为 31 岁，其中 75% 的患者为未产妇。大多数肿瘤为Ⅰ A2 期（21%）或Ⅰ B1 期（69%），41% 为 1 级。在组织学方面，鳞状细胞癌占比 56%，腺癌占比 37%。29% 的病例有淋巴脉管浸润，88.5% 的病灶大小≤ 2cm。平均随访时间 93 个月（4 ～ 225 个月）。术后复发 6 例（4.8%），死亡 2 例（1.6%）。5 年无复发生存率为 95.8%（95%*CI*, 0.90 ～ 0.98），而在放弃 VRT 的患者中则为 79%（95%*CI* 0.49 ～ 0.93）（*P*=0.001）。较高的肿瘤分级、淋巴脉管浸润和肿瘤径线＞ 2cm，似乎预示着放弃 VRT 的风险（分别为 *P*=0.001、*P*=0.025 和 *P*=0.03）。肿瘤径线＞ 2cm 与复发风险增高显著相关（*P* = 0.001）。研究得出结论，VRT 对于符合条件的早期肿瘤患者来说是一种在肿瘤学上安全的手术。病变＞ 2cm 时，复发风险及放弃 VRT 手术的可能性都会更高。

在一项荟萃分析中也提到 VRT 的肿瘤学安全性，该分析将 VRT 与根治性子宫切除术进行比较，调查对象包括 587 名女性。分析表明两组（根治性宫颈切除术与根治性子宫切除术）复发率的危险比 [（hazard ratio，HR），1.38；95% *CI* 0.8 ～ 3.28；*P* = 0.47)，5 年无复发生存率（*HR* 1.17；95% *CI* 0.54 ～ 2.53；*P*=0.69），或 5 年总生存率（*HR* 0.86；95% *CI* 0.30 ～ 2.43；*P*= 0.78）无显著性差异。

另一项研究评估 320 名接受 VRT 的宫颈癌患者，目的是确定这类患者癌症复发的方式。在 320 例患者中，共有 10 例复发。平均在 VRT 术后 26.1 个月（范围为 3 ～ 108 个月）出现复发。其中，5 例患者在确诊复发后 8.8 个月（范围为 4 ～ 15 个月）内死亡；此 5 例复发者中有 2 例远处转移。另外 5 例患者复发后成功接受了手术治疗，4 例患者化学治疗成功。值得注意的是，所有这些复发患者都没有高危因素。

2. *经腹根治性宫颈切除术* 2013 年，Pareja 等发表了一篇关于接受 ART 治疗的早期宫颈癌患者的系统性文献综述。这项调研共纳入年龄范围在 16 ～ 44 岁的 485 名患者。在这些患者中，最常见的分期是Ⅰ B1（71%），最常见的组织学亚型是鳞状细胞癌（70%）。手术时间为 110 ～ 586 分钟。失血量在 50 ～ 5568ml。47 例（10%）转为根治性子宫切除术，155 例（35%）出现术后并发症。术后最常见的并发症是宫颈狭窄（42 例，占 9.5%）。中位随访时间为 31.6 个月（范围为 1 ～ 124 个月）。16 名患者（3.8%）复发。2 例

(0.4%)死亡。共有413名患者(85%)生育能力得到保留。共有113名患者(38%)尝试妊娠，其中67名(59.3%)妊娠成功。因此，Pareja等认为，对要求保留生育力的早期宫颈癌患者，ART是一种安全的治疗选择。

ART术后复发率(3.8%)与先前报道的VRT术后复发率(4.2%)相似，与此同时，ART术后死亡率(0.4%)低于先前报道的VRT术后死亡率(2.9%)。然而，必须注意的是，VRT比ART更早应用于临床，而当时的患者选择标准并没有那么严格，因此复发风险较高的患者也被包括在其中：例如一些肿瘤较大、高危组织亚型的患者。

3. *微创根治性宫颈切除术* 对患者而言，微创手术的优势在于，能减少失血量和输血率、使患者更快恢复肠功能、缩短住院时间以及能更快恢复日常活动。在过去的几年里，微创手术(minimally invasive surgery，MIS)的适应证不断扩大，目前先进的根治性盆腔手术经常通过腹腔镜或机器人辅助技术进行。

2003年，Lee等报道了首例腹腔镜ART手术。Park等还发表了一项迄今为止最大病例系列的研究，他们报道了79名腹腔镜根治性宫颈切除术患者的情况。患者平均年龄31岁(20～40岁)，平均肿瘤大小为1.8cm(0.4～7cm)。中位随访时间为44个月(3～105个月)。其中9例(11.4%)复发，1例(3%)死亡。研究发现肿瘤径线>2cm($P=0.039$)和间质浸润深度>50%($P=0.016$)是复发的重要危险因素。

近年来，机器人手术通过实现三维可视化和引进更加符合人体工学的仪器设备，提高了腹腔镜手术的操作灵活性。机器人根治性宫颈切除术的安全性和可行性已被证实。机器人入路与腹式入路在根治性宫颈切除术中的应用在早前已经进行了比较。在Nick等的一项研究中，比较了25名接受腹式根治性宫颈切除术的患者和12名接受机器人辅助根治性宫颈切除术的患者。接受机器人根治性宫颈切除术的患者比接受腹式根治性宫颈切除术的患者失血量明显减少[估计失血量中位数分别为62.5ml(范围25～450ml)，而接受腹式根治性宫颈切除术的患者失血量为300ml(范围50～1100ml)；$P=0.000\ 1$]；术后住院天数也减少[平均住院时间1天(范围1～2天)vs. 4天(范围，分别为3～9天)；$P < 0.05$]。机器人手术和开腹手术的手术时间分别为328分钟(207～379分钟)和294分钟(203～392分钟)($P=0.26$)，且两种手术均无术中并发症。

迄今为止发表的最大规模的研究，意在比较开腹根治性宫颈切除术和微创根治性宫颈切除术(腹腔镜或机器人)，共评估100例患者。58例患者行腹式根治性宫颈切除术，42例患者行微创手术(腹腔镜或机器人)。两组在年龄、体重指数、种族、组织学、LVSI、分期等方面无差异($P > 0.05$)。微创手术时间中位数为272分钟(130～441分钟)，开腹手术为270分钟(150～373分钟：$P=0.78$)。微创手术失血量明显低于开腹手术[50ml(范围10～225ml) vs. 300ml(50～1100ml)：$P < 0001$]。微创手术的住院时间也短于开腹手术[1天(范围1～3天) vs. 4天(范围1～9天)；$P < 0.000\ 1$]。微创手术平均切除淋巴结数为17个(范围5～47)，而开腹手术的平均淋巴结数为22个(范围7～48)($P=0.03$)。两组术后并发症发生率无差异(MIS为30%，开腹手术为31%)。中位随访期为30个月(0.3～135个月)，开腹手术组有1例复发后死于该病，微创组无1例复发。

迄今为止，还没有发表比较腹腔镜和机器人根治性宫颈切除术的数据。然而，根据回顾性资料来看，似乎这两种方法在围术期、肿瘤学预后方面并无太大差别。而且与开腹入路相比，微创入路在肿瘤治疗效果上似乎也不低于前者。因此，所有符合适应证的患者，建议行微创根治性宫颈切除术。

(四)手术策略

1. *盆腔淋巴结切除术与淋巴定位* ⅠA2～ⅠB1期宫颈癌患者发生盆腔淋巴结转移的风险在5%～15%。非常重要的是，在进行根治性宫颈切除术前，必须对盆腔淋巴结进行评估。淋巴结切除的范围是，从近端的髂总血管到远端的旋髂静脉，以股外侧皮神经为最外侧边界的腰大肌水平，以及从内侧和下方水平到髂内血管和闭孔神经。一般来说，如果有明显增大或可疑淋巴结，则应送检进行冰冻切片分析；而病理结果阳性者应中止手术，并进行盆腔放射治疗和化学治疗。

在根治性宫颈切除术及根治性子宫切除术中，淋巴显影和前哨淋巴结的作用尚未形成规范。许多前瞻性研究显示，早期宫颈癌患者使用前哨淋巴结识别和淋巴管定位的安全性和可行性已被证实(第6章)。

2. *产科结局* 当解释患者在接受根治性宫颈

切除术后的生育能力和产科结果的数据时，需要考虑许多因素。已发表的文献表明，并非所有接受根治性宫颈切除术的患者最终都能够妊娠或甚至考虑妊娠。原因各不相同，因为患者在诊断出癌症后可能不会立即考虑妊娠。其他患者可能被建议等待 1 年确定没有复发后再尝试妊娠。另一点要考虑的是，在进行根治性宫颈切除术后，患者可能没有被随访足够的时间，因此在她们妊娠之前，研究结果已经发表，从而导致真正的妊娠率被低估。

Speiser 等报道了他们对接受 VRT 的 212 例患者的观察结果，并注意到 76 例（35.8%）在收集数据时计划妊娠（手术后 0 ～ 5 年）。结果表明，所有患者术后的妊娠率为 24%。在未经选择的普通妇女中，84% 在尝试受孕后的 12 个月内妊娠。在 Speiser 的研究中，50 名计划妊娠的女性在研究期间共有 60 次妊娠经历和 45 次活产。在计划妊娠的女性中，只有那些已经有生育问题或在术前未能妊娠的患者有不孕的困扰。可能由手术本身导致生育力改变的是子宫颈黏液较少，粘连，供应子宫、输卵管和卵巢的血流减少，以及宫颈狭窄等。在研究的 60 例妊娠中，有 5 例在妊娠早期流产，1 例异位妊娠。患者进行 VRT 后的早孕流产率低于那些未经选择的人群（8.4%，14% ～ 20%）；在妊娠中期，流产更常见（3 位患者晚期流产），并且该比率与未选择的人群的比率（RVT 为 5%，在一般人群中为 4%）相当。目前还没有证据表明，通过激素替代疗法来提高生育能力会改变 VRT 后患者的肿瘤学结局。

在考虑生育力保护和 ART 后的妊娠成功率时，必须考虑到总体生育率受多种因素的影响。这些包括但不限于在文献中报道的因素，例如腹式根治性宫颈切除术的总体数量较低、与已发表的 VRT 系列相比，随访时间更短，以及由于腹式入路切除手术标本较大，影响子宫血流的可能性更大等。

在迄今为止发表的最全面的关于 ART 的文献综述中，当属 Pareja 等收集的 485 名接受该手术的患者的数据。他们指出，大多数接受该手术的患者的生育率（85%）在 ART 后得以保留，与先前报道的一系列生育保护数据（91.1%）相似。其中，72 例（15%）患者的生育能力没有得到维持，其中原因是直接转为根治性子宫切除术（47 例）、宫颈切除术后根治性子宫切除术（6 例）、术后辅助放射治疗和（或）化学治疗（19 例）。298 名患者的妊娠结局为已知。在这些患者中，共有 113 例（38%）试图妊娠，其中 67 例（59.3%）成功受孕。在所有保留生育能力的患者中，67 人（16.2%）妊娠。有 18 例妊娠失败（5 例发生于妊娠早期，9 例发生于妊娠中期，其余 4 例未报道）。共 47 例分娩，其中 19 例在足月分娩，12 例于 36 周前分娩，16 例未明确说明。值得注意的是，在发表报道时，有 10 例妊娠正在进行。对于 ART 而言，一旦患者妊娠，足月分娩的成功率与之前报道的接受 VRT 的患者相似（ART 为 62.6%，VRT 为 68.8%）。患者 ART 后的流产率（24%）似乎低于先前的报道（30%），但高于普通人群（12%）。

关于采用微创方法行根治性宫颈切除术患者的妊娠率和生育能力保留的数据有限。在迄今为止发表的最大病例系列的关于腹腔镜根治性宫颈切除术的文献，是 Park 等发表的 79 名接受该手术的患者的报道。其中，共有 13 例（16.5%）患者受孕，共报告 17 例妊娠（4 例流产、7 例早产、6 例足月分娩）。

3. 适用于低危患者的宫颈锥切术或单纯性子宫切除术　这两种手术范围小于根治性手术，不仅适用于希望保留生育能力的患者，也适用于所有低风险早期宫颈癌患者。许多研究已经探索了针对早期宫颈癌的较小范围的手术选择，包括单纯性子宫切除术、单纯性宫颈切除术和宫颈锥切术（包括或不包括前哨淋巴结活检和盆腔淋巴结切除）。

4. 宫颈癌保守治疗的依据　许多研究表明，在接受根治性子宫切除术的早期患者中，宫旁受累概率非常低，这即是早期宫颈癌能采取保守治疗的原因。

Kinney 等最先评估了 387 例患有鳞状细胞癌，且病灶局限于宫颈的患者。在 387 例患者中，83 例（21.5%）肿瘤浸润深度＞ 3mm，但肿瘤径线≤ 2cm。该亚组中没有发现 LVSI 证据和淋巴结转移。随后，其他几组研究人员发表了关于早期宫颈癌患者宫旁组织扩散风险的研究结果。Covens 等报道了 842 例接受根治性子宫切除术的 Ⅰ A1 ～ Ⅰ B1 期宫颈癌患者。这项研究的目的是确定宫旁受累的发生率和预测因素，并确定宫旁受累的低风险人群。33 例（4%）有宫旁受累，其中宫旁淋巴结受累 8 例，宫旁组织受累 25 例（无 1 例二者均有）。与未受累的患者相比，宫旁受累的患者年龄较大（42 岁 vs. 40 岁，$P < 0.04$），肿瘤体积较大（中位数，2.2cm vs. 1.8cm；$P < 0.04$），LVSI 发生率较高（85% vs. 45%，$P=0.000\,4$），更有可能患 2 级或 3 级肿瘤（95% vs. 65%，$P=0.001$），有更大的侵犯深度（中位数，18mm vs. 5mm；$P < 0.001$），以及更易发生盆腔淋巴结转移（44% vs.5%，$P < 0.000\,1$）。患者呈淋巴结阴性、肿瘤大小≤ 2cm、当间质浸润深度≤ 10mm（n=536）时宫旁受累率为 0.6%。

Wright 等的研究旨在是确定能预测子宫旁肿瘤扩散的因素，并确定宫旁受累低风险的患者亚群。共有 594 例行根治性子宫切除术的浸润性宫颈癌患者纳入调研，其中 64 例（10.8%）有宫旁转移。与宫旁转移相关的因素有高危组织学亚型、细胞分化差、宫颈深部浸润、LVSI、肿瘤体积大、临床期别晚、子宫或阴道受累、盆腔或主动脉旁淋巴结转移 [$P < 0.000\,1$（所有因素）]。Wright 等进行亚组分析以确定宫旁转移的低风险患者，发现淋巴结阴性、无 LVSI、肿瘤＜ 2cm 的患者，宫旁受累的发生率仅为 0.4%。

Frumowitz 等进行了一项类似的研究，即在 350 名接受根治性子宫切除术的患者中确定宫旁受累的比率。在该研究中，宫旁受累概率为 7.7%。然而，当 Frumowitz 等以低风险特征对患者进行分层时，他们发现 125 名符合以下低风险标准的患者中，宫旁受累率为 0。其低风险条件包括：腺癌、鳞状细胞癌或腺鳞癌；肿瘤大小＜ 2cm；无 LVSI。

从这些研究中收集的数据表明，在具有低风险特征的患者中，宫旁受累概率＜ 1%，这些发现使研究人员有理由认为，可能对一部分早期宫颈癌患者而言，他们不一定需要进行例如根治性子宫切除术或根治性宫颈切除术等根治性手术。

5. 保守治疗回顾性研究数据概要 Ramirez 等报道 260 例接受保守治疗的早期宫颈癌患者，其中 197 例（75.8%）诊断为鳞状细胞癌，59 例（22.7%）诊断为腺癌，大多数（80.4%）患者为Ⅰ B1 期。该系列病例随访时间为 1 ～ 168 个月。在报道发表时，2 名患者复发，1 名患者死于该病复发。报道中共有 73 名患者妊娠，其中有 46 例分娩记录在案，截至文章发表时有 8 例妊娠仍在进行中。

在 SGO 对其会员进行的关于根治性宫颈切除术的临床实践模式调查中，大多数医师（72.1%）认为，在未来的早期宫颈癌的处理中，相比根治性宫颈切除术，切除范围更小的保守性术式将会占有一席之地。

6. 低危宫颈癌保守手术治疗的前瞻性研究
现有 3 项前瞻性试验正在试图评估出一种低风险早期治疗宫颈癌患者的保守治疗方式。

首先，是一项前瞻性多机构国际试验 [ConCerv（Conservative Surgery for Women with Low-Risk，Early Stage Cervical Cancer）]，评估对具有合适病理特征的早期宫颈癌妇女实施保守手术的安全性和可行性。纳入标准包括宫颈癌Ⅰ A2 期或Ⅰ B1 期、肿瘤径线≤ 2cm、鳞状细胞癌（任何分级）或腺癌（1 级或 2 级）。有高危组织学表现或 LVSI 的患者被排除在外。希望未来生育的患者只接受宫颈锥切术和淋巴结显影下的淋巴结切除术。不需要生育的患者接受单纯子宫切除术和盆腔淋巴结切除术。这个试验的主要目的是评估在这组患者中进行保守手术的安全性和可行性，次要目的包括评估接受保守治疗患者的相关并发症发病率和生活质量，并与接受根治性子宫切除术的患者的历史数据进行比较。此外，目前正在评估淋巴结定位和前哨淋巴结活检在盆腔淋巴结转移检测中的敏感度。该研究的样本量为所有项目参与机构的 100 名患者。

第 2 个正在进行的针对保守手术的研究，是由 Plante 领导的妇科癌症组所做试验研究。这项研究被称为 SHAPE 试验（Radical versus Simple Hysterectomy and Pelvic Node Dissection in Patients with Low-Risk Early Stage Cervical Cancer）。这是一项在低风险早期宫颈癌患者中，对比根治性子宫切除术和盆腔淋巴结切除术与单纯子宫切除术和盆腔淋巴结切除术的随机试验。纳入标准为Ⅰ A2 期或Ⅰ B1 期、肿瘤＜ 2cm、鳞状细胞癌或腺癌，在环形电切术（loop electrocautery excision procedure，LEEP）和锥切活检中可见的间质浸润＜ 10mm 或盆腔磁共振图像显示间质浸润＜ 50%。所有肿瘤分级的患者和 LVSI 患者都可以参与。排除标准包括高危组织学亚型（透明细胞癌或小细胞癌）、Ⅰ A1 期癌、存在淋巴结转移或宫外浸润、辅助化学治疗（neoadjuvant chemotherapy，NACT）、孕妇和有保持生育能力愿望的患者。该试验将患者随机以 1 ∶ 1 分为两组，对照组即根治性子宫切除术和盆腔淋巴结切除术 [有或无前哨淋巴结定位（可选）]；试验组即单纯子宫切除术伴盆腔淋巴结定位（有或无前哨淋巴结定位）。研究的主要目的是明确在低危宫颈癌患者施行单纯子宫切除术是否安全，且与根治性子宫切除术相比是否并发症发病率较低，并确定两组患者的总体生存率是否存在显著差异。次要目的包括了解与治疗相关的不良反应、盆腔外无复发生存率、总生存率、前哨淋巴结检出率、转移到子宫旁组织的比率、手术切缘状态、盆腔淋巴结情况和生存质量。预期共有 700 名患者参加试验。

第 3 个正在进行的试验是美国妇科肿瘤学组（Gynecologic Oncology Group，GOG）多个医疗机构参与的"NRG 肿瘤治疗 278 号方案"宫颈癌评估[ⅠA1 期(LVSI+)和ⅠA2～ⅠB1(≤2cm)非根治性手术（筋膜外子宫切除术或宫颈锥切活检及盆腔淋巴结切除术）治疗前后的机体功能和生活质量]。主要目的是确定非根治性手术对膀胱、肠道和性功能的影响，并确定术后淋巴水肿的发生率和严重程度。次要目的是调查与根治性手术的历史数据相比，非根治性手术是否与更少的伤害性和患者术后更好的身体功能相关；评估整个队列和治疗类型中与治疗相关的不良事件的发生率和严重程度，包括手术并发症；评估生存质量、癌症引发的忧虑，以及有关性和生殖问题的担忧。探讨器官功能的结局、不良反应、引发的忧虑、手术并发症和总体生活质量之间的关系；确定参与者的受孕意向，确定生育率，并评估接受锥切活检和盆腔淋巴结切除术的妇女的生殖问题。该试验的患者纳入标准包括组织学诊断为宫颈鳞状细胞癌、腺癌或腺鳞癌；确诊为ⅠA1 期（LVSI 阳性）、ⅠA2 或ⅠB1 期疾病；肿瘤大小为 2cm 或更小；以及任何分级的肿瘤。所有患者都必须接受宫颈锥形活组织检查或环形电刀切除术，以及恶性肿瘤和高度不典型增生切缘病理检测结果必须为阴性。肿瘤浸润深度不得超过 10mm。同样，患者在盆腔和胸部的 MRI 或 CT 扫描上也不能有肿瘤转移的迹象。在患者最后的病理检查中，盆腔淋巴结必须为阴性。在这项研究中，将根据患者的生育意愿进行分层，要么进行锥切活检和盆腔淋巴结切除术，要么做简单的子宫切除术和盆腔淋巴结切除术。本研究的最小样本量预计为 200 名合格患者。根据中期分析和可行性评估的结果，本研究预计有 600 名患者参与。

7. *较大宫颈肿瘤的保守治疗*　对于肿瘤直径为 2～4cm 的患者而言，根治性宫颈切除术的安全性如何，目前尚无明确的建议。一些研究者已经在肿瘤直径为 2～4cm 的患者中使用新辅助化学治疗（NACT）来减少肿瘤的大小，以便实施保护患者生育能力的治疗。然而，目前还没有一项已发表的研究比较过立即实施根治性宫颈切除术和 NACT 后再行根治性宫颈切除术在肿瘤直径≥2cm 的宫颈肿瘤患者身上应用的区别。Pareja 等的文献综述回顾比较了这两种方法的结果。比较的主要终点是肿瘤学和产科学的结果。综合整理下，生育率分别为 ART（肿瘤＞2cm）79%、ART（所有大小）85.1%、NACT 后手术介入 89% 和 VRT（所有大小）91.1%。ART、VRT 和 NACT 术后，患者妊娠率分别为 16.2%、24% 和 30.7%；复发率分别为 ART（所有大小）3.8%、VRT（所有大小）4.2%、ART（肿瘤＞2cm）6%、NACT 介入后手术 7.6% 和 VRT（肿瘤＞2cm）17%。

二、手术技巧

（一）腹式（机器人）根治性宫颈切除术

患者取截石位，留置 Foley 尿管，穿着气动加压袜；在手术室预防性使用抗生素和抗凝剂。根据手术医师的习惯，可以通过中线垂直切口、Pfannenstiel 切口、Maylard 切口或 Cherney 切口进行手术。或者，如果考虑微创入路，手术步骤同于以下章节所述。本章中描述 ART 的插图为机器人手术的过程方法。

1. *步骤 1：腹部探查*　一旦进入腹腔，为了寻找腹腔内肿瘤扩散的证据，则需要仔细检查整个腹腔。这包括检查上腹部和所有腹膜表面。对于宫颈癌患者，如果发现转移性病变，应终止手术，并重新安排患者接受化学治疗和（或）放射治疗。

2. *步骤 2：显露腹膜后间隙和盆腔间隙*　是否先切断圆韧带取决于术者。这样做的好处是，一旦圆韧带被切断，就可以更容易地显露膀胱旁间隙。潜在的缺点是，切断圆韧带可能会影响其对子宫的支撑。一旦圆韧带分离，就可以进入腹膜后间隙。为了保护生育力，术者必须注意避免夹紧或损坏子宫卵巢韧带、输卵管或子宫角。此外，手术医师必须记住，在整个手术过程中，骨盆漏斗韧带要保持完整，因为它负责卵巢血供。术者在腹膜后无血管的间隙内进行轻柔的钝性分离，从而明确髂外血管、髂内动脉和输尿管的位置。还需仔细检查盆腔淋巴结，如有肿大或异常者应立即切除，并送冰冻切片检查（见第6章）。

然后对膀胱旁间隙和直肠旁间隙进行识别和解剖。显露膀胱旁间隙是通过将膀胱上动脉向前内侧牵拉，并在该血管外侧分离，从而产生间隙。这个无血管间隙的边缘组成是闭孔内肌在外，膀胱在内，耻骨联合在前，主韧带在后（图5-1）。显露膀胱旁间隙时，必须注意不要无意中将膀胱切开。一旦膀胱旁间隙充分打开，就开始分离直肠旁间隙，沿着骶骨曲线在输尿管和髂内动脉之间分离即可进入直肠旁间隙。这是一个由髂内动脉和肛提肌在外、直肠在内、骶骨在后和子宫主韧带（子宫旁组织）在前的无血管间隙（图5-2）。随后，膀胱旁间隙和直肠旁间隙的解剖特征就可以完全显露（图5-3）。在打开这些间隙后，医师应确认子宫旁组织没有肿瘤浸润。

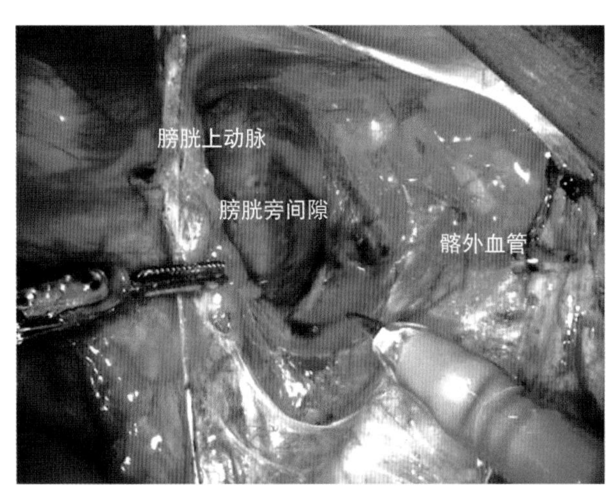

图5-1 **右膀胱旁间隙（膀胱侧窝）**
其边界为膀胱上动脉（内界），髂外血管（外界），耻骨联合（前界）和主韧带（后界）

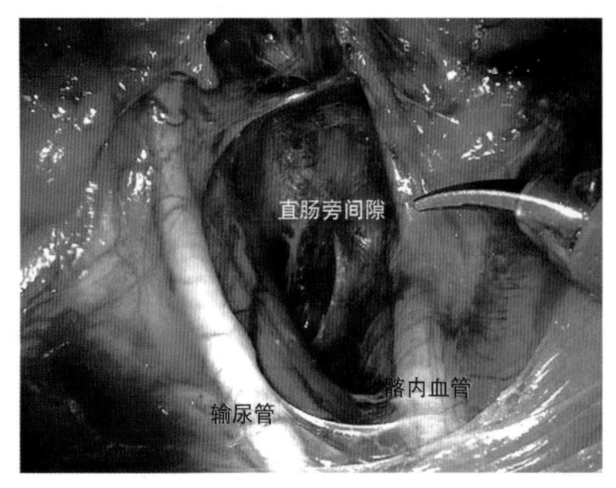

图5-2 **直肠旁间隙（直肠侧窝）**
其边界为髂内动脉/肛提肌（外界），直肠（内界），骶骨（后界）和主韧带（前界）

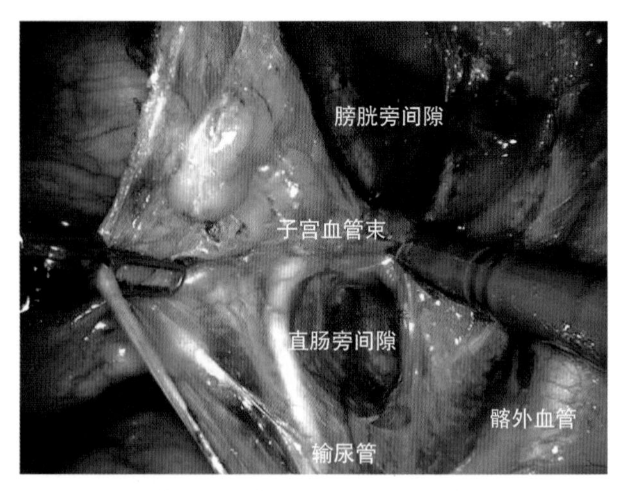

图5-3 **膀胱旁间隙和直肠旁间隙。图示这两个间隙以及子宫血管和主韧带**

3. *步骤3：子宫动脉结扎和分离输尿管及宫旁组织* 将输尿管从其内侧附着处分离出来，并侧向“滚动”（图5-4）。一旦确定了子宫动脉的位置，就在其起始处将其分离和结扎（图5-5）。对于该手术是否需要结扎或保留子宫动脉尚未达成共识（见后面关于“有争议的方面”的章节）。通过轻轻向内和向上牵引子宫动脉断端，周围的子宫旁组织会随子宫血管一起移动。在分离子宫旁组织的深层时，必须注意不要损伤支配膀胱和直肠的交感神经纤维。当自宫旁组织向内侧推移时（图5-6），子宫旁组织就被带到输尿管上方，输尿管则从其下方被显露出来，且输尿管的“隧道”一直持续到插入膀胱为止（图5-7）。

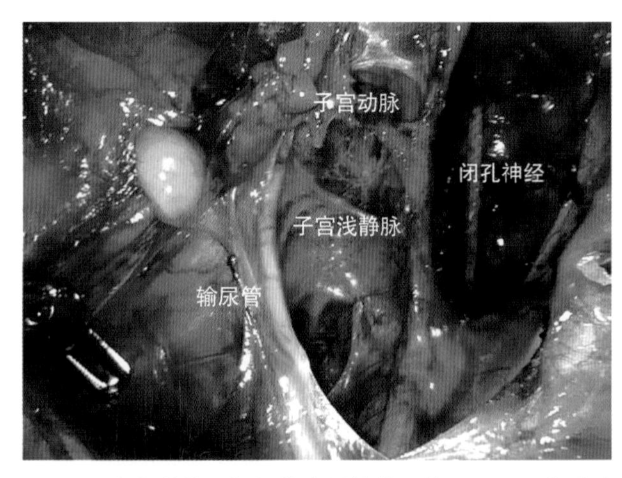

图5-4 **分离附着于阔韧带内侧的输尿管。图示子宫动脉和子宫浅静脉**

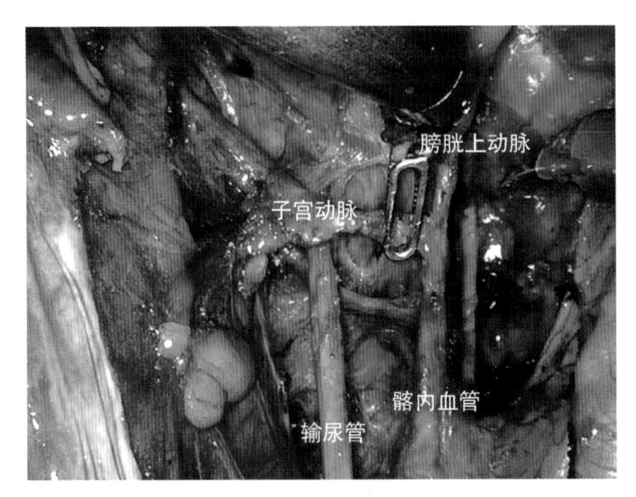

图 5-5　**子宫动脉。自子宫动脉在髂内动脉的起始部钳夹凝固右子宫动脉**

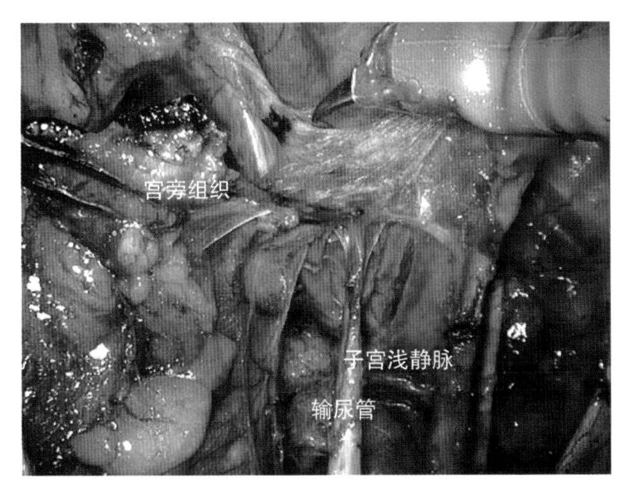

图 5-6　**分离宫旁组织。向内向上分离右侧宫旁组织，以显露输尿管隧道**

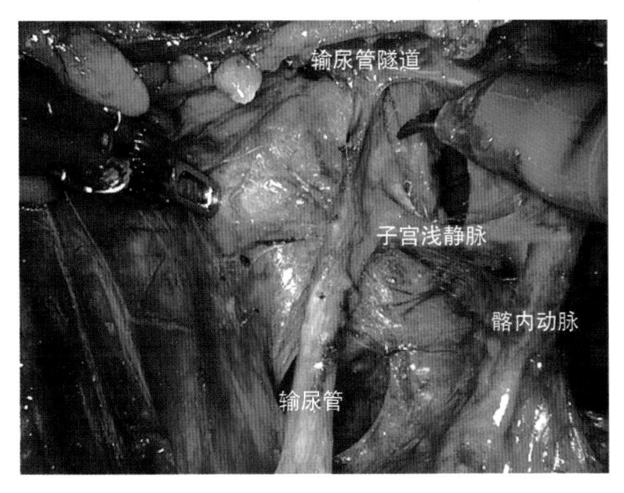

图 5-7　**输尿管隧道**

右侧输尿管横行穿过输尿管隧道，并显露子宫深静脉

然后切开膀胱子宫腹膜反折（图 5-8）。这通常需要进一步下推膀胱。在这部分手术中，必须注意不要意外切开膀胱。膀胱重新充盈有助于确定最佳手术平面，特别是那些接受过盆腔手术或多次剖宫产的患者。

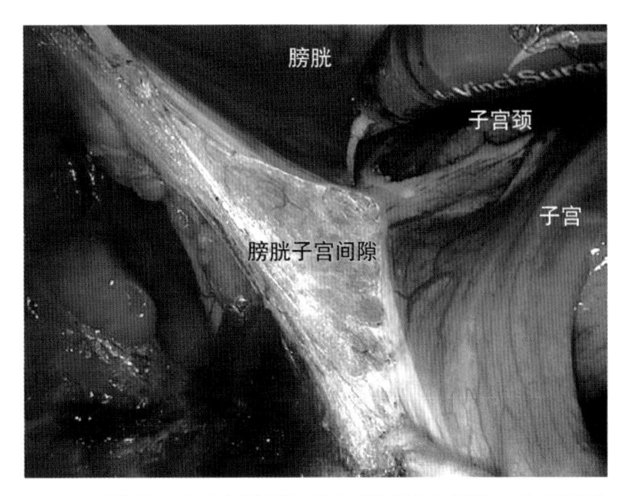

图 5-8　**膀胱子宫反折腹膜。进入膀胱子宫间隙，分离膀胱**

4. *步骤 4：切开阴道壁和离断宫颈 - 子宫旁组织*　将膀胱、膀胱腹膜反折和宫旁组织分离，输尿管侧向推移后，可见直肠阴道间隙。这种方法使直肠与阴道分开，显露直肠阴道间隙（图 5-9）。在充分显露外侧的输尿管的情况下离断子宫骶韧带（图 5-10）。

横行切开阴道壁，切下的标本包括 2cm 的阴道上段（图 5-11）。再于距子宫宫颈交界约 1cm 处截断宫颈（图 5-12）。然后小心地将子宫体上移，并轻轻地放置于上腹部，使其离开盆腔手术野。

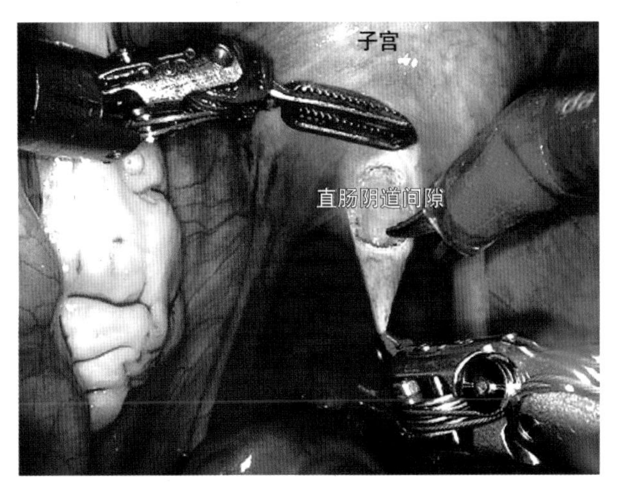

图 5-9　**直肠阴道间隙。其边界为子宫骶韧带（外界）、子宫（前界）和直肠（后界）**

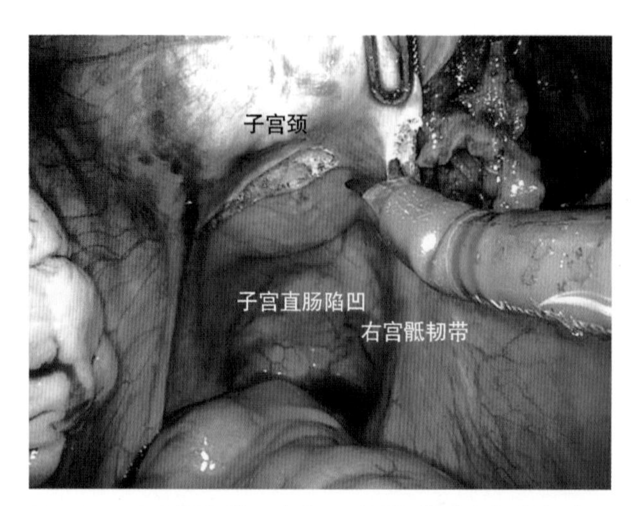

图 5-10　**子宫骶韧带。在右子宫骶韧带中部切断子宫骶韧带**

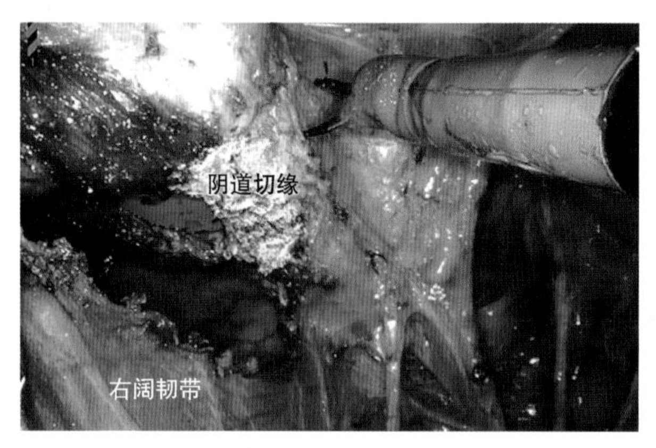

图 5-11　**切开阴道。横行切断阴道，阴道上段切缘距宫颈 2cm**

然后，检查切下的子宫颈、子宫旁组织和阴道上缘，随即送去做冰冻切片病理检查。宫颈切缘应保持无瘤或切缘距肿瘤边缘至少 5 ～ 10mm。如果宫颈切缘距肿瘤缘未达到以上间距，则需再切除更多的宫颈组织，以达到上述要求。

5. *步骤 5：放置宫颈套管和子宫颈环扎术*　一旦确认足够的宫颈边界，就可将儿科 Foley 导管或 Smit 套管（Elekta，斯德哥尔摩，瑞典）（图 5-13）放置于宫颈管中，以减少将来的宫颈狭窄。用 4-0 铬制缝合线将 Smit 套管在 3 点钟和 9 点钟位置缝合到子宫颈上（图 5-14），保留至术后 21 ～ 28 天。然而，对于是否需要放置 Smit 套管尚无共识（请参见后面的“有争议的方面”章节）。然后，使用永久缝合线（0-Ethibond）环扎子宫下段。这一步重要的是要确保将环扎缝线的结点放在子宫的后方，以减少前部侵蚀到膀胱的风险。同样，对于根治性宫颈切除术时是否必须进行永久性宫颈环扎，尚未达成共识（请参见后面“有争议的方面”章节）。之后用可吸收的缝线，采用间断或连续缝合，将子宫缝合到阴道上缘。可以使用 2-0 V-Loc 带刺缝合线。

（二）有争议的方面

如前所述，保留子宫动脉、宫颈内口环扎，以及术后机械性措施预防宫颈狭窄的作用尚不清楚。一些学者推测结扎双侧子宫血管可能会影响子宫底的血供，从而增加早产和宫内生长受限（intra-uterine growth restriction，IUGR）的风险。因此，一些学者主张在开腹或微创性根治性宫颈切除术中保留子宫动脉。但是，没有证据表明结扎双侧子宫血管会导致不良妊娠结局，因为来自卵巢的血管灌注足以维持子宫内胎儿的健康。因此，许多手术医师支持结扎子宫动脉作为完全宫旁切除术的一部分。然而，针对于此的随机研究可能永远不会出现，也不会有足够大的妊娠和分娩数量来检测两种方法的统计学差异或临床差异。于是当使用计算机断层扫描血管造影（computed

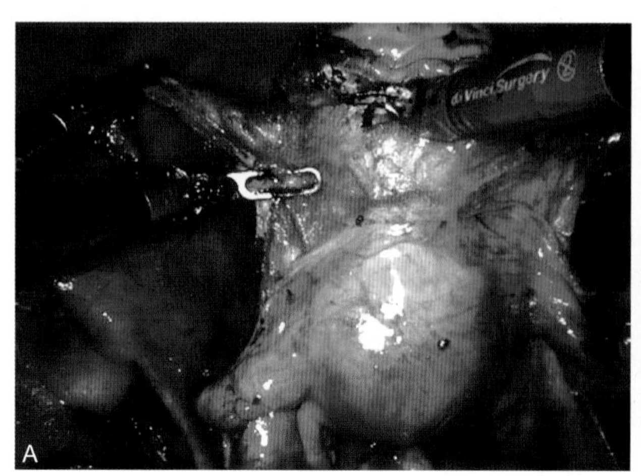

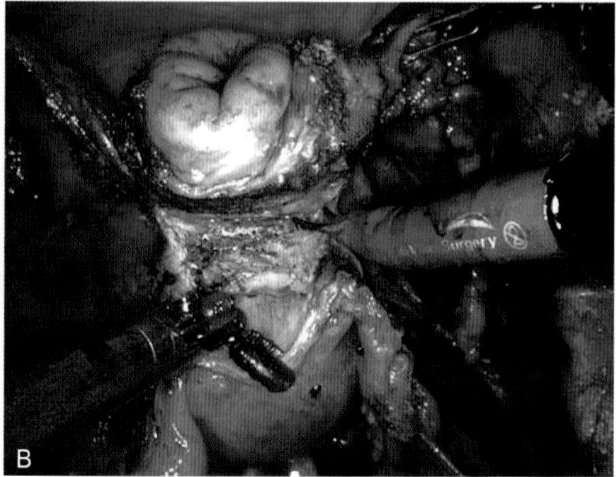

图 5-12　**A. 切除手术标本前显露子宫颈及宫旁组织；B. 距子宫颈与子宫体交界部 1cm 处截断宫颈**

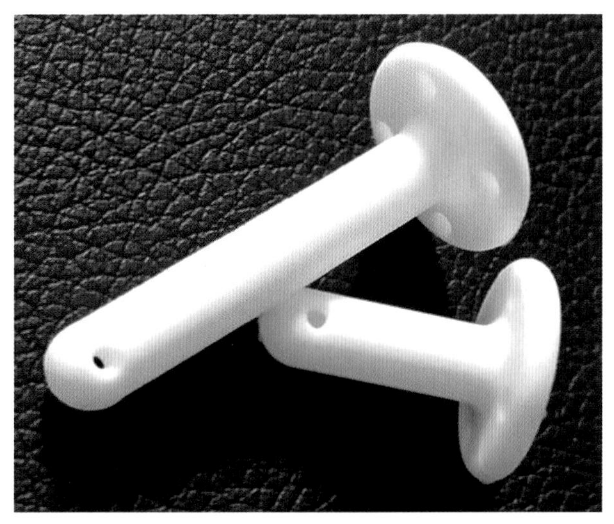

图 5-13 Smit 套筒

根据子宫大小选择 Smit 套筒的大小（80mm 和 60mm 规格）

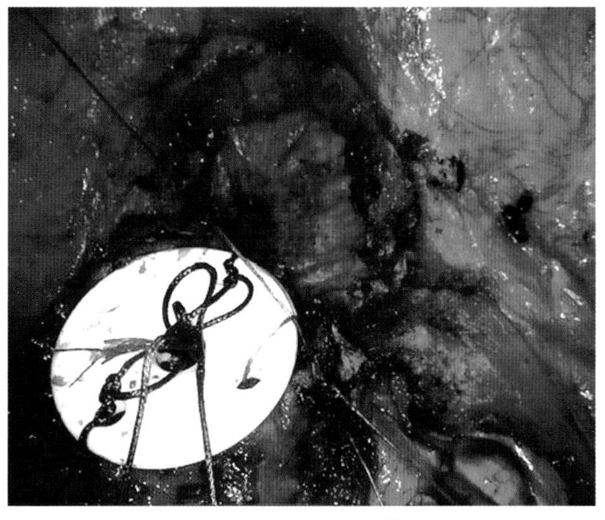

图 5-14 Smit 套筒

将 Smit 套筒的细筒置入子宫下段管腔内，圆盘状末端以 4-0 含铬缝线于宫颈管残端的 3 点和 9 点处缝合固定，在 12 点和 6 点处以两根 0 号 Vicryl 缝线缝合固定，于术后 4 周后拆除 Smit 套筒

tomography angiography，CTA）评估保留双侧动脉的根治性宫颈切除术后子宫体的血液供应时，研究人员发现，只有 12.5%的患者双侧子宫动脉完好，43.6%的患者单侧子宫动脉阻塞，43.6%的患者双侧子宫动脉阻塞。研究发现，在同一系列的患者中接受子宫动脉结扎和切除术的患者比保留子宫动脉手术的患者妊娠率高。这些数据表明，仅卵巢血管就能提供足够的血液供应来维持妊娠。

另一个争论的方面是在根治性宫颈切除术时是否应进行宫颈环扎。虽然在大多数根治性宫颈切除术中已常规执行此步骤，但近来越来越多的人担心其会导致宫颈狭窄、膀胱刺激、侵蚀和慢性异常分泌物。放置环扎物似乎会增加宫颈狭窄的风险。在一个大的系列研究中，ART 后有 12 例患者（12%）出现宫颈狭窄。然而，在这 12 例患者中，有 11 例（92%）在初次 ART 手术时进行了环扎术。在初次手术时进行结扎的所有患者中，有 21%的患者最终出现宫颈狭窄，而在 ART 手术中没有进行环扎的患者中，这一比例仅为 4%。由于在根治性宫颈切除术后残留的子宫颈明显变短，因此许多学者认为，在手术时放置永久性环扎对于减少早产和后续妊娠中胎膜早破概率非常重要。从理论上讲，环扎提供机械性支撑，防止因宫颈功能不全而导致随着胎儿不断增长的体重和压力引起的宫颈管扩张。在纪念斯隆 - 凯特琳癌症中心接受根治性宫颈切除术和环扎术的 77 例患者中，23 名妇女在手术后妊娠。约有 1/3 的早产和 2/3 的中、晚期流产发生在由于宫颈口狭窄进行扩张或环扎线暴露被切除的妇女中。所有妊娠至足月的患者(≥37周)的环扎均完好无损，其环扎要么是在初次手术时放置的，其环扎要么是在再次手术时放置的。因此，研究者继续建议在初次手术时进行永久性环扎。此外，如果接受过根治性宫颈切除术的患者多次妊娠，则应考虑首次分娩后重新环扎。在纪念斯隆 - 凯特琳的系列研究中，有 50% 的早产发生在先前已足月妊娠并有环扎的妇女中，这意味着由于先前妊娠而出现的环扎松动可能会使妇女在随后的妊娠中早产的风险增高。

在进行根治性宫颈切除术的手术医师中，最后一个争议是关于宫颈切除术后子宫内导管的留置。一些手术医师将子宫内导管留置 3 天，而其他一些医师则将其留置 3 ～ 4 周，还有其他医师不放置子宫内导管。根治性宫颈切除术后最常见的长期术后并发症是宫颈狭窄（见“根治性宫颈切除术并发症”章节）。这很可能与环扎放置或未能使用可防止狭窄的工具或技术（例如子宫内套管）有关。传统上，将儿科 Foley 导管放置在子宫腔中，并向顶端气囊注气以将导管固定在适当位置。Foley 导管经常会移位或脱落。对于留置导管患者，常见的症状包括疼痛、痉挛和大量分泌物。可以使用带引流孔的 Smit 套筒——一个带有引流孔的塑料管来解决这些问题。在根治性宫颈切除术中使用 4-0 铬制缝合线将 Smit 套筒缝合固定至宫颈残端。手术后 2 ～ 4 周，可以在门诊将其拆除。这种方法能减少不适感，并延长宫颈扩张装置的留置时间。此外，Smit 套筒似乎可以更好地保持宫颈管通畅。MD 安德森癌症中心的 Nick 等的研究表明，使用 Smit 套筒之前，宫颈狭窄的发生率为 14%，而实施这项新技术后的狭窄率为 0。

（三）根治性宫颈切除术的并发症

1. *术中并发症* 总体而言，严重的术中并发症似乎很少见，发生率＜ 1%，包括大量出血、输尿管损伤和髂外血管损伤。据报道，VRT 的术中并发症发生率为 2.4%，包括膀胱损伤和难以控制的出血。至于腹腔镜辅助 VRT，据报道，多达 10%的患者出现肠损伤、输尿管损伤、或两者皆有，但患者的人数很少（*N*=21），并且该比率随着术者经验的增加很可能接近腹式入路和阴式入路的比例。而对于微创根治性宫颈切除术（腹腔镜或机器人）的研究相对较少，但术中并发症发生率似乎与腹式和阴式手术相似。在一份 42 例行微创根治性宫颈切除术患者的报告中，Vieira 等报道了 1 例膀胱损伤，该并发症发生率为 2.4%。

其他短期术后并发症如感染、脓肿也可能发生。迄今为止，尚无术中死亡的报道。

2. *术后并发症*

（1）宫颈狭窄：根治性宫颈切除术最常见的术后并发症是宫颈狭窄。对于 ART，有报道多达 28%的患者手术后发生宫颈狭窄，而大多数采用腹式手术的概率接近 10%。同样，约 10%接受阴式和微创根治性宫颈切除术的患者会发生宫颈狭窄。正如前面所讨论的，一些学者认为环扎可能会增加狭窄的可能性，而另一些学者则认为宫颈狭窄与环扎无关。例如，Wethington 等报道，有 21% 进行环扎的患者发生狭窄，而在未进行环扎的患者中，只有 2% 的患者发生狭窄。然而，其他研究者则无法将环扎与宫颈狭窄的发生联系起来。并且，在决定是否环扎时一定要考虑日后早产和胎膜早破的风险。使用 Smit 套筒可能是减少狭窄发生的最有效办法；Vieira 等报道，放置 Smit套筒的患者宫颈狭窄率仅为4.3%，相比之下，放置小儿 Foley 导管的患者宫颈狭窄率为 10.5%，而未采取机械性措施的患者的宫颈狭窄率为8.3%。然而，这类手术的患者大多数都接受了环扎术。

（2）闭经：根治性宫颈切除术后的另一个常见并发症是闭经。据报道，有 5%～ 25%的患者术后出现闭经。当患者在根治性宫颈切除术后出现闭经时，首要的是立即进行尿液或血清妊娠试验以评估是否妊娠。如果排除妊娠，患者则应进行盆腔超声检查以确定是否有宫颈狭窄的迹象。宫颈狭窄在超声检查中表现为宫腔扩张，这很可能继发于积液或积血。在这种情况下，可以尝试在门诊进行简单的宫颈扩张术。然而，在根治性宫颈切除术后出现宫颈狭窄的患者可能需要在麻醉下进行超声引导的扩张术。如果宫颈管非常狭窄，可以考虑使用泪道扩张器扩张宫颈和子宫下段。如果已经排除了宫颈狭窄的可能性，就必须排查其他闭经的常见原因。

（3）宫颈环扎引起的缝线腐蚀：根治性宫颈切除术后的宫颈环扎引起的缝线腐蚀总发生率约为 2%（范围为 0 ～ 13%）。虽然在根治性宫颈切除术时环扎线的放置不是必需的，但当进行环扎时，遵循某些步骤以避免或减少这种并发症的可能性非常重要。没有证据支持特定类型的缝合线是否与更高的环扎腐蚀倾向有关。0-Ethibond 缝线可用于环扎术。确保将环扎缝线放置于宫颈外切缘上方至少 1 ～ 2cm 处非常重要。这样做的原因是，如果将环扎缝线放置在低于此点的位置，缝线将非常靠近子宫阴道吻合口，因此存在通过该切口腐蚀阴道的潜在风险。如果发生环扎线腐蚀，应告知患者，但多数情况无须进一步干预。

（4）再次手术：幸运的是，接受根治性宫颈切除术的患者再次手术的风险＜ 1%。然而，已发表的报道描述了一些需要再次手术的病例。这些报道中的患者因子宫阴道瘘、宫体坏死或慢性盆腔疼痛而接受第 2 次手术切除宫体。

3. *转换为根治性子宫切除术* 在手术前，应充分告知患者因术中和术后可能出现的不良后果，有可能需要切除子宫体。在计划进行 ART 的患者中，有 19%的患者中止了手术或转而进行根治性子宫切除术。在检查腹腔和盆腔时，如果有腹膜癌变的迹象，则应放弃手术，因为此类患者需要进行化学治疗。在严重累及淋巴结或存在可疑淋巴结的情况下，手术医师应将这些淋巴结送检，行冰冻切片评估以确定是否有转移性病变。如果有，则应中止该手术，因为此时的治疗应是放射治疗和化学治疗相结合。此外，当获得手术标本的冰冻切片结果时，如果显示宫颈边缘切除范围不够（宫颈切缘距离病灶在鳞癌＜ 5mm，腺癌< 10mm），则应尝试在残留的宫颈及切除更多的组织，并将切除组织送病理进行评估。如果边缘是接近阳性或呈阳性，则应进行彻底的子宫切除术。

三、要点

1. 根治性子宫切除术和根治性宫颈切除术的肿瘤学效果相同。

2. 约 65%的患者在根治性宫颈切除术标本中没有残留的浸润性病变。

3. 约有 10%的患者从计划进行根治性宫颈切除术到转而施行根治性子宫切除术。

4. 根治性宫颈切除术后，由于肿瘤学原因，将近 25%的患者需要进行子宫切除术或术后放射治疗和（或）化学治疗。

5. 根治性宫颈切除术后，如果肿瘤直径< 2cm，则复发率为3%～5%；然而，当肿瘤直径> 2cm时，复发率可达到 10%～ 25%。

6. 在约 75%的患者中，根治性宫颈切除术后仍能保留生育能力。

7. 约 38%的患者在行根治性宫颈切除术后尝试受孕，其中 60%的患者成功妊娠。

8. 与开腹根治性宫颈切除术相比，机器人根治性宫颈切除术失血量少，住院时间短。

9. 对于 ART 而言，足月的成功分娩率与 VRT 相似。

10. 对于 2 ～ 4cm 的肿瘤，尚无关于根治性宫颈切除术安全性的结论性建议。

11. 保留子宫动脉、宫颈环扎和术后机械预防宫颈狭窄的有用性仍不清楚。

12. 宫颈环扎确实会增加宫颈狭窄的风险。

13. 重大的术中并发症很少见，仅占不足 1%，包括大量出血、输尿管损伤和髂外血管损伤。

14. 根治性宫颈切除术后最常见的术后并发症是宫颈狭窄（10%）。

15. 使用 Smit 套筒后，宫颈狭窄的发生率约为 4.3%，而使用儿科 Foley 导管的宫颈狭窄发生率为 10.5%，未采取任何机械性预防措施的宫颈狭窄发生率为 8.3%。

16. 经根治性宫颈切除术后，环扎线腐蚀的总发生率约为 2%。

17. 经根治性宫颈切除术的患者再次手术的风险< 1%。

第 6 章

前哨淋巴结活检在宫颈癌的应用*

Miziana Mokbel，Anne-Sophie Bats，Patrice Mathevet，Fabrice Lécuru

早期宫颈癌（early cervical cancer，ECC），即 FIGO 分期中的ⅠA 期至ⅡA1 期，当肿瘤仍局限于宫颈或邻近阴道时，最常用的治疗方法是根治性子宫切除术和盆腔淋巴结切除术。无淋巴结转移患者的 5 年生存率为 80% ～ 90%。

在过去的 20 年中，超过 54% 的宫颈癌病例发生在 50 岁以下的女性，即育龄期女性，故 ECC 的手术切除范围趋于降低手术侵袭性。Dargent 等介绍根治性宫颈切除术治疗＜ 2cm 肿瘤的技术，从而解决了传统根治性子宫切除术后不能生育的问题。为了降低与治疗相关的死亡率，也有学者建议采用创伤性相对较小的手术。针对淋巴结转移可能性较低的 ECC，降低手术侵袭性的另一种方法是在肿瘤学上可行且合理的情况下，用前哨淋巴结（sentinel lymph node，SLN）活检取代不必要的淋巴结切除术。

一、宫颈癌淋巴结转移

虽然，FIGO 分期系统不包括淋巴结评估，但淋巴结的状况是 ECC 的主要预后因素，也是决定治疗的关键因素。在无淋巴结转移的情况下，ECC 患者的 5 年总生存率（overall survival，OS）为 88%。当有淋巴结转移时，则总生存率显著下降至 57%。转移淋巴结的数量和部位起着重要作用，尤其是当到达主动脉旁区域时。如果存在多个阳性淋巴结，估计的 5 年生存率从 84.9% 下降到 33.1%。同样，10 年生存率也从 84.9% 下降到 26.5%。就淋巴结分布而言，一般情况下，当髂总区及以上区域淋巴结受侵时，生存率下降。补充放射治疗，或最近的放射治疗和化学治疗联合应用已证明可改善局部病变的控制，甚至提高生存率。因此，ECC 患者可进行系统性淋巴结切除术。

另一方面，长期以来人们低估了淋巴结切除术并发症的发生率。淋巴结切除导致手术时间延长、血管或神经损伤等围术期并发症，以及淋巴水肿和淋巴囊肿等迟发性并发症频繁发生。此外，术后肠梗阻、静脉血栓栓塞的发生和住院时间的延长也有报道。这些医源性并发症并不罕见。20% 接受淋巴结切除术的患者术后出现下肢淋巴水肿，这不仅是一种无法治愈的疾病，而且还会带来沉重的心理负担，包括焦虑、抑郁和适应障碍。目前，癌症治愈患者的生活质量是一个重要问题。

据报道，在ⅠA1 至ⅡA 期患者中，淋巴结转移的发生率为 0 ～ 31%。因此，在最理想的情况下，超过 70% 的患者正在接受不必要的淋巴结切除术及其所有潜在的并发症，而没有得到任何分期或治疗上的获益。ECC 患者的淋巴结转移负荷低是另一个考虑因素。在 ECC 中，癌转移淋巴结数的中位数为 2 个，在淋巴结转移的患者中 22% ～ 38% 的转移淋巴结＜ 2mm。大多数转移淋巴结位于闭孔和髂外区。宫颈的生理性淋巴引

* 感谢下列人员对本章的贡献：Charlotte Ngo，Myriam Deloménie，Chérazade Bensaid，Caroline Cornou，Léa Rossi 和 Marie Gosset。

流可以解释这个现象，宫颈的淋巴液经过宫旁组织，最终引流至闭孔淋巴结和髂淋巴结。然而，也有学者描述了另一条淋巴回流途径，即宫颈淋巴液直接引流到骶前区和主动脉旁区域。由于这些解剖区域淋巴结受累率较低，研究者很难对这些区域淋巴结系统性切除的必要性得出结论。最后，10%～15%被认为无淋巴结转移的患者，病变在淋巴结区复发，这表明手术时遗漏了阳性淋巴结。

因此，在系统性淋巴结切除术中，淋巴结的切除是在解剖标志之间进行，而不是根据肿瘤的扩散范围，这样就导致不能获取有关的淋巴结受累的准确信息。

前哨淋巴结（sentinel lymph node，SLN）切除并不是一个新的概念。1977年，Cabanas等将其用于治疗阴茎癌，之后又应用于黑色素瘤和乳腺癌。在妇科领域，Levenback等将这项技术用于治疗外阴癌。Echt等的一项开创性工作，将这一技术纳入宫颈癌的治疗。后来，许多研究评估了这项技术治疗子宫颈恶性肿瘤的可行性和诊断价值。随后，也报道了诊断的准确性和常规使用安全性措施来限制出现假阴性结果的风险。

二、宫颈癌的前哨淋巴结显像技术

长期以来，研究人员一直在研究影像学技术在评估淋巴结转移和前哨淋巴结检测中的作用，以寻求最佳治疗模式。在一项大型荟萃分析中，Choi等对这类技术进行比较。结果显示，计算机断层扫描（computed tomography，CT）、磁共振成像（magnetic resonance imaging，MRI）和正电子发射断层扫描（positron emission tomography，PET或PET-CT）对患者病情评估的敏感度分别为50%、56%和82%，相对应的特异度分别为92%、97%和95%；而CT、MRI、PET-CT评估区域淋巴结或淋巴结癌浸润的敏感度分别为52%、58%和54%，特异度分别为92%、97%和97%。虽然PET或PET-CT优于其他成像技术，但这种诊断技术在决定治疗和评估预后方面仍有所欠缺。这些非侵入性技术评估淋巴结转移的效果尚不满意，因此需要其他方法。

根据定义，SLN是接受来自实体肿瘤最初淋巴引流的第一批淋巴结。因此，基于淋巴管是在远离肿瘤的部位以特定方式引流这样一个事实，可实现SLN的定位。由此推论，如果SLN没有转移，则SLN以外的淋巴结也应呈阴性。

SLN定位并不适用于所有实体肿瘤，但因为一些因素，宫颈癌似乎是适合的。首先，在ECC中＜2cm肿瘤的淋巴结转移率为0～16%，ⅠB期的淋巴结转移率为15%～31%，这意味着绝大多数ECC患者不会从系统性淋巴结切除术中获益。其次，由于转移灶体积小，常规的术前影像学检查仍不能准确判断这些患者的淋巴结状况。最后，也是最重要的一点，宫颈癌的淋巴引流大多遵循明确的路径，其中有些必经的淋巴结曾被称作“阻断淋巴结（interrupting nodes）”，现在被称为SLN。但确实也存在其他淋巴引流的途径。总而言之，宫颈癌是一个有机会应用靶向SLN活检的领域。

此外，示踪剂可以很容易地注入子宫颈，即肿瘤的周围，从而使SLN实际上代表了肿瘤的淋巴引流，而不仅仅是宫颈的引流。

三、宫颈及其淋巴系统的解剖

子宫颈是一个位于中线部位的器官，解剖学家和手术医师使用多种染料研究子宫颈的淋巴引流。Reiffenstuhl、Plental和Friedman的报道描述了宫颈淋巴系统的引流途径。最重要的途径是在子宫颈侧方沿宫旁组织引流到闭孔淋巴结、髂外淋巴结、髂内淋巴结和髂总淋巴结。第2条途径是在子宫颈前方通过膀胱宫颈韧带引流至髂内淋巴结，终于髂外淋巴结链。另一种途径是后方通路，沿着子宫骶韧带流入髂总淋巴结、骶骨淋巴结和主动脉旁淋巴结。这些正常引流途径是依次进行的，尽管也确实存在一些例外。跳跃性淋巴结引流在宫颈癌中罕见主动脉旁淋巴结转移通常发生在盆腔淋巴结和髂总淋巴结转移之后，经异常淋巴通道扩散是这种现象的一个可能的解释。

Rouviere观察到，在髂内动脉的起始部有一个淋巴收集区，可在L5椎体水平直接引流到髂总区，他推测子宫和宫颈的淋巴引流系统之间可能有交通，使宫颈的淋巴液由此途径经骨盆漏斗韧带在L4椎体水平扩散转移。这些观点得到一些其他研究者的支持，他们报道了宫颈癌直接转移到主动脉旁淋巴结的案例。概略地说，典型的淋巴引流系统是位于髂外淋巴结、髂内淋巴结的引流途径，而其他引流途径都属于非典型。这些解剖数据也被许多其他研究者所证实，其中包括那些进行系统性淋巴结切除术和试图规范手术程序的研究者。从这些研究得出结论，切除髂外淋巴结、髂内淋巴结、闭孔淋巴结和髂总淋巴结，可识别大部分转移性淋巴结。多年来，从淋巴结切除术获得的信息，为SLN切除奠定了基础（图6-1）。

四、前哨淋巴结技术的功效

SLN活检应同时具有较高的检出率和较高的阴性预测值，才能被认为是高效的。检出率的计算方法：检测出至少一个阳性淋巴结的患者例数除以注射示踪剂的患者总数。每个患者的阴性预

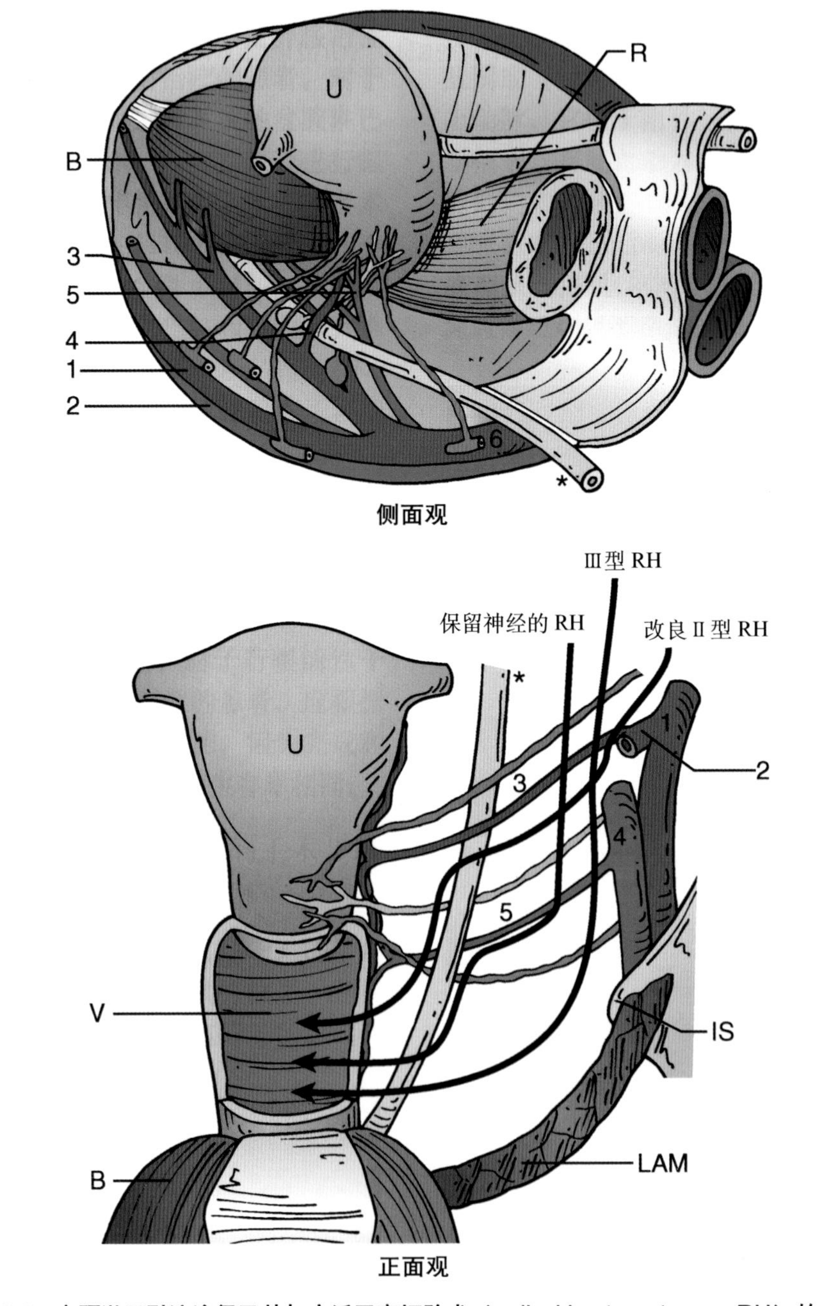

图6-1　**宫颈淋巴引流途径及其与广泛子宫切除术（radical hysterectomy，RH）的关系**

侧面观：B. 膀胱；U. 子宫；R. 直肠；1. 髂外动脉；2. 髂外静脉；3. 脐动脉；4. 子宫动脉；5. 子宫深静脉；6. 髂总动脉；* 输尿管。绿线表示输尿管上方宫旁通路；黄线表示输尿管下方宫旁通路；褐线表示神经宫旁通路。正面观：B. 膀胱；IS. 坐骨棘；LAM. 肛提肌；U. 子宫；V. 阴道；1. 髂内动脉；2. 脐动脉；3. 子宫动脉；4. 髂内静脉；5. 子宫深静脉；* 输尿管。绿线表示输尿管上方宫旁通路；黄线表示输尿管下方宫旁通路；褐线表示神经宫旁通路。黑色粗线表示RH手术切除范围

测值计算方法：SLN真阴性的例数除以SLN真阴性与假阴性之和。

妊娠10周左右，胎儿的淋巴系统开始发育，最初于盆腔侧壁发育。由于宫颈位于中线部位，其淋巴引流的发生是从宫颈到两侧的淋巴丛。因此，盆腔一侧的SLN可用于预测同侧其余淋巴结的状况，但不能反映对侧淋巴结的情况。这个概念使许多肿瘤外科医师认为一侧盆腔即是一个独立的实体，并建议SLN显影技术的敏感度应以一侧盆腔为单位来进行分析，而不是以一个患者为分析单位。

各项研究的检出率差异很大，每例患者SLN的检出率为15%～100%，若以一侧盆腔为分析单位，则为43%～97%。主要相关因素包括FIGO分期、显影技术和手术医师的经验，既往是否实施了宫颈锥切活检或有无术前近距离放射治疗史对此无影响。新辅助化学治疗（neoadjuvant chemotherapy，NAC）影响SLN显影与否尚不明确，并存在结果相互矛盾的报道。众所周知，手术医师的经验起着重要的作用。Plante和Seong等报道手术医师的经验和SLN检出率提高之间的关系。Khoury-Collado等的研究进一步支持这一观点，他们指出，欲使子宫内膜癌SLN的检出率从77%增至94%，需要30个以上病例的经验。 Dargent和Enria的一项回顾性分析表明，前35例SLN活检术的平均时间为58.7分钟，随后的施术时间降至35.5分钟（$P < 0.05$）。Hwang等进行的一项研究显示，每位手术医师需要40～57个病例才能做到减少并发症发生率和缩短手术时间。

学习曲线不仅适用于术中前哨淋巴结的活检，还适用于最初的注射技术、淋巴显像的判读和病理评估。例如，Lantzsch和Li等报道注射示踪剂方法不当，导致SLN检测失败的情况。

文献中对假阴性结果和阴性预测值的评估很少。部分结果可能与肿瘤的特征和盆腔解剖特点有关，另一些则可能与结果的应用和分析有关。Hauspy等对文献进行回顾，以评估假阴性率。结合既往研究的结果，他们得出的假阴性率＜2%。关于肿瘤特征，第1个参数是最初的肿瘤大小，第2个参数是淋巴脉管侵犯（lymphovascular space invasion，LVSI）。Darlin等在一项包括105例ECC（ⅠA1～ⅡA期）患者的研究中，采用核素技术对＜2cm肿瘤的阴性预测值达到100%。Altgassen等进行的一项多中心队列研究，纳入590例符合条件的患者，采用核素和显色技术，在系统性盆腔淋巴结切除术后加做或不进行主动脉旁淋巴结切除术，＜2cm肿瘤的阴性预测值为99.1%，然而令人失望的是对＞2cm肿瘤的阴性预测值则为94.3%。Slama等在一项纳入225例FIGO分期为ⅠA2～ⅡB期宫颈癌患者的研究中发现，体积＞20cm^{3}的肿瘤和LVSI患者的假阴性率有所增加，该研究对SLN进行了病理超级分期。

鉴于这些发现，只有在双侧均检测到淋巴结时，SLN活检技术才被认为是完全可靠的，从而实现了所谓的“最佳定位”。Cibula等在一项回顾性多中心队列研究中纳入645例FIGO分期为ⅠA～ⅡB期进行SLN活检和病理超级分期的患者，发现当双侧SLN显影时假阴性结果的发生率为1.3%，从而进一步证实SENTICOL I*的结果。

基于这一原理，Cormier等和纪念斯隆-凯特琳癌症中心（Memorial Sloan Kettering Cancer Center，MSKCC）团队介绍了一种SLN检测流程。在该流程中，所有显影的SLN都进行病理分析，当常规HE染色结果为阴性时，则进行超级分期。凡可疑的非前哨淋巴结，也会被切除并进行病理分析。如果在一侧盆腔无SLN显影，则需行该侧系统性淋巴结切除术及宫旁切除术以完整切除原发肿瘤组织。这个流程是以一侧盆腔为分析单位，提高了SLN活检的阴性预测值（96.8%），并降低假阴性结果（7.4%）（图6-1）。阴性预测值和假阴性率的重要意义在于，如果患者被错误地判定为无淋巴转移（N0），那么患者将无法从术后放射治疗中获益，且有更高的复发风险。

在所有区域的SLN活检中均发现有假阴性结果。然而，对宫旁区域是否出现假阴性结果一直存在争议。这个问题始于对术前淋巴显像判读困难，并包括术中检测和核素信号的假象，以及最终对这些淋巴结的显微镜下分析。值得一提的是，关于宫旁淋巴结是否应被视为前哨淋巴结的争论越来越多。Frumovitz等使用放射性胶体、

*SENTICOL I研究是一项评估SLN活检对早期宫颈癌患者诊断价值的前瞻性多中心研究——译者注。

蓝色染料和印度墨水进行“三联注射”，以评估20例接受根治性子宫切除术或宫颈切除术治疗的ECC患者的淋巴引流情况。他们的研究也对宫旁组织和切除的宫旁淋巴结进行病理检查。通过研究从这些注射中获得的淋巴引流模式，并由于该组中25%的患者无宫旁淋巴结，研究得出结论，认为存在一个从宫颈直接引流到盆腔淋巴结的路径，这一路径是绕过宫旁淋巴结的直接引流。因此，在ECC患者中，宫旁淋巴结并不总是前哨淋巴结。

分析单位是基于每例患者还是其一侧盆腔也很重要。只要检测到转移性淋巴结但前哨淋巴结中肿瘤细胞为阴性时，就是真正的假阴性结果。相反，一侧SLN阳性而对侧SLN阴性并不一定是假阴性结果，因为一侧盆腔SLN状况不能预测对侧淋巴结的状况。因此，许多研究者强调按侧别而非按每例患者的SLN结果判读的重要性。

SLN显像技术的目的不仅在于替代侵袭性强的淋巴结切除术，还为了减少子宫切除术或宫颈切除术并发症的发病率，这是另一个经常被忽略的隐性优势。Strnad等的一项研究表明，如果宫颈癌浸润少于宫颈肌层的2/3且SLN为阴性，则宫旁组织受累的风险很小，而当SLN结果为阳性时，该风险达到28%。换句话说，SLN技术可用于指导准确界定根治性子宫切除术的范围，故当SLN活检结果为阴性时，可考虑行改良的根治性子宫切除术、保留神经的手术或单纯宫颈切除术。

SLN显像技术的效用并非绝对的；相反，需要制定定义明确的规则，以达到可靠的技术应用和质量保证。第1条规则是关于术前患者的选择。最基本的要求是对患者进行全面的临床检查和准确的影像学及病理分析，选择肿瘤< 2cm且无可疑淋巴结受累，并根据其组织学特征——鳞癌或腺癌进行分层。第2条规则关于医疗团队。手术和分析团队成员必须接受培训，了解术前影像学检查的判读，如淋巴显像或最近开展的SPECT-CT扫描；示踪剂的注射，无论是采用核素、显色法或荧光法；根据MSKCC的SLN检测流程制订围术期治疗规划；最后是要有明确的病理学分析，这是影响后续治疗的一个重要因素（图6-2）。

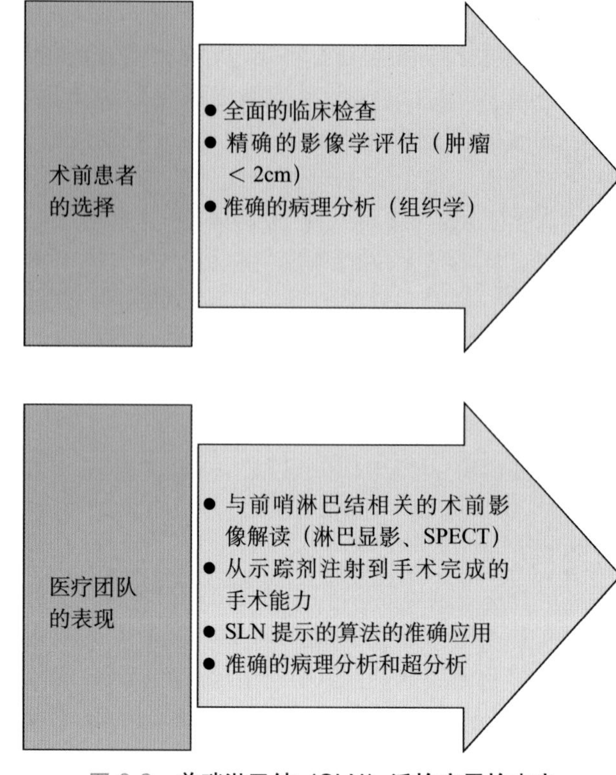

图6-2 **前哨淋巴结（SLN）活检应用检查表**

SPECT. 单光子发射计算机断层扫描

五、前哨淋巴结活检方法

有3种主要技术用于SLN活检。根据示踪剂的性质分类为：放射性示踪剂、比色染料和荧光染料。根据示踪剂的扩散和检测时间选择在术前或术中注射。例如，核素放射性示踪剂可在术前1～24小时的任何时间注射，而显色染料和荧光染料可在注射后10～20分钟即可检测到。示踪剂的注入量为1～4ml。在宫颈肌层中的注射次数为2～4次，注射部位可选择在宫颈的3点和9点的位置，也可选择3、6、9、12点的位置或2、4、8和10点的位置，这取决于手术医师的习惯和培训（图6-3）。学者们还使用浅层注射、深层注射或两者兼用。无论使用哪种技术，结果都是相似的，这使得SLN活检成为一种可靠有力的技术。

注射示踪剂需要有经验，注射操作失误可能导致示踪剂不当扩散，即无扩散或过度扩散而掩盖手术区域，从而导致检测效果欠佳。报道的示踪失败时间是指在此之后再也无法找到标记的淋巴结的时间，一般为70～150分钟。

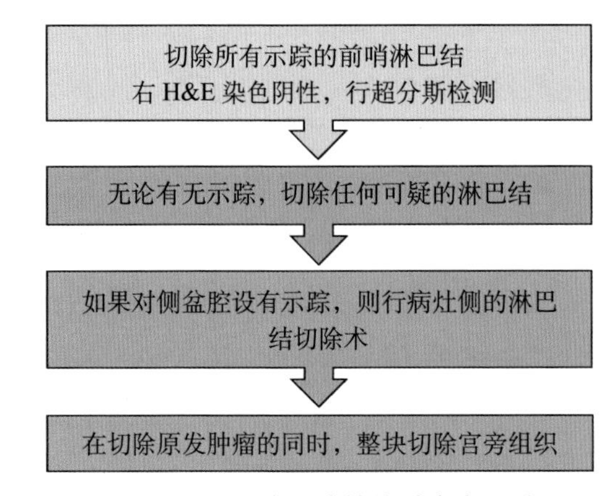

图 6-3　**早期宫颈癌的外科治疗原则**

宫颈内注射异硫蓝染料或核素锝 -99，或注射这两者，显示髂血管间或主动脉旁淋巴结，部分病例除外。H&E. 苏木精 - 伊红染色；LND. 淋巴结切除术；SLN. 前哨淋巴结

[摘自 Cormier B, Diaz JP, Shih K, et al. Establishing a sentinel lymph node mapping algorithm for the treatment of early cervical cancer. Gynecol Oncol, 2011, 122(2):275-280.]

（一）放射性示踪剂和淋巴显像及 SPECT-CT

在宫颈癌中应用最广泛的放射性示踪剂是美国的锝 -99m（^{99m}Tc）- 硫黄胶体和欧洲的 ^{99m}Tc- 纳米胶体人血清白蛋白。锝以释放伽马射线为特征。其主要优点是半衰期短，因此在注射后短时间内很容易在传统的低辐射照射中被检测出来。主要有两种使用方案：短方案，即在示踪剂注射后中位时间 61 分钟进行淋巴显像；长方案，即在注射 14 小时后再进行成像。换句话说，可以在术前开始使用放射性示踪剂，在注射锝后 20 ～ 30 分钟进行动态淋巴显像，从而展示淋巴液流动的进程，并证实 SLN 的存在。淋巴显像的重要性在于它可以勾画出一幅淋巴结图像，来指导医师手术。另一个潜在的好处是术后可重复进行淋巴显像以检查是否有残留的放射性。值得一提的是，有些学者并不认同动态淋巴显像。他们认为这并不优于静态淋巴显像，因为注射后较低的粒子动力学使得 SLN 难以被观察到。放射性示踪剂和淋巴显像的缺点是，某些患者因注射示踪剂而感到疼痛，以及需要与核医学科沟通和遵循与这种放射性物质有关的安全协议所需的时间和费用。此外，注射和成像之间的时间间隔增加住院时间，从而进一步增加这种检测的费用。

关于术中检测，伽马探针发出的声音提示存在一个“热”淋巴结，应有选择地进行淋巴结取样。由于大多数手术都使用腹腔镜或机器人进行，因此应评估探针的人体工学特征及其效率。

淋巴显像与 SPECT-CT　平面淋巴成像可指导手术医师找到 SLN。然而，二维图像构成一定的限制，而单光子发射计算机断层成像术（SPECT-CT）的引入则弥补这一缺陷（图 6-4）。虽然 SPET-CT 成本高且会产生更高的电离辐射，但它可以产生具有三维定位的横断面解剖图像，从而提供更准确的空间信息。这对于某些特定区域来说具有意义。例如在二维的平面淋巴造影中，由于宫旁位置靠近示踪剂注射部位且具有余晖效应，致使宫旁淋巴成像的判读困难。SPECT-CT 的另一个优势在于其在髂总动脉和主动脉区域这些非典型区域的检测能力。在 Martinez 等的一项研究中，26.8% 的患者在这些区域发现 SLN，从而超过已知的预估患病率。

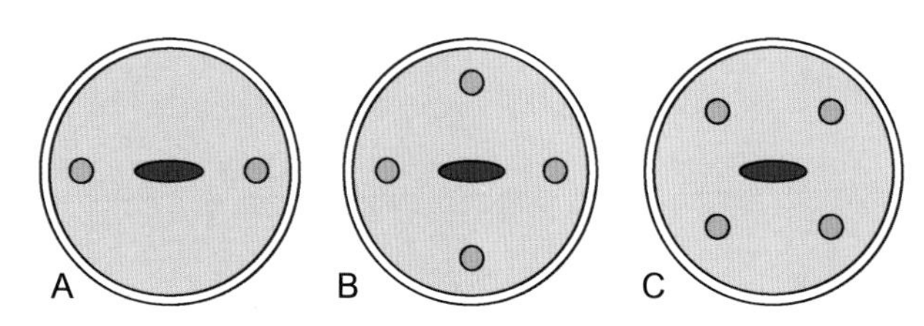

图 6-4　**评估前哨淋巴结示踪剂在宫颈的注射部位**

A. 在宫颈的 3 点和 9 点处注射；B. 在宫颈 3 点、6 点、9 点和 12 点处注射；C. 在宫颈的 2 点、4 点、8 点和 10 点处注射（改编自 Abu Rustum, NR, Levine DA, Baraka, RR. Atlas of Procedures in Gynecologic Oncology. 3rd ed. London: Informa Healthcare, 2013.）

Hoogendam 等回顾文献并进行荟萃分析，对二维淋巴显像和 SPECT-CT 做了面对面比较。8 项研究的报道显示，SPECT-CT 的检出率为 92% ～ 100%，也就是说，SPECT-CT 的检出率要优于二维淋巴成像（*OR* 为 2.5，95%*CI* 为 1.2 ～ 5.3）。Díaz-Feijoo 等也发现，SPECT-CT 在每个患者能检测出更多的淋巴结。正如 Hoogendam 等报道的，这些手术中收集的所有信息意味着 SLN 活检术的时间减少 25.4 分钟。

（二）染料显像

染料显像也可用于检测宫颈癌的 SLN。亚甲蓝、专利蓝、异硫蓝是最常用的染料。并不是这 3 种染料都是具有生物活性的化合物。亚甲蓝通过肾和肝系统排泄，而异硫蓝则通过胆汁排出。由于这些染料扩散速度快，其作为示踪剂的注射是在术中进行的。在注射这些染料时，手术医师的经验也很重要。如果染料弥散到宫颈旁组织中，则会使这个平面显像困难，从而妨碍 SLN 的检测和获取。使用显色染料的主要问题是其不良反应，如过敏反应和过敏性休克（发生率＜ 1%）。另一个要注意的问题是，对苯乙烷过敏者禁用异硫蓝。

（三）荧光显影技术

荧光显影技术是近年来应用于检测宫颈癌 SLN 的技术。这个概念其实并不新颖，它已被用于其他恶性肿瘤的评估，如原发性胃癌、直肠癌、眼周癌和乳腺癌。吲哚菁绿（indocyanine green，ICG）是最常用的示踪剂。ICG 在 800nm 产生荧光，它可与血浆蛋白结合，毒性低，并经胆汁排出。荧光的高信噪比有利于 SLN 的检出（图 6-5）。注射 ICG 的最佳剂量为 400 ～ 800μmol/L。van der Vorst 等提出，ICG 与人血清白蛋白结合的剂量为 500μmol/L。值得一提的是，由于染料快速扩散，最好在手术麻醉诱导成功后再进行注射。Plante 等注意到，荧光还在成本方面具有优势。他们比较了荧光和核素技术，发现前者成本较低，因为要考虑注射和探针的价格、淋巴成像相关费用以及放射医师的费用。并且荧光显影使用简单，易于判读，在协调上，尤其是手术室方面的安排要求较低。2012 年，Rossi 等首次发表了荧光技术在子宫恶性肿瘤中的应用。引入这项技术的主要目的在于使患者免受常规示踪剂不良反应的影响，如疼痛和过敏反应，并使医院和患者节省放射性胶体示踪剂相关的高额费用，同时还能达到基本相同的检测效能。最后，检测的人体工学得到改善，可在盆腔或主动脉旁区域的全视野上观察 SLN 荧光显影，而不是用固定探头盲目进行探测。

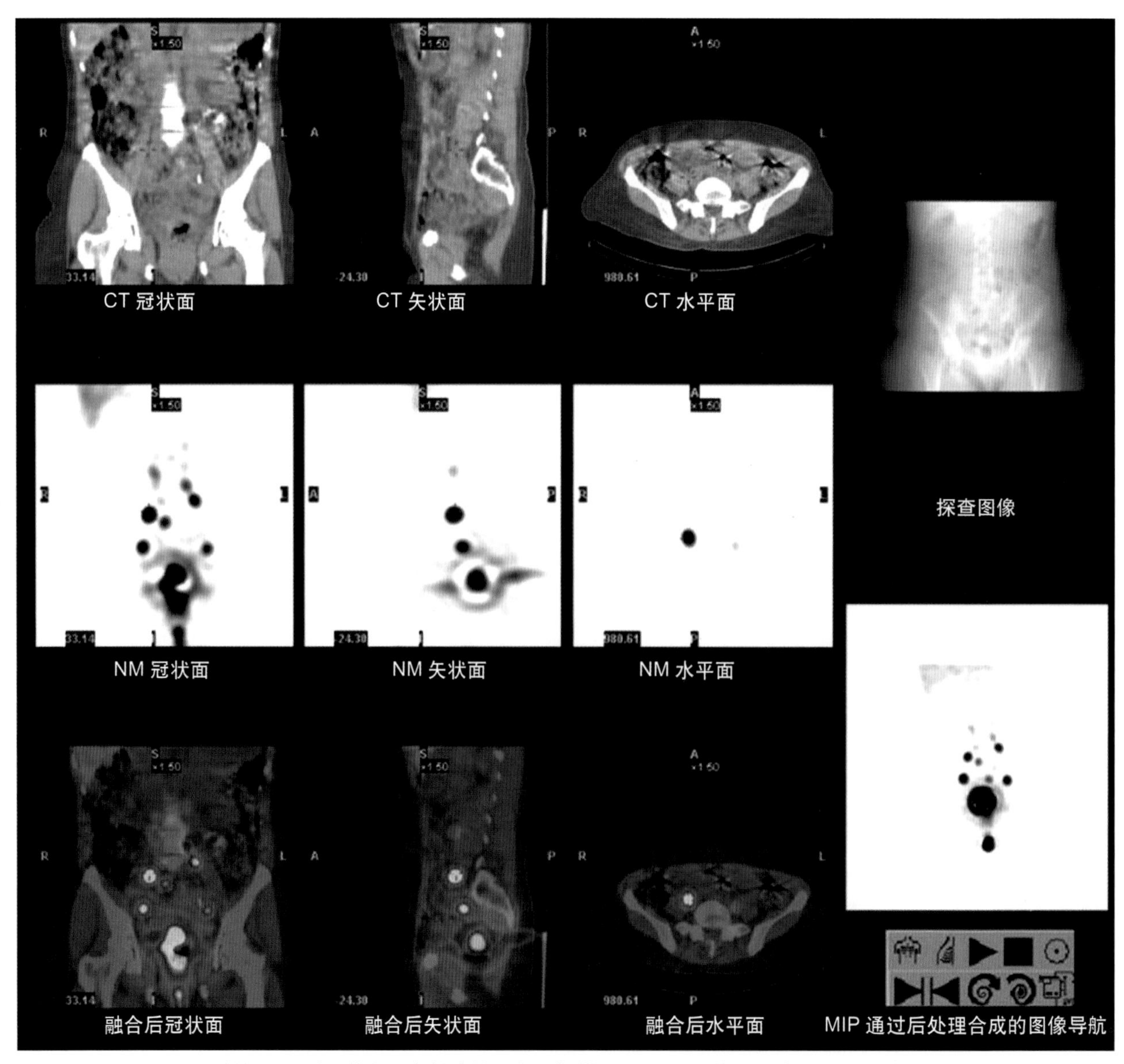

图 6-5 注射锝 -99 后，单光子发射计算机断层扫描（SPECT）检测出的左髂总前哨淋巴结阳性

六、不同检测方法的特性

根据 van de Lande 等的研究，显色技术的性能最差，灵敏度仅为 81%，其次是核素技术，接下来是显色技术和核素技术的结合，灵敏度为 92%。Rasty 等的另一篇文献综述，证实了 van de Lande 等的研究结果。使用蓝色染料时 SLN 的检出率为 84%（95% *CI* 为 79%～89%），使用锝的检出率为 88%，而当两种技术结合时检出率为 92%。

De Greve 的一篇综述文章对该类技术的检出率进行比较。在 7 项研究中，有 4 项表明核素技术优于显色技术。然而，此 7 项研究中的 2 项结果相反，其中一项，两种技术的检出率相同。在所有研究中，组合方法的性能都是最高的。一篇纳入 2000 年 1 月至 2013 年 8 月共 49 项研究的荟萃分析和系统回顾，包括 2476 例 SLN 手术，基于所使用的示踪剂进行亚组分析。当锝与蓝色示踪剂联合使用时，灵敏度为 88%，检出率为 97%。而单独使用锝时，灵敏度和检出率分别降至 87% 和 90%，而当单独使用蓝色染料时，灵敏度和检出率均降至 87%。该研究还比较了不同手术方式的影响，在开腹手术、腹腔镜手术或机器人手术，其灵敏度或检出率无统计学上的显著差异。

Plante 等进行的一项实验性研究阐明了 ICG 的性能，荧光显影 SLN 的总检出率为 96%，双侧检出率为 88%。Rossi 和 Jewell 等进行的另外两项研究发现，检出率为 85%～96%，双侧检出率为 60%～88%。Buda 等比较荧光技术和显色染料亚甲蓝，发现总检出率分别为 100%和 84%（P=0.041），双侧检出率分别为 88%和 55%（P=0.002）。法国乔治蓬皮杜欧洲医院正在进行的一项前瞻性研究的初步结果显示，荧光技术明显优于核素技术。该研究共纳入 15 例Ⅰ A～Ⅰ B1 期宫颈癌患者，其荧光和锝的总检出率分别为 93.33%和 86.66%，双侧检出率分别为 93.33%和 66.66%。

从这些结果来看，荧光技术具有较高的总检出率和双侧检出率，其未来应用前景广阔。

七、免疫组化和聚合酶链反应病理超级分期

超级分期是指通过连续病理切片、免疫组化染色（immunohistochemistry，IHC）对 SLN 进行分析。由于组织学和分子分析很耗时，超级分期用于系统淋巴结切除术的标本是非常烦琐的。该技术通常与 SLN 活检直接结合使用。将组织标本切片，每间隔 250μm 为一个层面，共进行 5 个层面的切片，每个层面准备两张未染色的组织片，一张用于 HE 染色。如果这个宽度取材，5 个层面的 HE 染色均为阴性，则对每个层面的另一个未染色组织片用细胞角蛋白进行 IHC。这项技术应用于常规 HE 染色为阴性的前哨淋巴结，其主要目的是检测隐匿性的微小转移灶，有学者认为这部分淋巴结微转移是导致 15%的患者盆腔复发的原因。Euscher 等报道高达 25%的患者有微转移。Gortzak-Uzan 等评估标准的系统淋巴结切除术与 SLN 技术结合超级分期检查的情况。这项研究的结果倾向于后者，采用超级分期检测使淋巴结转移的检出率增加 2 倍。该团队结果可能的解释是，更多的切片及超级分期检测，可以捕获到 SLN 中的微小转移灶。由于超级分期提高了检出率，并揭示了这些“隐匿”淋巴结转移的真实状况，因此联合 SLN 技术获得了更好的灵敏度，增加了其在 ECC 中的实用性。

病理学家的技能和所使用的处理方法至关重要，这将成为真正的限制因素。技术的不足或采用方法不当，会削弱 SLN 技术的优势。

大多数研究使用 IHC 结合超级分期的技术。IHC 染色采用抗细胞角蛋白（anti-cytokeratin，CK）、AE1 和 AE3，也有学者推荐抗泛细胞角蛋白 KL1。另一种使用的角蛋白检测组合是 AE1/AE3、CAM 5.2、CK MNF116 及角蛋白 8 和角蛋白 18。Lentz 等发现，在未做连续切片的常规组织学切片进行 IHC 检测，可在 15%常规病理检查结果为阴性的患者中检测到微转移。Silva 等还关注了 IHC 在检测Ⅰ期和Ⅱ期宫颈癌微转移中的作用。Marchiole 等的另一项研究表明，IHC 能够在 23%的患者中检测到微转移，但同时也出现与良性腺体包涵体相关的假阳性率增高。关于反转录聚合酶链反应（reverse transcription polymerase chain reaction，RT-PCR）的性能及其检测 CK-19 的能力，文献报道的结果相互矛盾。虽然有学者支持使用这种方法，但 Yuan 等表达了不同的意见。该团队认为，CK-19 表达在阳性和阴性 SLN 和非前哨淋巴结之间存在重叠，他们建议的替代方法是使用 RT-PCR 和鳞状细胞癌抗原（squamous cell carcinoma antigen，SCCA），此法

具有更高的特异度，因此被认为是更好的标志物。在比较RT-PCR和IHC时，Marchiole等认为，前者灵敏度更高，但假阳性率也增高。虽然RT-PCR在检测性能上有优势，但它在检测阳性时无法区分是明显转移、微小转移或亚微转移。

前哨淋巴结转移灶大小的影响

根据美国癌症联合委员会的标准，转移灶＞2mm定义为明显转移，0.2～2mm为微转移，＜0.2mm则为孤立癌灶（isolated tumor deposits，ITD）。只将SLN阳性标记恶性肿瘤阳性是不够的，淋巴结转移灶的大小对患者的总体预后也有影响。例如，Rahbari等对结直肠癌进行荟萃分析，发现结直肠癌阴性的淋巴结进行肿瘤细胞分子检测，若检测结果呈阳性对患者的总体预后、带病生存期和无病生存期均具有不利影响 。在乳腺癌中，微转移的存在对预后有不利影响，但尚未证实ITD具有相同的影响。

对于早期宫颈癌，有关盆腔复发、总生存期和无病生存率等预后评价的报道存在相互矛盾，而ITD的影响仍不清楚，并有着很多的推论。一些学者认为微转移的存在并不影响复发率。Stany等认为，淋巴结微转移并不会增加复发的风险，且即使在采用辅助放射治疗控制癌瘤的患者，淋巴结微转移与复发风险的关联性仍然如此。一些学者认为，微转移甚至与不良预后因素没有很强的相关性。另有学者认为，微转移存在时，患者在复发和生存方面的预后均较差，但这并不是由于微转移本身的存在，而是与同时存在的其他不良预后因素有关。Juretzka等发现，ECC的微转移可能存在于最初具有不良预后因素的患者，如LVSI、肿瘤＞4cm、深部肌层浸润、宫旁浸润和组织学等级，因此这些患者需要更积极的治疗方案，包括附加的辅助治疗。与此相反，许多学者发现微转移的存在与肿瘤复发率和（或）总生存时间（OS）呈负相关。Marchiole等在一项大多数患者为ⅡB期宫颈癌的研究中强调微转移对复发率的影响，他们发现当存在微转移时，复发的风险要高出2.5倍。此外，Fregnani等发现微转移与无进展生存期之间存在负相关关系，并报道存在微转移时复发的风险高3.2倍。Horn等的研究得出结论，微转移是一个独立的预后因素，其OS降低23%，并且存在微转移时相对死亡风险为2.5。Cibula等的另一项研究得出结论，微转移与较差的预后有关，但就无复发生存率而言，与无微转移相比没有统计学差异。然而，在同一研究中，微转移与OS之间的关联性具有统计学差异，并且其关联性与明显转移对OS的影响相当。然而，Cibula等报道，ITD没有任何预后意义。同样，Colturato等最近的一项研究，发现微转移并没有增加死亡率，但认为这个结果可能与该研究随访期短、样本量小有关，这个研究的随访期是根据手术时间而不是复发时间而定的。该团队还发现微转移与复发率之间有很强的关联，其复发率高出11.73倍。这表明存在微转移患者，尤其是ⅠB2期或ⅡA期且肌层浸润＞2/3的患者，术后应选择辅助治疗以改善疾病控制并减少复发。

微转移的存在与不同预后因素之间的关系尚未完全确定。迄今为止，大多数报道都认为微转移与复发、无复发生存期（recurrence-free survival，RFS）和OS等方面的预后差有关。 这种关联的临床意义在于对所有检测到微转移的患者均应增加辅助治疗。也就是说，应采用与明显转移患者同样的治疗方案。

除了微转移，ITD是低负荷肿瘤的第2个亚组。Cibula等在一项研究中评估ITD对预后的影响，结果显示，淋巴结的肿瘤负荷与在OS或RFS方面的任何显著风险均无关。有ITD或阴性淋巴结患者的OS（$P = 0.549$）和RFS（$P = 0.201$）相当，而RFS比有微转移的患者长（$P = 0.008$）。

八、前哨淋巴结活检术的并发症

将SLN活检取代传统的系统性淋巴结切除术的最初动力是希望将手术相关并发症的发病率降到最低。目前，SLN活检术的相关并发症发病率仍然很难评估，因为已经进行的主要研究都是通过系统的淋巴结切除术完成治疗，而没有关注长期并发症。Niikura等进行的一项重要研究显示，SLN活检与淋巴结切除术相比，术后出现下肢淋巴水肿显著减少（8.7% vs. 42%）。随着SENTICOL Ⅱ*结果的发布，有望带来令人鼓舞的成果。这项多中心随机对照研究主要是为了解决手术相关的并发症。该研究共纳入267例患

*SENTICOL Ⅱ研究是一项比较SLN活检与盆腔淋巴结切除术在早期宫颈癌治疗效果的多中心随机对照研究——译者注

者，比较盆腔淋巴结切除术与 SLN 活检的效果和并发症。患者被分为两组。第 1 组所有患者均接受 SLN 活检，然后行盆腔淋巴结切除术；第 2 组仅接受 SLN 活检。初步结果显示，与接受系统性淋巴结切除术的患者相比，接受 SLN 活检患者的淋巴系统并发症（P = 0.006 5）和短期神经系统并发症的发病率（P = 0.001）显著降低。

九、前哨淋巴结的经典部位及罕见的非常规部位

SLN 技术能够解决长期以来有关淋巴结切除术应该仅限于盆腔还是扩大范围至主动脉旁区域的争论。子宫颈的淋巴液遵循明确的路径引流，从宫旁区至髂 - 闭孔区，然后到达髂总区和主动脉旁区。 SLN 的位置以递减的方式分布在以下区域，SLN 最常见于髂 - 闭孔区（占 69%），其次是髂内区和宫旁区（11%），最后是髂总区（7%）。尽管如此，确实存在解剖学上的变异，导致所谓的“淋巴结跳跃”，这造成手术评估为无淋巴转移（N0）患者淋巴结复发的基础。这些患者在施行常规淋巴结切除术中，由于 SLN 的非典型部位而漏切转移的淋巴结。

根据 SENTICOL 研究，80.6% 的 SLN 位于髂外和髂血管间区域。 同样，在 Marnitz 分类中，70% 的 SLN 位于髂间区域；当囊括髂外区时，该比例达到 75%。无论肿瘤的组织学特征如何，SLN 的位置都是如此（图 6-6）。这种分布非常经典且具有实际意义，SLN 的检测应从这些区域开始，但同时也不应停止在这个层面上，因为尚有 8% 的患者 SLN 位于宫旁、骶前、髂内、髂总和腹主动脉旁的部位（图 6-7）。这些 SLN 位

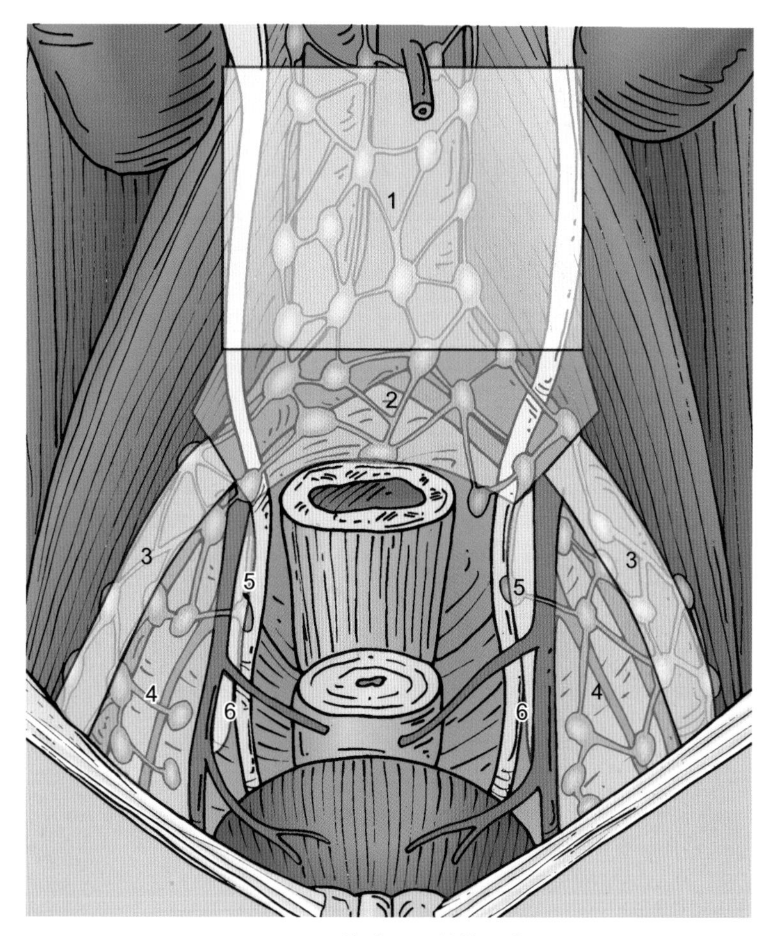

图 6-6　**前哨淋巴结的分布**

1. 主动脉旁淋巴结；2. 髂总淋巴结；3. 髂外淋巴结；4. 髂间淋巴结（包括髂外血管内侧淋巴结、髂外静脉旁淋巴结、闭孔窝淋巴结和髂总动脉分叉处淋巴结）；5. 髂内淋巴结；6. 宫旁淋巴结

[摘自 Marnitz S, Köhler C, Bongardt S, Braig U, Hertel H, Schneider A; German Association of Gynecologic Oncologists (AGO). T opographic distribution of sentinel lymph nodes in patients with cervical cancer. Gynecol Oncol, 2006, 103(1):35-44.]

于不典型区域所占的比例随着肿瘤的分期而增加，ⅠA 期有 3% 的 SLN 位于主动脉旁区域，这个比例在较晚期的患者会有所增加。基于这些事实和分析推理，如果行淋巴结切除术而不是有针对性和选择性的 SLN 技术，则某些患者会被错误地诊断为 N0，而不能从辅助治疗中获益。因此，SLN 活检的重要性在于它能够通过对所有这些来自预期的和未预期的少见区域具有代表性的淋巴结进行有效的取样，提供关于淋巴结状况的准确信息，从而获得优于传统淋巴结切除术的益处。荧光和显色染料的优点在于，它们无须术前成像技术即可于术中直观地指导手术医师找到非典型部位的淋巴结。由于荧光技术的高信噪比使得淋巴显影更容易（图 6-8）。

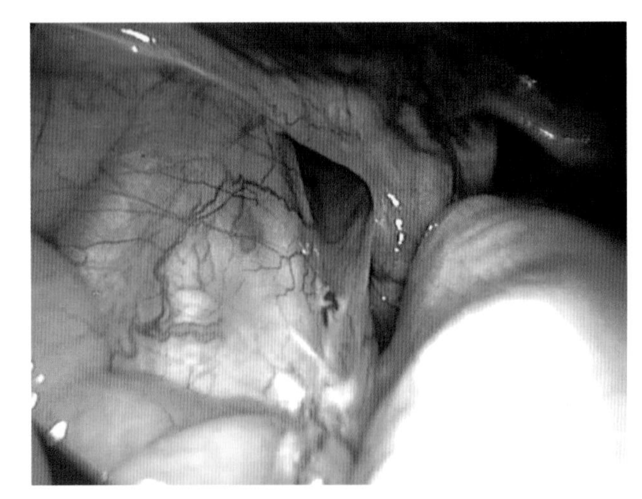

图 6-7 **通向前哨淋巴结的蓝色淋巴管**

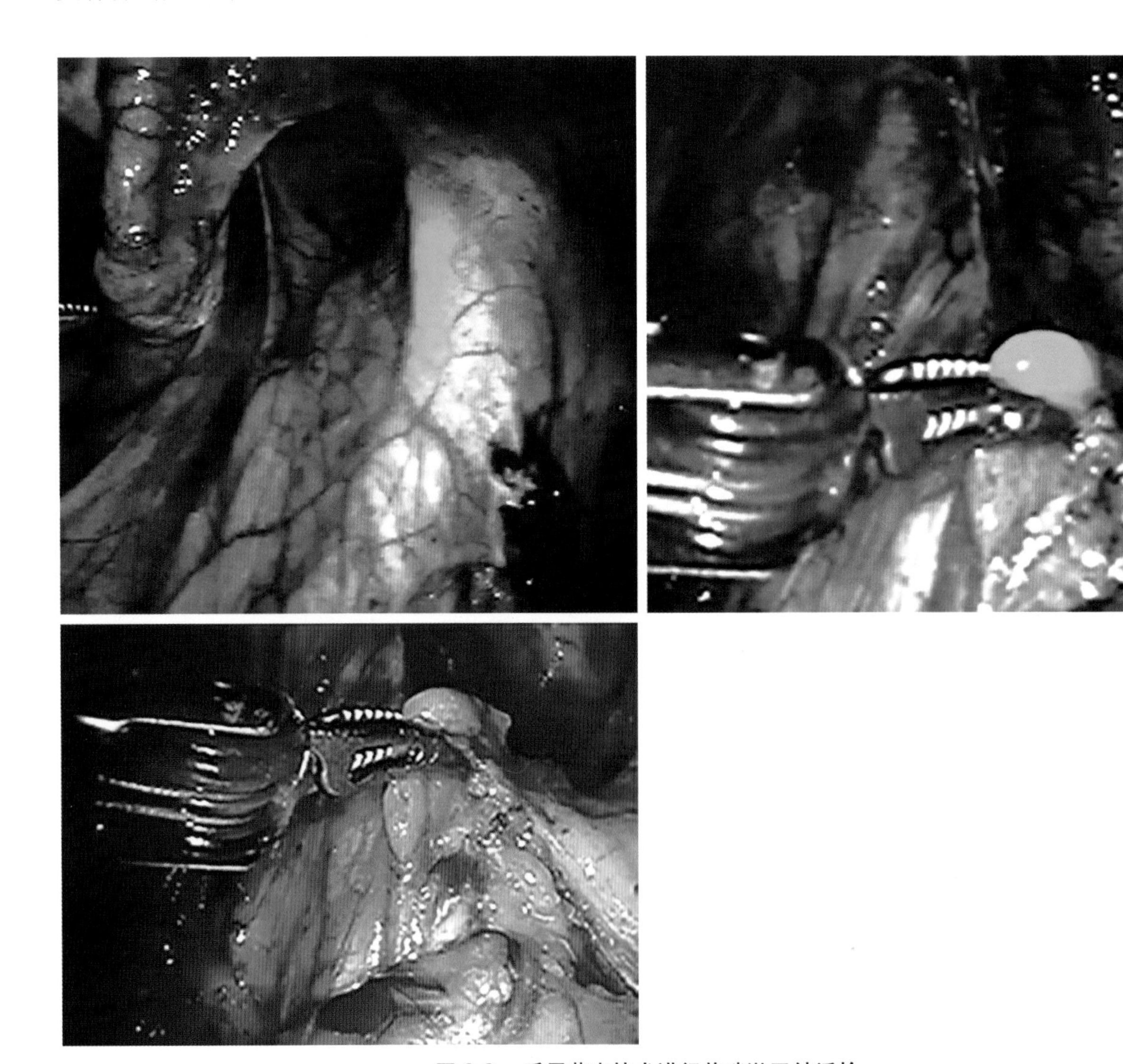

图 6-8 **采用荧光技术进行前哨淋巴结活检**

十、前哨淋巴结技术的局限性

术中冰冻切片分析是 SLN 活检的主要限制性因素。幸运的是，明确的病理流程和超级分期可以弥补这一缺陷。拥有敏感的冰冻切片分析的重要意义在于，它使得医师能够采用一步方案治疗 ECC 患者。所有试图评估术中冰冻切片分析可靠性的研究均表明，这种技术的敏感度很差，它不仅对 ITD 灵敏度低（尽管尚未显示出这种敏感度对预后的影响），而且对微转移、明显转移也是如此。Slama 等发现，当包括所有的不同大小的转移灶时，其灵敏度仅为 56%。这种极差的结果是由于冰冻切片无法检测到体积很小的病灶。当排除 ITD 后，灵敏度上升到 63%，对于这样一种如此重要的检测方式来说这仍然是一个适度的数值。在同一研究中，研究者发现导致假阴性结果的因素是肿瘤体积＞ 20cm^3 和存在 LVSI；肿瘤的组织学类型、患者年龄和新辅助化学治疗（NAC）等因素并不会影响结果。冰冻切片处理过程中使用的切片类型可以改变灵敏度。Gortzak-Uzan 等在冰冻切片处理中采用一种新策略，即沿长轴以 0.2 ～ 0.3cm 的间隔对淋巴结连续垂直切片。通过遵循这种策略，他们用这样的技术获得了更好的结果。

由于 ECC 一步处理的便利性，为了改善 SLN 的术中评估和冷冻切片分析的结果，人们提出了一些创新方法。RT-PCR、细胞角蛋白 19 表达和人乳头瘤病毒（human papillomavirus，HPV）分型就是正在研究的例子。一步式核酸扩增（one-step nucleic acid amplification，OSNA）技术具有广阔前景，但需证明其是提高冰冻切片灵敏度的可靠技术。

随着 SLN 活检技术的进步，获得适当的设施仍是一个主要问题。众所周知，宫颈癌在发达国家是罕见疾病，且死亡率很低，但在发展中国家，它仍是重大的公共卫生问题，仍是导致女性癌症相关死亡的第二大原因。令人欣慰的是，SLN 技术的概念和临床应用正在全球范围内普及，而且该手术正在成为所有可能适合这种类型手术患者的选择。

十一、前哨淋巴结检测的指征

SLN 活检的目的是评估淋巴结状况，从而确定后续的辅助治疗。换句话说，SLN 活检应证实低风险患者无淋巴结转移。研究认为，超过 95% 的宫颈癌ⅠA 期患者可能并不需要进行淋巴结切除术，这个比例在ⅡA 期患者中有所下降。因为这个阶段淋巴结阳性的可能性不超过 31%，所以这类患者被认为是低风险的，因而适用于 SLN 技术。 肿瘤的大小是实施 SLN 活检的限制性因素。有荟萃分析显示，当肿瘤的初始大小＞ 2cm 时，SLN 的检出率、灵敏度和阴性预测值分别从 94.5%、100% 和 100% 降至 80.1%、89.3% 和 94.9%。因此，前哨淋巴结活检的最适指征是肿瘤＜ 2cm，但该项技术对大至 30mm 的肿瘤也有效。

为达到 SLN 检测的最佳条件和最佳的潜在效果，患者必须接受全面的临床检查和术前影像检查，常规检查是 MRI。

十二、新辅助化学治疗对前哨淋巴结检测的影响

SLN 活检的最初适应证是＜ 2cm 的肿瘤，对于肿瘤＞ 2cm 或希望保留生育能力的患者，可以选择新辅助化学治疗。如果符合 SLN 技术的标准，则可以在 NAC 之后采用 SLN 技术。在这种情况下，主要问题是难以将标准方案的结果推论到使用 NAC 的病例。由于这个原因，目前对结果仍存在争议。Barranger 等的研究结果令人欣慰，他们提出无论患者是否接受 NAC，都可获得相似的结果 。Slama 等也提出了类似的观点。此外，他们还认为 NAC 可以减少淋巴结转移，并有可能消除体积很小的病灶。另一方面，Kadkhodayan 等建议，对 NAC 后的结果应谨慎做出解释。因此，在 NAC 后 SLN 技术的应用仍存在争议，需要更多的研究来进一步阐明。正如 SLN 技术的高阴性预测值和低假阴性率被证实后，其在宫颈癌中得到更加普遍的应用一样，如果要证明 SLN 技术在 NAC 后的应用是合理的，则未来的研究应包括系统性淋巴结切除术来评估这些变量。此外，还要对患者进行前瞻性随访以确定 OS 和无病生存的数据。

十三、前哨淋巴结活检的技术应用与推荐流程

在大多数医疗中心进行的步骤都非常相似。根据临床分期、组织学类型（已发表的系列文章仅包括鳞状细胞癌和腺癌）和 MRI 结果（肿瘤

最大直径，无可疑淋巴结）来选择患者。所有技术步骤均应由接受过技术培训的手术医师来完成（或由正在接受培训的医师在资深手术医师的直接指导下完成）。如果手术医师选择核素注射，则手术团队应核实是否按照短方案或长方案在术前进行注射。若要使用显色法或荧光法，则应在全身麻醉下，在对接机器人器械或腹腔镜套管针插入和进气之前，对患者进行宫颈注射。宫颈水平的注射部位因使用团队的不同而有差异。推荐采用的技术包括在宫颈的 3 点和 9 点钟位置分别使用专利蓝和 ICG 染料进行的两次注射。手术医师必须查看术前淋巴显像或 SPECT-CT 检查的结果。

手术开始时，要检查盆腔与腹腔以及肠道和膈肌，寻找可能存在的转移病灶，转移性病灶可升高癌症的分期， SLN 技术不适合这样的患者。

无论手术团队选择何种手术方式，都要启用 SLN 技术。如果使用核素技术，则置入伽马探针检测发热的淋巴结。如选用显色法，则手术医师沿着染料着色的轨迹定位前哨淋巴结。使用荧光技术，激活近红外模式将显示出淋巴管，则可指导手术医师找到荧光定位的前哨淋巴结。检测到 SLN 后，先打开腹膜，选择性地切除前哨淋巴结，接下来可选择做冰冻切片分析，尽管其效能较差。病理检查亦应由受过 SLN 分析和超级分期培训的病理学家进行。

MSKCC 团队的手术医师介绍了一种“最佳定位”方法，可以减少假阴性率。在这一流程中，如果一侧盆腔未检测到前哨淋巴结，则建议在该侧实施系统的淋巴结切除术，以便从中获得有价值的淋巴结标本，同时不能忽略整块切除宫旁组织。在牢记并遵循这一关键原则的流程中，确保 SLN 技术用作淋巴评估系统的安全性。

十四、小结

SLN 活检是一种可行的技术，较传统的系统性淋巴结切除术具有更好的安全性。SLN 活检不仅可以从预期的淋巴结转移性区域获得与常规淋巴结切除术相同的信息，而且还可以将检测范围扩大到非典型区域淋巴结，如果遗漏这些区域的病变，则可能会导致短期内治疗不足以及长期淋巴结复发。因为在此技术中仅切除显影的阳性淋巴结，限制了切除无转移淋巴结的数量，因此使超级分期成为可选择的检测。在 SLN 活检中遵守标准非常重要，无论采用哪种方法，金标准是必须要实现双侧显影。根据文献资料，荧光技术是所有传统检测技术有竞争力的方法，因为它提供了优良的双侧检出率。在术前进行 SPECT-CT 和术中荧光检查，可为 SLN 技术的最佳设置。NAC 和 SLN 结果的解释仍然是一个有待解决的问题。目前正在研究新的技术，如一步核酸扩增（OSNA），尝试提高冰冻切片分析的性能，以便实现一步到位的方法管理 ECC。

然而，虽然有这些数据，但 SLN 活检在大多数指南中并没有作为标准的诊疗程序，而只是某些指南建议方法中的一种选择。现在需要进行验证研究，以证明在 SLN 活检被定为“阴性”的患者与在传统的手术后被定为“阴性”的患者具有相同的预后，同时具有更好的生活质量。

第 7 章
经腹根治性子宫切除术

Rene Pareja, Pedro T. Ramirez

根据美国国立综合癌症网络（National Comperehensive Cancer Network，NCCN）的指南，根治性子宫切除术是Ⅰ B1～Ⅱ A1 期无生育要求宫颈癌患者的首选治疗方法。根治性子宫切除术需要全面了解盆腔解剖及盆腔重要结构，如直肠、输尿管、膀胱、盆腔血管及庞大的盆腔神经网络之间的关系。本章的目的是概述有关根治性子宫切除术相关的各种主题，包括手术适应证、术前检查、手术方法，并详述手术技巧及并发症的处理。

一、根治性子宫切除术的历史

世界上第 1 例根治性子宫切除术由 John Clark 和 Emil Ries 在约翰·霍普金斯医院（Johns Hopkins Hospital）实施。随后，Ernest Wertheim 在 1898 进行了他的第 1 例根治性子宫切除术。在 1911 年他发表了当时最大的关于经腹根治性子宫切除手术的系列文章，其中纳入 500 多例患者。报道的死亡率和 5 年治愈率分别为 18.6% 和 42.4%。1908 年，Schauta 发表了 564 例经阴道根治性子宫切除术的结果，死亡率为 10.8%，5 年治愈率为 39.7%。

1921 年，Hidekazu Okabayashi 描述了一种更为彻底的手术方法，即将输尿管从其子宫旁的腹膜附着处完全游离，从而得以切除更大范围的子宫颈侧旁组织。随后，Alexander Meigs 在 1944 年分享了他在根治性子宫切除术方面的经验，并提出鉴于当时放射治疗的高失败率，根治性子宫切除术应作为宫颈癌患者的主要治疗方法。1961 年，Kobayashi 提出了保留神经的根治性子宫切除术的概念，该技术涉及对阔韧带两叶之中的腹下神经的细致解剖，手术的重点是保留该结构并确保其双侧保存完好。该方法的主要目标是预防术后膀胱并发症。近 20 年，腹腔镜或机器人技术在早期宫颈癌治疗中的应用越来越流行。1992 年 Nezhat 等报道第 1 例腹腔镜根治性子宫切除术。2006 年，Sert 和 Abeler 报道第 1 例机器人根治性子宫切除术（robotic radical hysterectomy，RRH）。这些微创方法已经显示可降低术后并发症发生率并使患者更快地恢复日常活动。迄今为止，尚无前瞻性随机试验评估微创手术在宫颈癌治疗中是否比开腹手术更具优势。然而，一项正在进行的有关腹腔镜治疗宫颈癌的前瞻性随机对照研究（LACC 研究）有望阐明这一问题*。

（一）根治性子宫切除术的分类

Querleu 和 Morrow 发表了根治性子宫切除术的最新分类。应用这种分类时，应注意几个要素。这些要素包括宫旁组织的切除范围和宫旁的 3 个部分，即前部或腹侧、后部或背侧和外侧部，每一部分都有明确的界线和标识（参阅本章后文关于手术技术的讨论）。根据肿瘤的生长情况或临床表现，盆腔两侧的切除范围可能不同。该分类系统的重要特征是，有一些公认的可识别的解剖学标志，从而使手术医师能够在手术方法上保持一致。

（二）A 型根治性子宫切除术

A 型根治性子宫切除术相当于筋膜外子宫切

* LACC 研究于 2018 年 10 月 31 日发表在《新英格兰医学杂志》，结果是负面的，从而引发对微创手术的反思——译者注

除术，它可以完全切除直到阴道穹隆的宫颈周围组织。

输尿管不需要分离。在这种类型的根治性子宫切除术中，手术医师不需要切除腹侧、外侧和背侧的宫旁组织。因此，腹下神经丛被完全保留。

（三）B 型根治性子宫切除术

B 型根治性子宫切除术相当于改良的根治性子宫切除术。该术式不需要寻找自主神经，而且完全保留了腹下神经丛。关于宫旁组织（子宫主韧带——译者注）的腹侧，手术仅切除宫旁组织腹侧叶起始处的一小部分，因此只需要打开输尿管穿过宫旁处输尿管隧道的顶部即可。在宫旁组织（子宫主韧带——译者注）的外侧面，打开输尿管隧道的顶部，将输尿管从宫颈剥离并向侧边推移（但不使之从外侧面或腹侧宫旁分离下来），切缘在输尿管床（输尿管隧道的底部）的内侧，因此横向切除宫旁组织（子宫主韧带——译者注）1 ~ 1.5cm。输尿管动脉是从子宫动脉与输尿管交叉处由子宫动脉发出的分支，可作为一个有用的标识，并且通常易于辨认而免于手术误伤。纵向（宫旁组织的垂直深度）切除的界线是由阴道穹隆的切线所围成的平面。而在宫旁组织的背面（子宫骶韧带——译者注），B 型根治性子宫切除术旨在从宫颈向后水平方向切除 1 ~ 2cm。即后方宫旁组织（子宫骶韧带——译者注）切除的宽度相当于侧方宫旁组织（子宫主韧带——译者注）切除宽度。切除的长度上，切缘在阴道上缘的水平。此外，重要的一点是不要分离输尿管所在部位的下方（输尿管隧道的底部），因为腹下神经丛的分支位于此处。

（四）C 型根治性子宫切除术

Morrow 和 Querleu 分类法将 C 型根治性子宫切除术区分为 C1 型和 C2 型，C1 型是保留神经的手术，而 C2 型则是整块切除宫旁组织。两种类型的切除范围明显不同，尤其是在纵向（宫旁组织的垂直深度）切除的尺寸大小上，这在 C1 型手术的切除范围是由腹下神经丛主要分支的走行决定的。

C1 型需要分离后方宫旁组织（子宫骶韧带——译者注）的两个部分：内侧部分为直肠子宫韧带和直肠阴道韧带，外侧为薄层状结构，也称为 mesoureter 层，其中包含腹下神经丛。此外，C1 型仅需要从宫旁组织（子宫主韧带——译者注）的腹侧剥离输尿管，这通常无法做到对宫旁组织（子宫主韧带——译者注）腹侧面输尿管隧道顶部的内侧叶进行更广泛的切除。在 C2 型手术中，输尿管被完全从宫旁组织（子宫主韧带——译者注）的腹侧剥下使之游离，直到进入膀胱壁。在纵向（宫旁组织的垂直深度）的切除范围是 C1 型和 C2 型的重要的区别。

关于输尿管的游离，在 C1 型手术中，打开输尿管隧道的顶部，从宫颈和宫旁组织（子宫主韧带——译者注）向外侧游离输尿管，但仅部分从宫旁组织的腹侧剥离（1 ~ 2cm）。而 C2 型手术则需要将输尿管从宫旁组织的腹侧完全游离直至膀胱壁。

1. 外侧宫旁——横向（水平方向）切缘 C1 型和 C2 型：两种类型的手术宫旁组织的外侧边界相同，位于髂内动脉和髂内静脉的内侧。

2. 外侧宫旁——纵向切缘（切除宫旁组织的垂直深度）

（1）C1 型——深至阴道静脉（子宫深静脉）：阴道静脉所在位置为宫旁纵向切缘，因此保留了含有内脏神经的外侧宫旁的下部。

（2）C2 型——深达盆底（骶骨）：切缘沿髂内血管和阴部血管的内侧一直延伸到盆底。切除外侧宫旁组织后，直肠旁间隙和膀胱旁间隙连通；其下方的内脏神经被切断。这样深度地切除使外侧宫旁组织被更多的游离，以便将其整块切除。

3. 腹侧宫旁——横向切缘

（1）C1 型：从腹侧宫旁部分剥离输尿管，因此可切除 1 ~ 2cm 的腹侧宫旁组织。

（2）C2 型——切至膀胱壁：需要从腹侧宫旁完全游离输尿管，这样才能完全切除腹侧宫旁组织达到膀胱壁，腹侧宫旁的内侧叶和外侧叶均被切除。

4. 腹侧宫旁——纵向切缘

（1）C1 型：切除边界为位于输尿管下方的腹下神经丛的膀胱分支。

（2）C2 型：切除边界达阴道和阴道旁组织的平面。腹侧宫旁输尿管下方的头尾段均被切除，包括腹下神经丛的膀胱分支。因此不需要将此神经丛分离出来。

5. 背侧宫旁——横向切缘 C1 型和 C2 型，两种类型的背侧边界相同，切至子宫骶韧带附着于直肠处。

6. 背侧宫旁——纵向切缘

（1）C1 型：腹下神经的矢状剖面位置在背侧

宫旁（子宫骶韧带——译者注）的子宫直肠韧带和阴道直肠韧带的外侧部分，须将腹下神经丛的主要分支保留在该韧带外侧 mesoureter 层内。子宫直肠韧带和阴道直肠韧带切缘的下缘在阴道穹隆的切线平面。

（2）C2 型：在子宫骶韧带与直肠相接处整块切除背侧宫旁组织，腹下神经丛的分支同时被切除。

（五）D 型根治性子宫切除术

D 型根治性子宫切除术与 C2 型根治性子宫切除术的区别仅在于外侧宫旁的切除范围。D 型根治性子宫切除术的输尿管分离、背侧宫旁及腹侧宫旁切除范围均同于 C2 型根治性子宫切除术。然而，D 型根治性子宫切除术的外侧宫旁切除范围更大，需要结扎并切除髂内动脉和髂内静脉及其分支，包括臀、阴部内和闭孔血管。外侧宫旁切除时，结扎髂内动脉和髂内静脉，连同其在外侧宫旁组织内的分支一起切除，可横向延展切除更多的外侧宫旁组织，切缘达腰骶神经丛、梨状肌和闭孔内肌。这种类型的根治性子宫切除术极少用于局部晚期宫颈肿瘤。

二、根治性子宫切除术的适应证

目前认为，只有早期宫颈癌患者是根治性子宫切除术的最佳适应证。腹式根治性子宫切除术（abdominal radical hysterectomy，ARH）的最常见适应证如下。

1. Ⅰ A1 期宫颈癌伴淋巴血管浸润。
2. Ⅰ A2 期宫颈癌且不期望保留生育功能者。
3. Ⅰ B1 期宫颈癌。
4. Ⅱ A1 期宫颈癌。
5. 局部晚期（通常为Ⅱ B 期）宫颈癌化学治疗或放射治疗之后。
6. Ⅱ期子宫内膜癌。

三、术前评估

宫颈癌的分期仍然是临床分期系统。因此，所有的术前评估均依赖于使用非手术的方法。术前评估必须包括一个由妇科恶性肿瘤专家对病情进行的全面评估。常规的术前血液检查应包括全血细胞计数和生化分析、肾功能和肝功能检查。NCCN 指南不推荐 X 线胸片以外的其他影像学检查。但是，当怀疑病变有转移时，应进行计算机断层扫描（computed tomography，CT）或磁共振成像（magnetic resonance imaging，MRI）检查。CT 检测淋巴结转移的准确性为 83%～90%，MRI 为 86%～90%；正电子发射断层扫描 - 计算机断层扫描（positron emission tomography CT，PET-CT）的敏感度为 75%～100%，特异度为 87%～100%。

许多学者建议使用 MRI 来排除早期宫颈癌的宫旁受累，其敏感度为 38.0%～100%，特异度为 61.5%～99.0%。在最近发表的一篇文献中，研究者报道 303 例Ⅰ B 或Ⅱ A 期宫颈癌患者在初治手术后接受辅助放射治疗或同期放射治疗和（或）化学治疗并进行 MRI 扫描，其 MRI 检测宫旁受累的敏感度和特异度为 53.8%～82.1%；阳性和阴性预测值分别为 38.4%和 89.6%；MRI 检测宫旁受累的准确性为 77.2%。结果有 45 例为假阳性（14.9%）和 24 例假阴性（7.9%）。研究得出结论，用 MRI 来预测宫旁受累状态，并未显示出足够的可靠性，并且患者的预后不受 MRI 结果的影响。总之，除非高度怀疑患者具有转移性病变（例如，肿瘤＞ 4cm 或具有高危组织学类型，如浆液性癌、癌肉瘤或神经内分泌肿瘤的患者），否则不建议对接受根治性子宫切除术的宫颈癌患者常规进行影像学检查。

四、手术方法

根治性子宫切除术有几种可选择的方法，而使用哪种方法则取决于多个因素。这些因素包括但不限于手术医师的经验、患者的意愿、设备条件以及患者的体质。根治性子宫切除术的方法包括：①腹腔镜辅助阴式根治性子宫切除术（laparoscopic-assisted vaginal radical hysterectomy，LAVRH）；②腹式根治性子宫切除术（abdominal radical hysterectomy，ARH）；③腹腔镜根治性子宫切除术（laparoscopic radical hysterectomy，LRH）；④机器人根治性子宫切除术（rabotic radical hysterectomy，RRH）。

（一）腹腔镜辅助阴式根治性子宫切除术

根据 Schauta 的经典描述，阴式根治性子宫切除术（RVH）是一种通过阴道途径完成所有盆腔间隙分离、解剖标志辨识和子宫广泛性切除的术式。腹腔镜辅助阴式根治性子宫切除术是在该术式的基础上，于腹腔镜下进行盆腔淋巴结切除术，有时也进行附件切除。在完成淋巴结切除术后，手术医师将继续进行阴道部分的手术。由于经阴道根治性子宫切除术需要术者具有更高的手术技能，此术式较少应用；只有少数医疗中心常规使用这种手术方法。

在最近发表的一篇荟萃分析中，Zhang 等比较 349 名接受 LARVH 患者和 445 名接受腹式根治性子宫切除术患者的研究结果。他们分析了 7 个研究的资料，其中包括 4 个前瞻性队列研究和 3 个病例对照研究。与 ARH 比较，LARVH 失血量较少 [加权平均差（weighted mean difference，WMD）－ 237.45，95% *CI* － 453.42 ～－ 21.47]、伤口相关并发症更少 [比值比（odds ratio，OR）0.17，95% *CI* 0.05 ～ 0.61]、住院时间短（*WMD* － 2.01，95% *CI* － 2.52 ～－ 1.51）及手术时间较长（*WMD* 48.95，95% *CI* 42.08 ～ 55.82）。而两种术式在切除的淋巴结数目上无统计学差异，在泌尿系统相关并发症、直肠损伤、淋巴水肿和肿瘤学结局方面，两种术式之间无统计学差异。

（二）腹式根治性子宫切除术

根治性子宫切除术是早期宫颈癌患者手术治疗的首选方法，其治愈率（在无辅助治疗指征的情况下）＞ 90%。根治性子宫切除术与放射治疗相比具有以下几个方面的优势：保留年轻患者的卵巢功能，可以直接对淋巴结进行评估，该术式不影响阴道的功能性长度，并且手术相关发病率在可接受范围。一项纳入 47 篇文献的荟萃分析，对 3 种根治性子宫切除术（腹式根治性子宫切除术、腹腔镜根治性子宫除术和机器人根治性子宫切除术）进行比较。研究包括 21 项腹腔镜根治性子宫切除术研究（1339 例患者），14 项腹式根治性子宫切除术研究（1552 例患者）和 12 项机器人根治性子宫切除术研究（327 例患者）。3 种类型的根治性子宫切除术式的平均样本量、年龄和体重指数均具有可比性，且 3 种术式的平均手术时间相当。与 LRH 和 RRH 相比，ARH 的平均失血量和输血率明显更高。RRH 住院时间明显短于其他两种术式。3 种术式切除淋巴结平均数目、淋巴结转移率和阳性切缘率均相似。术后感染发生率 ARH 患者高于其他两种术式，LRH 患者的膀胱损伤发生率更高。研究得出结论，微创手术，尤其是 RRH，可能是早期宫颈癌手术治疗的一个更好、更安全的选择。

（三）腹腔镜根治性子宫切除术

文献记载的第 1 例腹腔镜根治性子宫切除术（LRH）是 1992 年。迄今为止，文献中的系列案例报道已经超过了 1500 例。腹腔镜手术的优点包括失血量少、输血率低、切口美容效果好、麻痹性肠梗阻率低、肠功能恢复快以及机体整体恢复更快。近期的一份报道还介绍了门诊患者实施腹腔镜根治性子宫切除术的安全性和可行性。

（四）机器人根治性子宫切除术

第 1 例机器人根治性子宫切除术是由 Sert 和 Abeler 在 2006 年报道的。迄今为止，文献中已经报道了 1000 多个病例。在一个包含 26 项非随机研究（10 项研究比较 RRH 和 ARH，9 项研究比较 RRH 和 LRH，7 项研究比较此 3 种手术方法）的荟萃分析中，纳入 4013 例患者（1013 例 RRH、710 例 LRH 和 2290 例 ARH）。研究结果：RRH 与 ARH 相比，RRH 失血量低（*WMD* 384.3，95% *CI* 233.7 ～ 534.8）、住院时间短（*WMD* 3.55，95% *CI* 2.10 ～ 5.00）、高热发病率低（*OR* 0.43，95% *CI* 0.20 ～ 0.89），输血量少（*OR* 0.12，95% *CI* 0.06 ～ 0.25）和伤口相关并发症低（*OR* 0.31，95% *CI* 0.13 ～ 0.73）。并且，就术中和术后的所有结果而言，RRH 与 LRH 相当。研究认为，RRH 因出血量低、住院时间短、发热率低、伤口相关的并发症少而优于 ARH。RRH 和 LRH 在术中和术后短期效果方面相当，因此可以根据患者意愿和手术医师的习惯选择合适的治疗方法。

五、手术的评估与技术

按照美国妇产科医师协会（American College of Obstetricians and Gynecologists，ACOG）指南的建议，在术前准备过程中，所有患者均应接受预防性抗生素治疗。开腹根治性子宫切除术应被视为“清洁 - 污染手术”。并且，确保采取措施预防血栓栓塞十分重要。这些措施包括常规使用气压弹性袜。术前肝素的使用仍有争议，尽管许多中心在手术前 2 小时给予标准剂量的普通肝素（5000U 皮下注射）。

（一）切口类型

腹部切口的选择取决于手术医师的习惯和其所受的培训。选择的切口种类包括标准的纵切口、Pfannenstiel 切口、Mayland 切口和 Cherney 切口 *。纵切口可能是最快进入，也是能够最大限度显露上腹部的切口。没有证据表明下腹部横切口会限制显露的范围。选择哪种切口取决于手术

* Pfannenstiel 切口位于耻骨联合上 3cm 处或下腹皮肤皱褶略上方，切口呈两侧弯向髂前上棘的浅弧形；Mayland 切口是在两侧髂前上棘间做 18 ～ 19cm 的曲线横切口，此类切口需切断腹直肌；Cherney 切口是在耻骨联合腹直肌起点处横切形成的横切口——译者注

医师的习惯。Mayland 切口和 Cherney 切口的优点是可以很好地显露盆腔外侧壁。但是，前者因为必须横断腹直肌，可能术后腹痛更为严重。此外，Mayland 切口可能会造成下腹部的血管损伤。Cherney 切口的优点是腹直肌和血管系统免受损伤，但必须将肌肉附着于耻骨的腱膜切断，该切口可能会出现涉及耻骨的感染性并发症。

（二）意外发现淋巴结转移病变

手术进入腹腔和盆腔后，必须对盆腹腔情况进行彻底评估以确定有无癌转移。如果怀疑有转移性病变（淋巴结或腹膜转移），则应进行活检并将标本送病理进行冰冻切片评估。关于在这种临床情况下如何进行治疗，文献资料中尚无共识。在 2010 年，Gray 等发表一项回顾性研究，纳入 268 例患有早期（Ⅰ A2 ～Ⅱ A）宫颈癌的患者，其中 19 例（7%）因明显的淋巴结阳性（84%）或盆腔肿瘤扩散（16%）而放弃进行子宫切除术。将这 19 例患者与 44 例接受手术治疗，术后证实有淋巴结转移的患者进行比较。此两组患者术后均接受辅助放射治疗或放射治疗和(或)化学治疗。两组患者的主要并发症发病率没有差异，在放弃手术组和完成手术组分别为26%和34%(*OR*0.69，95% *CI*0.16 ～ 2.57，*P*=0.789)。放弃组和完成组的复发率分别为 37% 和 18%（*P*=0.168）。放弃手术组的总生存率为 73%，而完成手术组为 80%（*P*=0.772）。研究得出结论，因术中发现意外的转移病变而放弃计划中的根治性子宫切除术，可能不会使最终结果恶化。Potter 等将 15 例术中因盆腔淋巴结受累而未行根治性子宫切除术的Ⅰ B 和Ⅱ A 期浸润性宫颈癌患者，与 15 例肿瘤的大小和淋巴结转移数目相匹配但完成根治性子宫切除术的对照组进行比较。两组患者术后均接受放射治疗，两组间的生存率和局部病变控制情况均无差异（*P* 分别为 0.81 和 0.127）。研究得出结论，如果预计进行放射治疗，则早期浸润性宫颈癌有盆腔淋巴结转移的患者完成根治性子宫切除术后再进行放射治疗，与放弃手术单纯放射治疗相比，并无任何优势。Leath 等发表的一项研究，纳入 23 例术中放弃进行根治性子宫切除术的宫颈癌患者（17 例Ⅰ B1 期、4 例Ⅰ B2 期和 2 例Ⅱ A 期）。患者中止手术的原因为盆腔转移 11 例、盆腔淋巴结阳性 7 例及主动脉旁淋巴结阳性5例。所有23例患者术后都接受放射治疗，其中 12 例同时接受联合或不联合氟尿嘧啶（5-FU）的铂类化学治疗。4 例（17%）出现放射治疗相关的并发症。23 例患者中有 6 例（26%）复发。中位随访时间为 59 个月（范围 12 ～ 107 个月），5 年生存率为 83%。研究得出结论，术中放弃根治性子宫切除术，不会明显增加并发症，且这些患者术后放射治疗，仍能获得良好的预后。

2005 年，Suprasert 等比较Ⅰ B ～Ⅱ A 期宫颈癌患者两种不同处置方法的结局，即对术中因发现盆腔淋巴结转移而放弃根治性子宫切除术的患者，与完成预期手术而最终经病理学证实淋巴结阳性的患者进行评估。在计划进行根治性子宫切除术和盆腔淋巴结切除术（RHPL）的 242 例患者中，有 23 例（9.5%）术中发现淋巴结转移而放弃根治性子宫切除术，但进行了系统性盆腔淋巴结切除术。在这 23 例患者中，有 22 例接受辅助放射治疗和（或）化学治疗，其余 1 例患者仅接受辅助放射治疗。另有 4 例患者因主动脉旁淋巴结阳性接受扩大照射野的放射治疗。术后发现淋巴结阳性的患者 35 例，两组相比并发症无显著差异，但是与 RHPL 组相比，放弃手术组的 2 年无瘤生存率明显较低（58.5% vs. 93.5%，*P* ＜ 0.01）。研究得出结论，因术中发现大体盆腔淋巴结转移而放弃子宫切除术的Ⅰ B ～Ⅱ A 期宫颈癌患者的生存率，显著低于手术后病理发现有淋巴结转移的患者。研究认为其原因是，前一类患者具有更差的不良预后因素。在 2000 年，Whitney 等旨在评估宫颈癌患者术中放弃根治性子宫切除术的频率以及这些患者的预后，他们对一项前瞻性手术病理学研究进行了二次评估。在初始研究的妇科肿瘤学组第 49 号方案共纳入 1127 例Ⅰ B 期宫颈癌患者。这些患者在接受 RHPL 手术前即被纳入研究，他们的病理结果、并发症和预后也被分析。在手术中，有 98 例患者发现有子宫外癌转移，根据手术医师的决定（手术医师被赋予决定权）放弃了拟定的根治性子宫切除术。患者亚组有盆腔外转移(30 例)和盆腔内转移(26 例)，后者包括明显的盆腔淋巴结转移（12 例）、盆腔种植（8 例）和大体观浆膜面播散（2 例）。63 例（93%）患者随后接受了盆腔放射治疗和 1 次或 2 次腔内照射。8 例患者发现主动脉旁淋巴结阳性，增加主动脉旁照射。5 例患者接受放射治疗和化学治疗，4 例仅单纯化学治疗，1 例拒绝进一步治疗。放弃根治性手术的患者的无瘤生存期短于完成根治性子宫切除术的患者。在术中放弃根治性子宫切除术的患者中，以盆腔外癌转移患者的无进展生存期和总生存时间最短。研究得出结论，根治性子宫切除术后的并发症发病率很低，即使术后辅助放射治疗。然而，仅从这个分析还无法提出最佳治疗方案的建议。Richard 等发表一篇基于 1988—1998 年有关监测、流行病学和最终结果（Surveillance，Epidemiology，and End Results，SEER）项目数据库的文献。他们比较以下两类患者的 5 年生存率，即早期宫颈癌且接受根治性子宫切除手术的患者和术中放弃根治性子宫切除术并于术后接受放射治疗的患者。对于有淋巴结受累的患者，如果进行系统的盆腔淋巴结与主动脉旁淋巴结切除术，则根据是否进行根治性子宫切除术来比较 5 年生存率，所有患者术后均接受补充放射治疗。在 3116 例被诊断为ⅠB 期宫颈癌患者的队列中，265 例（8.5%）盆腔淋巴结阳性并接受系统的盆腔淋巴结和主动脉旁淋巴结切除术。其中 163 例完成根治性子宫切除术，55 例放弃根治性子宫切除术。完成根治性子宫切除术组平均盆腔淋巴结阳性率为 2.58%±2.37%，而放弃根治性子宫切除术组平均盆腔淋巴结阳性率为 2.42%±1.63%。完成手术组的中位随访时间为 6.42 年，放弃手术组的中位随访时间为 5.75 年。完成手术组的 5 年生存率为 69%，而放弃手术组为 71%（P=0.46）。研究认为，对于行根治性子宫切除术时发现盆腔淋巴结阳性的患者，应根据治疗的总体发病率来确定治疗方法，因为完成和放弃根治性子宫切除术患者的 5 年生存率相同。

六、腹式根治性子宫切除术的手术步骤

（一）分离直肠阴道间隙（图 7-1）

尽管腹式根治性子宫切除术（ARH）的手术步骤在顺序上有几种选择，但是其方法之一是在手术开始时分离直肠阴道间隙。这样做的原因包括以下几点。

1. 保护和游离直肠壁。当这个层面存在粘连或有子宫内膜异位症时，尤其有用。

2. 识别阴道后壁。一旦确定了阴道后壁，就确定了子宫后侧的切除边缘。

3. 确定子宫骶韧带的界线，同时也有助于找到腹下神经。

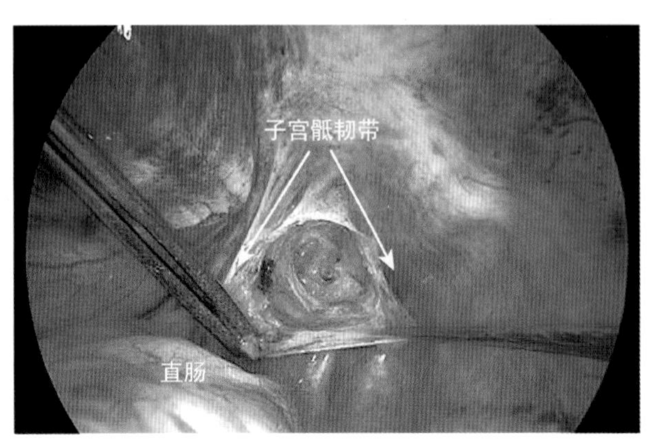

图 7-1 打开直肠子宫陷凹

（二）分离盆腔间隙

附件三角区由圆韧带、漏斗骨盆韧带和腰大肌围成（图 7-2）。首先应确定的解剖结构是膀胱上动脉，它位于附件三角区的内侧，连接内侧腹膜褶皱。膀胱上动脉的外侧是膀胱旁间隙。该间隙的内侧边缘是膀胱上动脉，外侧缘是髂血管，前缘是耻骨，后缘是子宫主韧带。膀胱旁间隙的底部是肛提肌。分离好此间隙，可以更好地显露盆腔淋巴结（图 7-3）。

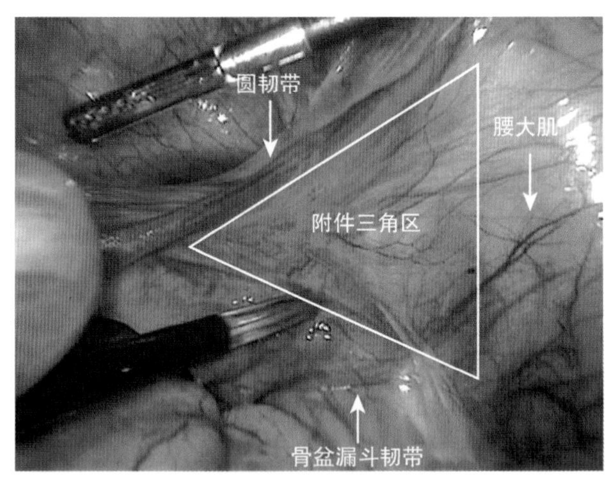

图 7-2 附件三角区标志

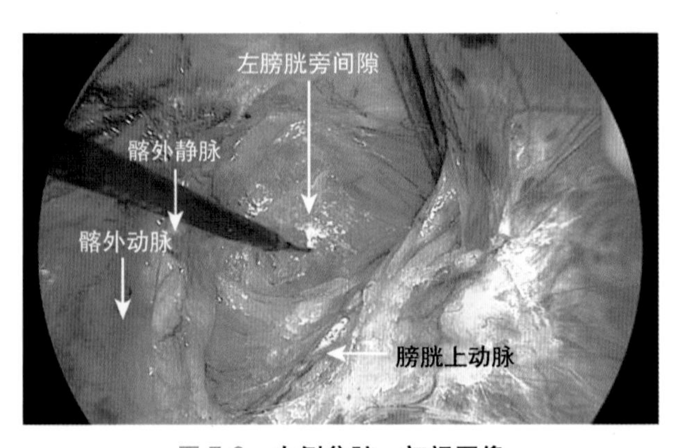

图 7-3 左侧盆腔，初视图像

下一个手术步骤是分离直肠旁间隙。该间隙由输尿管、阔韧带后叶和子宫骶韧带围成。此间隙侧面是髂内动脉；后面是骶筋膜；前为子宫

血管。直肠旁间隙的外侧部分又称为 Latzko 间隙。子宫动脉必须从其在髂内动脉的起始处开始仔细分离。需要注意的是，在某些情况下，子宫动脉和子宫浅静脉这两条血管以平行位置相伴行。手术医师可以在动脉下方 4 ～ 5cm 处找到与腹膜相连的腹下神经。该神经正位于直肠旁间隙（直肠侧窝）的下方（图 7-4 ～图 7-6）。

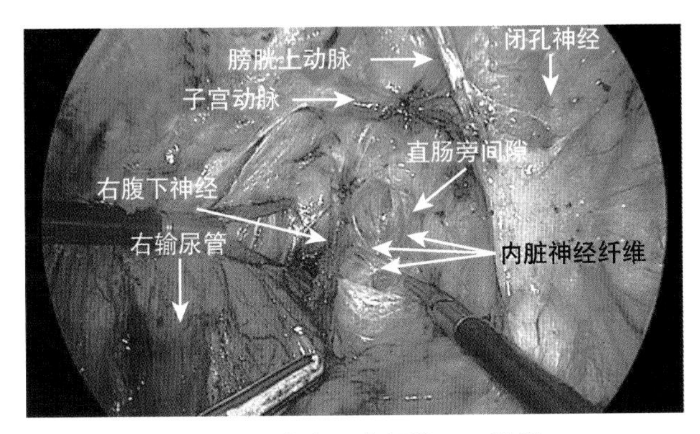

图 7-4　**右直肠旁间隙——神经**

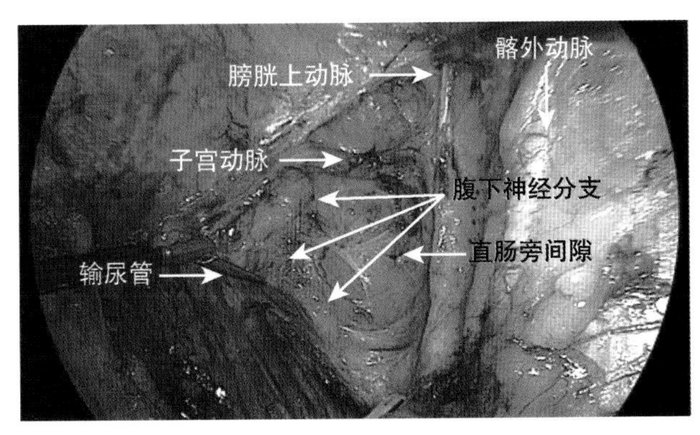

图 7-5　**右直肠旁间隙——血管**

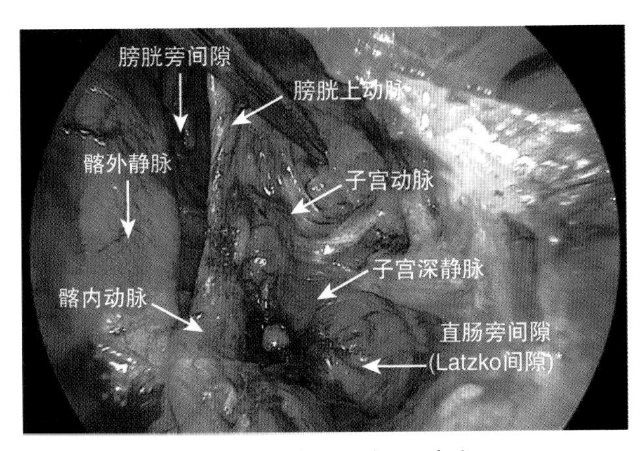

图 7-6　**左盆腔间隙——标记**

直肠旁间隙的外侧部分为 Latzko 间隙——译者注

通过仔细的分离，手术医师可以观察到内脏神经的分支越过直肠侧窝与腹下神经汇合，并在子宫深静脉下方共同转变为下腹下神经丛。此时，在手术操作上，分离好上述两个间隙，骨盆侧壁的解剖结构也就完全显露了。

接下来是找到输尿管并将其与阔韧带后叶分离。此步操作必须注意确保输尿管的血管不被破坏。输尿管必须与腹膜分开，并轻轻剥离。一旦完成这一步，Okabayashi 间隙（直肠旁间隙的内侧部分——译者注）便被显露出来。此间隙的前界为阔韧带后叶的内侧部分，外界为输尿管，前方为子宫深静脉，后为骶筋膜。这个间隙的最深的部分即为腹下神经的分支（图 7-5）。应将在宫旁子宫动脉下方走行的输尿管远端分离出来，以利于子宫旁组织的切除。

在这一操作中应确定下列解剖学标志：①膀胱上动脉或闭锁的脐动脉；②圆韧带；③子宫动脉；④髂内动脉；⑤闭孔神经；⑥腹下神经；⑦输尿管；⑧输尿管隧道；⑨子宫深静脉；⑩膀胱旁间隙；⑪直肠旁间隙的内侧（Okabayashi）间隙与外侧（Latzko）间隙（图 7-6 和图 7-7）。

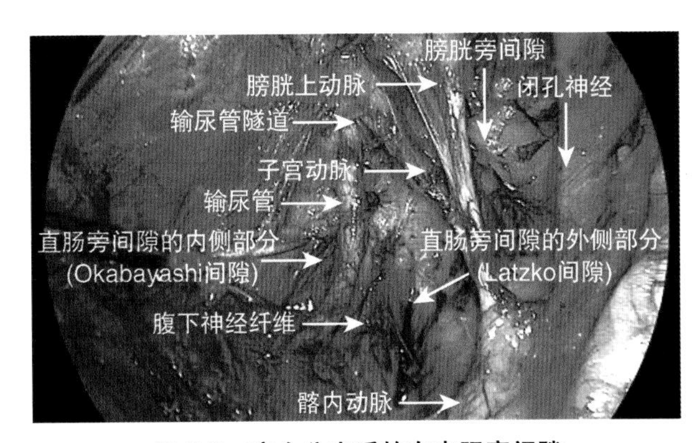

图 7-7　**完全分离后的右直肠旁间隙**

（三）分离膀胱

助手将子宫向上牵拉（若为腹式手术）或用子宫操纵器上推子宫（若为腹腔镜或机器人）时，术者应确定膀胱反折腹膜的位置。然后，横切并打开覆盖在膀胱上的腹膜，以显露子宫膀胱间隙。轻轻钝性分离膀胱与阴道前壁。这一步最重要的部分是识别和显露 Yabui 间隙。Yabui 间隙的外侧边界是输尿管横向进入膀胱的位置，内侧是阴道侧壁，前面为膀胱，后面是子宫颈内侧筋膜和子宫血管从子宫峡部进入子宫的位置。这个空间位于膀胱柱下方的侧面。一旦这个空间被打开，即可看到输尿管的远端进入膀胱（图 7-8 和图 7-9）。

因子宫深静脉易受损伤，故切开的深度不宜超过此间隙。这一步骤有助于医师确定阴道前壁切除的边缘。如果是腹腔镜手术，此时可以看到子宫操

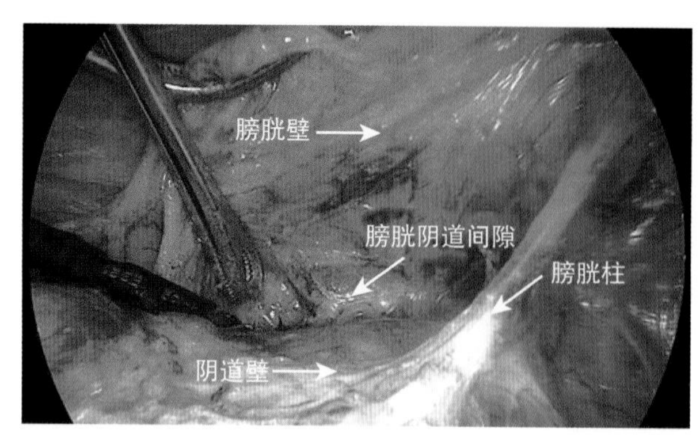

图 7-8 **分离膀胱阴道间隙**

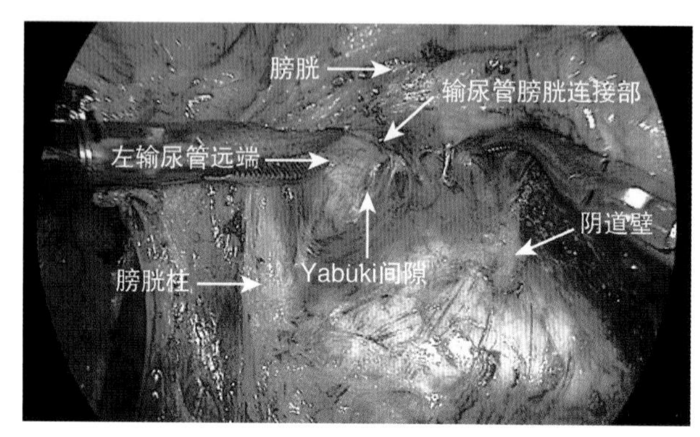

图 7-9 **Yabuki 间隙（第四间隙）**

纵器的杯缘，并且可以确定切除阴道壁的边缘。

（四）结扎子宫动脉及切除输尿管隧道的顶部

子宫动脉必须从髂内动脉的起始处结扎。结扎子宫动脉后，应提起子宫动脉，并继续解剖动脉的下方。将子宫血管向内侧牵拉，以便切除输尿管隧道的顶部。如果通过腹腔镜进行根治性子宫切除术，医师必须尽量避免用凝闭血管的器械接触输尿管。此时输尿管的热损伤可能导致输尿管瘘的发生。当子宫动脉及其周围组织已经从输尿管、膀胱和阴道壁上分离时，可以看到输尿管膀胱连接部和前侧宫旁组织，然后将此宫旁组织结扎（图 7-10）。

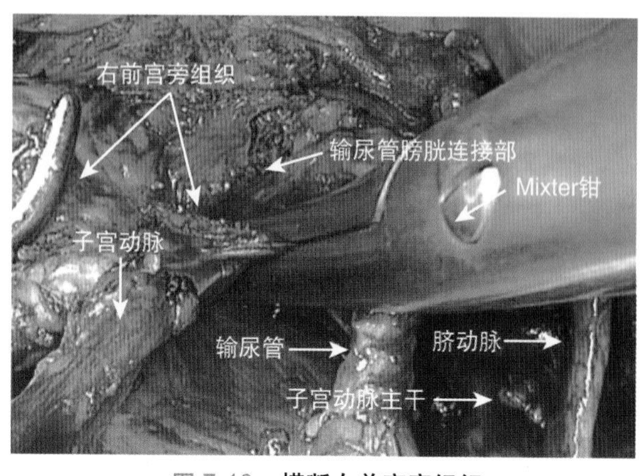

图 7-10 **横断右前宫旁组织**

（五）切除宫旁组织

为了切除后面的宫旁组织，手术医师在横切宫颈后方组织之前必须小心分离并“侧移”腹下神经。腹下神经位于输尿管下方 3 ～ 4cm 处，附于阔韧带后叶的腹膜，沿膀胱方向穿过子宫深静脉的后下方，并在此处与内脏神经纤维汇合共同形成下腹下神经丛。分离该神经的所有分支，并使其保持在子宫深静脉后面是非常重要的。分离出神经后，即可切断子宫骶韧带（保留神经结构）。这样做是为了避免膀胱动力紊乱。手术进行到此，子宫主要与侧方的宫旁组织和阴道旁组织相连。切除侧方宫旁组织，在估算需要切除多少宫旁组织时，必须记住腹下神经是切除部分的下缘。至此，子宫仅与阴道相连，切除阴道壁周缘应确保至少切除 2cm 的上段阴道壁（图 7-11 和图 7-12）。用可吸收缝线缝合阴道断端。如为腹腔镜手术，阴道断端可用可吸收缝线连续缝合一层或两层。有些手术医师可能会保持阴道断端开放，待完成盆腔淋巴结切除术后再进行缝合。最后要确认两条输尿管都完好无损，腹下神经也完好保留，并检查标本是否充分切除（图 7-13 ～图 7-15）。

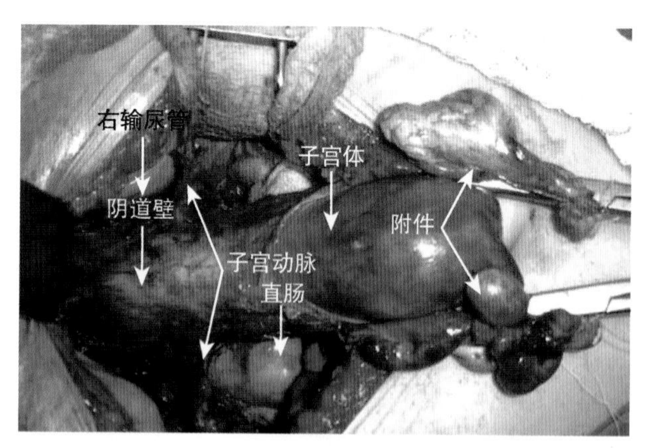

图 7-11 **切下子宫之前的最终图像**

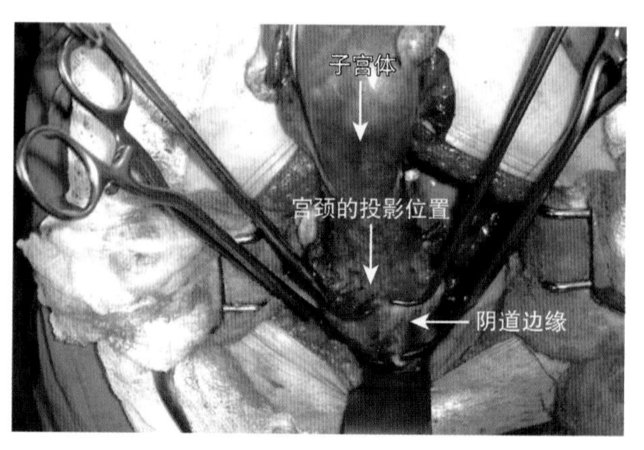

图 7-12 **阴道切缘的边界**

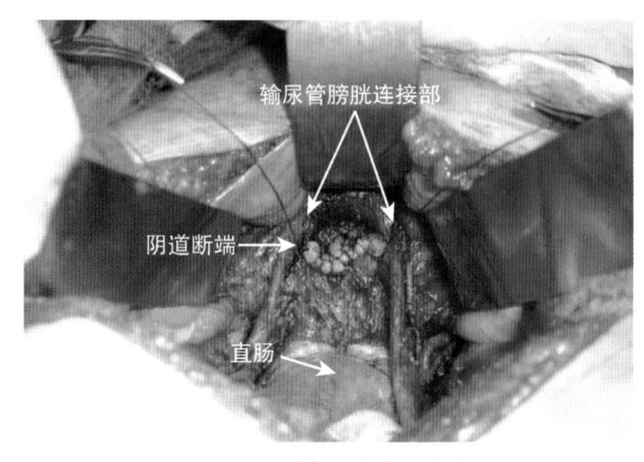

图 7-13 **输尿管进入膀胱**

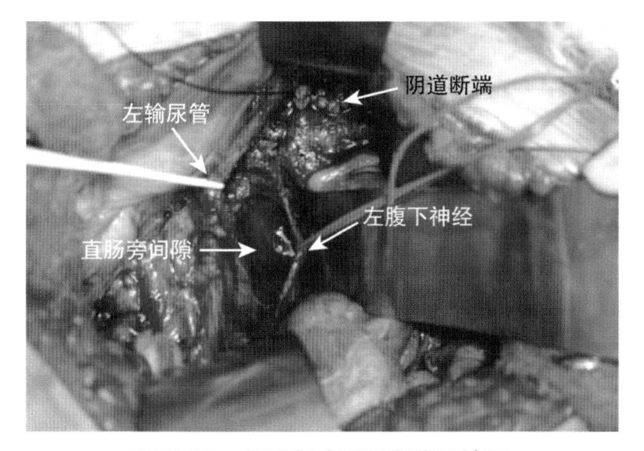

图 7-14 **切除标本后保留腹下神经**

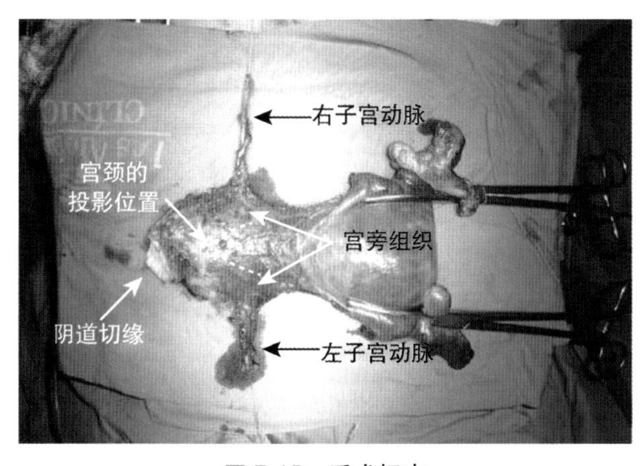

图 7-15 **手术标本**

（六）切除盆腔淋巴结

盆腔淋巴结状态是预测宫颈癌患者肿瘤预后最有力的因素。根治性子宫切除术后淋巴结阴性患者的 5 年总存活率为 80% ～ 90%。然而，当有证据表明盆腔淋巴结受累时，存活率显著下降至 30% ～ 60%。

到目前为止，评估盆腔淋巴结状态的金标准仍是系统的盆腔淋巴结切除术。然而，Salvo 等最近的一项研究表明，早期宫颈癌患者前哨淋巴结显影的假阴性率仅为 3.6%。这表明，常规盆腔淋巴结切除术可能没有必要。

当进行盆腔淋巴结切除术时，解剖学上的界线为近端至髂血管分叉处，远端为旋髂静脉越过髂动脉远端的部位，外侧边界为生殖股神经，内侧边界是髂血管。分离的最深处到闭孔神经（图 7-16）。盆腔淋巴结切除术后无须放置引流管，因为没有证据表明放置引流管可以减少淋巴囊肿的形成，事实上还可能会增加感染并发症的发生率。

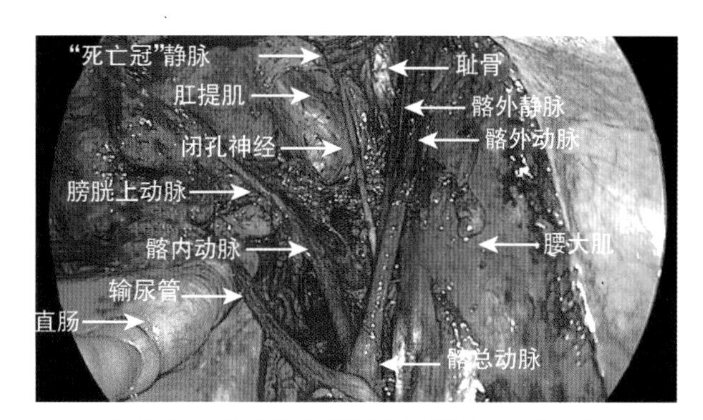

图 7-16 **切除盆腔淋巴结后显露右盆腔血管**

关于膀胱引流，Wells 等发表的一项回顾性分析，纳入 212 例接受根治性子宫切除术的患者，其中 134 例经尿道插入导尿管（TUC），78 例放置耻骨上导尿管（SPC），以此比较两种膀胱引流方法。研究发现，TUC 组的尿路感染发生率较 SPC 组为高（27% vs. 6%，$P < 0.001$）；SPC 组的住院时间较短（4.8 天 vs. 5.7 天，$P < 0.001$）且自主排尿较早（2.7 天 vs. 4.4 天，$P < 0.001$）。研究得出结论，在根治性子宫切除术后，放置耻骨上导尿管比经尿道留置导尿管的尿路感染率更低及成功地自主排尿较早。在另一项研究中，Naik 等报道进行间歇性自我导尿的患者泌尿系统感染发生率高于使用 SPC 的患者（分别为 42% 和 18%）。同样，Van Nagell 等报道 TUC 患者的尿路感染率为 44%，而 SPC 患者的尿路感染率为 23%。

七、根治性子宫切除术的并发症

根治性子宫切除术后，总的并发症发生率为 26.7%～ 50%。一般来说，并发症可分为术中并发症、术后 30 天内（早期）并发症和术后 30 天以上（晚期）并发症 3 种。

（一）术中并发症

在开腹手术过程中，膀胱、肠管、血管或神经的损伤罕见。根治性子宫切除术最常见的术中并发症是出血。文献报道的术中失血量在500～1500ml。根治性子宫切除术中的大部分失血通常发生在分离宫旁前面和侧旁组织时。一项荟萃分析比较3种不同的根治性子宫切除术，包括LRH 21项（1339例患者）、腹式根治性子宫切除术14项（1552例患者）和RRH 12项（327例患者）。开腹、腹腔镜和机器人3种方法手术，输血比例的中位数分别为25%、2.7%和0。微创手术失血量明显下降。腹腔镜和机器人手术失血量的中位数分别为209ml（范围为143～443ml）和133ml（范围为50～355ml）。

（二）术后并发症

在术后早期并发症中，比较常见的是有关尿路及其神经支配相关的并发症。通常这类并发症与手术中切除宫旁组织和阴道旁组织的多少密切相关。据文献报道，根治性子宫切除术后下尿路功能紊乱的发生率为8%～80%。为了避免泌尿系统并发症，必须避免广泛的宫旁或阴道旁切除。

根治性子宫切除术后下尿路功能紊乱包括无法自主排空膀胱、排尿困难、排尿频率增加、尿急、夜尿症、膀胱感觉缺失、排尿时腹部紧绷、急迫性尿失禁和压力性尿失禁。膀胱功能通常在术后6～12个月自然恢复。据报道，在根治性子宫切除术后，0.9%～2.7%的患者出现膀胱阴道瘘和输尿管阴道瘘。

发生尿瘘的危险因素包括宫颈癌的分期、术中膀胱损伤和出血、肥胖、糖尿病、宫旁切除组织广泛（特别是在锥切术后或手术前放射治疗）、肿瘤＞4cm、阴道受累以及术后感染。这些因素可能会影响输尿管血供，从而导致瘘管形成风险增加。

尿瘘的最常见表现是术后第1～4周持续阴道漏尿。为了排除膀胱阴道瘘，应经尿管将亚甲蓝溶液注入膀胱，同时进行彻底的窥阴镜检查结合“棉条试验”。或者，进行膀胱镜检查以直接评估膀胱壁的完整性。瘘管的早期诊断对于减少治疗延误和长期的泌尿系统并发症至关重要。通过放置膀胱导尿管数周进行保守治疗是一种选择，因为在持续膀胱引流后15%～20%的膀胱阴道瘘会自发闭合。有助于保守治疗成功的因素包括从诊断到引流的时间间隔短、引流持续时间短以及瘘口较小。

如果保守治疗失败，则应进行手术修复。瘘管初次闭合的成功率取决于瘘管的位置、大小和周围组织的血供。根据瘘管的位置，采用经阴道入路和腹部入路都是可行的。通常，首次闭合瘘管的成功率最高。如果初次治疗失败，进行尿路改道手术很可能是唯一的选择。在诊断膀胱瘘时，还应排除输尿管瘘，例如，使用CT和静脉肾盂造影。输尿管瘘虽然很少见，但应尽早治疗，尤其是尿液漏在腹腔内的患者。输尿管阴道瘘的治疗大多需要手术干预。保守治疗措施，如输尿管支架和肾造口术也可以尝试使用，但更为常见的是下段输尿管重建，采用膀胱腰大肌袢悬吊术或Boari膀胱瓣技术进行手术修复。

盆腔淋巴囊肿形成是另一种术后并发症，可能发生在淋巴切除术后。文献报道的发病率为6%～22%。淋巴囊肿的发生率也可能因用于检测该并发症的方法不同而有所差异。如果评估依据是出现临床症状，则发生率可能很低。但是，如果使用更客观的评估手段，例如影像学检查（盆腔超声或CT扫描），则发生率可能会增高。大多数淋巴囊肿是无症状的，并可在术后数月内自行消退。只有一小部分患者（1.4%）需要引流。依照Conte等建议的标准程序，应在超声或CT引导下经皮穿刺引流。

根治性子宫切除术后尿路感染的发生率在11%～20%。这种并发症可能表现为腰骶部隐痛、不适感、发热和排尿困难。当怀疑有泌尿系统感染时，应通过尿液分析和尿培养来评估确诊，特别是当患者发热且有白细胞增多时。应根据尿培养结果制订抗生素治疗方案。为了避免泌尿系感染，应尽早拔除导尿管。

根治性子宫切除术最常见的晚期并发症是下肢淋巴水肿。发生这种并发症的风险为5%～20%。类似于淋巴囊肿，淋巴水肿的发生率也因评估方法的不同而有所不同。根治性子宫切除术后淋巴水肿患者可能会有明显的症状，包括疼痛、下肢功能障碍，以及各种心理、社交和生活质量问题。78例下肢淋巴水肿（lower extremity lymphedema，LEL）患者中，47例（60.3%）患者发生于术后1年内，64例（82.1%）患者发生于术后3年内。LEL在术后1年、3年、5年和10年的累积发生率分别为12.9%、17.3%、20.3%和

25.4%。Kaplan-Meier 分析显示，LEL 发生率在闭合后腹膜的患者明显高于手术中开放后腹膜的患者（$P < 0.000\ 1$）；切除旋髂淋巴结的患者高于保留该淋巴结的患者（$P < 0.000\ 1$）；发生蜂窝织炎的患者比无蜂窝织炎患者高（$P < 0.000\ 1$）；淋巴结切除< 70 个的患者高于淋巴结切除≥ 70 个的患者（P=0.020）；淋巴结转移患者高于无淋巴结转移患者。

一旦确诊淋巴水肿，通常会使用弹性袜和物理疗法，其治疗成功率高达 92%。最近的一项研究表明，作为预防措施，应避免切除旋髂静脉远端的淋巴结。此淋巴结叫作 CINDEIN（circumflex iliac nodes distal to external iliac nodes），意为最远端的髂外淋巴结。这些研究的学者提出，切除这些淋巴结明显增加淋巴水肿的可能性，尤其是在使用辅助放射治疗的情况下。标准的前哨淋巴结切除术的实施，有望降低 LEL 的发生率。淋巴管静脉吻合术已被提议作为一种针对药物使用失败或保守治疗失败患者的治疗选择。Mihara 等发表的一项回顾性分析，包括 84 例下肢淋巴水肿患者（162 个患肢；73 例女性和 11 例男性），他们接受了多部位淋巴管静脉吻合术。患者的平均年龄为 60 岁（24 ～ 94 岁），平均术后随访时间为 18.3 个月（6 ～ 51 个月）。以术后肢体周长的变化率判断疗效，67 个肢体（48%）为好转，35 个肢体（27.3%）为稳定，32 个肢体（25%）为加重。术后随访显示 67 个肢体（61.5%）的主观症状得到改善，38 个肢体（35%）无变化，4 个肢体（3.7%）症状加重。术后平均每年发生蜂窝织炎的次数从术前的 0.89 次减少至 0.13 次，有显著统计学差异（P=0.000 84）。研究得出结论，淋巴管静脉吻合术用于治疗下肢淋巴水肿，在改善肢体周长、减轻主观症状和减少蜂窝织炎的发生频率方面都是有效的。

八、小结

鉴于在宫颈癌最为流行的发展中国家缺乏微创技术，ARH 仍然是大多数早期宫颈癌患者首选的治疗方法。重要的是，要确保对所有患者均进行适当的术前评估，确保最佳的患者选择，以达到尽可能好的治疗效果。在手术过程中，确保手术视野显露充分，并确保手术过程的所有关键步骤操作适当。鉴于围术期护理的现代方法，目前根治性子宫切除术的并发症发生率和死亡率均较低。进一步的研究将探索在未来是否将进行较少破坏性的手术，以及前哨淋巴结显影是否将成为新的标准方法。

九、要点

1. 对于Ⅰ A2 ～Ⅱ A1 期宫颈癌，通常建议行根治性子宫切除术。

2. 术前常规检查包括胸部 X 线片。仅在患者有癌转移高危因素时，才建议使用 CT、MRI 或 PET-CT 进行盆腔成像检查。

3. 手术切除范围取决于肿瘤的大小和所处分期。

4. 辅助放射治疗和（或）化学治疗的指征包括盆腔淋巴结阳性、阴道或宫旁切缘阳性、深层间质浸润（> 1/3）或卵巢转移。

5. 15%～ 20%的患者在根治性子宫切除术后需要接受化学治疗和放射治疗。

6. 与开放性手术相比，微创性手术在减轻术后疼痛、降低失血量、减小输血率和缩短住院时间等方面更具优势。

7. 腹式根治性子宫切除术最常见的术中并发症是失血。

8. 根治性子宫切除术最常见的术后并发症是下尿路功能紊乱。

9. 在不存在需要辅助治疗的高危因素的情况下，根治性子宫切除术的 5 年总生存率> 90%。

10. 前哨淋巴结显影的应用越来越普遍，最终有可能会取代系统的淋巴结切除术。

第 8 章

手 术 分 期

Eric Leblanc，Michael Frumovitz

在卵巢癌减灭术、根治性子宫切除术等妇科恶性肿瘤手术中，都包括盆腔淋巴结和腹主动脉旁淋巴结切除。早期宫颈癌的全盆腔和腹主动脉旁淋巴结清扫术（经腹及经腹腔镜）的手术方法与子宫体部癌类似（详见第 9 章）。早期宫颈癌的淋巴定位和前哨淋巴结活检在本书其他章节另有叙述（详见第 6 章）。本章着重介绍较高级别宫颈癌（ⅠB2 ～ⅣA 期）的手术依据和方法。

由于宫颈癌患者临床分期系统在检测淋巴结是否存在病变方面的局限性，使得许多专科医师增加影像学方面的临床检查，例如计算机断层显像（computed tomography，CT）、磁共振成像（magnetic resonance imaging，MRI）和（或）正电子发射断层扫描（positron emission tomography，PET）。了解盆腹腔淋巴结的状态对预后和疗效均意义重大。首先，阳性淋巴结的存在仍然是影响宫颈癌患者存活的最重要的不良预后因素，此外，这些淋巴结是否存在转移不仅指导治疗方案的制订，选择常规手术或放射治疗，也决定放射治疗的范围，是限于盆腔亦或更大范围。

很遗憾，对于存在局灶转移的宫颈癌患者（ⅠB2 ～ⅣA 期），目前尚未证实有足够精准的影像学手段可分辨其腹主动脉旁淋巴结是否存在肿瘤转移。对于淋巴结转移，CT 的敏感度仅为 67%，虽然 MRI 可能对宫颈原发病灶侵犯宫旁、膀胱、直肠更为敏感，但其对淋巴结转移的发现仍表现欠佳。据 Scheidler 及其团队所做的一项有关 MRI 检测淋巴结转移的荟萃分析报道，MRI 对判别是否存在淋巴结转移总体的敏感度仅为 38%。其他学者以术后病理评估也发现，MRI 对发现腹主动脉旁阳性淋巴结的敏感度为 0。

众多医学中心将氟代脱氧葡萄糖（fluorodeoxyglucose，FDG）-PET 作为检测宫颈癌患者淋巴结是否转移的最佳方法。与作为金标准的手术分期比较，FDG-PET 检测转移性淋巴结的敏感度为 84%（95%*CI*，68% ～ 94%）。不幸的是，这也意味着另外 16% 淋巴结实际存在病变的患者会因阴性的检测结果而漏诊。考虑到腹主动脉旁淋巴结组织学阳性患者，采用扩大范围放射治疗，其生存率可高达 50%，那么对这 16% 的患者的治疗不足也许会造成灾难性的后果。

多达 25% 的中、晚期宫颈癌患者（ⅠB2 ～ⅣA 期）合并有腹主动脉旁淋巴结转移。有两项研究评估 FDG-PET/CT 对检测病理阳性腹主动脉旁淋巴结的敏感度。其二者均对中、晚期宫颈癌患者（ⅠB2 ～ⅣA 期）的腹主动脉旁淋巴结的 FDG-PET/CT 检测结果与手术切除的检验结果进行比较（手术方式为腹腔镜下腹膜外入路腹主动脉旁淋巴结切除）。他们发现，PET-CT 扫描提示可能存在盆腔淋巴结转移而未见腹主动脉旁淋巴结转移的患者中，21% ～ 24% 的术后病理标本标准苏木精 - 伊红（hematoxylin-and-eosin，HE）染色病理切片，腹主动脉旁淋巴结呈阳性。而且，在 HE 染色阴性的淋巴结中进一步进行超分期和免疫组化检测，发现 2% ～ 8% 的患者淋巴结中存在另外的微转移病灶。由于治疗方案的制订只能单一地依赖目前可行的影像学检查 PET-CT，致使相当数量存在腹主动脉旁淋巴结转移的患者治疗不足。在实际需要扩大范围放射治疗时仅给予盆腔放射治疗。

对于中、晚期宫颈癌患者，通过手术过程及淋巴结病理评估收集的信息评估预后和指导治疗。而预先切除腹主动脉旁淋巴结，可能也有着确实的治疗益处。多项研究发现，腹腔镜下切除的腹主动脉旁淋巴结呈镜下阳性的患者与手术分期中发现腹主动脉旁淋巴结病理阴性的患者生存率相同。尽管普遍认为 FDG-PET/CT 对分辨中、晚期宫颈癌患者的腹主动脉旁淋巴结微转移病灶表现欠佳，但尚不清楚手术分期是否能改善此类患者的结局。

传统的腹主动脉旁淋巴结切除术只能通过腹中线的纵行大切口来完成。在 20 世纪 90 年代早期，美国和法国引领了经腹膜入路腹腔镜手术。腹腔镜的应用大大减少了该手术的并发症，使得术中严重并发症的发生率＜ 2%。

20 世纪 90 年代末，腹膜外入路腹腔镜手术有所发展。这一术式改善了肥胖患者术野清晰度，并降低了有局灶转移的中、晚期宫颈癌患者辅助放射治疗相关的发病率。另外，与经腹膜腹腔镜和开腹的腹主动脉旁淋巴结切除术相比，腹膜外入路的腹腔镜手术获得的淋巴结计数更多。

本章将介绍有局灶转移的中、晚期宫颈癌患者的腹腔镜下腹膜外淋巴结切除手术分期。这一方法也方便应用于机器人及单孔腹腔镜手术。

一、解剖要点

淋巴结和淋巴管覆盖、包绕下腔静脉（inferior vena cav，IVC）和主动脉。就妇科恶性肿瘤而言，虽然罕见情况也会涉及血管后方的淋巴结，但大血管前方和外侧的淋巴结危险性高。这与泌尿系统癌症相反，泌尿系统癌症的血管后方淋巴结风险高，通常作为标准淋巴结切除术的一部分予以切除。主动脉和下腔静脉下部（肠系膜下动脉下方）接收髂总淋巴结的淋巴液及碎屑（微粒成分）。肠系膜下动脉上方的淋巴结接收来自主动脉 - 下腔静脉淋巴管的淋巴液和碎屑，并在其末端沿卵巢血管引流宫底部和卵巢的淋巴液（图 8-1）。肝、脾、胃、肠的淋巴液和碎屑由各自蒂部周围的淋巴管，汇入位于各器官主动脉次级动脉周围的腹腔和肠系膜淋巴结。位于肠系膜下静脉和肾血管之间的主动脉 - 下腔静脉淋巴结也与肠系膜淋巴结、腹腔淋巴结汇合。这些淋巴结的输出管汇合形成肠淋巴干和胸导管的基础。胸导管将腹部、肋间淋巴液经由左侧（居多）或右侧、或双侧锁骨下静脉输入静脉循环。胸导管下方是由 L1 ～ L2 椎体水平、位于主动脉和右膈脚之间的淋巴干汇聚而成。少部分人在此处形成囊状膨大，称为乳糜池（或 Pecquet 池）。乳糜池大小与形态多样，收集腹部、横膈、胸导管前肋间隙的淋巴液。

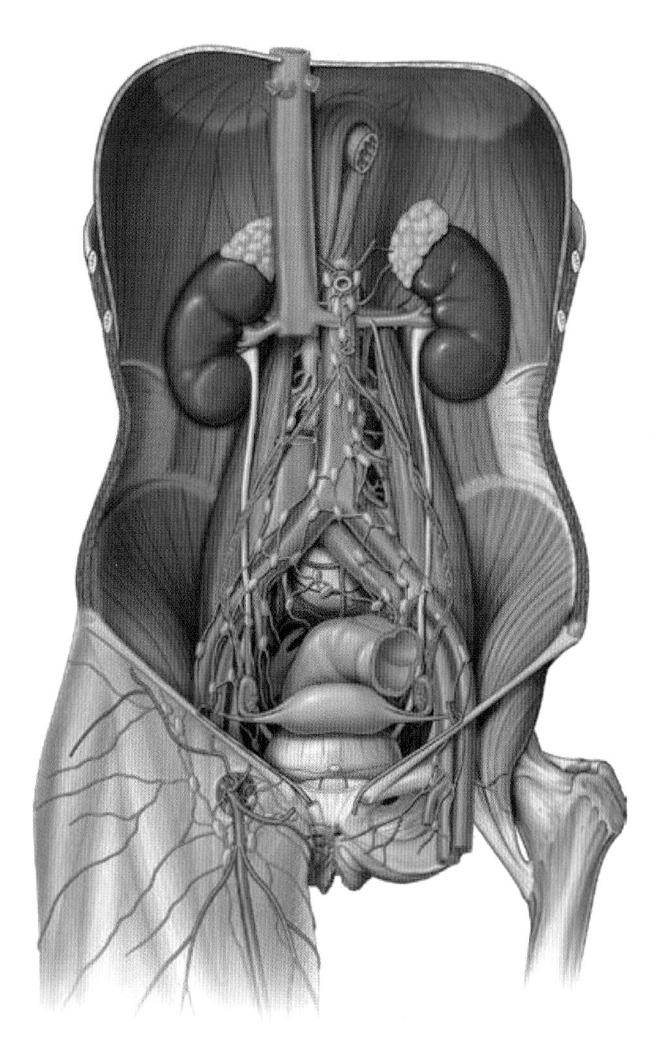

图 8-1 **盆腔淋巴引流**

（经授权，摘录自 Drake RL，et al. Lymphatics of pelvis and perineum in women. In：Gray's Atlas of Anatomy，2nd ed. Philadelphia：Churchill Livingstone，2015：Image 269.）

经腹膜到达主动脉旁淋巴结的术式需要移动部分小肠、胰腺、右半结肠以充分显露下腔静脉和从左肾蒂至髂总分支末端的主动脉。标准的妇科术式要求切除下腔静脉前方及侧方（右侧）淋巴结、主动脉下腔静脉间淋巴结、主动脉前方及侧方（左侧）淋巴结。主动脉侧方淋巴结和主动脉下腔静脉间淋巴结与起自椎体交感神经链的节后神经纤维相混合，并邻近腰椎椎弓根，此处损伤可能导致术中严重出血。在极少数病例中，发现病灶位于主动脉和腔静脉的后方，需要分离部分腰椎血管以进入主动脉后方区域（泌尿外科称为“分离-滚动”技术的方法）。在肾蒂上方，肠系膜上淋巴结和腹腔淋巴结更难以触及。但由于这些部位在妇科疾病中很少涉及，故该解剖平面的淋巴结探查不作为常规操作也合乎情理。

淋巴结切除术中的重点在髂总血管和左肾蒂周围，尤其是主动脉-下腔静脉间和主动脉外侧，有着很大的淋巴管。仔细分离和结扎以阻断这些淋巴管，对于防止这些区域继发性淋巴囊肿或出现乳糜性腹水至关重要。可以采用缝合、夹子或先进的脉管结扎装置。

二、主要设备及器械

无论采用何种方式，腹腔镜下腹主动脉旁淋巴结切除均不需要很复杂的器械。大多数手术可用 0° 或 30° 腹腔镜、2 把有孔抓钳、剪刀、双极钳、冲洗器和标本袋完成。如有条件，也可使用先进的血管闭合装置，但在安全进行的手术过程中则不需要。无论如何，严格掌握其功能和局限性，避免损伤血管和神经。最后，手术室必须随时预备一套开腹手术器械和一些血管外科手术器械，以防出现腹腔镜下不可控出血时取用。

在经腹膜的腹腔镜手术中，绝大多数手术需要 3 个或 4 个戳卡（详见下卷第 25 章）。在腹膜外腹腔镜手术中，通常使用 3 个戳卡：一个 10mm 球形戳卡用于镜头，一个 10 ～ 12mm 和一个 5mm 的戳卡用于操作。如有必要，偶尔加用第 4 个 5mm 戳卡。

三、腹膜外腹腔镜下腹主动脉旁淋巴结切除术

（一）患者体位与医师站位

由于高危淋巴结大多位于主动脉外侧，所以在右侧未明显受累时，倾向于选择左髂内入路。常规麻醉后，插入胃管及 Foley 导尿管。患者取仰卧位，臀部及肩部轻微弯曲，使腹部位于手术台左侧缘，左臂外展 90° ，右臂贴近躯干（图 8-2）。轻度 Trendelenburg 体位（头低足高位）并且手术台略向右侧倾斜，有助于显露腹膜外组织结构，尤其适用于超重患者。腹膜内探查后（见后文），术者及助手都站在患者左侧，并将镜头置于患者右侧相对的位置。

（二）手术技术说明

这一手术始于旨在排除癌变或腹腔内转移证据的诊断性腹腔镜。就此目的，需要一个脐部戳卡放置镜头和一个 5mm 右髂窝戳卡放置器械。

1. 进入腹膜外空间及戳卡的放置　以下两种

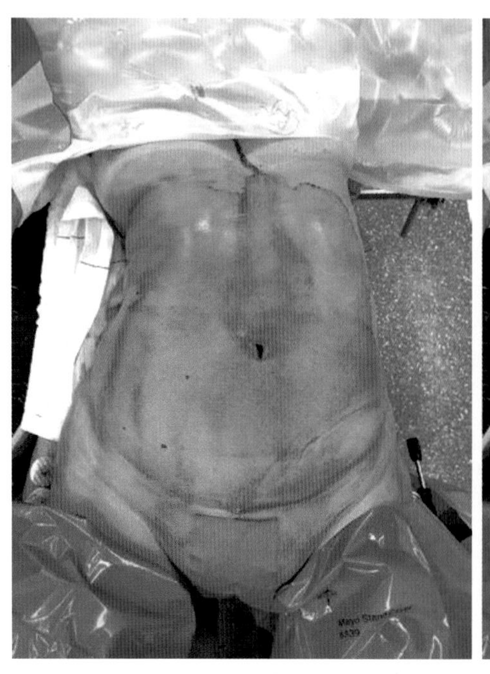

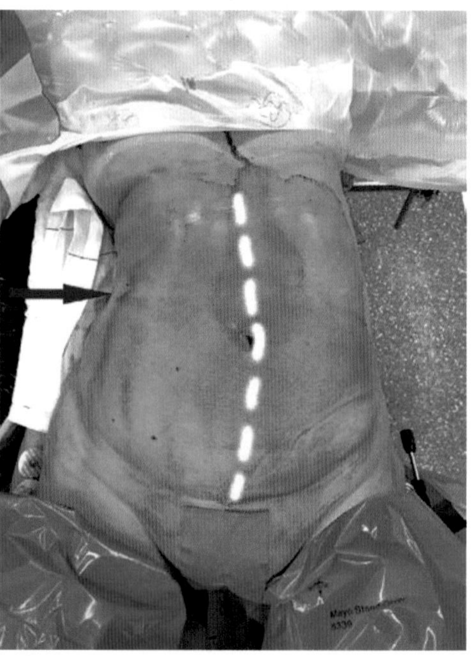

图 8-2　腹腔镜下腹膜外主动脉旁淋巴结切除术的患者体位

方法都可以进入左髂部腹膜外空间。第 1 种是在直视下，于髂前上棘上方三横指、髂嵴内侧一横指处做一 2cm 长的皮肤切口（图 8-3）。腹壁 3 层肌肉腹外斜肌、腹内斜肌、腹横肌用钝头手术钳轻柔分离或用手术剪刀扩张分离。分离应顺着肌纤维走行方向进行，这样不会造成出血。分离开腹横肌纤维后，即可看到腹膜（图 8-4）。另一种进入腹膜后空间的方法是切开髂窝部位皮肤，这一过程要在位于脐部的腹膜内腹腔镜镜头监控下进行，以术者示指钝性分离通过 3 层腹壁肌肉。

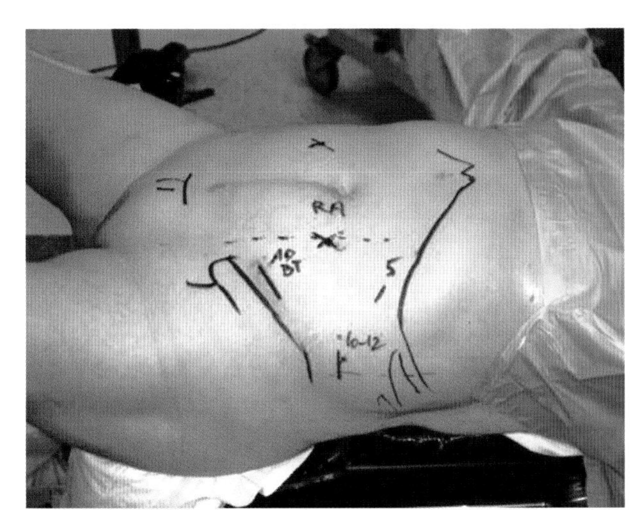

图 8-3 **进入腹膜外间隙的切口位置**

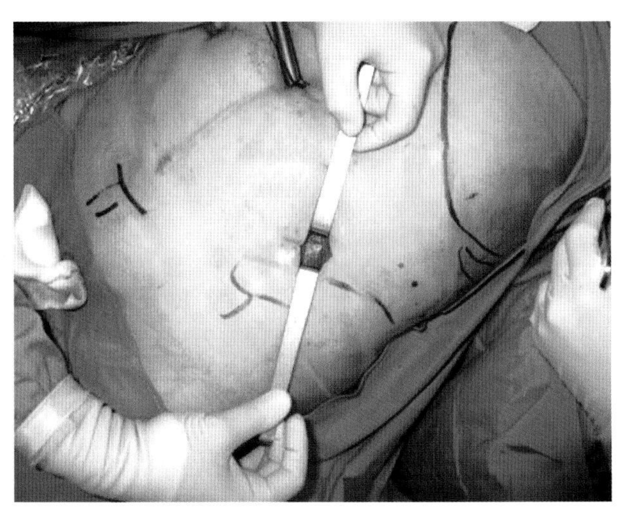

图 8-4 **分离前腹壁 3 层肌肉后可见腹膜**

此时，术者用已被引导进入腹膜外间隙的左手示指，将腹膜由腹横肌内侧向外小心地剥离，顺次剥离腰方肌和后方的腰大肌内侧面（图 8-5）。在手指引导下，将一个 10 ～ 12mm 戳卡引导放在腋中线、髂嵴与肋弓下缘中点的位置（图 8-6）。一旦这个戳卡在腹膜后间隙放好，即可以 12mmHg 压力的 CO_2 充气。小心置入戳卡，避免损伤或刺破腹膜是形成腹膜外间隙气腹的关键，由此才能获得手术操作的视野。将腹腔镜镜头由这一戳卡置入，监控腹膜外间隙，并在腹膜被分离和用手指推开后，将第 2 个 5mm 操作戳卡穿过横纹肌置于肋缘下方（腋中线）（图 8-7）。辅助放置另两个戳卡的手指所用切口处换用 10 ～ 12mm 球形戳卡于直视下置入（图 8-8）。镜头放在这个髂部的戳卡内，另外两个戳卡用于器械操作。然后，可以开始淋巴结切除术了。

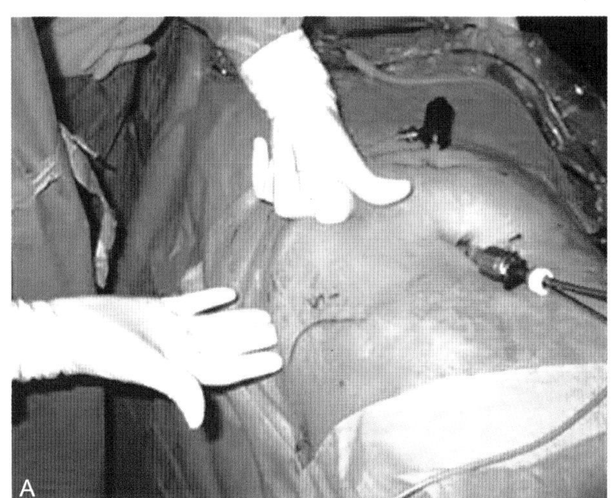

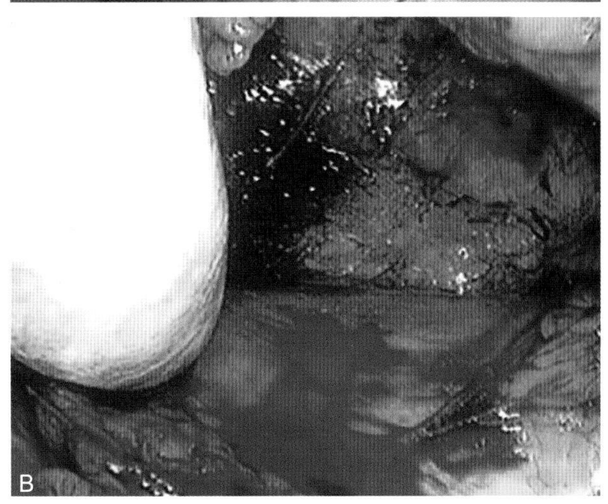

图 8-5 **腹膜自腰大肌分离后的外面观（A）和腹腔内面观（B）**

2. *扩展腹膜外间隙* 腹膜外间隙的扩展由剥离腹膜开始。从腰大肌开始向外、向头侧剥离直到肾蒂水平。左输尿管、左侧骨盆漏斗韧带仍附着于腹膜上，被抬高至术野上方。

3. *左髂总动脉和主动脉外侧淋巴结摘除* 腹膜外腹腔镜下腹主动脉旁淋巴结切除术，需分离所有大血管表面的淋巴组织。这些血管上方被覆

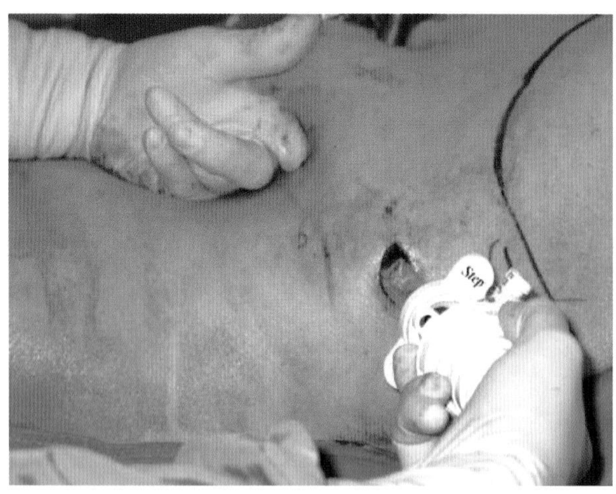

图8-6 **在手指引导下放置第 2 个套管针**

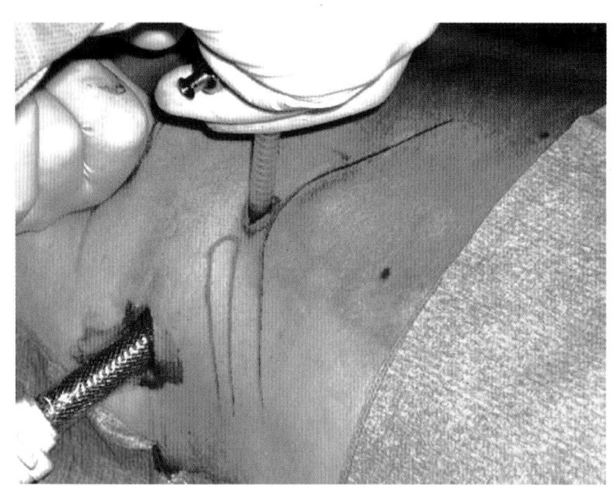

图8-7 **在手指引导下放置第 3 个套管针**

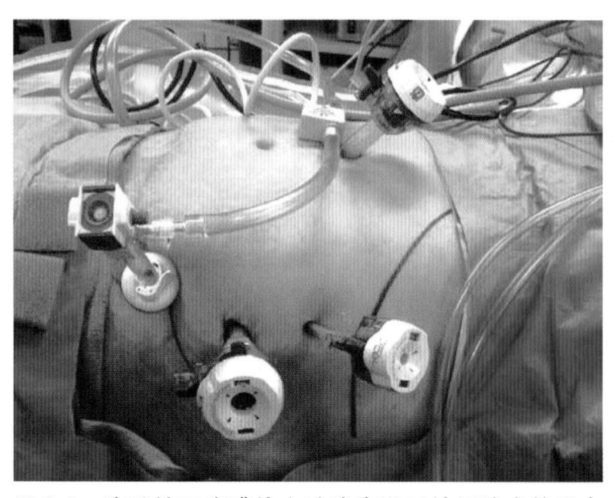

图 8-8 **腹腔镜下腹膜外主动脉旁淋巴结切除术的戳卡放置**

腹膜。剥离完成后，淋巴组织即从完整的后腹膜和十二指肠上分离出来。这种方式降低了撕裂腹膜和腹膜后间隙不能保持气腹的风险。气腹是术野的保障。CO_2 气腹压力不应超过 15mmHg。

淋巴结分离从游离左髂总动脉及主动脉外侧淋巴结开始。清除左髂总动脉表面的淋巴结，从髂总动脉与输尿管交叉处（髂总动脉分叉水平）向上至左腹下神经。该神经跨越主动脉及其分叉处（图 8-9），可于其外侧识别左交感神经干发出的次级节后神经纤维。这一神经纤维跨越肠系膜下动脉的起始部，对识别肠系膜下动脉具有重要的解剖意义。从主动脉回溯这条神经纤维，即可识别肠系膜下动脉。找到肠系膜下动脉后，即可放弃这条纤维（图 8-10）。分离区域的上方，从主动脉外侧游离淋巴结。识别左卵巢动脉起始部，将其与肾动脉区分。识别左卵巢动脉后将其电凝切断。

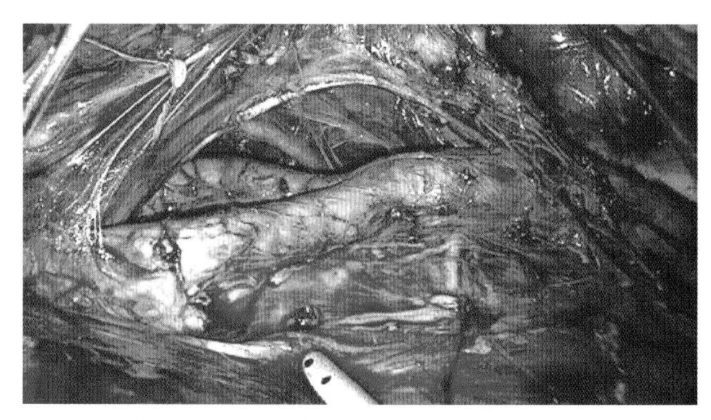

图8-9 **腹腔镜下腹膜外主动脉旁淋巴结切除术中，切除上面覆盖的淋巴结后显露出髂总动脉和腹主动脉下段**

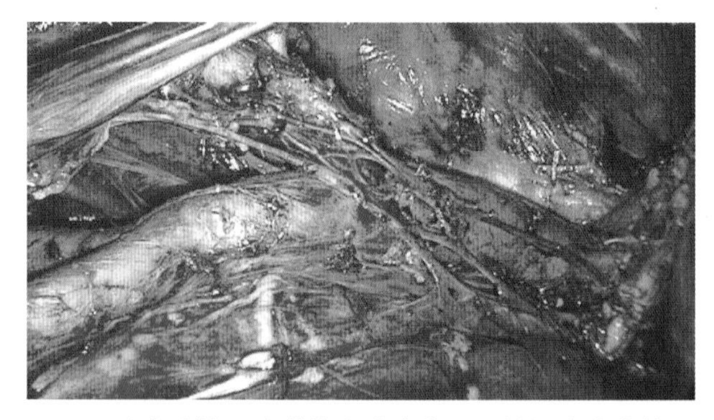

图8-10 **腹腔镜下腹膜外主动脉旁淋巴结切除术中的肠系膜下动脉和交感神经纤维**

腹膜外主动脉旁淋巴结清扫的上界是左肾静脉，左卵巢静脉位于腹膜外间隙的顶端，其血流汇入左肾静脉。沿左卵巢静脉可找到左肾静脉。在左卵巢静脉汇入左肾静脉水平，人们常可发现奇静脉（或称半奇静脉）由分离处底部汇入左肾静脉。奇静脉起自第 12 肋间静脉和腰升静脉。

将淋巴结从髂总动脉和主动脉外侧分离，然

后把主动脉从后方的结构（交感神经链和椎体面）上提起。必须小心，避免损伤神经链（肢体交感神经综合征）或腰椎血管。这些血管位于椎体表面，交感神经链由前方跨过。沿着前方的交感神经链，易于识别和保护椎体血管。

近肾静脉处通常有一大的淋巴收集处，必须结扎此处以防止明显的淋巴漏及乳糜性腹水形成。主动脉上段外侧的淋巴结由肾蒂处切除。在这一位置，须注意识别可能存在的左肾动脉与单淋巴管吻合支并避免损伤。

4. *主动脉和下腔静脉前方的淋巴组织切除* 下一步骤是分离主动脉前方和主动脉 - 下腔静脉之间的淋巴结。左肾静脉前方已清扫完全。提起从肾静脉到肠系膜下动脉起始部的主动脉前淋巴结。随后分离主动脉 - 下腔静脉间的淋巴结。在这一步骤中可使用血管夹或血管封闭器械以预防渗血。分离主动脉 - 下腔静脉间的淋巴结后，即可显露右卵巢动脉起始部，应将其电凝切断。切除自肾静脉汇入腔静脉处至肠系膜下动脉水平的腔静脉前淋巴结。将腔静脉前淋巴结小心地从下腔静脉上提起。任何输入端淋巴管都必须预防性结扎，并谨慎分离淋巴结，以预防致命性出血的发生。当肠系膜下动脉上方的淋巴结分离完成后，开始其下方的分离。

分离肠系膜下淋巴结是手术的最后一步。清扫主动脉分叉处后，仔细识别骶岬下方的左髂总静脉。沿右髂总动脉识别随腹膜上移的右侧输尿管，清扫至右髂总动脉分叉处。分离动脉表面淋巴结直至可见腰大肌。清除肠系膜下动脉以下、主动脉前淋巴结，直至右腹下神经可见。下腔静脉下段位于该神经后方。分离该神经后，可逐步清扫下腔静脉前方的淋巴结。特别留意此处可能存在伴行静脉。

5. *分离结间束* 将淋巴结从左髂总动脉和主动脉外侧、主动脉和下腔静脉前方、主动脉和下腔静脉之间分别分离后，再将其分别从后腹膜分离出来。仔细剪开和分离淋巴管，以减少淋巴液积聚和降低形成乳糜性腹水的可能性。从肾静脉开始，将淋巴结由十二指肠胰腺部分离。顺次向下延伸至髂总血管分叉处，使淋巴结组织从后腹膜分离。将腰大肌外侧的淋巴结放入标本袋，由髂部穿刺孔取出。仔细检查并完成淋巴止血。

6. *预防性开窗减压术和结束步骤* 为防止淋巴囊肿形成，在左半结肠侧沟内做大的开窗（“预防性开窗术”）。虽然该操作通过腹膜外空间也可行（注意勿打开乙状结肠），形成气腹后腹膜内操作则更为简便和安全。推荐远离髂部戳卡处做一 10cm 切口。无须放置腹膜内或腹膜外引流。拔除所有戳卡并仔细缝合穿刺口。由于手术过程并不复杂，患者通常可于手术当天或术后第一天出院。

（三）补充说明

1. *完全分离主动脉 - 腔静脉间隙* 由腹膜外路径尤其是前入路分离主动脉腔静脉间淋巴结并非易事。通常仅能移除表浅淋巴结。如需彻底清除淋巴结，需将腹主动脉推至脊椎平面。分离、结扎腰动脉：有趣的是发现腰动脉都是成对的：找到左侧动脉，右侧通常就在相对的位置。无须分离腰静脉。应注意勿损伤 Adamkiewicz 动脉（Adamkiewicz artery，AKA），否则可最终导致截瘫。AKA 起自 T11 ～ L1 的腰动脉，故保留肾蒂足侧的上一对腰动脉上支可防止 AKA 的损伤。在这一平面（L2）遭遇 AKA 的风险＜ 2%。

分离 2 ～ 3 对腰动脉后可将腹主动脉上推，即可进入主动脉 - 腔静脉间深部淋巴结（图 8-11）。将这些淋巴结从椎体前平面分离，直接取出或从这一空间的前方取出。

通过这一路径，也可由椎体平面上推腔静脉，以收集腔静脉后方的淋巴结。如有必要切除这些淋巴结，对侧（即右侧）腹膜外手术更为合适。

移动这些大血管时必须格外小心，因其损伤可能造成致命性出血。另外，对于高龄或动脉粥样硬化患者，因其存在血栓和（或）栓塞风险，应慎重考虑这种操作。

2. *卵巢蒂切除* 卵巢血管最好能够切除，尤其是卵巢癌分期淋巴结切除手术。卵巢静脉在其汇入下腔静脉或左肾静脉处最易识别，可在此处将其分离。卵巢动脉常与静脉伴行，已于分离主动脉旁时切除。接着，卵巢蒂部与同侧输尿管交叉，必须明确区别和分离输尿管。可在贴近髂总血管处向足侧分离输尿管。

3. *保留神经的分离* 在标准的腹膜外腹主动脉旁淋巴结切除手术中可找到 3 对交感神经节后神经纤维：左侧沿主动脉外侧上行，右侧于腹主动脉 - 下腔静脉间上行（图 8-12）。保留神经在男性有其必要性，可防止逆行射精。保留神经的益处在女性尚不明确，但其损伤可能与一定程度的

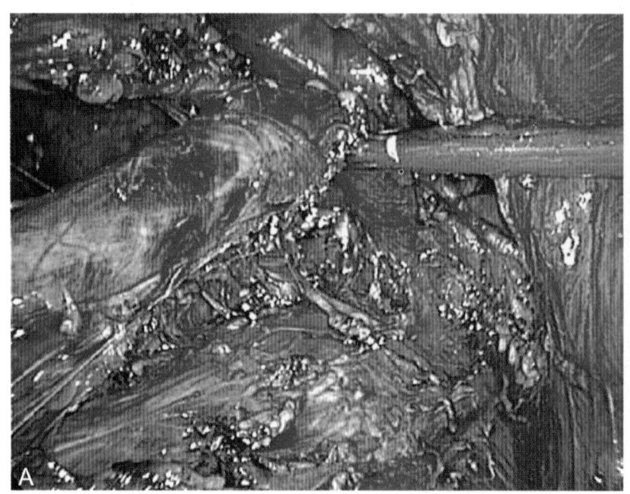
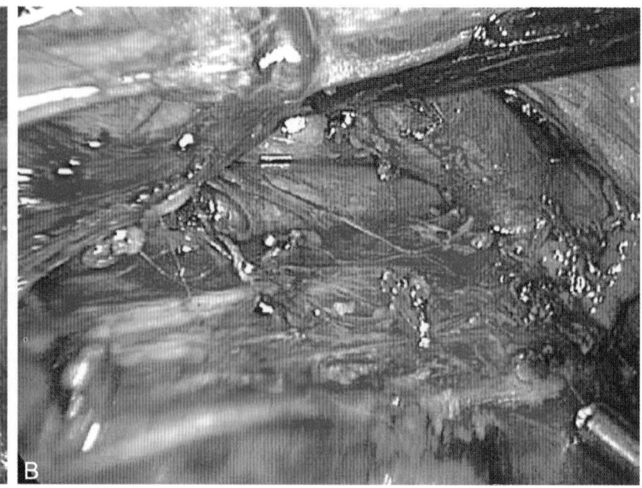

图 8-11 **分离主动脉，进行主动脉后方（A）或完整的主动脉 - 腔静脉间（B）淋巴结切除**

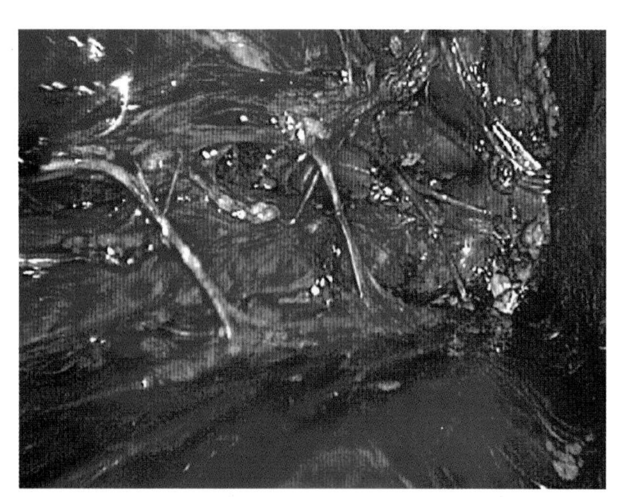

图 8-12 **节后交感神经纤维**

便秘有关。

四、技术难点

（一）固定的淋巴结

出现固定的淋巴结和与之相关的大血管损伤仍是腹腔镜手术的挑战。虽然累及血管壁是疾病发展的晚期阶段，但在增大的淋巴结和血管之间发现手术空间缩小的情况并不少见。如这一情况可在术前影像检查中预知，腹膜外入路则可提供有利的外侧视野，可能更适合处理这种困难的分离操作。然而，考虑到肿瘤的大小、淋巴结的脆性，需避免将肿瘤细胞播散至手术区域内。

如果不能满足安全的条件，应考虑开腹手术（最好是腹膜外手术）。如果由腹膜外入路切除明显已有转移的淋巴结，应避免做预防性的腹膜开窗术，以免腹腔内播散。

（二）术中及术后并发症

1. 淋巴并发症　术中有必要全程妥善结扎淋巴管。然而，虽有各项先进技术（电凝、封闭、夹闭），淋巴液渗漏仍可能发生，尤其是主动脉 - 腔静脉间淋巴结全面清除后，或者来自肾周围或高位主动脉的淋巴管。局部放置止血海绵可能有效。可据渗漏量多少选择处理办法。从观察到单次或重复引流，如有大量乳糜性腹水症状，可给予高蛋白、低脂肪并添加中链三酰甘油的饮食。如病情反复，注射奥曲肽可能有助于减少乳糜性腹水量。

采用腹膜外入路时，淋巴囊肿的发生似乎更频繁。虽然预防性“开窗术”可减少其发生，但却不能将其消除。只有有症状的淋巴囊肿（疼痛、发热、静脉或输尿管压迫）需要治疗。影像引导的单纯性抽液复发率约为 60%。留置外部引流最为有效。为减少淋巴囊肿复发，有学者主张向囊肿内注入聚维酮碘或乙醇使其硬化，然而研究结果差异很大。如果此方法失败或发生感染，应考虑行手术引流，特定情况下，如淋巴漏部位明确，可予以结扎特定的淋巴管。

2. 低位淋巴水肿　尽管低位淋巴水肿是腹主动脉旁淋巴结切除术后的罕见并发症，倘若合并盆腔淋巴结清扫或放射治疗，其发生率也会提高。康复指导、物理治疗、穿着弹性袜是常用的治疗手段。

3. 出血　出血是术中最常遇见的情况。血管损伤、处理不当的组织撕裂、血管回缩等均可导致出血。处理方法的选择可视血管结构的重要性和出血情况予以处理。虽然一些静脉损伤可于腹腔镜下处理，但主动脉的损伤需立即转为开腹手术，予以安全有效的修复。无论何种情况，都应避免盲目电凝、钳夹组织，以避误伤。最初和最安全的止血控制方法应是用周围组织或纱布垫直接压迫，以暂时控制失血，并有时间准备处理出血（见下卷第22章控制出血）。在实现正确的视觉和器械操作后，可以轻轻地松开压力。通常情况下，仅靠直接加压，此时出血已经停止。然而，如果出血量仍然很大，在再次对出血区域进行压迫时，不应推迟转为开腹手术的决定。如果出血已经减少并且被认为可以用腹腔镜技术处理，可以用夹子、双极凝固、止血剂甚至缝合来实现止血。

4. *肠管损伤及输尿管损伤* 对外科医师而言，只有持之以恒地训练才能熟练掌握所有器械的操作。如果术中发现肠管损伤，必须进行全面检查，因为损伤可贯穿肠管两侧（详见下卷第18章肠管损伤的处理）。通常单层或双层缝合即可修补损伤，很少需要切除肠管或肠管造口。术后须注意腹部异常症状，尤其是与之相关的发热、腹痛或感染。

输尿管损伤可发生在分离淋巴结，尤其是分离粘连固定的淋巴结时。静脉输注亚甲蓝可能有助于诊断输尿管损伤（详见下卷第19章泌尿系统损伤的处理）。少数情况下，盆腔和腹主动脉旁淋巴结清扫后可发生继发性输尿管坏死。可发生于术后数天甚至数周后。最后，术中组织分离困难还可能造成输尿管狭窄。如有症状，可能需在内镜下放置支架。

五、解剖变异

30%的患者至少存在一种解剖变异。这更加强调了术前影像学检查的重要性，并且强调任何血管在对其清晰识别之前切勿分离。

（一）肾动脉和肾静脉的变异

大多数情况下，双侧肾动脉起始部位于左肾静脉上方或后方。但此处解剖变异并不少见。如果一个淋巴结判断失误就可能发生损伤。左肾静脉下方任何有搏动感的疑似淋巴结都应怀疑是肾动脉。须仔细探查辨别，以确认或排除该水平上的淋巴结的存在。

最常见的肾血管变异是存在副肾动脉，左侧常见，右侧也可发生（图8-13）。分辨卵巢动脉和副肾动脉存在困难。副肾血管口径通常大于卵

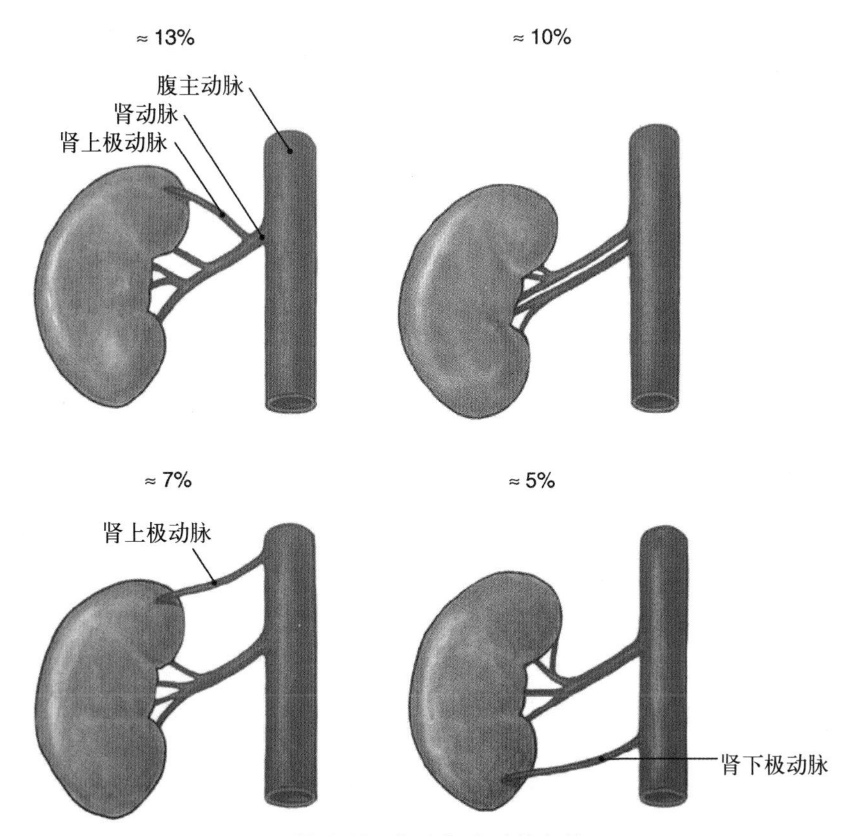

图 8-13 **肾和肾上腺的血管**

（摘录自 Paulsen E，Waschke J：Pelvis and retroperitoneal space. In：Paulsen F，Waschke J，eds. Sobotta：Atlas of Human Anatomy，volume 2. Munich：Urban & Fischer，2013. Fig. 7.23ACD.）

巢血管。如果分辨困难，应追溯血管起源。副肾血管进入肾，而卵巢静脉汇入下腔静脉（右卵巢静脉）、左卵巢静脉汇入左肾静脉，或者双侧卵巢动脉起自腹主动脉。另外，由于卵巢动、静脉大多数行程中都伴行，移动卵巢静脉有助于识别卵巢动脉。

术前影像学检查可见腹主动脉后方的左肾静脉（图 8-14）。沿左卵巢静脉可分辨出左肾静脉。

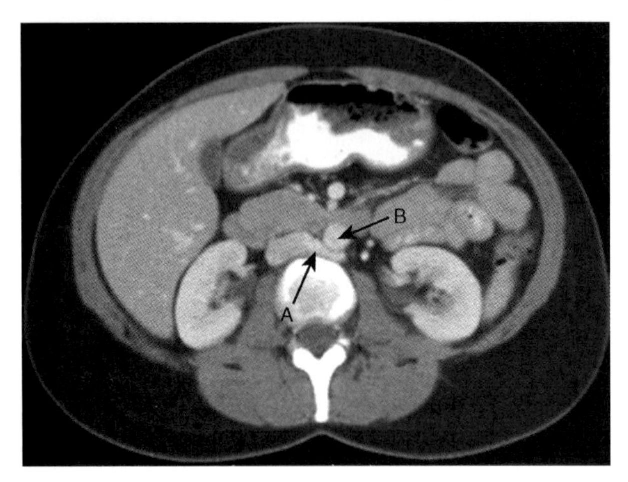

图 8-14 **主动脉后左肾静脉；清晰可见左肾静脉（A）在主动脉（B）后穿行**
（摘录自 Endean E，Maley B. Embryology. In：Cronenwett JL，Johnston KW：Rutherford's Vascular Surgery. 8th ed. Philadelphia：Saunders，2014.）

（二）下腔静脉的先天异常

外科医师很少遇到异常的下腔静脉。在＜ 1% 的患者可能见到左位的下腔静脉。此时左肾静脉通常很短，左卵巢静脉与通常汇入左肾静脉不同，其直接汇入下腔静脉。当发现左位下腔静脉时，术中也应检查是否仍存在右侧的下腔静脉。如果存在双侧下腔静脉，它们常于腹主动脉前方、左肾静脉水平汇合。如为完全性双下腔静脉，髂总静脉与同侧动脉伴行。腹主动脉分叉下方无静脉存在。

（三）输尿管变异

泌尿系统变异，如双输尿管并不罕见。这类解剖变异可在术前影像学检查中识别，手术方案中应将其考虑在内。在腹膜外腹腔镜下主动脉旁淋巴结切除术中，由于输尿管附着在后腹膜上，故损伤风险低。马蹄肾，是极罕见但具有挑战性的解剖结构异常，尤其在腹主动脉旁淋巴结切除中更是如此。如需摘除腹主动脉外侧淋巴结，行右侧入路可能更合适。

六、可能的手术限制

既往的腹膜后手术可能造成腹膜后间隙分离困难。以前的肾上腺、肾、左半结肠手术史并非手术绝对禁忌证。可于术中谨慎操作，尝试手术。主动脉 - 髂动脉手术、肾移植、疝气的腹膜外网片置入手术史是腹膜外入路手术的绝对禁忌。

病理性肥胖可能是腹腔镜下腹膜内腹主动脉旁淋巴结切除术的限制因素。然而腹膜外入路可能更适合肥胖患者。腹膜外入路避免了长时间气腹和过度的头低足高体位，且能更直接地处理血管和淋巴结。而且，腹膜外入路不用考虑小肠缩窄的问题。

与肥胖类似，年龄本身不是该手术的禁忌证。而与年龄相关的其他并发症可能才是手术真正的限制因素。如果行腹膜外腹主动脉旁淋巴结切除术，移动主动脉时应谨慎操作，以免发生血管内并发症。

腹膜外腹主动脉旁淋巴结切除常始于腹膜内探查。如果手术是为中、晚期宫颈癌患者进行手术分期，且术中发现癌灶已扩散时，应立即停止手术以利于姑息性化学治疗。如果手术为其他目的，术者需判断手术是否应该继续，尽管很少有这样的情况。

七、其他手术方式

（一）单孔腹腔镜腹膜外入路手术

这一手术可使用单孔腹腔镜完成。可以使用不同的设备来完成，曾经尝试 SILS 和 GelPOINT 系统。单孔腹腔镜要求术者必须在腹腔镜手术方面有丰富经验。这种手术方式，尤其在分离右侧组织时会面临巨大的挑战。

（二）机器人腹膜外入路手术

早期的机器人辅助腹膜外腹主动脉旁淋巴结清扫术由 Diaz-Feijoo 首先报道。并将其与同组人员所做的腹膜外腹主动脉旁淋巴结清扫术进行回顾性比较。证实机器人手术可切除更多的淋巴结，同时失血量更少，且围术期并发症无明显差异。Narducci 团队发表了来自法国初步经验中的研究成果，证实了该手术的可行性，除术后淋巴囊肿外，并发症很少。

八、要点

（一）中、晚期宫颈癌患者的外科放射防护

中、晚期宫颈癌患者常规行盆腔或扩大范围（腔内照射和体外照射）的放射治疗和（或）化学治疗。发生放射性肠管损伤的风险很高，且这种损伤不可逆。由于采用适形放射治疗技术，未来这种并发症的发病率可能会降低。同时，一些简单技术的应用也可预防这一并发症。于左侧结肠旁沟内缝合肠脂垂 1 ～ 2 针进行乙状结肠悬吊，可能会降低肠道狭窄的风险。同样，将从右半结肠、横结肠获取的大网膜置于直肠和子宫之间，形成网膜瓣（J-flap），可以防止小肠疝入直肠子宫陷凹，并增加直肠与增大的病变宫颈之间的距离，从而显著减少放射性小肠炎和直肠炎的发生。

（二）组织分离模式的改进

另一种缩短手术时间或减少并发症的方法是缩减组织分离范围。子宫内膜癌分期或卵巢癌分期可能需要上达左肾静脉水平的完全性分离，但在宫颈癌尚有争议。一项前瞻性多中心研究证实，当肠系膜下淋巴结为阴性时，中、晚期宫颈癌患者极少发生肠系膜下动脉以上的跳跃性转移。证明限制分离范围，由双侧髂总血管分叉处上至肠系膜下动脉起始处即可。

（三）腹主动脉旁淋巴结清扫术适应证的思考

根据国际妇产科联盟（International Federation of Gynecology and Obstetrics，FIGO）分期系统要求，所有卵巢癌病例，须行由盆腔到肾下方腹主动脉旁淋巴结清扫，包括主动脉 - 腔静脉间淋巴结。然而黏液性癌，尤其膨胀型亚型可能例外。包括淋巴结清扫的全面分期似乎对早期病变有确切的治疗效果。

类似的，早期子宫内膜癌通常使用腹腔镜手术。最近的一项随机研究强调，所有 2 型和中间型直到高危的 1 型肿瘤，仍是由肾下至髂部淋巴结全面分期的适应证。

对于宫颈癌，可以使用腹主动脉旁淋巴结切除来制订盆腔淋巴结阳性病例的放射治疗范围。然而，当中、晚期宫颈癌患者的术前影像学检查没有证据显示盆腔或腹主动脉旁淋巴结肿大时，这一手术仍存在争议。因为该手术对患者生存率的改善尚不明确。一些正在进行的随机试验也在试图明确该手术的适应证。

第四篇　子宫内膜癌

第 9 章

全子宫切除及盆腔、腹主动脉旁淋巴结清扫术

Stefano Uccella，Fabio Ghezzi，Jvan Casarin，Gretchen E.Glaser，Andrea Mariani

外科手术是子宫内膜癌的主要治疗策略，包括子宫及双侧附件切除，必要时行淋巴结清扫。除非存在医疗、手术禁忌证，或者有意愿保留生育能力，否则无论病变处于何种期别，均建议切除子宫。早期子宫内膜癌手术方式包括开腹手术、腹腔镜手术或机器人手术，不同术式疗效相当。阴式全子宫及双附件切除术，作为一种新型微创术式，近年来被广泛报道。但其不能充分探查盆、腹腔，应用时须慎重选择病例。

多项研究显示，相对于开腹手术，微创手术的围术期并发症发生率更低，短期内患者术后生活质量也得到提高。也有证据表明，微创手术对无瘤生存期及总的生存率无任何不良影响。必须认识到，常见的临床实践与医学文献提供的建议相去甚远，在美国乃至全球，采用微创手术的患者在所有接受子宫内膜癌手术的患者中仅占很小比例。腹腔镜技术的应用受到多重阻碍，比如医师需要较长时间的专业技能训练才能胜任子宫内膜癌微创手术。近期，机器人外科技术的应用大大促进了传统手术向微创手术的转换，并使更多的医疗机构和外科医师倾向于开展子宫恶性肿瘤的微创治疗。

对于伴有多种合并症的子宫内膜癌患者，最佳手术方式选择的证据依然缺乏，且肥胖、老龄以往都被视为微创手术的禁忌。然而，最新发表的数据却支持与之相反的观点。近期意大利一项针对肥胖的子宫内膜癌患者的多中心研究显示，尽管肥胖患者的腹腔镜手术存在困难，即使在病理性肥胖的情况下，相对于开腹手术，腹腔镜手术仍具有诸多优势。对包括 1600 例患者细致年龄分段分析发现：微创手术在所有年龄组都有着更低的输血率和输血量，更低的术后并发症发病率及严重性。表明腹腔镜手术优于开腹手术，即使在 80 岁或更年长的患者亦是如此。这些数据已被机器人手术与开腹手术的比较所证实，说明腹腔镜手术在减少围术期发病率方面具有显著优势。

一、淋巴结清扫的作用

对于子宫内膜癌患者淋巴结清扫的范围和疗效，目前仍有争议。2009 年版国际妇产科联合会（FIGO）分期指南重申，淋巴结评估是确定该疾病分期的重要部分。与 1988 年版分期指南相比，2009 年的更新通过淋巴结范围将Ⅲ C 期病变分为两级（仅有盆腔淋巴结阳性为 Ⅲ C1 期，合并腹主动脉旁淋巴结阳性为Ⅲ C2 期），以此强调探查这两组淋巴结受累情况对明确病变范围的重要性。

有两项研究强调了有关扩大淋巴结清扫的有效性和总体可接受性的几个要点。但其未证实相对于不实施淋巴结切除的患者，接受盆腔淋巴结活检或淋巴结清扫术的患者，术后生存率可有更多获益。最近的一些研究表明，显示前哨淋巴结分布状态——淋巴结定位，可作为子宫内膜癌患者淋巴结评估的新标准。

（一）淋巴结切除的疗效评估

毫无疑问，淋巴结受累情况对评估疗效和预后具有重要价值。相对于不切除淋巴结，规范性盆腔及腹主动脉旁淋巴结清扫可提高淋巴结转移高风险患者的生存率。这是一些非随机性研究提

出的淋巴结切除对治疗可能的影响。然而，2009年发布的两项前瞻性临床随机对照试验（ASTEC试验和 LINCE 试验）否定了此前的所有回顾性研究结果。在 ASTEC 试验中，确诊为早期子宫内膜癌的 1400 名患者（Ⅰ期）被随机分组，术中进行或不行盆腔淋巴结清扫术。同样的随机分组研究也用在了由意大利学者 Benedetti 团队进行的 LINCE 试验中。在此试验中，540 名患者被 1 ∶ 1 随机分组进行或不行盆腔淋巴结清扫术，淋巴结切除组中，30% 的淋巴结清扫患者接受了额外的腹主动脉旁淋巴结切除。但这两项试验的研究设计均受到诸多批评，原因是其淋巴结切除术切除的淋巴结数目相对较少，以及根据淋巴结状态确定是否实施辅助治疗并未列入该研究的试验方案。此外，两项试验的一个共同的偏差是未对淋巴转移高危的患者进行有效筛选（ASTEC 试验纳入了全部子宫内膜癌病例，未区分早期患者和低危患者）。且研究对象中淋巴结阳性者比例较低（ASTEC 试验为 9%，LINCE 试验为 13%），其结果就不可避免地降低了对淋巴结切除的疗效评估。

有大型回顾性研究 [SEPAL 研究（子宫内膜癌患者行腹主动脉旁淋巴结切除的生存效果）]，比较两种不同的手术方式：系统性盆腔淋巴结清扫术与系统性盆腔 + 腹主动脉旁淋巴结清扫术。结果证实接受盆腔和腹主动脉旁两个区域淋巴结清扫的患者具有生存优势。这种优势甚至在中、高风险患者中更加明显。然而，即使辅助治疗所致是两组患者间的差异能够代表研究的重大偏差，这两组患者分别为行盆腔和主动脉旁淋巴结切除术的患者（77% 的患者接受辅助化学治疗）和仅行盆腔淋巴结清扫的患者（45% 的患者接受辅助化学治疗）。那么随后对以上相同分组的患者所做的着眼于早期病变位点的研究证实，仅行盆腔淋巴结清扫而未切除腹主动脉旁淋巴结的患者，较对照组病变复发率更高（9.5% vs. 1.3%）。虽然缺少对两组患者生存获益的前瞻性试验报道，但淋巴结评估对具有中、高风险的患者仍至关重要，可以确定哪些患者无须行辅助治疗。这将从根本上防止治疗过度和治疗不足。

（二）子宫内膜癌的前哨淋巴结

近些年，对子宫内膜癌的患者行前哨淋巴结检测（sentinel node detection，SND）的可能性被提出。这种方法的理论优势包括可以通过对腹膜后淋巴结负载区域进行最小化或限制性探查来评估总体淋巴结的状态。显然，放弃全面的淋巴结清扫不仅可以缩短整体手术时间，降低手术难度，还可能减低术中和术后与淋巴结切除相关的并发症的发病率。如能证实其可靠性，可推荐 SND 作为不做淋巴结清扫和全面、系统、广泛、耗时的淋巴清扫二者之间的折中方案。

历史上，前哨淋巴结的识别在黑色素瘤、乳腺癌和外阴癌的治疗中已被提出并验证。十多年来，研究者们一直在研究 SND 在子宫内膜癌中的作用，但直到最近，随着吲哚菁绿的使用，这一技术在子宫恶性肿瘤中的应用才取得了决定性的进展。吲哚菁绿是一种荧光示踪剂，很容易在微创手术中（无论是腹腔镜或是机器人）用带有近红外高强度光源的腹腔镜镜头识别。近红外高强度光源用于探测荧光。

研究显示，吲哚菁绿在淋巴结检出率和双侧最优定位（最佳图谱）两方面都优于两种传统示踪剂（锝 -99 和蓝染剂）。已提出 3 处可行的染料注射部位：宫颈、肿瘤周边（在宫腔镜引导下）和浆膜下。与其他方法相比，由于本身操作简单和较高的检出率，宫颈注射是目前最常用的方法。然而，也有学者质疑宫颈注射是否能可靠评估子宫内膜恶性肿瘤的淋巴引流。据推测，经宫颈注射的示踪剂可能随着子宫静脉流动，经宫旁进入盆腔淋巴结。然而，子宫淋巴引流较为复杂，也包括经骨盆漏斗韧带转移至腹主动脉旁高位淋巴结。当示踪剂由宫颈注入时，腹主动脉旁区域的前哨淋巴结检出率低（约 5%）似乎证实了这些质疑。尽管如此，前哨淋巴结技术在子宫内膜癌中的应用结果令人鼓舞。淋巴结检出率波动于 60% ～ 100%，如果严格遵照要求使用，其假阴性率可＜ 5%。

最近的一项回顾性研究结合纪念斯隆 - 凯特林癌症中心和 Mayo 诊所的数据，报道了两种不同方法对低风险子宫内膜癌患者（低风险定义为子宫内膜样组织学和肌层浸润＜ 50%）淋巴结评估的结果。从 2004 年到 2013 年，纪念斯隆 - 凯特林癌症中心一直采用只包括前哨淋巴结切除的计数。相反，Mayo 诊所从 2004 年到 2008 年进行了相同患者群体中行系统性盆腔淋巴结和腹主动脉旁淋巴结清扫术的计数。该研究意义重大。它指出，尽管只做前哨淋巴结切除，所切除的淋巴结计数较少，但纪念斯隆 - 凯特林癌症中心的淋巴结总阳性率总体较 Mayo 诊所高（5.1% vs. 2.6%；P=0.03）。这可能是对前哨淋巴结应用超分期技术评估所致。值得注意的是，这两家机构的患者 3 年无瘤总生存率接低（图 9-1）。

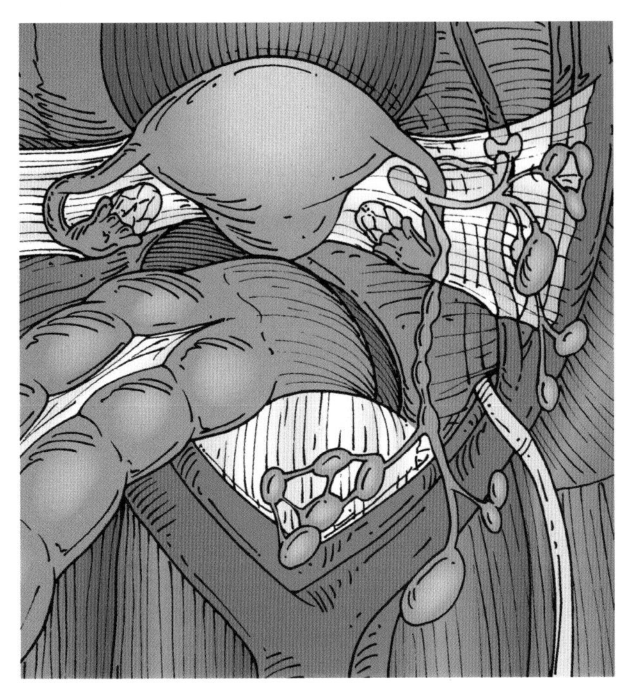

图 9-1　**染料注射后的前哨淋巴结示踪**

[改编自 Abu-Rustum N. Sentinel lymph node mapping for endometrial cancer：a modern approach to surgical staging. J Natl Compr Netw，2014，12（2）：288–297.]

目前尚无明确数据证明在子宫内膜癌患者中 SND 优于完全性淋巴结评估。尤其以下几个方面需要进一步研究和说明。

1. SND 对高危子宫内膜癌患者的作用。

2. SND 对充分定位术后治疗和降低整体发病率的影响。

3. SND 对辨别微小转移（0.2 ～ 2mm）或孤立肿瘤细胞群（< 0.2mm）的作用。在应用系统性淋巴结清扫术的传统病理检查中，常会忽略这类病灶。

4. 诊断能力的提高（以及接受辅助治疗的患者增加），是否至少在一定程度上削弱了 SND 在减少不必要的手术并发症发生率方面的优势。

5. SND 对未行相关淋巴结切除而有淋巴结阳性患者的作用。存在淋巴转移的患者，予行扩大的盆腔和腹主动脉旁淋巴结清扫术是否可提高其生存率是一直存在争议的话题。

（三）淋巴结清扫的适应证

淋巴转移在那些原发肿瘤体积小、病灶表浅、无肌层浸润、低级别病变的子宫内膜癌患者中很少发生。因此，据估计约 30% 的相关患者（认为没有风险）几乎无淋巴转移的风险。这使得近 1/3 的患者免于淋巴结清扫，但并不影响辅助治疗的决策和生存率（图 9-2）。

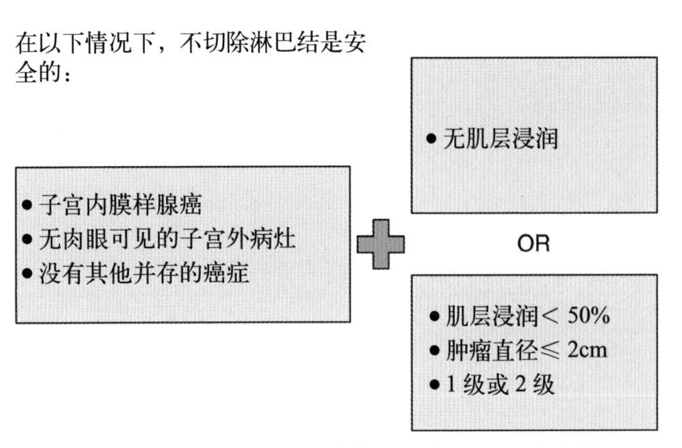

图 9-2　**不进行淋巴结切除的患者也有可能是安全的（淋巴结转移的风险为 0.3%）**

[经许可改编自 Mariani A，Dowdy SC，Cliby WA，et al. Prospective assessment of lymphatic dissemination in endometrial cancer：a paradigm shift in surgical staging. Gynecol Oncol，2008，109（1）：11–18.]

最近的研究评估了被认为有风险的患者（包括具有图 9-2 所示特征的患者）发生盆腔淋巴结及腹主动脉旁淋巴结转移的风险。研究的结果汇总见表 9-1。

表 9-1　**无肉眼可见的子宫外扩散的子宫内膜样癌和非子宫内膜样癌，根据分级和肌层浸润的淋巴结转移率：2004—2008 年 457 例接受淋巴结切除术患者的梅奥诊所经验**

组织学 I 型			
淋巴转移部位	分级	肌层浸润，例数 (%)	
		< 50%	≥ 50%
盆腔	1	5/130（3.8）	5/33（15.2）
	2	6/82（7.3）	7/41（17.1）
	3	2/29（6.9）	6/17（35.3）
主动脉旁	1	1/119（0.8）	3/32（9.4）
	2	4/76（5.3）	8/39（20.5）
	3	0/28（0）	4/16（25）
孤立的主动脉旁（盆腔阴性）	1	0/114（0）	0/27（0）
	2	170（1.4）	4/32（12.5）
	3	0/26（0）	3/11（27.3）

续表

组织学Ⅱ型				
淋巴转移部位	分级	肌层浸润，例数 (%)		
		无肌层浸润	< 50%	≥ 50%
盆腔	2	0/1（0）	0/1（0）	—
	3	3/24（12.5）	7/36（19.4）	6/20（30）
主动脉旁	2	0/1（0）	0/1（0）	—
	3	2/21（9.5）	6/33（18.2）	2/20（10）
孤立的主动脉旁（盆腔阴性）	2	0/1（0）	0/1（0）	—
	3	1/18（5.6）	1/26（3.8）	0/14（0）

[改编自 Kumar S, Podratz KC, Bakkum-Gamez JN, et al. Prospective assessment of the prevalence of pelvic, paraaortic and high paraaortic lymph node metastasis in endometrial cancer. Gynecol Oncol，2014, 132(1):38-43. 经许可后使用]

如表 9-1 所示，子宫肌层浸润深度< 50% 的子宫内膜癌患者腹主动脉旁淋巴结转移率很低（2.2%）。相反，当子宫肌层浸润深度> 50% 者，尤其是在 3 级子宫内膜癌中，包括主动脉旁淋巴结在内的淋巴结转移风险高。众所周知，上达肾血管平面的腹主动脉旁淋巴结清扫可能与重要的术中、术后并发症发病率相关。考虑到子宫内膜癌的腹主动脉旁淋巴结转移并不常见，Mayo 诊所进行了旨在区分腹主动脉旁区域转移低风险患者的研究。这类患者不行腹主动脉旁淋巴结切除也可能是安全的。这项研究的主要发现汇总在表 9-2。

有趣的是，总体看来，只有< 4% 的子宫内膜癌亚型患者在腹主动脉旁淋巴结水平存在转移或病变。对于组织学为子宫内膜样癌，有或无表

表 9-2 子宫内膜癌患者主动脉旁淋巴结转移的相关因素：梅奥诊所 1999—2008 年 946 例经验特征

特征	无主动脉旁转移或复发 (n = 910; 96.2%)	主动脉旁转移或复发 (n = 36; 3.8%)	单因素分析	Multivariable Analysis [*OR* (95% *CI*)]
年龄（岁）	63.8±11.3	63.5±12.1	P=0.84	—
体质指数 (kg/m^2)	34.1±9.6	31.9±7.8	P=0.19	—
FIGO 分期，例数 (%)			$P < 0.001$	Not significant
1	556（61.1）	7（19.4）		
2	277（30.4）	20（55.6）		
3	77（8.5）	9（25.0）		
肌层浸润，例数 (%)			$P < 0.001$	5.3（2.1 ~ 13.2）
无	201（22.1）	0		
≤ 50%	582（64.0）	9（25.0）		
> 50%	126（13.9）	27（75.0）		
未知	1	0		
原发肿瘤大小，例数 (%)			$P < 0.003$	Not significant
≤ 2cm	298（33.5）	2（5.6）		
> 2cm	591（66.5）	34（94.4）		
未知	21	0		
宫颈侵犯，例数 (%)			$P < 0.001$	Not significant
无	867（95.3）	27（75）		
有	43（4.7）	9（25.0）		
盆腔淋巴结切除，例数 (%)			$P < 0.001$	24.2（10.2 ~ 57.5）
无盆腔淋巴结切除，例数 (%)	363（39.9）	2（5.6）		
盆腔淋巴结切除，例数 (%)				
淋巴结阴性	515（56.6）	10（27.8）		
淋巴结阳性	32（3.5）	24（66.7）		
淋巴脉管浸润，例数 (%)			$P < 0.001$	3.7（1.5 ~ 9.1）
无	829（91.1）	19（52.8）		
有	81（8.9）	17（47.2）		

CI. 置信区间；FIGO. 国际妇产科联盟；OR. 比值比。

[改编自 Kumar S, Mariani A, Bakkum-Gamez JN, et al. Risk factors that mitigate the role of paraaortic lymphadenectomy in uterine endometrioid cancer. Gynecol Oncol，2013，130(3):441-445. 经许可后使用]

浅肌层浸润、盆腔淋巴结阴性和无血管浸润的患者，不行腹主动脉旁淋巴结切除术也许是安全的。

（四）盆腔和腹主动脉旁淋巴结切除的并发症

淋巴结切除除了与评估病情及手术并发症有关，还无法明确对子宫内膜癌的实际作用。过去的一系列开腹淋巴结切除手术提示，进行盆腔和腹主动脉旁淋巴结清扫与血管损伤、深静脉血栓、淋巴囊肿、肺栓塞导致死亡的发生率增加有关。有早期研究分析接受手术的 812 例子宫内膜癌患者的急性并发症发病率和死亡率。发现与只做子宫及双附件切除的患者相比，接受淋巴结切除的患者血管撕裂、深静脉血栓和盆腔淋巴结囊肿的发生率更高。该研究病例中有 9 人（1.1%）在手术后死亡；其中 8 人属于淋巴结切除组。值得注意的是，这术后死亡的 8 例中有 5 例与血栓栓塞有关。淋巴结切除术的实施是与术后深静脉血栓形成和肺栓塞相关的最重要的独立影响因素。

2001 年，Franchi 团队发表了关于子宫内膜癌开腹淋巴结切除术后分期手术的盆腔并发症的详细分析。此项分析结果见表 9-3。

表 9-3　206 例子宫内膜癌患者在 Insubria 大学接受手术干预的子宫内膜癌患者并发症的发生率

并发症	发生率，例数（%）
肺栓塞	1（0.5）
二次开腹手术治疗肠梗阻	3（1.5）
二次开腹手术止血	3（1.5）
败血症	2（1）
术中腹腔脏器损伤	2（1）
淋巴囊肿	18（8.7）
发热发病率	4（1.9）
深静脉栓塞	4（1.9）
切口疝	6（2.9）
膀胱炎和（或）血尿	18（8.7）
伤口感染	4（1.9）

［改编自 Franchi M, Ghezzi F , Riva C, Miglierina M, Buttarelli M, Bolis P . Postoperative complications after pelvic lymphadenectomy for the surgical staging of endometrial cancer. J Surg Oncol，2001，78(4):232–237; discussion 237-240. 经许可后使用］

在 Franchi 及其团队的研究中，发现淋巴结切除与更高的术后并发症发病率有关。必须强调的是，切除＞ 14 个淋巴结，是发生至少一个术后并发症的独立影响因素，切除＞ 19 个淋巴结是出现两个术后并发症的独立影响因素。

微创手术的开展显著降低手术并发症的发生率。2004—2006 年，对大量接受腹腔镜下广泛淋巴结清扫术的患者进行了两项里程碑式的研究。其中第 1 项研究包括 650 例患者由德国耶拿的 Schneider 和 Kohler 团队进行手术，第 2 项研究包括 1000 例患者由法国里尔和图卢兹的 Querleu 团队进行手术。两项研究都证实，于所在的医学中心内，腹腔镜下淋巴结切除术安全可行，且淋巴切除数目多，术中和术后并发症发生率很低。

在 Kohler 团队的研究中，大血管并发症的发生率为 1.1%。静脉损伤率（57.1%）普遍略高于动脉损伤率（42.9%）。值得注意的是，观察到的 7 例血管并发症中有 4 例可通过腹腔镜手术处理，无须转为开腹手术。据 Querleu 团队报道，术中、术后早期并发症发生率和淋巴囊肿发生率分别为 2.0%、2.9% 和 7.1%。在 20 例术中并发症中，11 例（全部样本的 1.1%）为血管损伤（4 例发生于盆腔淋巴结切除时，7 例发生于腹主动脉旁淋巴结切除时），3 例为肠道损伤，3 例为输尿管损伤，3 例为神经损伤（术中切断闭孔神经）。表 9-4 显示了两项研究中并发症的种类及其发病率。表 9-5

表 9-4　Kohler 等（650 例）以及 Querleu 等（1000 例）　研究中并发症的发生率和类型

损伤部位和类型	Kohler 等 (2004 年)，例数 (%) (n = 46；发生率，7.1%)	Querleu 等 (2006 年)，例数 (%)(n = 151；发生率，15.1%)
血管损伤	7（1.1）	11（1.1）
肠管损伤	3（0.5）	8（0.8）
输尿管损伤	0（0）	6（0.6）
神经损伤	0（0）	3（0.3）
神经刺激	16（2.5）	2（0.2）
乳糜性腹水	3（0.5）	15（1.5）
淋巴水肿	6（0.9）	15（1.5）
淋巴囊肿	3（0.5）	71（7.1）
血肿	0（0）	6（0.6）
脓肿	1（0.2）	2（0.2）
深静脉栓塞或肺栓塞	3（0.5）	1（0.1）
其他	4（0.6）	11（1.1）

（经许可后改编自 Kohler and colleagues 及 Querleu and colleagues）

强调了腹腔镜下盆腔和腹主动脉旁淋巴结切除术中大血管并发症的发病率及其特点。

表 9-5　Kohler 等（650 例）以及 Querleu 等（1000 例）研究中血管损伤的发生率和类型

血管损伤部位	Kohler 等 (2004 年), 例数 (%) (n= 7; 发生率，1.1%)	Querleu 等 (2006 年), 例数 (%)(n= 11; 发生率，1.1%)
静脉	57.2%	27.3%
腔静脉	2	1
髂内	1	1
髂外	1	1
动脉	42.8%	72.7%
主动脉	1	1
肠系膜下	1	1
髂总	0	1
髂外	1	1
卵巢	0	2
膀胱上	0	1
闭孔	0	1

（经许可后改编自 Kohler and colleagues 及 Querleu and colleagues）

总体上，由三级护理中心发布的最大的出版系列中并发症的数量来看，腹腔镜手术的应用似乎与手术并发症发生率的总体下降有关。淋巴结切除最常见的（虽然通常不是致命的）术后并发症为淋巴囊肿、淋巴漏或淋巴水肿。Insubria 大学进行的一项研究对比了接受腹腔镜手术和开腹手术的患者中这些类型淋巴结并发症的发生率。研究结果显示，与标准的开腹淋巴结切除手术相比，微创手术的淋巴囊肿发生率明显降低，但指出两种术式在淋巴漏和淋巴水肿方面无明显差异。在这些结果可能的解释中，最合理的解释是腹腔镜手术减少粘连的形成，因此降低了淋巴结切除术后淋巴潴留的可能性。Mayo 诊所最近对 1000 多名接受手术治疗的患者进行的一项研究表明，淋巴结切除与淋巴水肿的发生有着明显的联系。与仅接受子宫切除术的患者相比，淋巴切除的患者具有 23% 的归因风险。此外，包括开腹手术在内的盆腔和主动脉旁淋巴结清扫术，已被证明不仅影响患者的生活质量，也与医疗费用的显著增长（增长近 4500 美元）密切相关（以 2010 年医疗保险美元计算）。

（五）腹主动脉旁区域血管变异

导致腹主动脉旁淋巴结切除术并发症的主要因素之一是血管的解剖变异。虽然盆腔很少受此影响，但腹主动脉旁区域解剖变异却不罕见。这些变异在术前并非总能发现。有学者报道了一系列活体或尸体的解剖结果，指出 17% ～ 44% 的腹主动脉旁区域有一定的血管变异发生率。发现肾血管的变异最多，副肾静脉汇入左肾静脉最为常见，其次是副肾动脉和环主动脉的左肾静脉。据报道，约 5% 的患者存在下腔静脉前位的右肾动脉。与双侧下腔静脉类似，腹主动脉后位的肾静脉也不常见（图 9-3 和表 9-6）。

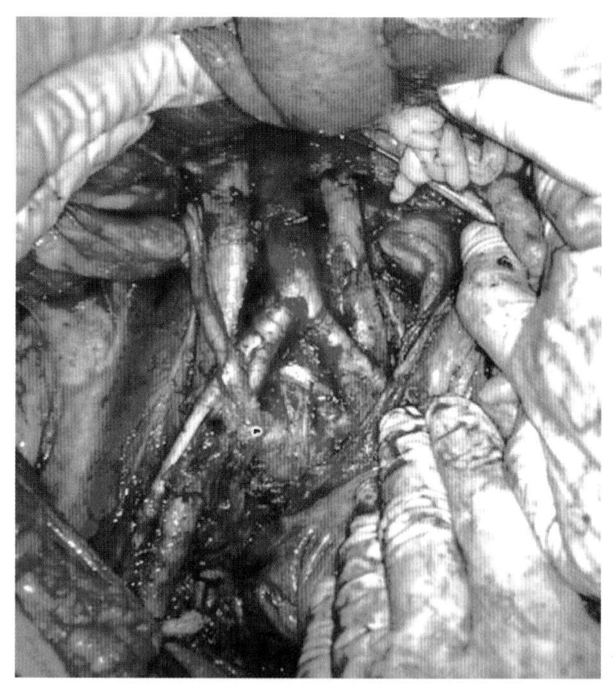

图 9-3　腹主动脉旁淋巴结切除术中发现的两条平行下腔静脉（Insubria 大学提供）

表 9-6　腹主动脉旁血管异常的发生率

发生率	异常
常见	肾极动脉 副腰静脉汇入左肾静脉
不常见	腔静脉前右肾动脉 主动脉后左肾静脉 环主动脉左肾静脉
罕见	下腔静脉重复畸形 右肾动脉位于右肾静脉水平以下
非常罕见	上行的左肾动脉位于肠系膜下动脉水平

（六）淋巴结切除术中避免血管损伤的技巧

1. 术前仔细查看术前影像学检查。

2. 主动脉前方区域极少发生解剖变异。大多数的解剖变异来自血管外侧。

3. 行腹主动脉旁淋巴结切除，尤其是微创手术时，应从腹主动脉前方开始。

二、子宫切除术中双侧卵巢切除的作用

2015 年在米兰召开的关于子宫内膜癌的 ESMO-ESGO-ESTRO 共识会议的指南指出，对于年轻患者也许可以予以保留卵巢，但是建议切除双侧输卵管。保留卵巢手术的患者需谨慎选择，不仅要关注患者的年龄，还要特别注意患者的肿瘤家族史。Mayo 诊所主导的一项研究发现，年龄＜ 50 岁且无卵巢癌或乳腺癌家族史的女性在子宫内膜癌行子宫切除术时并发卵巢癌的风险是 6%。然而，这一风险在＜ 50 岁、有卵巢癌或乳腺癌家族史的患者中上升至 27%（表 9-7）。

卵巢保护已被认为是一种安全的选择，对诊断为早期子宫内膜癌的年轻女性的肿瘤预后没有不利影响。然而，正如最近在一项对 7 例病例的荟萃分析（Meta 分析）中所报道的那样，保留卵巢对患者无瘤生存率有轻微但不显著的损害。虽然越来越多的文献支持这种做法，但大多数早期子宫内膜癌的年轻患者仍在术中接受了双侧卵巢切除。因为 FIGO Ⅰ期合并深肌层浸润（≥ 50%）的患者，手术时无法检测到的卵巢微转移的整体风险估计为 0.8%。所以术前应向这类患者提供详细的术前咨询。

表 9-7 因子宫内膜癌行子宫切除术时合并卵巢癌的风险：根据年龄和卵巢癌或乳腺癌家族史

年龄＜ 50 岁	卵巢癌或乳腺癌家族史 *	卵巢癌，%
有	无	6（4/68）
有	有	27（3/11）
无	无	1（10/711）
无	有	5（5/106）

* 至少有一位一级亲属患有恶性肿瘤。[改编自 Uccella S, Cha SS, Melton LJ 3rd, et al. Risk factors for developing multiple malignancies in patients with endometrial cancer. Int J Gynecol Cancer，2011，21(5):896-901. 经许可后使用]

三、术前评估

异常子宫出血（无论绝经后或月经间期）是子宫内膜癌最常见的症状。无论是否经过宫腔镜检查，都要通过子宫内膜活检来确诊。子宫内膜癌的组织学和分级是疾病预后和淋巴结受累的重要预测因素。活检标本的全面评估应由癌症专科的妇科病理专家来进行。不仅需要组织学诊断，还需要明确的分级以指导进一步评估和手术方式的选择。有研究表明，术前的子宫内膜样本仅仅是对手术病理结果保守的预测，它可能低估疾病扩散和复发的风险。

在一些医疗机构，可以用术中切除的子宫及附件的冷冻切片指导淋巴结的评估，但这只适用于对子宫内膜癌的冷冻切片评估具备充足专业技术的机构。大多数的子宫内膜癌患者需要术前评估，术前检查对选择最合适的治疗方案尤为重要。

通常，对子宫内膜癌患者需要进行全面的检查。同时进行包括全血细胞计数在内的常规血液检查和胸部 X 线检查。建议在行微创手术时进行盆腔超声检查，以确保可经阴道完整切除子宫。这在肥胖患者更为重要。因患者体型的原因，对其进行盆腔检查时评估子宫的大小可能并不容易。可安排腹部计算机断层扫描以明确可能存在的盆腔外病变，尤其注意高危组织学类型患者肝水平的病变和腹膜后淋巴结。动态增强磁共振成像在评估宫颈受累和肌层浸润深度方面更精确。在无术中快速病理检查的机构，它能够发挥一定的作用。值得注意的是，经阴道超声检查是评估肌层浸润深度可靠且经济的方法。然而，这一方法在操作技术上的差异仍然是其作为常规应用的最大局限。正电子断层扫描在分辨远处转移方面准确度高，但因其花费高且子宫内膜癌血行转移风险相对较低而使它的应用受到限制。当怀疑有ⅣA 期病变时，应考虑膀胱镜检查。

四、围术期处理

无论采用何种手术方式，术前应避免做机械肠道准备，并没有证据支持子宫内膜癌手术术前常规使用泻药。切皮前 30 分钟应预防性使用抗生素。按照国际指南，使用低分子量肝素抗血栓治疗。

五、手术技巧

由于本书其他章节分别详细讨论了微创手术方法，因此本章只侧重于传统开腹手术方法的子

宫切除术、盆腔和腹主动脉旁淋巴结切除手术的相关操作技术。

（一）子宫切除术

早期子宫内膜癌的子宫切除只需行筋膜外全子宫切除术（根据 Piver-Rutledge 分类的 I 型或 Querleu-Morrow 分类的 A 型）。手术包括完全切除子宫和宫颈，而不切除宫颈旁组织。输尿管位置靠触诊或直视判定，在输尿管内侧和宫颈外侧中间切开宫旁组织。在贴近子宫处切断子宫骶韧带和膀胱宫颈韧带，保留阴道旁组织。

（二）开腹路径

患者取仰卧位，留置 Foley 导尿管，下肢穿充气压力袜。按临床需要，可取纵行或横行切口进入腹部；中线纵切口可提供更好的术野。在计划切除腹主动脉旁淋巴结时，取纵行切口是必要的（图 9-4）。

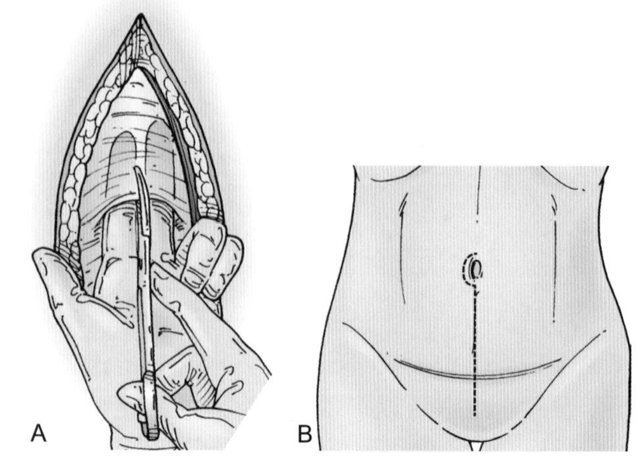

图 9-4 **正中直切口的手术步骤**

1. 第一步：腹腔探查　使用自动拉钩可使术野显露更充分。仔细探查腹腔以排除腹腔内病灶。所有的腹膜表面都要检查或至少触诊。子宫内膜癌的子宫切除手术步骤与良性病变的标准子宫切除术相同。尽管过去的分期过程中包括腹膜的细胞学评估，但收集细胞学样本不再是强制要求。然而，阳性的腹膜细胞学结果被证实是诊断为Ⅱ型子宫内膜癌患者预后的独立影响因素。

2. 第二步：显露腹膜后间隙和识别输尿管　在双侧子宫底与圆韧带交界处钳夹子宫，其内包括圆韧带、卵巢固有韧带和阔韧带。用力向上牵拉子宫以充分显露支持结构。第一步是结扎并切断圆韧带。然后，平行髂外血管打开盆腔腹膜，并且外侧到达骨盆漏斗韧带可进入腹膜后间隙（图 9-5）。此时可见输尿管，要确保这一至关重要的结构在手术全程完整可见。

3. 第三步：切除或保留的附件　当计划同时行双侧卵巢切除术时，需要分离、钳夹并切断骨盆漏斗韧带，并以 1-0 延迟可吸收线缝扎。也可选择使用血管夹。为充分且安全地分离骨盆漏斗韧带，可打开阔韧带后片，于卵巢血管下方开窗，确保输尿管位于打开腹膜的下方。如要保留附件，则在卵巢固有韧带水平做钳夹、切断和结扎。

4. 第四步：打开子宫膀胱腹膜反折和下推膀胱　向头侧牵拉子宫的同时，打开阔韧带前片直到在膀胱子宫反折处腹膜，将此处腹膜用长钳提

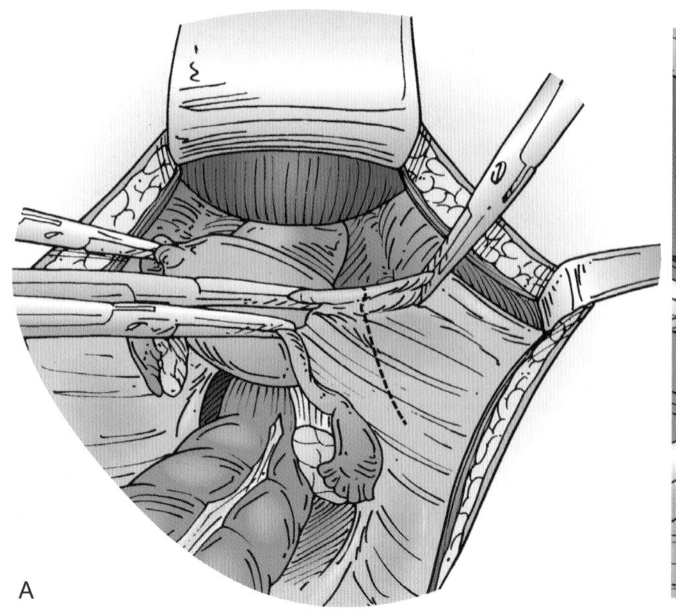

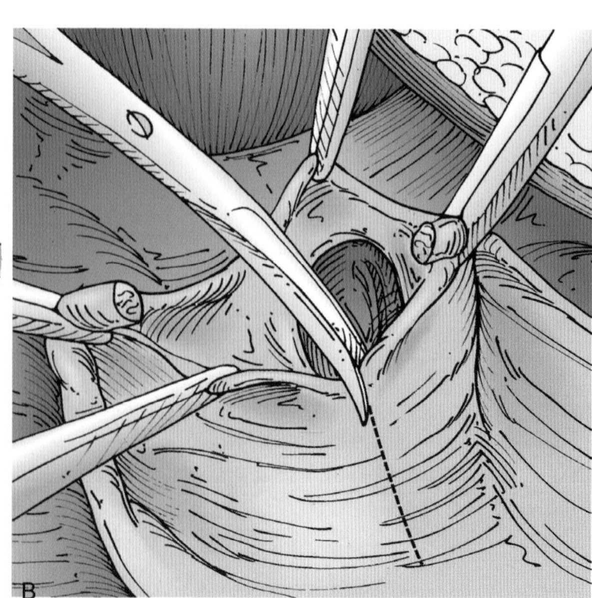

图 9-5 **进入后腹膜**

起，用剪刀或电刀切开。将膀胱由子宫和宫颈前方下推，轻柔地反向牵拉膀胱有助于安全完成这一步骤。

5. *第五步：离断主韧带和骶韧带*　一旦打开阔韧带前后片且将膀胱从宫颈前方下推后，即可见到子宫血管蒂。这时钳夹双侧的子宫血管，切断，并以 1-0 延迟吸收线缝扎双侧子宫血管。在切口水平远端添加一把直钳可有效避免后方出血。然后钳夹、切断和缝扎双侧主韧带和子宫骶韧带（图 9-6）。

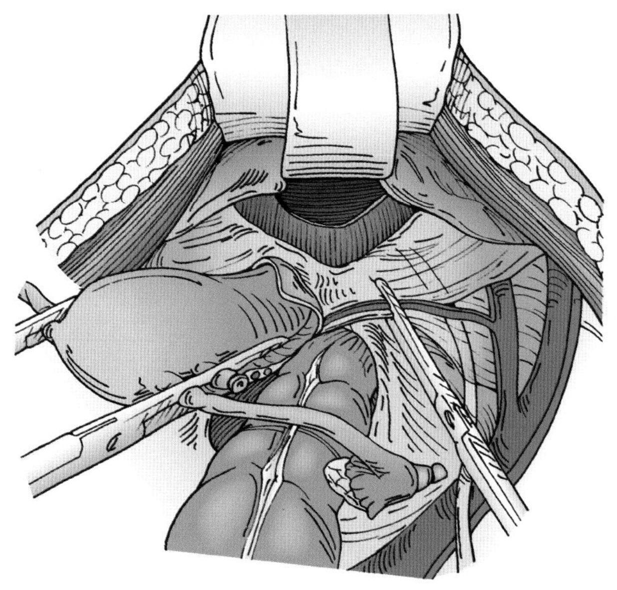

图 9-6　**横断主韧带和子宫血管**

6. *第六步：阴道切开和闭合*　阴道切开术的操作是在宫颈两侧下方以 Lainz 弯钳夹闭后在钳子上方以 Jorgenson 剪打开阴道。完整切除子宫后闭合阴道残端，以 1-0 延迟吸收线自阴道右侧角开始连续缝合黏膜下层。有术者建议使用第 2 层连续缝合线来关闭阴道残端（图 9-7）。也可选择倒刺缝合线闭合阴道残端。

（三）盆腔和腹主动脉旁淋巴结清扫的定位

1. *盆腔淋巴结*　系统性盆腔淋巴结切除的边界范围如下：①近端——髂总动脉；②远端——旋髂静脉；③外侧——骨盆壁和腰大肌中点；④内侧——髂内动脉和闭塞的脐动脉（终末支）；⑤背侧——闭孔神经和闭孔窝（图 9-8）。

2. *腹主动脉旁淋巴结*　腹主动脉旁淋巴结切除的边界范围如下（从右到左）：右侧腰大肌；右侧输尿管（腰大肌内侧到下腔静脉外侧，跨过髂总动脉分叉处）；腔静脉（外侧到腹主动脉）；主动脉和髂总动脉；上腹下神经丛（表浅的，分叉处下方）；左髂总静脉；右肾动脉和左肾动脉及左肾静脉；左输尿管；乙状结肠；腰血管（动脉和静脉）；以及左侧腰大肌。

可以保存交感神经和副交感神经（交感干、交感神经节后纤维和腹下神经丛）以防止与手术相关的膀胱和直肠功能障碍（神经保留术）（图 9-9）。

3. *淋巴结切除：盆腔部分*　开始切除淋巴结前，应准确显露盆腔结构。必须识别输尿管，将其游离，使其靠近髂总血管区域。在闭孔处，需要将闭孔神经游离直到其进入闭孔肌处。

（1）进入腹膜后间隙：当在子宫切除前进行淋巴结清扫时，必须通过切断圆韧带来打开后腹膜，并且必须扩大膀胱侧窝和直肠侧窝。从髂外血管和髂总血管外侧分离腰大肌组织，应识别、

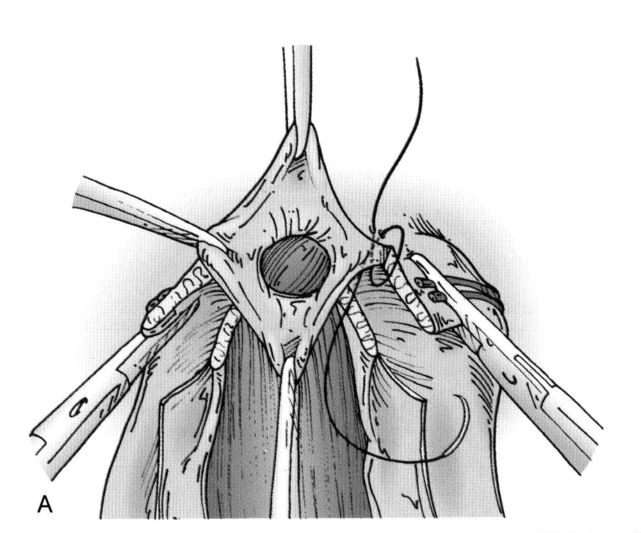

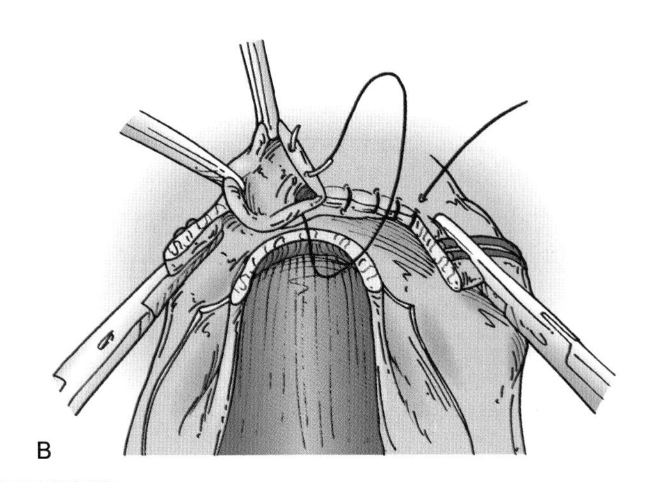

图 9-7　**关闭阴道断端**

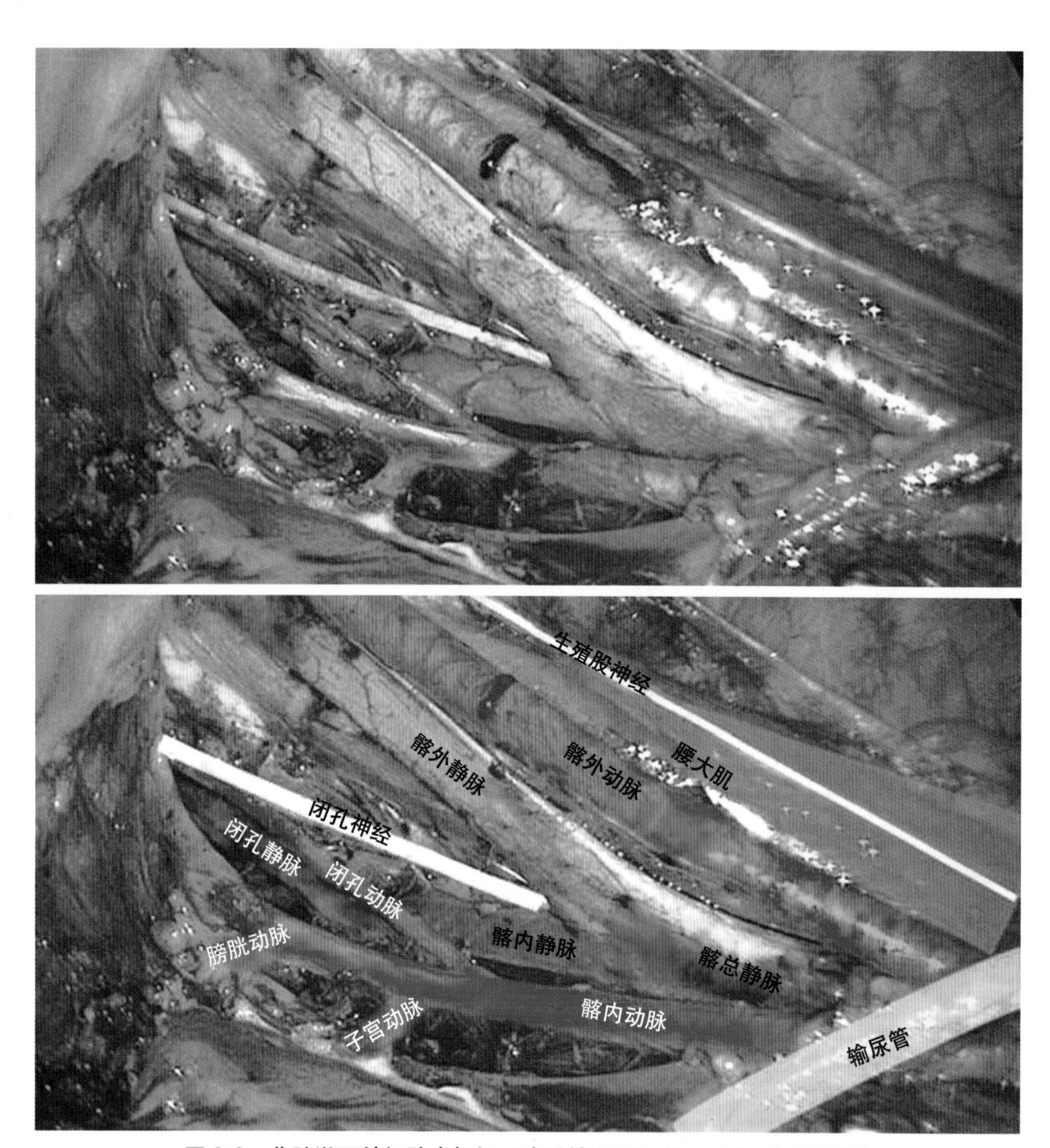

图 9-8　**盆腔淋巴结切除术标记（腹腔镜下观）（Insubria 大学提供）**

游离并保留生殖股神经，并由髂外血管系统性切除淋巴组织。

必须从髂外静脉和腰大肌之间打开入路进入闭孔窝，以便向前游离组织到达耻骨联合。可由外侧或内侧入路识别闭孔神经并将其保留。

（2）淋巴结切除：将淋巴组织从基底部松动，游离，切下并完整移除。头侧，髂总淋巴结须清扫到主动脉分叉水平。将这些血管向内侧牵拉，必须去除血管与腰大肌之间的组织。一旦将组织从主动脉分叉处和骶岬处游离，即可将这些组织完整移除（图 9-10）。

4. *淋巴结切除：腹主动脉旁部分*　切除淋巴结前，识别双侧输尿管的走行及与髂总血管的交叉处尤为重要。两种常用的腹膜切口均足以到达腹主动脉旁淋巴负载区域：①沿结肠旁沟的切口，整体移开肠管。②于肠系膜根部足侧的切口，位于右髂总动脉和腹主动脉前方。肠系膜根部切口更为常用。在这一平面，腹膜更容易用单极电凝切开，轻柔分离肠管，小血管电凝止血。

从主动脉和下腔静脉处游离淋巴组织时，需识别肠系膜下动脉。将主动脉与下腔静脉间的淋巴组织向头侧分离至肾静脉水平。为了保障左半结肠的充足血供，保留肠系膜下动脉很重要。然而，在年轻女性或无动脉硬化指征的患者，当有必要充分探查腹主动脉左侧淋巴结时，也可放弃肠系膜下动脉。需识别双侧卵巢血管，以免误伤（图 9-11）。

左侧腹主动脉旁淋巴结切除：下一步骤是切

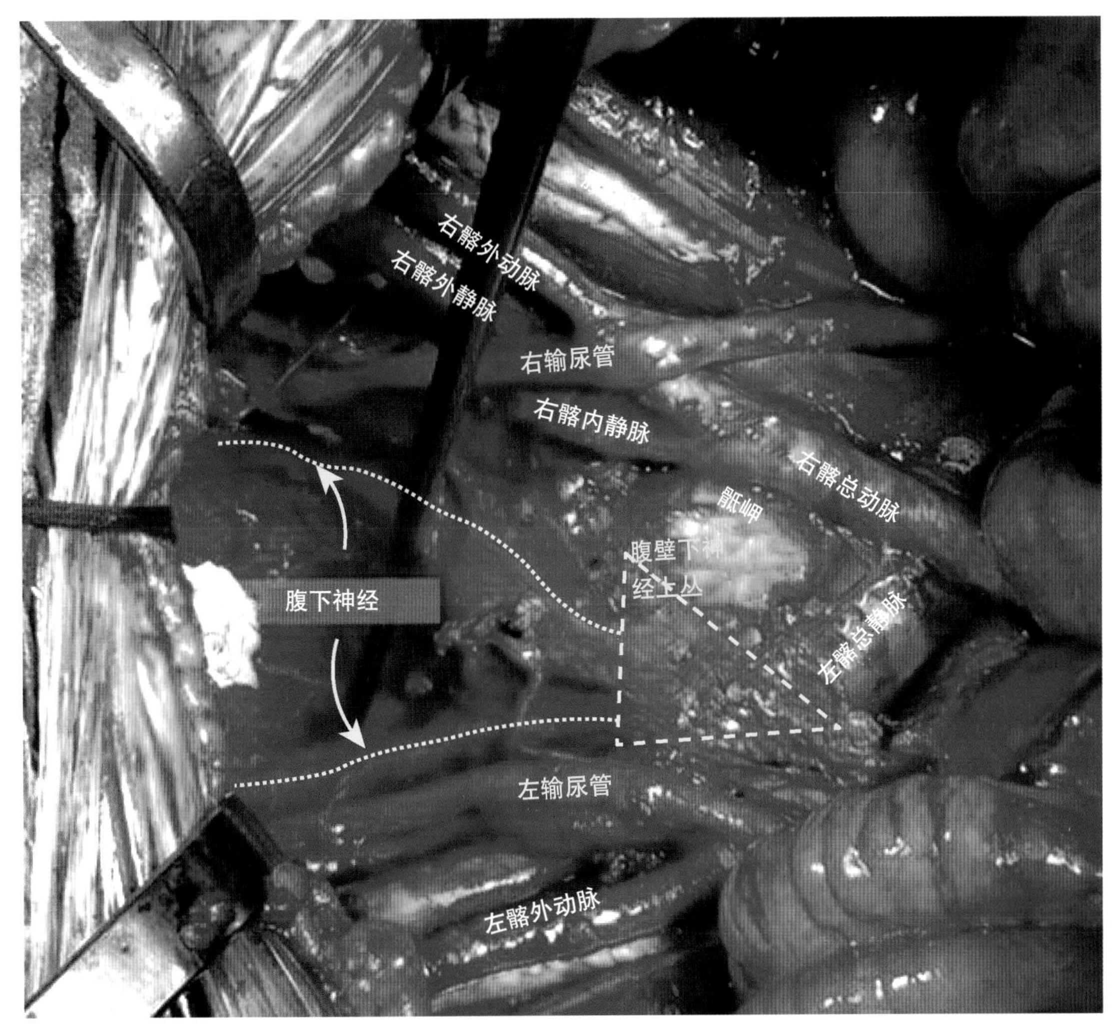

图 9-9 **腹壁下神经上丛及其在骶岬的分支（开腹观）（Insubria 大学提供）**

除左侧腹主动脉旁区域到左肾静脉的淋巴结和右侧下腔静脉旁区域（下腔静脉右侧）到腰大肌的淋巴结。

腹主动脉 - 下腔静脉间的淋巴结必须切除。操作时务必小心乳糜池，由于乳糜池损伤，几乎无一例外会导致乳糜性腹水的发生。最后一步是切除肠系膜下动脉、腹主动脉和左髂总动脉间的淋巴组织（图 9-12）。

六、小结

子宫内膜癌的手术治疗仍在不断发展，新的治疗策略也在持续改进。目前将微创手术作为诊断子宫内膜癌的标准术式，这种方式缩短术后恢复时间，肿瘤学结论也与开腹手术类似。另外，前哨淋巴结定位正在成为绝大多数医疗中心的标准诊疗步骤。在评估这些淋巴组织病变时，这种具有针对性的技术使用超分期评估方法，可以更精确地检测淋巴结转移，从而避免全面淋巴结清扫术相关并发症的发生。在那些尚未使用前哨淋巴结定位技术的机构，仍须使用传统的手术方式。因此，本章深入分析子宫切除及淋巴结清扫的适应证。在手术过程中始终遵循既定的手术步骤，全面了解盆腹腔解剖至关重要，这样才能确保手术的最佳效果。

七、要点

1. 子宫内膜癌分期的最佳方法，尤其是关于系统性盆腔和腹主动脉旁淋巴结清扫术的作用仍在研究中。

2. 采用前哨淋巴结计数可能在不降低分辨受累淋巴结能力的情况下降低手术并发症发生率。

3. 低风险亚组患者很难从全面的淋巴结清扫术中获益，而她们应该仅接受筋膜外全子宫切除术 + 双侧输卵管卵巢切除术。如有可能，尽量做

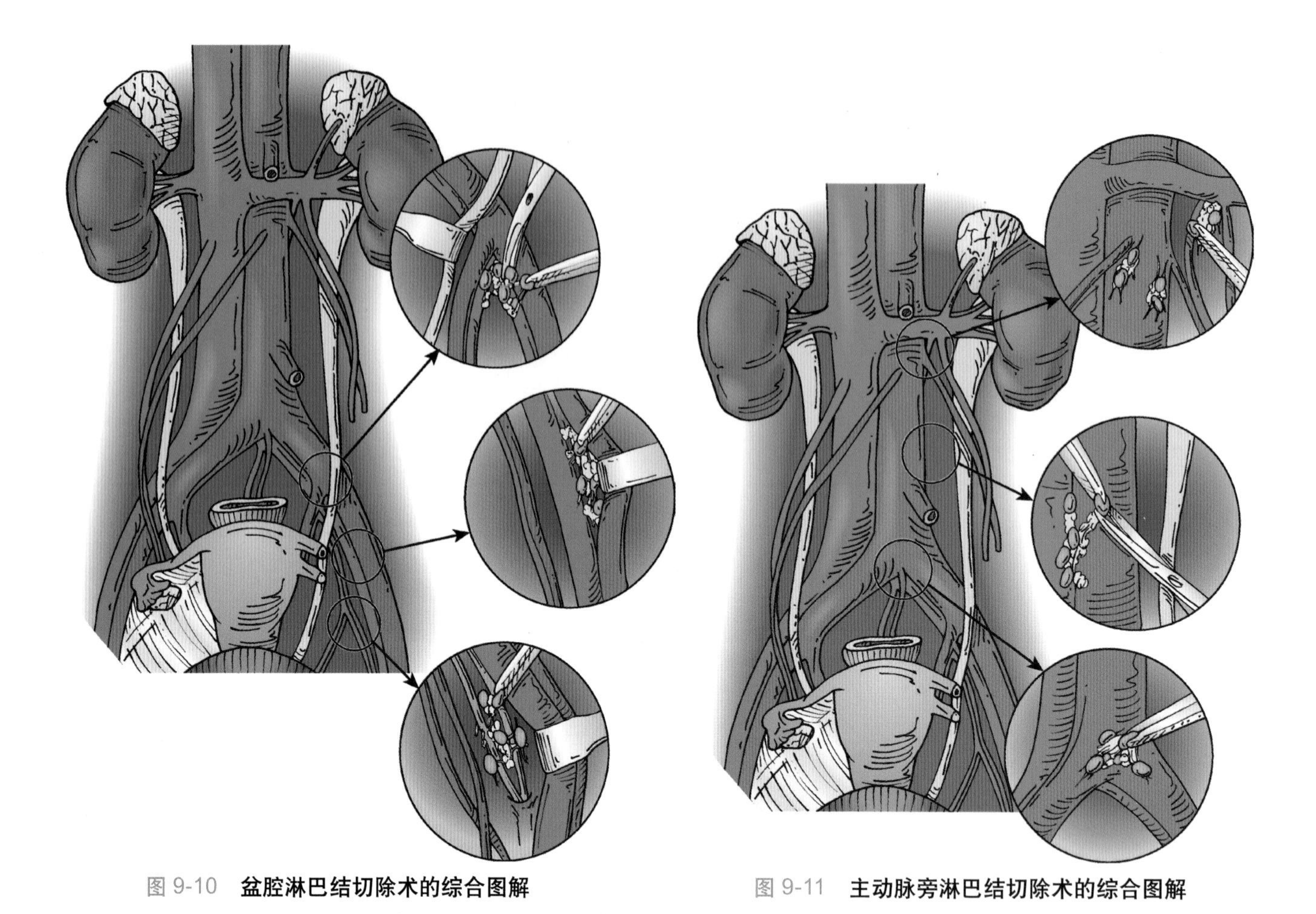

图 9-10　**盆腔淋巴结切除术的综合图解**

图 9-11　**主动脉旁淋巴结切除术的综合图解**

前哨淋巴结定位。

4. 腹腔镜或机器人手术与开放性手术的生存率相当。

5. 无深肌层浸润、无血管间隙浸润、盆腔淋巴结阴性的患者不应接受腹主动脉旁淋巴结切除。

6. 微创手术比开腹手术更受欢迎，由于微创手术有着更好的围术期手术效果和更高的术后生活质量，微创手术优于开腹手术。

7. 对有经验的术者而言，可对肥胖和年长的患者实施腹腔镜或机器人手术并使患者从中获益。

8. 术者应关注患者的术前腹部影像学检查，以发现可能存在的解剖变异，特别在计划行腹主动脉旁淋巴结切除时。

9. 提起腹膜，将其悬吊于腹壁，可能有助于微创手术中腹主动脉旁淋巴结切除。

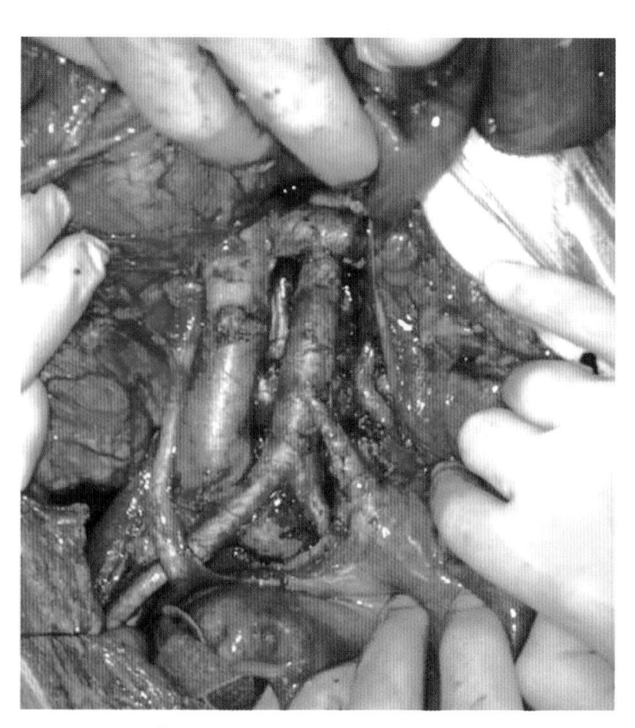

图 9-12　**开腹主动脉旁淋巴结切除术后图示（Insubria 大学提供）**

第 10 章

子宫内膜癌前哨淋巴结定位

Nadeem R.Abu-Rustum

大多数子宫内膜癌患者在疾病早期病灶都局限于子宫。即便如此，许多患者仍需接受全面的盆腔淋巴结切除术以对肿瘤进行分期，必要时还需切除腹主动脉旁淋巴结，因而面临着手术时间延长、费用增加，以及淋巴囊肿和下肢淋巴水肿等相关并发症的风险。子宫内膜癌的前哨淋巴结（sentinel lymph node，SLN）定位是一种更易接受的手术分期方法，已应用于美国的许多医疗机构，它提供了一个介于完全性淋巴结清扫和淋巴结评估之间的折中方案。该技术在过去的 10 年里不断改进，近红外成像技术及腹腔镜和机器人光学技术的发展，促成了这一技术在微创手术中的应用。微创手术也是大多数新发临床分期 I 期的子宫内膜癌患者所希望的手术方式。SLN 定位成功的关键因素包括手术医师的经验和遵循 SLN 计数。该 SLN 计数发表于 2012 年，自 2014 年以来被列入美国国立综合癌症网络（National Comprehensive Cancer Network，NCCN）指南。纪念斯隆 - 凯特林癌症中心（the Memorial Sloan Kettering Cancer Center，MSKCC）的 SLN 计数（图 10-1）类似于外科手术检查表，用于确保定位的标准性及减少定位的假阴性率。该计数考虑了盆腔淋巴结解剖的双侧性和全腹膜或腹膜后病变的可能性。已被多项研究证实，重复性好，假阴性率低。

SLN 定位是一种影像引导的手术方法，越来越多地为病灶局限于子宫的内膜癌患者所接受。1960 年，Gould 在他对腮腺癌的观察中命名了“前哨淋巴结”这个词。1977 年，Cabanas，一名在巴拉圭工作的泌尿科医师，同时也是 MSKCC 的外科医师，使用淋巴造影术和有色染料来确定阴茎的淋巴引流，并做出第一份男性阴茎癌的 SLN 临床报告。子宫内膜癌中的 SLN 定位，是由 Burke 1996 年从 MD 安德森癌症研究中心引入的，但最初的结果并不十分满意。直到近些年，随着宫颈注射技术的使用和外科计数法的建立使 SLN 定位程序标准化，这一概念才被广泛接受。

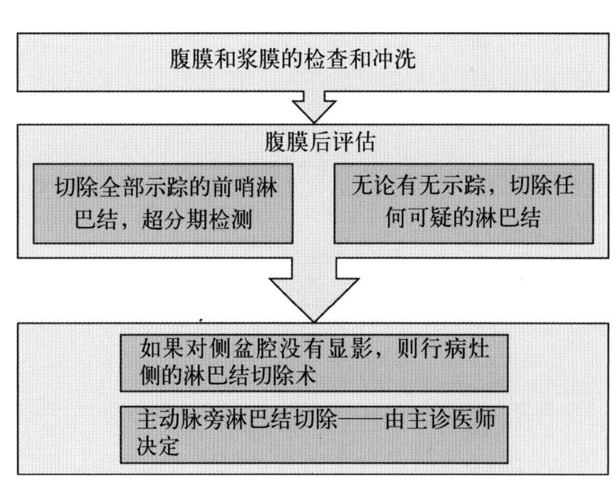

图 10-1 **前哨淋巴结（SLN）定位计数**

一、淋巴结评估的重要性

子宫内膜癌是妇科最常见的恶性肿瘤，10% ～ 15% 的患者存在淋巴结转移。而近 15% 术前的活检或诊刮术病理提示为子宫内膜癌 1 级的患者，在子宫切除术后最终的病理检查中实际上有更高级别的病灶存在。因此，对患者进行恰当的分期和治疗，避免遗漏转移病灶是极其重要的，转移病灶可导致病变加重和辅助治疗方案改变。大多数妇科肿瘤医疗机构对低风险子宫内膜癌采用回顾性诊断，这意味着在进行全子宫切除和最终病理评估完成之前，并不知道该患者处于低风险状态。

大多数新诊断的子宫内膜癌患者会接受初步手术治疗，包括全子宫切除、双侧输卵管＋卵巢切除和盆腔冲洗。准确的手术分期是最重要的预后因素之一，它可提供确切的病灶范围的信息，而不是基于其他因素如病变分级、组织学类型和子宫肌层浸润深度。准确分期可帮助制订辅助治疗方案。子宫内膜癌易发生于绝经后，年长的患者行广泛淋巴结清扫可能与术后并发症相关，如下肢淋巴水肿和淋巴囊肿形成，这会对生活质量产生消极影响。盆腔淋巴结切除越多，患者发生这些并发症的可能性就越大。在这一患者群体中，淋巴结评估对恰当手术分期的作用举足轻重。在一项包括 1289 名子宫恶性肿瘤患者的研究中，469 名手术中摘除 10 个或以上淋巴结的患者中，有16人(3.4%)术后发生了有症状的下肢淋巴水肿，而且实际的发病率可能更高。广泛的淋巴结清扫也可能与手术时间延长、麻醉时间延长有关，也与可能的不良事件有关，如失血、血管和神经损伤及为成功完成手术而由腹腔镜转为开腹的概率增高。由于准确的手术分期是最重要的预后因素之一，使用 SLN 计数的分期可为大多数病变局限于子宫的患者提供必要的病理信息，同时减少术后并发症发病率。SLN 计数应用于所有新诊断的子宫内膜癌的分期时，至少将双侧盆腔淋巴结评估作为手术分期的一部分。SLN 计数还提高了手术精度，避免切除盆腔淋巴结清扫术中常规切除的“旋髂” 淋巴结。这些淋巴结通常是良性的，特别是当其他区域淋巴结也呈阴性时。切除这些淋巴结经常会导致下肢淋巴阻塞，增加下肢淋巴水肿的风险。

可惜，许多早期子宫内膜癌患者术中没有足够的淋巴结评估，只在术中对淋巴结进行触诊（如发现淋巴结增大则对其进行活检）、取样或完全忽略。研究发现淋巴结评估率甚至低至 30%。随着对淋巴结评估的重要性的认识，评估率已有所提高。相对于普通妇科医师而言，妇科肿瘤专科医师手术时淋巴结评估率更高（83% vs. 26%）。如手术分期不足，患者会承受不必要的辅助性盆腔放射治疗及相关的不良反应。MSKCC 的研究发现，在 12 年的时间里，随着淋巴结评估的增加，辅助性全盆腔放射治疗相应减少。

为了明确影响子宫内膜癌患者总体生存率的临床因素，使用分类回归树（classification and regression tree，CART）计数，一种递归划分形式，对国际妇产科联盟（International Federation of Gynecology and Obstetrics，FIGO）分期Ⅰ～Ⅳ期的 1035 名子宫内膜癌患者进行研究。该研究指出，分期、年龄、辅助治疗和切除 10 个或 10 个以上淋巴结是Ⅰ～ⅢA 期患者总体生存率的预测因素。只有分期是ⅢC～Ⅳ期患者总体生存率的预测因素。CART 计数是构建树的技术，通过分析“预测因素”的变化来确定其如何影响“结果”的变化（总体生存率）。该研究证实了年龄和手术分期对整体生存率的重要性。但切除的淋巴结数目的增加尤其对ⅢC 期（淋巴结阳性）患者，并不是总体生存率的影响因素。虽然证实了需要最低数目的淋巴结才能进行准确分期，但切除更多表现正常的淋巴结，并不能改善整体生存率，尤其是在ⅢC 期患者。

SLN 定位计数作为一种可接受的分期方式用于子宫内膜癌患者，给完全性淋巴清扫和不做淋巴结评估这两种极端的观点之间提供了折中的平台。现代的 SLN 定位研究大多采用宫颈注射技术。在一项对 42 例Ⅰ级子宫内膜癌患者的研究中发现，最常见的前哨淋巴结解剖位点为髂内[52 例(36%)]，髂外[43 例（30%）]，闭孔[34 例（23%）]和髂总[11 例（8%）]。只有 5 名患者（3%）存在腹主动脉旁 SLN 受累。图 10-2 和图 10-3 显示了宫颈注射染料后最常见和次常见的淋巴引流模式。

为了评估临床和病理因素对总体生存率的影响，并确定子宫内膜癌患者初始分期手术时腹主动脉旁淋巴结评估是否影响总生存率。Barlin 团队使用 CART 分析研究 1920 名分期手术中至少切除一个淋巴结的患者。结果显示腹主动脉旁淋巴结摘除与总体生存率不相关（P=0.450）。CART 方法确实说明，Ⅰ期与Ⅱ～Ⅳ期比较，1 级或 2 级与 3 级病变比较（二元分类系统：低级和高级）是总体生存率的预测因素。换句话说，就分期而言，重要的是明确病变局限于子宫或是超出子宫范围，以及病理医师要明确肿瘤分级——低级或是高级（认为 1 级或 2 级病变为低级，3 级病变或浆液性癌、透明细胞癌、癌肉瘤

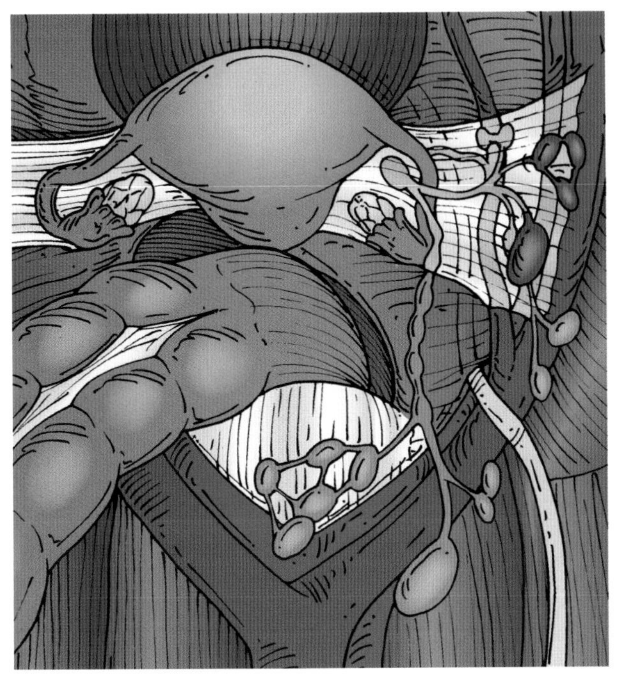

图 10-2　**淋巴结清扫最常见的引流途径，通常淋巴干在宫旁组织内聚集，跨过闭锁的脐韧带。宫颈注射后前哨淋巴结最常见的位置是髂外血管的内侧、髂内血管的腹侧或闭孔窝的上部**

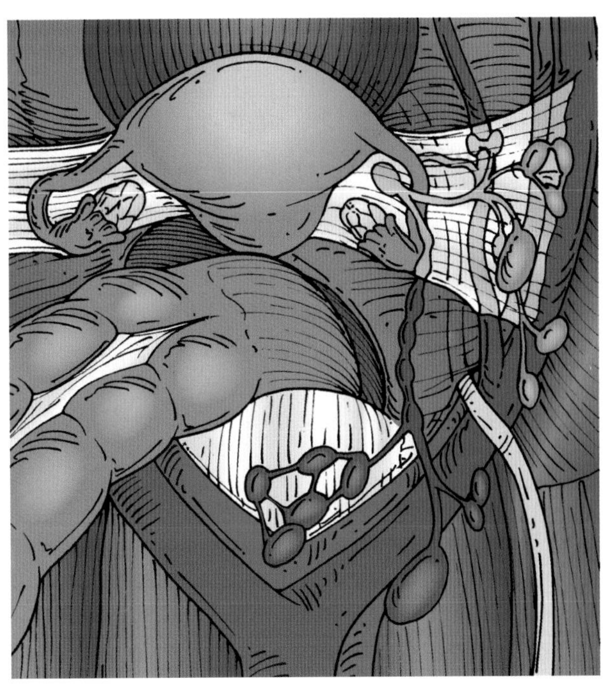

图 10-3　**较少见的前哨淋巴结部位，通常为淋巴干未跨越脐韧带，而是沿输尿管内侧向头端引流至髂总和骶前的前哨淋巴结**

为高级）。

二、前哨淋巴结定位技术

历史上，放射性示踪剂和蓝色染料都曾被用来定位“热”淋巴结或给淋巴结着色。根据注射部位不同，有 3 种 SLN 定位途径：①子宫浆膜下；②宫颈（图 10-4）；③借助宫腔镜的子宫内膜。目前大多数 SLN 定位倾向于使用宫颈注射。使用宫颈注射的原理如下：①子宫的主要淋巴引流来自宫旁，因此结合宫颈的浅表（1 ～ 3mm）和深部（1 ～ 2cm）的注射即可；②宫颈方便显露；③子宫内膜癌患者的宫颈很少因解剖变异而导致变形，例如子宫肌瘤，有时使子宫浆膜下途径无法实施；④子宫内膜癌患者的宫颈很少因先前的手术如宫颈锥切或巨大肿瘤浸润而形成瘢痕；⑤子宫浆膜下注射显像不能反映宫旁的淋巴引流（引流的主要途径），而且大多数早期子宫内膜癌未浸润子宫浆膜，子宫浆膜未发生破溃。反对宫颈注射的主要问题是，与宫腔镜方法相比，其腹主动脉旁淋巴结检出率低。但据考证，当盆腔淋巴结为阴性时，腹主动脉旁淋巴结不太可能受累（盆腔淋巴结阴性时，而仅 < 5% 的主动脉旁淋巴结受累）。迄今为止，尚未充分证实腹主动脉旁淋巴结评估和整体生存率之间存在确切联系。Kang 团队的一项大型荟萃（Meta）分析中指出，未使用宫颈注射法时，检出率降低。由于会降低敏感度，建议避免使用“仅浆膜下注射”途径。近期大量的回顾性研究也支持宫颈注射技术的重要性。

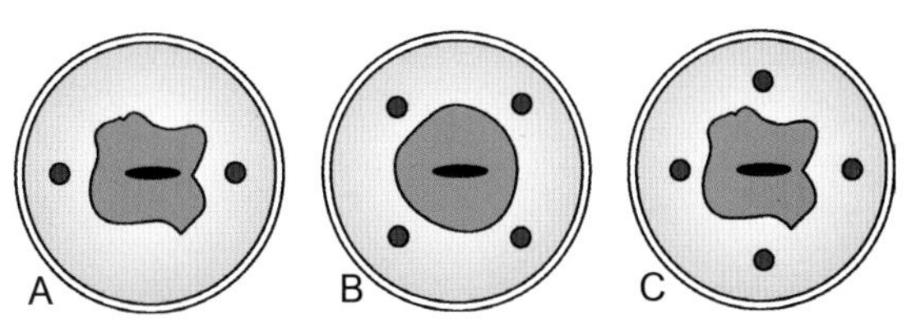

图 10-4　**宫颈注射的 3 种不同方案：两点注射法（A）和四点注射法（B 和 C）**

（Courtesy Abu-Rustum NR，Rob L. Sentinel lymph node identification for early-stage uterine and adnexal malignancies. In：Abu-Rustum N，Barakat RR，Levine DA，eds. Atlas of Procedures in Gynecologic Oncology，3rd ed. Boca Raton，FL：CRC Press；2013.）

三、染色剂的注射

患者在手术室麻醉状态下注射染色剂 [1% 异硫蓝（淋巴蓝）、1% 亚甲蓝或 2.5% 专利蓝钠]。使用脊髓穿刺针或 Potocky 型针向宫颈黏膜下层和间质、3 点和 9 点位置注入 4ml 染料。这两点位置接近宫旁，且可防止将膀胱染色。膀胱染色常发生在 12 点位置注射时。染料应以每 1/4 剂量推注 5 ～ 10 秒的速度缓慢注入。

蓝染料的并发症很少见，最常见的是过敏反应。Montgomery 团队报道 2392 例行 SLN 定位的乳腺癌患者，有 1.6% 的患者发生过敏反应，0.5% 的患者发生低血压反应。近期将吲哚菁绿（indocyanine green，ICG）应用于 SLN 定位，表现出色（图 10-5 ～图 10-7）。在手术室将一瓶 25mg 吲哚菁绿干粉与 20ml 无菌水混合，并以与使用蓝染料类似的方式，以总量 2 ～ 4ml 宫颈注射。其主要禁忌证为碘过敏，而目前在美国出售的产品中含有碘。使用 ICG 的 SLN 检出率和双侧 SIN 检出率与单纯使用蓝染料或放射胶体的

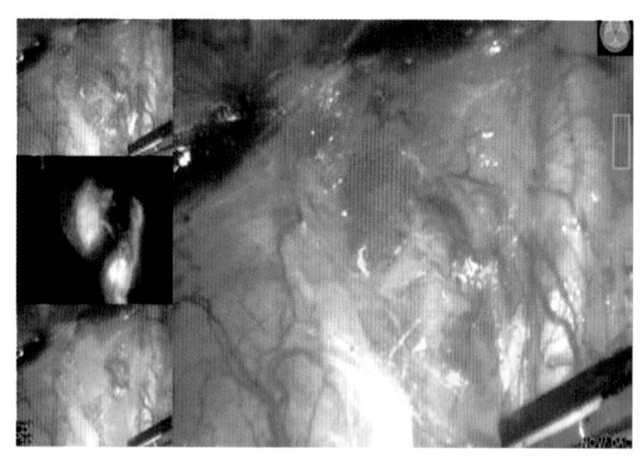

图 10-5 **子宫内膜癌患者宫颈注射吲哚菁绿（ICG）后的前哨淋巴结示踪**

图示右侧传入和传出淋巴干，以及髂外前哨淋巴结。显示了带有监测模式（黑白）、针点模式（绿色）和色素荧光（热图）的画中画图像

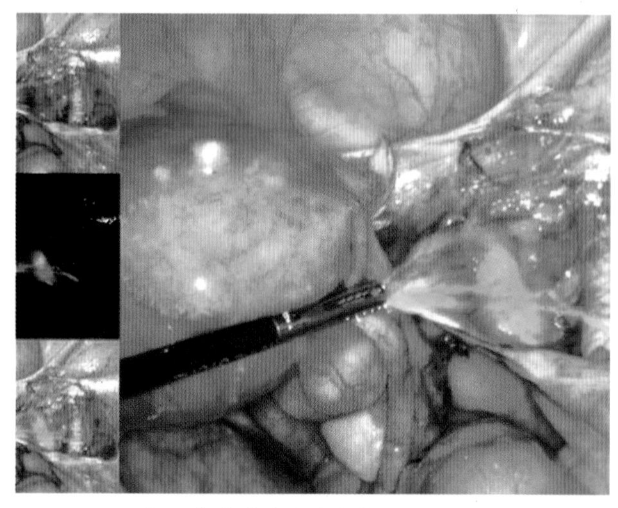

图 10-6 **一例子宫内膜癌肉瘤患者，吲哚菁绿（ICG）宫颈注射后，进入右髂外前哨淋巴结**

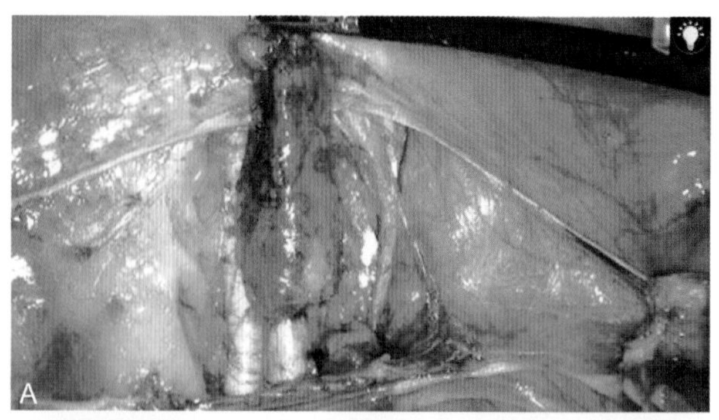

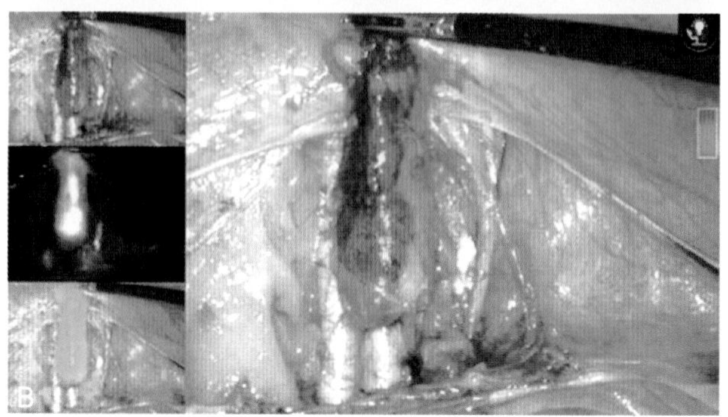

图 10-7 **对 1 级子宫内膜癌患者在宫颈内注射吲哚菁绿（ICG）后，行左髂外前哨淋巴结大块切除，如图（A）高清白光腹腔镜和图（B）色素荧光图中图（热图）所示**

SLN 检出率相当或比后者更好。ICG 目前是许多医疗机构的首选成像染料，特别是那些具备机器人和腹腔镜平台、配备近红外定位技术的机构。

新的技术进步不断涌现，使术中淋巴显像的效果日益改善。目前可供临床使用的一种方法是分段荧光显色（color-segmented fluorescence，CSF），可在 Novadaq 公司（加拿大不列颠哥伦比亚省伯纳比）提供的精确定位系统中使用（图 10-5 ～图 10-7）。目前的平台可同时提供 4 种模式下的画中画视野，即高分辨率白光模式、最高精度的监测模式（黑白模式）、精确定位模式（绿色叠加）和 CSF 模式。CSF 模式可提供热成像图，使术者能够看到更活跃的淋巴组织。并且可以提高手术精度，以免切除非淋巴结组织。

肥胖是影响子宫内膜癌患者的一个日益严重的问题，SLN 定位可能是肥胖患者淋巴结切除术的理想解决方案。有数据表明，与蓝染剂定位法相比，ICG 宫颈注射法具有更高的双侧检出率，与蓝染剂合并锝联合注射法效果相当（图 10-8）。近期发表的报道证实，与蓝染法相比，具有近红外荧光的 ICG 对子宫内膜癌的整体和双侧 SLN 检出率更高。通常，无论使用哪种染色剂，成功的显像都随着体重指数（body mass index，BMI）

的增加而下降，但与蓝染料相比，使用 ICG 可使成功的定位率显著增加。基于这些发现，目前大多数妇科肿瘤学家都推荐对子宫内膜癌患者，尤其是肥胖者使用 ICG。尽管成像技术有了进步，ICG 的使用有所增加，但对部分患者来说，淋巴结定位还有可能不成功。对这些患者使用 SLN 计数，是确保有足够的淋巴结评估的关键。以下方法有助于最大限度地减少定位失败。

1. 使用恰当的宫颈注射技术。

2. 始终将 SLN 定位作为手术的第一部分，取得盆、腹腔冲洗液并完成腹膜探查后首先行 SLN 定位。

3. 手术开始时细致操作，减少血液对腹膜后区域染色，并识别淋巴干。

4. 切断圆韧带。

5. 识别闭塞的脐血管，从髂内动脉顺其向头侧溯源至起始部。

6. 寻找从内向外由上方跨过闭塞脐血管的淋巴干。

7. 轻柔地打开膀胱侧窝和直肠侧窝。

8. 顺淋巴干找到淋巴结。可能有必要深入闭孔寻找 SLN。

9. 如果脐血管前方未见淋巴干，可在骶前髂总区系膜中寻找淋巴干。

10. 遵循 SLN 计数以保证手术质量。

四、SLN 定位计数

提高手术分期精确度和保持较低的假阴性率是任何 SLN 手术的首要任务。结合 SLN 定位计数可显著降低定位过程的假阴性率。使用 MSKCC SLN 计数可将假阴性率降低至 2%，因为该计数考虑了大量严重增大的可疑淋巴结，并包括对无定位一侧盆腔行特定侧淋巴结切除（表 10-1）。

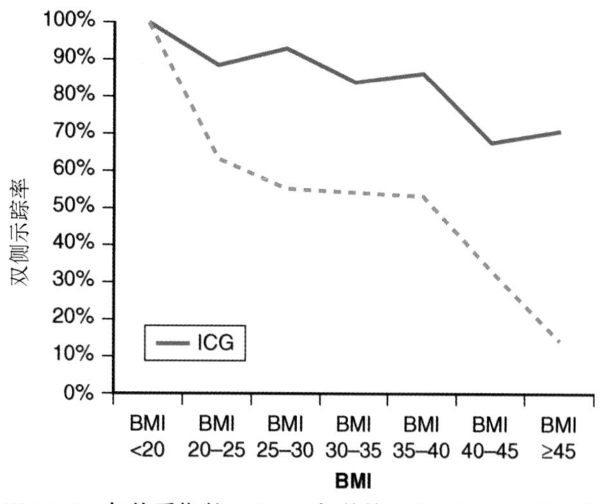

图 10-8 **与体质指数（BMI）相关的双侧示踪率。蓝色染料与吲哚菁绿（ICG）**

[摘录自 Eriksson AG，Montovano M，Beavis A，et al. Impact of obesity on sentinel lymph node mapping in patients with newly diagnosed uterine cancer undergoing robotic surgery. Ann Surg Oncol，2016，23（8）：2522-2528.]

SLN 计数步骤包括：①评估腹膜并冲洗盆腹腔；②评估腹膜后，切除所有 SLN 和任何可疑淋巴结；③如果一侧盆腔无淋巴结定位，则行该侧髂总淋巴结和髂内淋巴结切除。主动脉旁淋巴结是否切除由术者视具体情况决定（图 10-1）。该计数已被其他研究者验证。

一项可接受 SLN 的检出率因具体情况而异，但最好在 80% ～ 90% 或更高。据 Khoury Collado 团队从 2005 年 9 月到 2009 年 3 月治疗的 115 例子宫内膜癌患者，总的 SLN 检出率为 85%。然而，在研究的早期阶段（2005 年 9 月到 2007 年 12 月），64 例患者中有 50 例（78%）发现了 SLN，但这

表 10-1 **单独应用前哨淋巴结技术与同时使用计数在所有患者中的效能比较**

	淋巴结阳性	淋巴结阴性		单用前哨淋巴结	计算	结果
前哨淋巴结阳性	40	0	40	敏感度	40/47	85.1
前哨淋巴结阴性	7	354	361	阴性预测值	354/361	98.1
	47	354	401	假阳性率	7/47	14.9
	淋巴结阳性	**淋巴结阴性**		**单用前哨淋巴结**	**计算**	**结果**
算法阳性	53	0	53	敏感度	53/54	98.1
算法阴性	1	420	421	阴性预测值	420/421	99.8
	54	420	474	假阳性率	1/54	1.9

（经许可：Barlin JN, Khoury-Collado F, Kim CH, et al. The importance of applying a sentinel lymph node mapping algorithm in endometrial cancer staging: beyond removal of blue nodes. Gynecol Oncol, 2012, 125:531-535.）

50例中有2例存在假阴性结果。在研究后期（2008年1月到2009年3月），51例患者中有48例（94%）发现SLN，其中无假阴性结果。在这两个时间段内，检出率从77%上升到94%（P=0.033），其中外科医师经验（需30例或以上）起到了不可或缺的作用。

随着手术经验的增加，相应的SLN检出率增加到90%或更高，以及由于SLN计数的使用而带来的假阴性率降低。SLN定位正在成为世界范围内许多医疗机构的治疗标准。

五、SLN超分期

超分期是SLN计数的一个重要组成部分，在苏木精和伊红（hematoxylin and eosin，H&E）染色对SLE初步评估为阴性时使用。超分期有两个基本组成部分：连续切片和免疫组化染色。Kim团队的研究数据表明，超分期的应用应仅限于存在肌层浸润的子宫内膜癌，无肌层浸润者不适用。在各种程度肌层浸润的子宫内膜癌中，超分期比H&E法初步检测额外高出8%的阳性SLN；而假如无肌层浸润，超分期仅能检测出额外0.8%的阳性SLN。SLN超分期方案因机构不同而异，但均包含连续切片和免疫组化两大主要部分。MSKCC使用的SLN超分期计数如下（图10-9）：SLN先由常规的H&E染色初步检测，如果初步的H&E检测为阴性，则进行后续的超分期。超分期操作是从每个未发现转移灶的石蜡块上，在间隔50μm的两层上，每层连续切两张5μm厚的切片。在每一层，用H&E对一张切片进行染色，并用抗细胞角蛋白AE1/AE3（亚利桑那州图森市Ventana Medica Systems公司）进行免疫组化染色，每个蜡块共5张切片。

SLN和非SLN均常规做一次切片，并用H&E染色。如果初始H&E染色检测中SLN为阴性，则实施SLN的超分期方案。超分期增加另外两个间隔50μm的切片，对疑似阴性的SLN进行再评估。分别用H&E染色和用抗细胞角蛋白AE1/AE3免疫组化染色。超分期检测可发现转移的淋巴结病变，包括微转移和孤立的肿瘤细胞群。目前，妇科病理学家使用来自美国癌症联合委员会出版的乳腺癌文献（AJCC；乳腺癌分期，第7版）进行定义。肿瘤细胞团＞2.0mm定义为淋巴

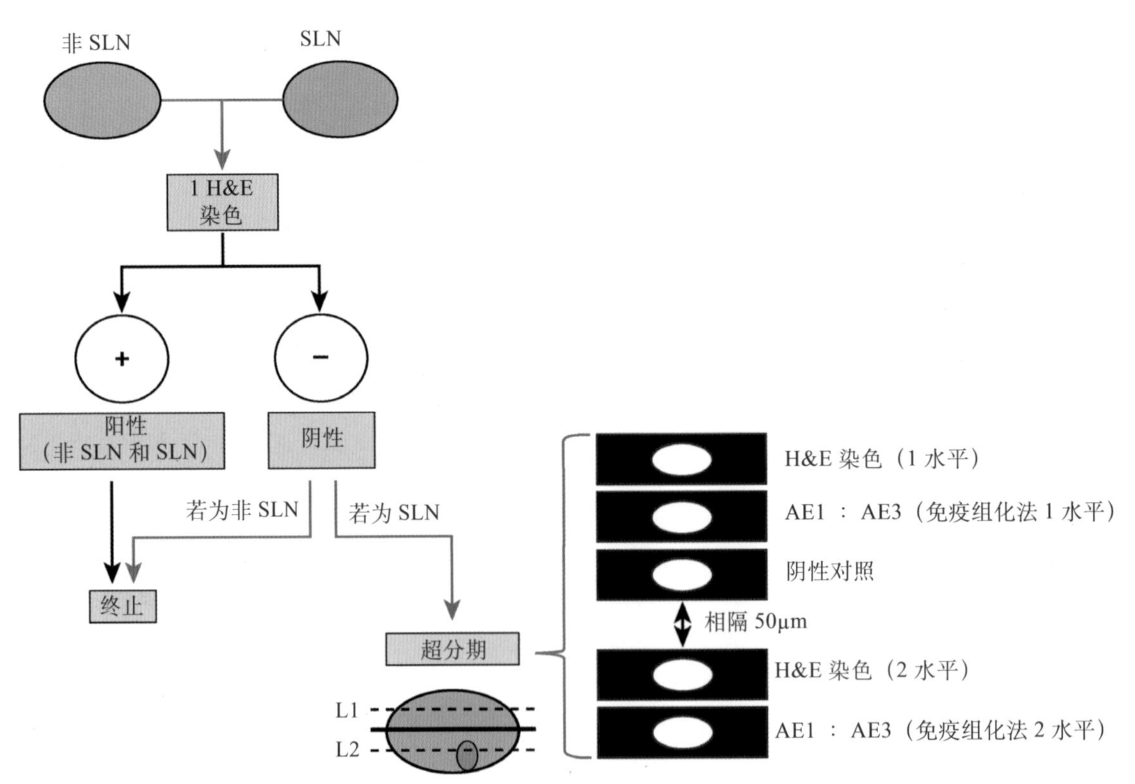

图10-9 **纪念斯隆-凯特林癌症中心使用的子宫内膜癌前哨淋巴结（SLN）超分期计数**

H&E.苏木精-伊红染色

[摘录自Kim CH，Soslow RA，Park KJ，et al. Pathologic ultrastaging improves micrometastasis detection in sentinel lymph nodes during endometrial cancer staging.Int J Gynecol Cancer，2013，23（5）：964-970.]

结内大体转移。微转移定义为中心转移性病灶＞0.2mm 或≤ 0.2mm 而癌细胞＞ 200 个（大多数机构认为这样的是阳性淋巴结）。孤立的肿瘤细胞群被定义为一小群细胞团或在一个组织截面上＜200 个细胞的细胞群。孤立的肿瘤细胞可能被常规组织学检查或免疫组化法检出。孤立的肿瘤细胞群在 SLN 中的生物学意义，以及在子宫内膜癌中是否被当作转移癌处理，在妇科肿瘤学中存在明显争议。初步数据表明，对存在孤立肿瘤细胞群的患者予以包括化学治疗在内的辅助治疗，与淋巴结阴性疾病患者效果类似。然而，存在孤立肿瘤细胞群而未经治疗的对照组缺乏长期随访。此外，细胞角蛋白阳性细胞仅在其单独存在时可被发现。少量的细胞角蛋白阳性细胞在免疫组化染色时可见，但在 H&E 染色时不可见。只含有细胞角蛋白阳性细胞的 SLN 被认为是阴性淋巴结（表 10-2 和表 10-3）。

六、小结

SLN 定位计数是子宫内膜癌一种合理的分期方法。这种方法正逐渐成为世界范围内许多妇科肿瘤机构的手术分期的标准。SLN 计数至少可以对大多数新发的子宫内膜癌患者进行双侧盆腔淋巴结评估，并且在技术允许的条件下，使用近红外成像的微创途径进行。随着我们对病理生物标志物理解的不断深入和对子宫切除术后最佳辅助治疗的继续完善，淋巴结评估对疾病分期的作用也将继续改进。

表 10-2 **根据最终组织学分级和肌层浸润深度，判断前哨淋巴结 H&E 染色大体转移的发生率**

肌层浸润深度	1 级	2 级	3 级	合计
无浸润	H&E 0 *n*=165	H&E 1 *n*=39	H&E 1 *n*=38	2/242=0.8%
浸润＜ 50%	H&E 6 *n*=80	H&E 4 *n*=62	H&E 6 *n*=56	16/198=8.1%
浸润≥ 50%	H&E 6 *n*=16	H&E 3 *n*=15	H&E 8 *n*=37	17/68=25.0%
合计	12/261=4.6%	8/116=6.9%	15/131=11.5%	35/508=6.9%

H&E. 苏木精 - 伊红染色

[经许可：Kim CH, Soslow RA, Park KJ, et al. Pathologic ultrastaging improves micrometastasis detection in sentinel lymph nodes during endometrial cancer staging. Int J Gynecol Cancer, 2013, 23(5):964-970.]

表 10-3 **根据最终组织学分级和肌层浸润深度，判断前哨淋巴结超分期检测微转移的发生率**

肌层浸润深度	1 级	2 级	3 级	合计
无浸润	MM 1 ITC 1 n=165	MM 0 ITC 0 n=39	MM 0 ITC 0 n=38	2/242=0.8%
浸润＜ 50%	MM 2 ITC 4 n=80	MM 0 ITC 4 n=62	MM 0 ITC 6 n=56	16/198=8.0%
浸润≥ 50%	MM 0 ITC 2 n=16	MM 0 ITC 0 n=15	MM 1 ITC 2 n=37	5/68=7.4%
合计	10/261=3.8%	4/116=3.4%	9/131=6.9%	23/508=4.5%

ITC. 孤立肿瘤细胞；MM. 微转移。

[经许可：Kim CH, Soslow RA, Park KJ, et al. Pathologic ultrastaging improves micrometastasis detection in sentinel lymph nodes during endometrial cancer staging. Int J Gynecol Cancer, 2013, 23(5):964-970.]

第五篇　卵　巢　癌

第 11 章

腹腔镜下卵巢癌细胞减灭术适应证

Anna Fagotti，Camilla Hero，Giuseppe Vizzielli，Giovanni Scambia

一、背景

当前对晚期卵巢上皮性肿瘤（advanced epithelial overian cancer，AEOC）的治疗标准是肿瘤细胞减灭术与基于紫杉醇及铂类化学治疗的结合。残留病灶的大小已被反复验证是影响患者预后的一个重要因素，目前将完全切除肿瘤病灶视作肿瘤细胞减灭手术的主要目标。Chang 团队的一项荟萃分析，旨在量化达到无大体残留病灶（无肉眼可见的残留病灶）的完全性肿瘤细胞减灭术对晚期卵巢癌患者总体生存率的影响。研究共纳入 13 257 例患者，Chang 等用多元线性回归分析控制其他因素后发现，与接受最优肿瘤细胞减灭术（残留病灶＜ 1cm）的群体中位生存期可延长 1.8 个月相比，接受无残留病灶的完全性肿瘤细胞减灭术的患者比例每增加 10%，中位生存期即显著且独立地延长 2.3 个月。曾有研究显示，可能多达 71% 的患者接受了最优肿瘤细胞减灭术。

有几个因素可能导致肿瘤细胞减灭术效果不理想，包括患者选择不当、缺乏腹部和盆腔根治性手术方面的外科专家、缺乏完成肿瘤完全性切除的相关专家，以及未能接受最优肿瘤细胞减灭术可能在预后方面对患者有益的原则。在考虑初始手术方式的影响时，另一个重要因素是前期手术的术后并发症。如果患者不能从术中受益，就应减少患者术后并发症的可能。因此，医师需要获取相关信息以做出恰当的决定，区分哪些患者是手术治疗的理想人选，哪些患者是新辅助化学治疗的理想人选。

二、术前影像学评估

之前有许多方法来决定进行初始肿瘤细胞减灭术的时机，包括计算机断层扫描（computed tomography，CT）、血清 CA125 水平和患者的整体状态。

（一）血清肿瘤标志物

卵巢癌最常用的血清肿瘤标志物是 CA125。先前的研究中，认为它是次优肿瘤细胞减灭术的预测因子。在 Chi 团队的研究中，评估 100 名连续纳入的Ⅲ期卵巢癌患者。实现最优肿瘤细胞减灭术（≤ 1cm）的患者中有 73% 的患者 CA125 水平＜ 500U/ml，而 CA125 水平＞ 500U/ml 的患者中只有 22% 的患者实现了最优肿瘤细胞减灭术（$P < 0.001$）。后来，该研究报道了对术前 CA125 水平作为合并上腹部手术的初始减瘤手术预后指标的评估。研究发现 25% 的患者行 RO 切除，55% 的患者残留病灶＜ 1cm，20% 的患者残留病灶＞ 1cm。结论是并没有可准确预测肿瘤细胞减灭术预后的 CA125 阈值。随后，Kang 团队对包括 2192 名患者的 14 项研究进行荟萃分析，旨在评估 CA125 作为肿瘤细胞减灭手术结果的预测指标在不同临界水平下的表现。Kang 等发现，术前血清 CA125 水平＞ 500U/ml 与次优肿瘤细胞减灭术密切相关。

（二）术前影像学评估模式

CT 是评估晚期卵巢癌患者最常用的影像学方法。表 11-1 汇总了几种推荐的模式。Nelson 团队根据表 11-1 所列标准对 CT 扫描结果进行分类评分预测，通过标准的外科技术操作，分为完全性肿瘤细胞减灭（关键部位无病灶残留）和不完全肿瘤细胞减灭（至少一处病灶残留）。最优肿瘤细胞减灭术定义为残留病灶＜ 2cm。24 例评分达标病例中有 23 例实现了最优肿瘤减灭术，18 例评分不达标病例中，只有 6 例实现最优肿瘤减灭术。研究指出，CT 扫描对手术结果的预测的敏感度为 92.3%，特异度为 79.3%。Bristow 团队的后续研究提出了另一种基于 CT 的预测模式。纳入符合标准的 13 个影像学特征并分别定为 1 分或 2 分。妇科肿瘤团队做出的 2 分或＞ 2 分（记为 2 分）的评分，用于计算预测指数得分。Bristow 等指出，预测指数≥ 4 分的总体准确率最高，为 92.7%，并且其识别需行次优肿瘤细胞减灭术患者的敏感度为 100%。此后，Dowdy 团队发表了一篇回顾性分析，回顾了 87 例可以概括疾病范围的 17 个标准位点的术前 CT 扫描。发现基于弥漫性腹膜增厚和腹水的模式具有 68% 的阳性预测率和 52% 的敏感度，并且与较低的最优肿瘤细胞减灭术相关（32%）。

表 11-1　基于 CT 模型预测晚期卵巢癌最优肿瘤细胞减灭术的可能性

模型	CT 表现
Nelson	网膜与脾附着部位如下
	病灶＞ 2cm 的部位：
	肠系膜
	肝表面或实质
	横膈
	胆囊窝
	肾上方主动脉旁淋巴结
	心包淋巴结
	肺或胸膜结节
Bristow	以下每项各得 2 分：
	腹膜增厚
	腹膜种植≥ 2cm
	小肠系膜病灶≥ 2cm
	大肠系膜病灶≥ 2cm
	大网膜病灶扩散到胃、脾或网膜囊
	扩散到侧盆壁、宫旁组织或输尿管积水
	大量腹水（所有切面均可见）
	肾上方主动脉旁淋巴结≥ 1cm
	以下每项各得 1 分：
	横膈或肺病灶≥ 2cm 或融合病灶
	腹股沟病灶或淋巴结≥ 2cm
	肝表面病灶≥ 2cm 或任何大小的肝实质病灶
	肝门或胆囊窝病灶≥ 1 cm
	肾下方主动脉旁淋巴结≥ 2cm
Dowdy	广泛腹膜增厚，定义为在下列 5 个区域中至少 2 个区域中腹膜增厚＞ 4 mm：
	结肠旁沟
	（肾）侧锥筋膜
	前腹壁
	横膈
	盆腔反折腹膜
	至少 2/3 的 CT 切面可见腹水

（三）联合评估模式

最近，许多研究人员探讨使用多途径联合评估是否能对晚期卵巢癌患者无大体残留病灶手术进行高准确性的预测。Suidan 团队近期的一项研究，旨在评估术前 CT 扫描联合 CA125 预测晚期卵巢癌患者在初始肿瘤细胞减灭术后无大体残留病灶的能力。该研究是对先前发表的一项前瞻性、非随机、多中心试验的二次分析，该试验确定 9 项次优肿瘤减灭术（残留病灶＞ 1 cm）疾病的标准。评定 4 个临床标准和 18 个放射学标准，并建立残留病灶的多变量预测模型。研究人员发现，在多变量分析中，3 个临床标准和 8 个放射学标准与残留病灶的存在显著相关：年龄≥ 60 岁 [比值比（odds ratio，*OR*），1.5]；CA125 ≥ 600U/ml（*OR*，1.3）；美国麻醉医师协会（American Society of Anesthesiologists，ASA）分类 3 或 4（*OR*，1.6）；病变位于肠系膜上动脉根部（*OR*，4.1）；病变位于脾门或脾韧带（*OR*，1.4），＞ 1cm 的网膜囊病变（*OR*，2.2），病变位于胃肝韧带或肝门（*OR*，1.4），胆囊窝或节间裂（*OR*，2）；肾上腺腹膜后淋巴结（*OR*，1.3）；小肠粘连或增厚（*OR*，1.1）；中到重度腹水（*OR*，2.2）。所有 *OR* 值均有显著性差异（$P < 0.01$）。根据每项标准的多变量 *OR* 值对每个标准进行预测评分，评分 0 ～ 2 分、3 ～ 5 分、6 ～ 8 分或＞ 9 分的患者，残留病灶的相应发生率分别为 45%、68%、87% 和 96%。本研究验证了一个与残留病灶相关的包括 11 个标准的预测模型。换句话说，在这个预测模型中，残留病灶的发病率直接与预测分数成正比。

另一种对晚期卵巢癌患者的影像学评估方法是结合了对比度增强的扩散加权磁共振成像（diffusion-weighted magnetic resonance imaging，DW-MRI）。近日，有研究评估 DW-MRI 对疑似卵巢癌患者的分期，并将它评估的可操作性与CT和PET-CT进行对比。相比较CT和PET-CT准确率分别为88%和94%，DW-MRI对原发性肿瘤特征检出的准确率为94%。DW-MRI对腹膜分期的准确率为91%，高于CT（75%）和PET-CT（71%）。研究得出结论，与CT和PET-CT相比，DW-MRI在识别原发肿瘤和腹膜病灶以及远隔部位分期方面具有更高的准确性。

尽管存在大量的临床、影像学或血清学预测指标，但还没有一个确切的模式能够客观而准确地预测微残留。此外，在创建此类预测模型的机构之外证实其可重复性存在挑战。而且，在这些机构中，手术创伤也是一项重要的可变因素。

1. 腹腔镜评估的基本原理 腹腔镜盆腹腔评估，以确定肿瘤是否可切除，可能为医师提供一种途径来帮助确定适合初始肿瘤细胞减灭术的患者。此外，由于接受腹腔镜手术的患者恢复较快，如不再继续尝试初始的肿瘤细胞减灭术，就可以尽早给予患者系统性化学治疗。腹腔镜提供了良好的盆腹腔视野，也可为确诊进行组织活检和分子分析。这一组织活检途径可能使患者参与被称为机会窗口试验（window-of-opportunity trials，WOTs）的创新试验中。这为评价新型治疗药物对接受初始肿瘤细胞减灭术患者的临床和分子影响提供了依据。最后，在肿瘤细胞减灭术中收集的肿瘤组织可以评估联合新辅助治疗药物的影响。

2. 腹腔镜对肿瘤细胞减灭术可行性评估的历史 人们提出了各种评分方法，但已验证和一致采用的只有一种。2005年，Fagotti团队报道，65例术前进行临床影像学评估，随后接受腹腔镜检查并行开腹手术的患者，研究人员评估了几种因素，包括卵巢肿块（单侧或双侧）、大网膜饼状或结节、腹膜和膈肌受累、肠系膜挛缩、肠和胃浸润、肝转移和巨大淋巴结。在这项研究中，通过腹腔镜检查结果发现，在病灶可切除的情况下，87%的患者获得了最佳减瘤效果。腹腔镜检查预测最优细胞减灭术的总体准确率为90%。2006年，他们提出了一个基于腹腔镜的预测指导值（predictive index value，PIV），该数值是基于减瘤术前腹腔镜检查确定的客观参数。腹腔镜检查的结果被用来评估达到最优肿瘤细胞减灭术的机会（残留病灶≤1 cm）（表11-2）。累计每个项目的总分数即PIV。它是进行肿瘤细胞减灭术前腹腔镜检查确定的客观参数。研究发现，此模式预测手术结果的总体准确率约为75%。如PIV≥8，患者次优手术的可能性为100%。这是一项具有里程碑意义的研究，它首次提出，腹腔镜而非影像学检查能够非常准确地预测最优肿瘤细胞减灭术的机会。

2011年，Fagotti团队对学习曲线进行了前瞻性评估，以便外科医师进行PIV评分。研究比较了普通医师和高年资医师对每个腹腔镜参数的评分。90例怀疑为晚期卵巢癌或腹膜癌的连续性病例接受了腹腔镜检查，由一名普通医师和一名高年资医师顺序操作，并对病灶分布进行独立评分。普通医师中位PIV为6（0～10范围），高年资医师为6（0～14范围）。结论是，具有12个月以上工作经验的妇科肿瘤医师腹腔镜检查评分与高年资医师类似。

表 11-2 腹腔镜特征及相应的肿瘤体积评估评分

腹腔镜特征	0分	2分
腹膜肿瘤转移	局限部位肿瘤转移（沿结肠旁沟或盆腔腹膜），可通过手术切除腹膜	腹膜广泛累及和粟粒状分布，无法切除
横膈病灶	绝大部分的横膈表面为无浸润的转移灶，也没有融合的结节	绝大部分的横膈表面有广泛的浸润性转移灶，或有融合的结节
肠系膜病灶	没有大的浸润结节，肠系膜根部也未受累，肠系膜根部受累从各个肠段运动受限可以看出	大块的浸润结节，或肠系膜根部受累，表现为各个肠段运动受限
大网膜病灶	未见肿瘤沿大网膜扩散至胃大弯	肿瘤沿大网膜扩散至胃大弯
肠浸润	预计无须切除肠管以及浆膜面未见粟粒样转移灶	预计需切除肠管或浆膜面见粟粒样转移灶
胃浸润	胃壁未见明显肿瘤侵犯	胃壁见明显肿瘤侵犯
肝转移	肝表面未见病灶	肝表面的任何病灶

随后，Fagotti 团队检验了在肿瘤细胞减灭术前腹腔镜评估的可重复性。他们进行了一项前瞻性多中心试验（奥林匹亚 - MITO 13），在 10 个卫星中心对腹腔镜的 PIV 评分进行评估。共有 120 例晚期卵巢癌、输卵管癌或原发性腹膜癌患者在卫星中心接受了腹腔镜检查。在协调管理中心盲审手术评估记录。研究指出，10 个卫星中心中有 9 个中心的准确率达到 80% 或更高。

对腹腔镜下肿瘤细胞减灭术的可行性评估，最初都是基于将最优手术效果定义为残留病灶≤1cm。而在随后的几年里，肿瘤细胞减灭术中常规的上腹部全面探查，明显增加了达到完全性大体肿瘤减灭，仅有镜下病灶残留的机会。为此，应努力确保腹腔镜检查仍是评估盆腹腔并预测是否可达到最优肿瘤减灭的有用工具。随后提议，建议将肠系膜挛缩和小肠浆膜上的粟粒状转移灶从评分系统中去除。Petrillo 团队的研究力求优化先前的腹腔镜评估模式，来预测晚期卵巢癌患者接受上腹部手术后的不完全肿瘤细胞减灭（残留病灶＞0），即预测预测所有大体病灶残留的可能性。所有患者在诊断性腹腔镜后均行开腹手术。对是否存在饼状大网膜、腹膜广泛转移灶、横膈浸润、肠管浸润、胃脾和（或）网膜囊浸润，以及肝表浅转移进行评估。58% 的患者未发现大体残留病灶。53.3% 的患者需行上腹部手术。Petrillo 等注意到，病变发现率从 74.7% 的饼状大网膜到 94.8% 的胃浸润，腹腔镜和开腹手术的探查结果之间的总体一致性非常高。在腹腔镜下 PIV ≥ 10 时，通过外科手术实现初期完全性肿瘤切除的机会为 0，不必要的开腹手术的风险为 33.2%。这一新评估模式提出，PIV ≥ 10 应成为新辅助化学治疗的新决定因素，而不是 PIV ≥ 8。

3. *腹腔镜评估的适应证* 腹腔镜检查最常见的适应证是肿瘤细胞减灭术前对盆腹腔进行预先评估。换句话说，即通常将腹腔镜检查用于初步诊断。然而，腹腔镜探查既可以评估肿瘤细胞减灭术的可行性，也可以帮助确定肿瘤细胞减灭术的间隔周期和复发病例。

腹腔镜 PIV 诊断适用于存在腹水、癌肿和(或)血清 CA125 升高、可疑晚期卵巢癌患者。一般来说，有多种合并症的患者不是诊断性腹腔镜手术的合适人选。应对其进行影像引导的病灶活检以明确诊断，并实施后续的新辅助化学治疗。此外，那些不能从肿瘤细胞减灭手术中获益，或者说存在肝实质病变，无法切除的肺部病灶或远处转移的患者——均不适合腹腔镜检查。这些是诊断性活检和化学治疗的适应证（图 11-1）。

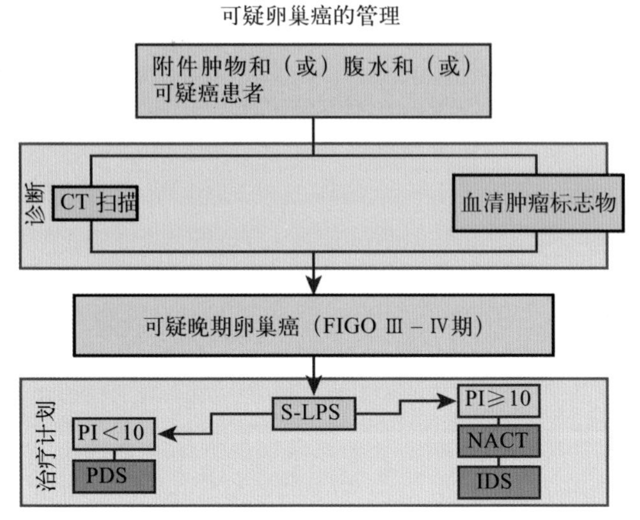

图 11-1 **可疑晚期卵巢癌患者在肿瘤细胞减灭术前行腹腔镜下评估的一般流程**

CT. 计算机断层扫描；FIGO. 国际妇产科联盟；IDS. 中间型肿瘤细胞减灭术；NACT. 新辅助化疗；PDS. 初次肿瘤细胞减灭术；PI. 预测指数；S-LPS. 腹腔镜分期

（四）腹腔镜评估的方法

PIV 或 Fagotti 评分系统是通过腹腔镜探查，对盆腹腔的 6 项特征进行评估。当腹腔镜检查时发现存在如表 11-2 所示的变量时记 2 分，如不存在，记 0 分。全面探查后，累计为 0 ～ 14 分的最终得分。

重点是，对每个部位的评估是仅就其本身状态而言，而不考虑该部位病灶是否可被切除。PIV 的目的是提供一个综合评分，用于判断患者是否应该接受肿瘤细胞减灭术还是进行新辅助化学治疗。

在大多数医学中心，外科医师可单独完成腹腔镜评估手术，给出患者的 PIV。而有些机构则由 2 名外科医师分别进行 PIV 评定。目的是平衡医师个人倾向的差异。不同的医师对选择手术干预还是化学治疗存在个人倾向。当 2 名手术医师存在分歧时，将由第 3 名医师给出患者的最终治疗建议。以下部分将具体叙述评估方法。

1. *壁腹膜* 当证实有无法切除的大范围腹膜受累或粟粒样分布时，记 2 分。但当肿瘤沿着结肠旁沟或盆腔腹膜，局限于腹腔或盆腔的一个区域时，应记为 0 分（图 11-2）。

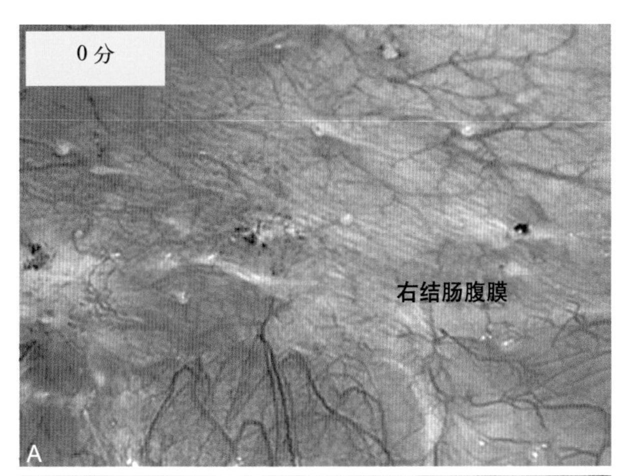

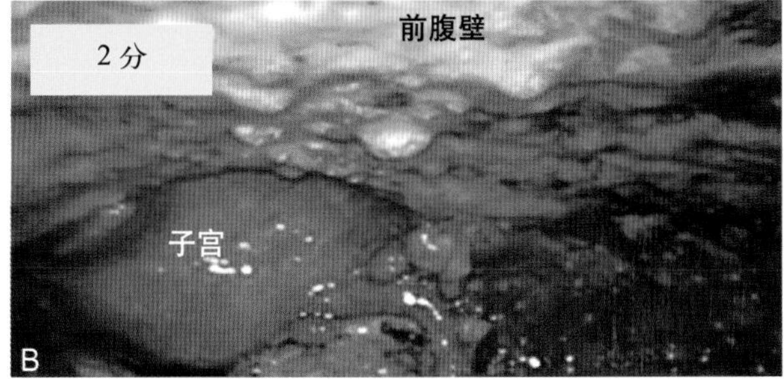

图 11-2　A. 局限性的转移癌或局灶的可切除的病灶；B. 无法切除的腹膜侵犯

2. 横膈病变　如果出现广泛的双侧浸润性癌或包括中间的大部分膈面都出现融合性结节，记 2 分。虽然弥漫性膈肌病变也许可切除，但有证据表明膈肌受累与可累及胸腔的穿透性病灶有显著的相关性（23.5% ～ 73% 的患者中有胸腔积液）。当横膈中不存在这些病变时，记 0 分（图 11-3）。

3. 大网膜　发现肿瘤沿网膜向胃大弯处融合扩散时，记 2 分；无这些病灶时，记 0 分。值得注意的是，单个或分散的病灶，即使＞ 5cm，也不足以评 2 分（图 11-4）。

4. 肠浸润　需行肠切除或存在粟粒性癌灶时，记为 2 分。需注意，直肠乙状结肠切除要排除在外。因为这包括在盆腔病灶清除的常规手术内，而后入路切除也是晚期卵巢癌患者的标准手术方式。没有这些表现时，记 0 分（图 11-5）。

5. 胃、脾、网膜囊　有肿瘤明显累及胃壁、脾和（或）网膜囊时，记 2 分。大网膜受累延伸达到并包括胃大弯，同样记 2 分。此外，如有证据表明病灶侵及脾门，这也将被视为记 2 分的依据（图 11-6）。

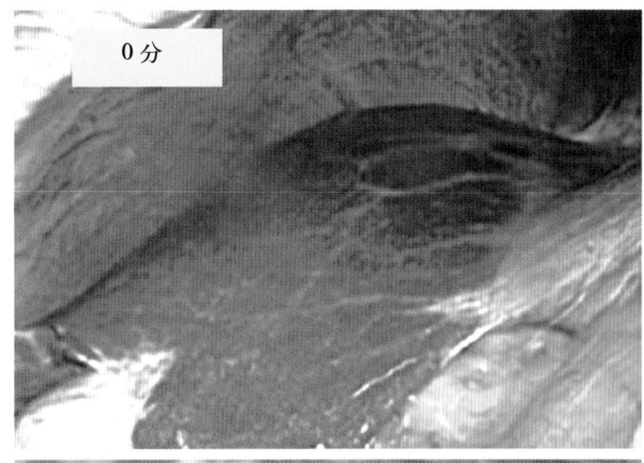

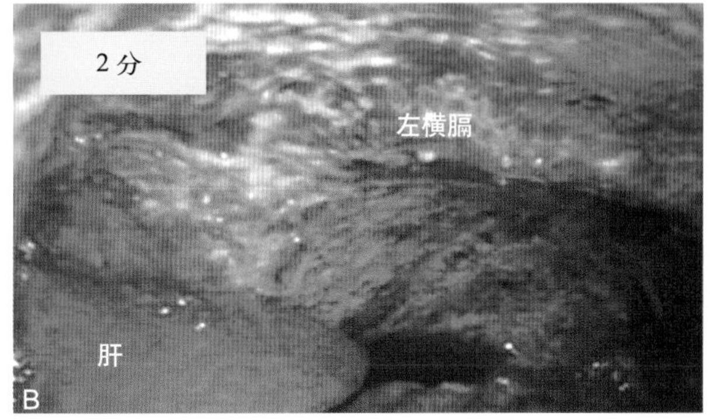

图 11-3　A. 横膈无浸润性转移癌或无结节融合病灶；B. 广泛浸润的转移灶

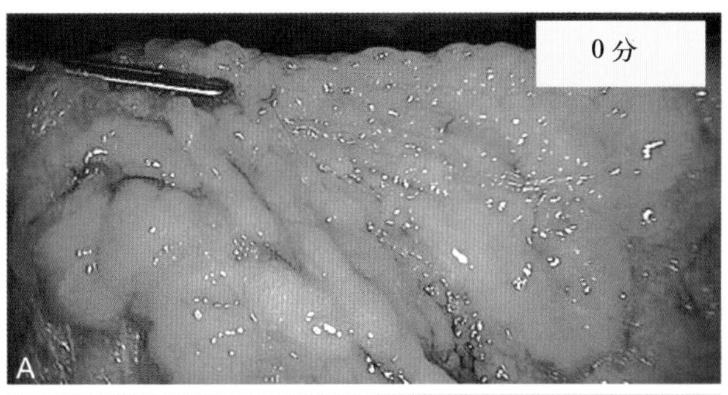

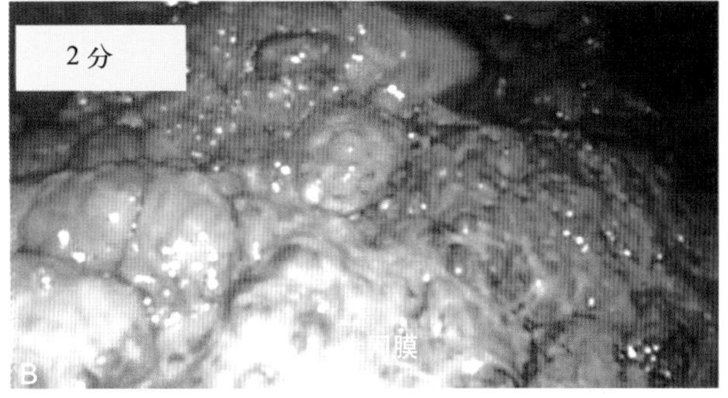

图 11-4　A. 大网膜未见肿瘤；B. 肿瘤沿大网膜扩散至胃大弯

6. 肝转移　如果有证据表明肝浅表病灶＞ 2cm，则记为 2 分。然而，值得注意的是，当证据表明病灶在肝实质内或位于肝裂隙深部时，腹

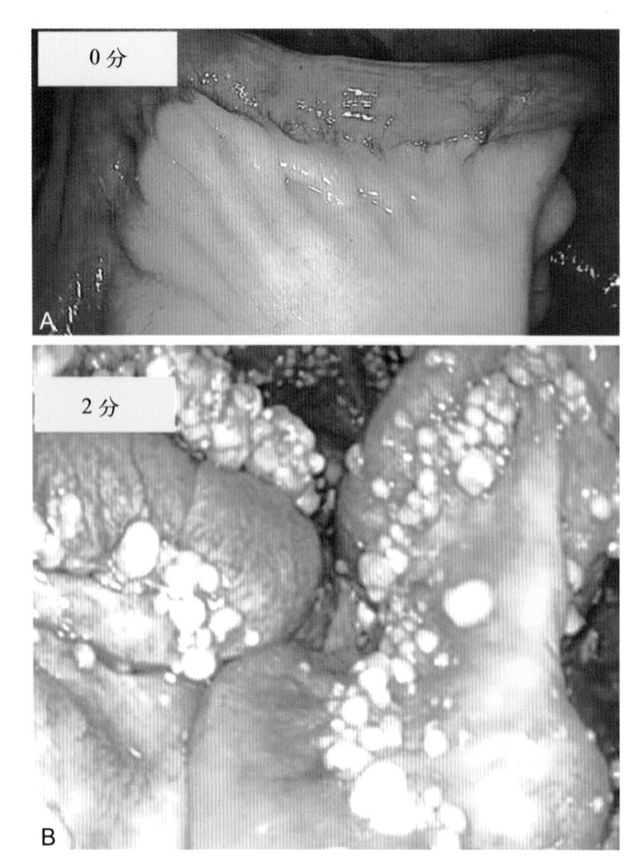

图 11-5 A. 肠管表面无转移癌，无须切除肠管；B. 粟粒样转移癌

腔镜可能无法准确评估。因此，建议所有患者术前行盆腹腔 CT 扫描，以确保肝得到充分的评估。当肝无表面病变时，记 0 分（图 11-7）。

7. *腹腔镜评估技术* 腹腔镜评估最优肿瘤细胞减灭术的标准操作，包括一个经脐的戳卡用来放入镜头和至少两个用于放置辅助器械的穿刺口（图 11-8）。由于较大的肿瘤或癌灶可能使肠管或其他组织与前腹壁发生粘连，一般建议采用开放式方法插入第 1 个戳卡，以免损伤下面的组织。如果在上腹部存在较大体积的病灶，可以考虑使用经腹超声来评估腹部入路，找到安全的位置置入第 1 个戳卡。

如有腹水须清除，以利于腹腔镜评估。如有可能，应行粘连松解，以使腹腔镜评估尽可能全面。患者呈头高足低位，先探查上腹部，再转为头低足高位探查中、下腹及盆腔。总分一经确认，即可将患者归类到最合适的治疗方案。如果无法达到一次性的初始全面病灶切除术（总分≥ 10 分），则须收集组织样本。放尽气体后拔除所有戳卡，并检查腹膜穿刺口有无出血。

在妇科癌症患者中，穿刺部位发生转移的风

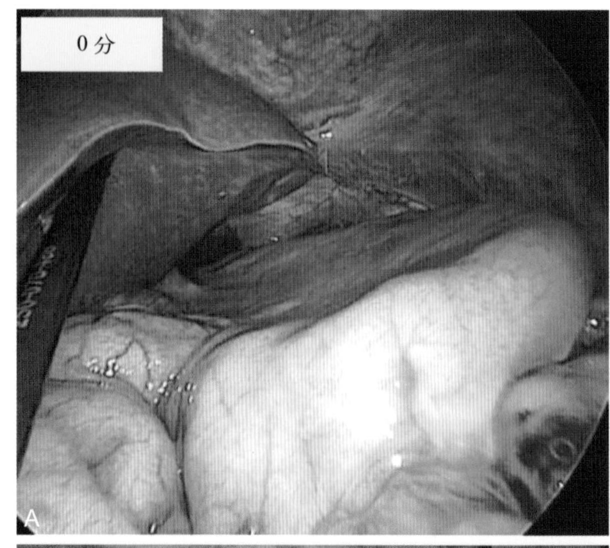

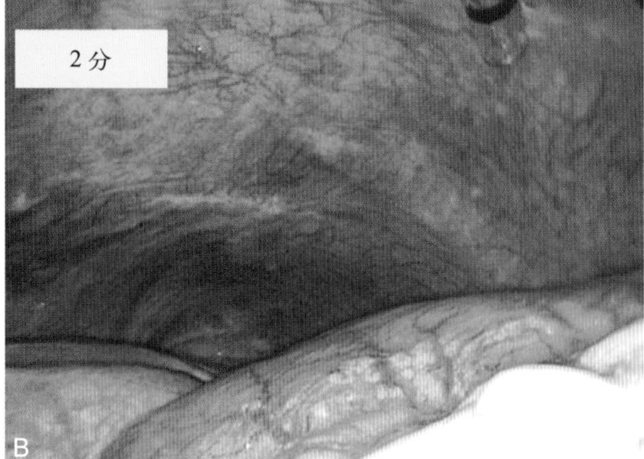

图 11-6 A. 胃壁未见明显病灶；B. 胃壁表面见明显病灶

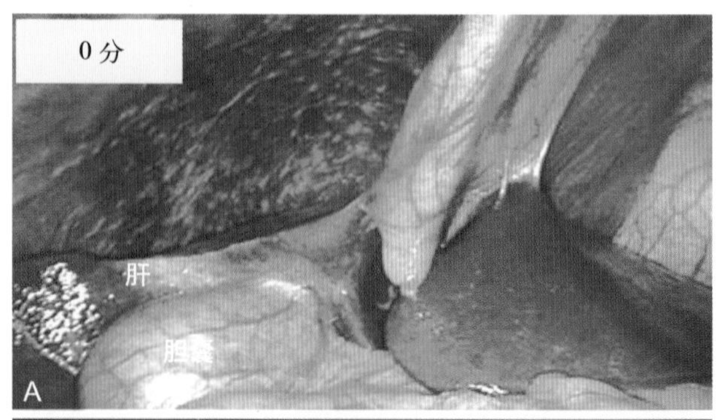

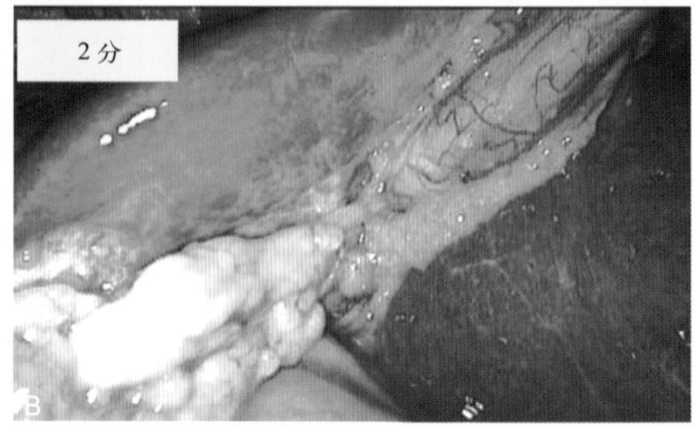

图 11-7 A. 未见表面病灶；B. 任何表面转移灶

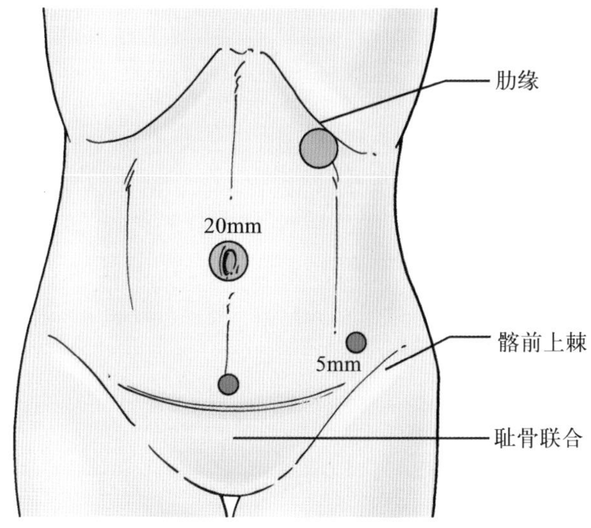

图 11-8　腹腔镜肿瘤体积评估的标准戳卡位置

险很低。如发生转移，通常可发现。为了预防或减少穿刺部位转移的可能性，可先放气后再拔除戳卡，然后用 5% 聚维酮碘溶液冲洗穿刺部位。此外，所有 12mm 的戳卡穿刺口的腹膜和筋膜在每次手术结束时均应缝合关闭。

（五）不完全评估

正确评估盆腹腔需要评估 6 个参数。但对于晚期卵巢癌患者来说，有许多因素可能使全面彻底的评估受到阻碍，这种情况并不罕见。其中最常见的包括广泛分布的腹腔内病灶、粘连，患者非正常的体型或既往手术史。在这些情况下，可以选择改变手术台的位置或另外置入一个辅助戳卡，通过不同的戳卡放置镜头，以充分探查盆腹腔。当特定部位无法探及而不能确定其评分时，有学者建议记为 0 分，以免患者错失病灶切除的机会。然而，这仍然是一个有争议的话题，因为其他学者认为如果一个区域无法探查，则应记 2 分。在这种情况下，应使用最佳临床判断来决定是否进行初始肿瘤细胞减灭术或新辅助化学治疗。

（六）临床意义

对新的切除手术的评估因素之一是确定这种手术方法是否最终会影响患者的生存率和整体的肿瘤学预后。Vizzielli 团队的一项研究，旨在确定腹腔镜在初始减瘤手术中对腹腔内扩散病灶的 PIV 评估，是否在大型单一医疗机构系列中是生存率的独立影响因素。研究共连续纳入 348 名患者，按肿瘤负荷程度分为 3 组：高肿瘤负荷（high tumor load，HTL）组 PIV ≥ 8，中肿瘤负荷（intermediate tumor load，ITL）组 PIV 为 6 或 4，低肿瘤负荷（low tumor load，LTL）组的 PIV ＜ 4。根据腹腔镜下判断的肿瘤负荷对人群进行分层时，中位无进展生存期，LTL 组为 33 个月，ITL 组为 18 个月，HTL 组为 14 个月（*P*=0.000 1）。与腹腔镜 PIV 相关的中位总生存期，LTL 组尚未明确，而 ITL 组为 47 个月，HTL 组为 33 个月（*P*=0.000 1）。即使在多元变量分析和残留病灶分析中，PIV 评分的预测值也保持不变。总之，残留病灶仍然是晚期卵巢癌患者一个重要的预后因素，但肿瘤的播散情况也在决定预后中起着重要作用。

腹腔镜评分的另一个重要的临床应用是能够在初始肿瘤切除术后预测术后的主要并发症。在一项包括 555 名患者的研究中，研究人员发现主要并发症的发生率为 18.3%。他们还发现，主要并发症的重要预测因素是身体状态较差、腹水（＞ 500ml）、血清 CA125 ＞ 1000U/ml 和高肿瘤负荷（PIV ≥ 8）。PIV 0 ～ 2 分的患者发生严重术后并发症的平均风险为 3.7%，PIV 3 ～ 5 分的患者为 13.2%，PIV 6 ～ 8 分的患者为 37.1%（表 11-3 和表 11-4）。在确定的人群中，主要并发症的预测风险为 17.8%，观察到的为 16.7%。结论是，PIV 可以准确预测患者的术后并发症。

表 11-3　术后主要并发症的预测评分

预测因子	风险评分
ECOG PS	
≤ 2	0
＞ 2	1
腹水 (≤ 500cm^3)	
有	0
无	1
CA125	
≤ 1000U/ml	0
＞ 1000U/ml	1
肿瘤负荷	
低度 (PIV 0 ～ 2)	0
中度 (PIV 4 ～ 6)	2
高度 (PIV ＞ 8)	5

ECOG PS. 东方肿瘤合作组织状态评分

（七）腹腔镜对分阶段肿瘤减灭术的评估

接受新辅助化学治疗的患者是否能够在治疗 3 个或 6 个周期后进行最优肿瘤减灭术，这也需

表 11-4 使用累计评分来预测主要并发症的风险

总体风险评分	并发症发生率 (%)
0	2.2
1	3.5
2	5.4
3	8.4
4	12.7
5	18.7
6	26.7
7	36.7
8	47.9

要重点考虑。对治疗效果的评估，过去通常依赖于 CT 扫描评估和血清 CA125 水平。而腹腔镜对此也可辅助评估无大体残余病灶的可能性。

Fagotti 团队于 2010 年首先发表了分阶段肿瘤减灭术术前腹腔镜检查作用的一项研究。在这项研究中，共有 111 名晚期卵巢癌患者接受了新辅助化学治疗，所有患者都在分阶段肿瘤减灭术前评估影像学和血清学情况。研究发现，随着腹腔镜技术的使用，不必要的剖腹探查率从 30% 下降到 13%。对术后残留病灶预测的最佳截断值是 PIV ＜ 4。

前瞻性试验结果 关于腹腔镜在晚期卵巢癌患者中的作用的绝大多数资料是回顾性的。然而，有许多非常重要的前瞻性试验应被重视。

与卵巢肿瘤初始或分阶段减瘤手术相关的并发症（Surgical Complications Related to Primary or Interval Debulking in Ovarian Neoplasm，SCORPION）试验 NCT01461850，旨在评估和比较初始手术和分阶段减瘤手术的并发症。本试验包括 PIV 评分为 8 ～ 12 分的晚期卵巢癌患者。患者按 1 ：1 被随机分为两组，A 组接受初始减瘤手术后接着进行系统性辅助化学治疗，B 组接受分阶段减瘤手术。研究发现，53% 的 A 组患者出现早期Ⅲ～Ⅳ级并发症，而 B 组仅为 5.7%（P=0.000 1）。研究还指出，对于 HTL 患者，B 组的生活质量评分比 A 组更高。

Rutteh 团队，研究早期诊断性腹腔镜检查是否能确定晚期卵巢癌患者初始减瘤术后残留病灶会＞ 1cm 来预防实施无效的初始肿瘤细胞减灭术。此为多中心随机对照试验，在荷兰的 8 个妇科癌症中心进行。共纳入 201 例患者，将其随机分为两组，一组接受腹腔镜探查，另一组接受初始减瘤手术。研究发现，腹腔镜组有 10% 的患者进行了无效的开腹手术，而初始手术组有 39% 的患者进行了无效的开腹手术（$P < 0.001$）。研究得出结论，腹腔镜减少无效的开腹手术的数量。

三、小结

腹腔镜评估对晚期卵巢癌患者而言是安全可行的。此外，文献中有大量的证据表明，腹腔镜评估不仅具有可重复性，而且可以客观地评估病情，相对于新辅助化学治疗，帮助确定初始肿瘤切除术的最佳患者人选。

此外，它是获得用于诊断的组织样本的途径，同时也能收集有价值的组织样本，用于新疗法和靶向治疗分子分析和测试。

第 12 章

根治性上腹部手术：肝、横膈和脾

Robert Bristow，Ramez N.Eskander

在一些回顾性和非随机的前瞻性研究中，已经明确证实了晚期卵巢癌患者切除所有可见残留病灶对预后的重要性。2013 年，Landrum 团队详细描述了接受腹腔化学治疗的无可见残留病灶患者的生存结果，指出其整体中位总生存时间为 110 个月。其他一些研究也证实了这一结果。

在过去的 10 年中，手术技术的进步使大体肿瘤清除率得到总体提高。已证实“根治性上腹部手术”可提高完全性肿瘤切除率。手术通常包括横膈腹膜切除术、脾切除术和肝的切除或消融术。

晚期卵巢癌常累及上腹部结构，包括肝、横膈和脾。考虑到腹腔液的生理分布，疾病的这种蔓延方式并不意外，随着肠道蠕动和膈肌的呼吸运动，它以顺时针方向沿着右结肠旁沟播散至右上象限（right upper quadrant，RUQ）。多达 40% 的晚期卵巢癌患者横膈上存在较大的肿瘤。更具体地说，横膈肿瘤常是在膈腹膜牵涉到肝右叶后方的区域时才被发现，同时侵犯横膈和肝表面（Morison 小袋，肝肾隐窝）。这是仰卧位时腹腔最低的部位。

此外，术前影像学检查可发现肝实质、胆囊和肝门受累。这些位置也可能藏有复发的恶性病变，有适应证的患者需在二次肿瘤细胞减灭时予以切除。

除 RUQ 外，据报道，60% 的晚期卵巢癌患者的腹部左上象限（the left upper quadrant，LUQ）存在转移病灶。大网膜、横结肠、胃、脾及左半横膈之间紧密的解剖关系，常导致肿瘤顺次蔓延。此外，转移性病灶也可单独累及胃、脾门和左半横膈。

那些反对积极切除上腹部病灶者认为，上腹部病灶是疾病的生物学反映，与术后生存期呈负相关，而与手术结果无关。相反，已发表的报道证明，为实现残留病灶最小化的广泛上腹部病灶切除与长期生存期延长相关，因此当这些解剖区域出现转移性病灶时，应不遗余力地予以手术治疗。

通常认为卵巢癌转移至肝、横膈和脾时很难实现完全性肿瘤减灭。安全有效的操作以及术中对转移病灶的处理都要求手术医师熟悉上腹部解剖，熟练掌握切除和消融技术，才能实现全面的病灶切除。多学科手术团队协作，结合技术和设备的发展，使得广泛性的上腹部病灶切除手术得以开展，许多患者的完全性肿瘤减灭得以实现。本章介绍了包括肝、横膈和脾的上腹部肿瘤细胞减灭术所涉及的相关解剖和手术方法。

一、相关解剖

肝

肝在解剖学上位于腹腔右上象限的膈面之下，是女性身体中最大的腺体，重约 1500g。胆囊紧贴肝的腹侧面，将肝分为左、右半肝，肝的底向右，对侧顶端向左。肝的表面呈红褐色，由一层叫作 Glisson 囊的脏腹膜包裹。肝的上界约平第 5 肋；下界平肋弓下缘。

肝由其附着的韧带固定，包括肝圆韧带、镰状韧带、三角韧带和冠状韧带（图 12-1）。肝圆韧带是闭锁的脐静脉的残余部分，它从镰状韧带的前缘进入肝门，将肝固定在前腹壁。左、右三角韧带向前延伸为冠状韧带，然后汇合形成镰状韧带。镰状韧带将肝固定在横膈表面。另外，右冠状韧带延伸至覆盖右肾的腹膜反折处，加固腹膜后支撑。值得注意的是，与骨盆的无血管间隙类似，肝存在无腹膜覆盖的裸区，可以无出血地分离这些韧带，进而完全游离左、右肝叶，以便进行手术。

肝也由肝胃韧带和肝十二指肠韧带集中固定。肝十二指肠韧带通常被称为肝门，它容纳了门静脉、肝动脉和胆总管（门脉三联管）。肝十二指肠韧带从肝腹面向胆囊左侧延伸，与十二指肠的第一部分和第二部分相连。紧靠肝十二指肠韧带背侧的是 Winslow 网膜孔，可以从腹腔右侧进入网膜囊。分离肝十二指肠韧带可以压迫肝蒂，控制肝的血流，也称为肝蒂阻断法。胃肝韧带也被称为网膜囊，它是从肝延伸到胃小弯的双层腹膜结构。网膜囊附着于肝的尾状叶之前、左半肝之后。一些重要的组织结构与肝毗邻，了解它们之间的解剖关系对成功完成手术而不造成额外损伤非常重要。横结肠肝曲毗邻肝右界，而十二指肠在肝的下方，被横结肠及其肠系膜所覆盖。此外，位于右肾窝的右肾和右肾上腺，十二指肠第二部分的外后方，这一解剖区域在切除或分离右侧肝时可能涉及，称为肝肾隐窝（Morison 袋）。

肝有几个重要的生理功能，包括但不限于：储存和代谢，合成凝血因子、补体和蛋白质，分

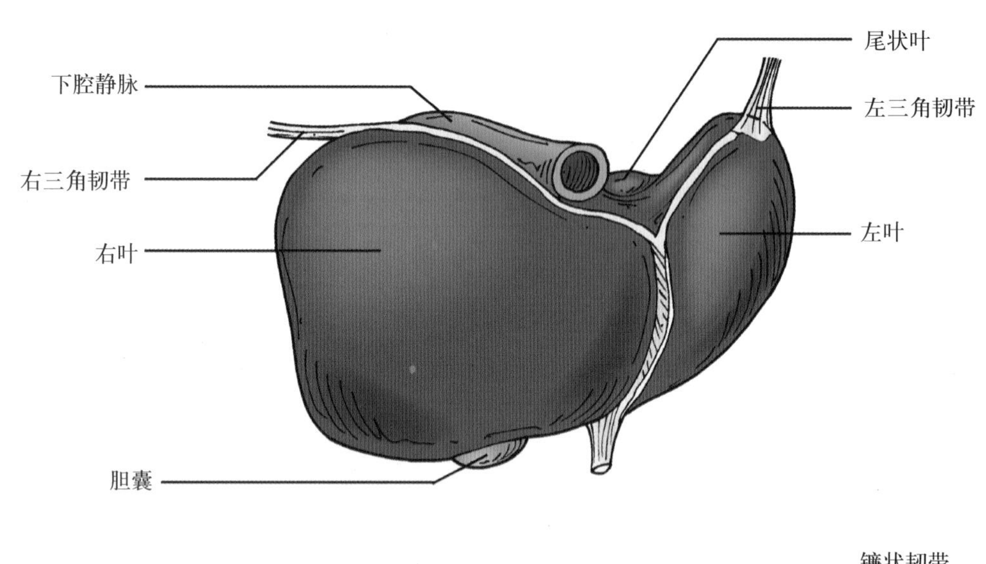

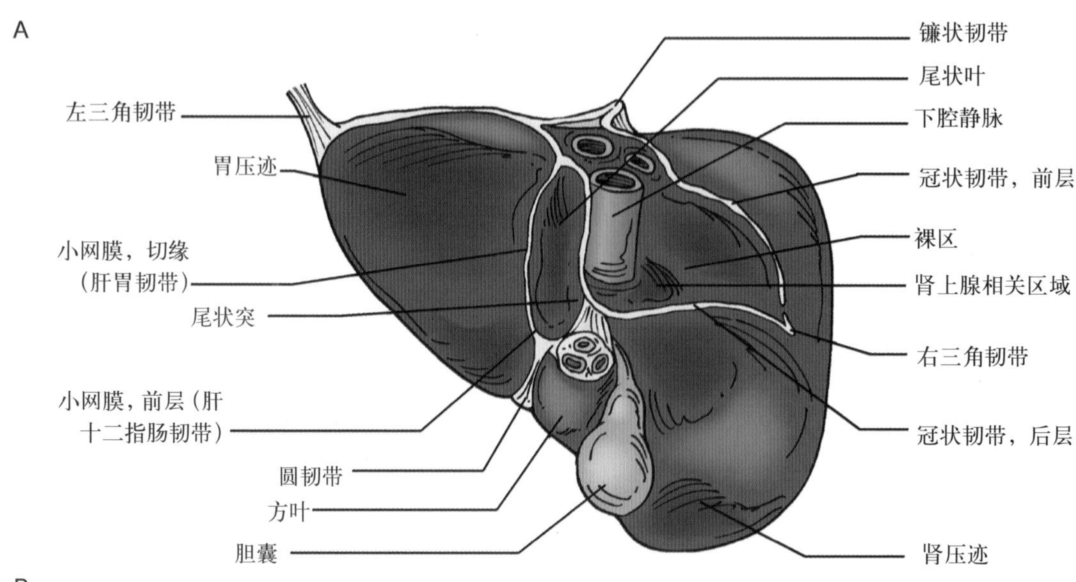

图 12-1 **肝及其附着韧带解剖**

A. 腹侧观；B. 背面观

泌和解毒。

1. 肝的表面　如前所述，肝的表面呈棕红色，光滑，顺应上方横膈的形状呈弧形。固定肝的韧带与 Glisson 囊连接。肝的后方，冠状韧带与三角韧带之间无腹膜包裹，为肝的裸区。裸区独特之处在于，此处无腹膜覆盖而直接与膈肌表面及下腔静脉（inferior vena cava，IVC）相邻，因此避免了晚期卵巢癌转移。

2. 肝的分段　就大体形态来说，肝被连接胆囊窝和肝上、下腔静脉中心的平面（Cantlie 线）分为左、右两叶。肝右叶约占肝体积的 65%，左叶占其余部分。通常，镰状韧带被认为是肝左、右叶之间的解剖分界线。然而，这是错误的，因为镰状韧带将左外侧段与左内侧段分开，这在肝切除术中有重要意义。

法国外科医师和解剖学家 Couinaud 根据门静脉系统分布，将肝分为 8 个独立的节段（图 12-2），这是肝外科解剖的重大进展。从节段 1（或称尾状叶）处开始，按顺时针方向 1 ～ 8 编号。尾状叶是肝最靠背侧的部分，与肝后腔静脉并行。静脉导管的纤维化残迹（或称为静脉韧带）是圆韧带的延续，沿静脉韧带播散的肿瘤常毗邻尾状叶的前表面，位于左门静脉和肝左静脉之间。2、3 段为左外侧段，4 段为左内侧段。4 段进一步分为 4A 段，位于头侧膈肌下方；4B 段，位于 4A 段足侧，邻近胆囊窝。因此，按顺时针方向，1 ～ 4 段组成肝左叶，5、6、7 段和 8 段组成肝右叶。5 和 8 段属于右前叶，6 和 7 段属于右后叶。

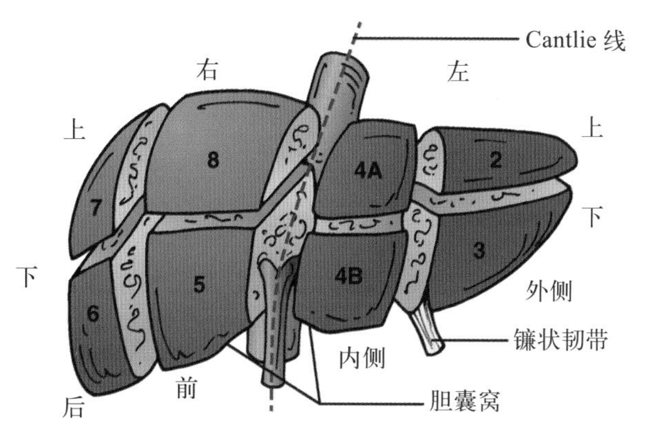

图 12-2　**肝的节段性解剖**

肝被分成 8 个解剖节段，明确了手术切除的范围。左肝被分成内侧段和外侧段，右肝被分成前段和后段。每个区被分成上段和下段。Cantlie 线与肝中静脉在肝中裂的走行对应，作为左、右半肝的解剖和功能的分界

肝的功能性解剖，在 1982 年由 Bismuth 定义的固有肝裂（scissura）进一步划分，明确了 3 条肝静脉的位置。正中裂内含肝中静脉，也体现了肝的解剖分界。肝左静脉位于左叶间裂，引流左外侧段。最后，肝右静脉走行于较长的右叶间裂，将右半侧肝分为右前叶和右后叶。肝部分切除时保留这些静脉至关重要，以免意外损伤邻近的肝组织，发生淤血坏死。

3. 肝门　肝门包括 3 个重要的解剖结构：胆总管、门静脉和肝固有动脉。肝有双重的血液供应，接受两个不同来源的血液：肝固有动脉和门静脉。肝固有动脉约占肝总血供的 25%，而门静脉占其余的 75%。肝总动脉是腹腔干的一个分支，在胰腺前走行，然后向下发出胃十二指肠动脉，在那里走行为肝固有动脉，通过肝十二指肠韧带进入肝门。在肝十二指肠韧带内，肝固有动脉位于门静脉前方，胆总管左侧。肝固有动脉发出分支，形成左、右肝动脉。肝右动脉一般在进入右肝之前位于胆管的后面。胆囊动脉源于肝右动脉，分布在 Calot 三角区的不同位置。

约 25% 的患者存在多种肝动脉解剖变异，在肝门区进行手术探查前，手术医师应熟悉这些变异。最常见的是由肠系膜上动脉发出的肝动脉或副肝动脉，或由胃左动脉分支通过肝胃韧带作为肝动脉。全部由肠系膜上动脉替代肝总动脉较为少见。

门静脉由脾静脉和肠系膜上静脉汇合而成，约占肝血供的 75%。此外，门静脉从肠系膜下静脉接受营养丰富的血液，肠系膜下静脉通常流入脾静脉。门静脉位于肝固有动脉和胆总管后方，分为左、右门静脉。

左门静脉的肝外段通常走行较长，在脐裂处急转进入肝左叶。左门静脉供应肝段Ⅰ、Ⅱ、Ⅲ、Ⅳ。相对的，右门静脉较短粗，在肝实质内反复分支。与肝动脉相似，门静脉也存在明显的解剖变异，20% ～ 30% 的患者存在门静脉分叉。

胆汁从毛细胆管依次流向叶间胆管，叶间胆管最终合并形成肝左、右管。肝左、右管汇合形成肝总管，肝总管接纳胆囊管成为胆总管。胆总管位于肝门前，在十二指肠后方与胰管相连，经 Vater 壶腹部流入十二指肠第 2 部分。

4. 肝静脉　肝的静脉经肝右静脉、肝中静脉和肝左静脉引流汇入肝静脉，肝静脉在肝的上方汇入下腔静脉（inferior vena cava，IVC）。肝右

静脉通常直接流入下腔静脉，而肝中静脉和肝左静脉通常在汇入下腔静脉前合并形成一个短干。肝右静脉引流肝Ⅴ、Ⅵ、Ⅶ、Ⅷ段的血液；肝中静脉引流Ⅳ、Ⅴ、Ⅷ段的血液；肝左静脉引流Ⅱ段和Ⅲ段的血液。尾状叶通过短的穿孔静脉直接流入下腔静脉内。

在分离肝的过程中，意外损伤肝静脉可导致灾难性出血。特别是在切除肝右叶时，须小心识别肝右静脉，以免损伤或撕裂。也需注意在充分分离肝组织时勿行暴力牵引。另外，15%的患者可能有一条副肝右静脉从腹侧向腔静脉引流。如果存在，在手术探查过程中需要对这些结构仔细分离和识别。

二、易累及的邻近器官：胃、十二指肠、右肾和右肾上腺

肝和胃通过肝胃韧带连接。为了更好地显露和分离，可以留置口胃管或鼻胃管减压，这样方便进入肝胃韧带，显露肝的尾状叶。

十二指肠在解剖上邻近胰腺的头部和下缘，在分离肝右叶和结肠肝曲行主动脉旁淋巴结切除术靠近右肾静脉时可能伤及十二指肠。因此，术者应了解十二指肠的解剖位置和相关情况。十二指肠长约25cm，由4部分组成。十二指肠的第1部分是幽门的延续，位于腹膜内，通过胃十二指肠韧带与肝相连。肝门即位于十二指肠第一部分的后方。十二指肠的第2部分位于腹膜后，在右肾及右肾血管前方，靠近肝的右下叶与下腔静脉平行走行。十二指肠的第3部分水平跨过中线，走行于肠系膜上动脉下方。最后，也就是第4部分，由Treitz韧带悬吊固定于后腹壁，连接近端空肠，位于腹膜内。

右肾在解剖学上与结肠肝曲、十二指肠的第2部分、肝右叶和小肠的位置邻近。右肾上腺位于右肾的上方。右肾被肾周脂肪包裹，和肾上腺一起被称作Gerota筋膜的纤维结缔组织层覆盖。Morison袋是将右肾与肝右叶分隔的腹膜反折，是卵巢癌转移的常见部位。

右肾动脉下行，走行于下腔静脉和右肾静脉后方。右肾上腺长4 cm、宽2cm，呈锥形，位于腹膜后右肾上方。它和肾一起被包裹在Gerota筋膜内。肾上腺是人体血液供应最丰富的器官之一，切除肝右后叶时如伤及此处，可导致难以预料的大量出血。右肾上腺静脉直接汇入下腔静脉。在肝组织切除过程中也存在损伤的风险。右肾上腺组织呈明亮的橙黄色，这有助于将其与邻近的脂肪组织区分开来。

（一）横膈

从解剖学上讲，横膈是一个大的圆顶状结构，由肌肉和纤维组成，是胸腔和腹腔的分隔，对呼吸过程起着主要作用。横膈的胸腔侧与肺胸膜相连。腹腔侧的前方和外侧由腹膜覆盖。横膈腹腔面中部位于腹膜后，与前面讨论的肝裸区相对应。右后外侧与右肾相邻，是肝肾隐窝的后方边界。左后外侧通过膈肾韧带与脾相连，在脾切除术中必须切断膈肾韧带。

1. 横膈的肌肉组成　横膈由起源于3个区域的骨骼肌组成。横膈的胸骨、肋骨和腰椎的组成部分分别来自剑突、第6肋下方和膈肌脚。横膈的后缘由外侧和内侧弓状韧带组成，它们分别围绕腰方肌和腰肌的近端部分。所有的肌纤维均汇入横膈的中心腱，中心腱是位于横膈中央的腱膜（图12-3）。

2. 横膈的开孔和相邻脏器　横膈上有3个主要的裂孔。最下端是主动脉裂孔，位于第12胸椎水平、左右膈肌脚间，内含主动脉、奇静脉和胸导管。食管裂孔位于第10胸椎水平，被膈肌脚包裹的中心腱左侧。食管裂孔内包括食管和迷走神经的前、后支。最后，腔静脉裂孔在第8胸椎水平，穿过横膈的中心腱。内含下腔静脉和右膈神经分支。偶尔可见肝右静脉在汇入下腔静脉前通过腔静脉裂孔。

3. 横膈的神经和血供　横膈的血液供应主要由膈动脉、心包膈动脉和膈肌动脉组成。膈动脉是腹主动脉最上端的分支，膈肌动脉和心包膈动脉则是胸内动脉的分支。静脉汇入头臂静脉和奇静脉。横膈主要受膈神经支配，膈神经来源于第3、第4、第5颈神经根（C_3、C_4、C_5）。

（二）肝的韧带和裸区

正如前文对肝解剖的讨论，进入横膈切除转移灶需要完全分离肝。可利用镰状韧带、冠状韧带和三角韧带的无血管区域来实现。此外，裸区位于腹膜后，不受腹膜内肿瘤扩散的影响，可作为后方剥离的解剖“边界”。然而，既往曾行肝分离手术的患者除外。分离肝，沿着韧带附着处仔细分离，尽可能显露右侧横膈和肝肾隐窝。

（三）脾

解剖学上，脾位于胃大弯和左侧横膈之间。

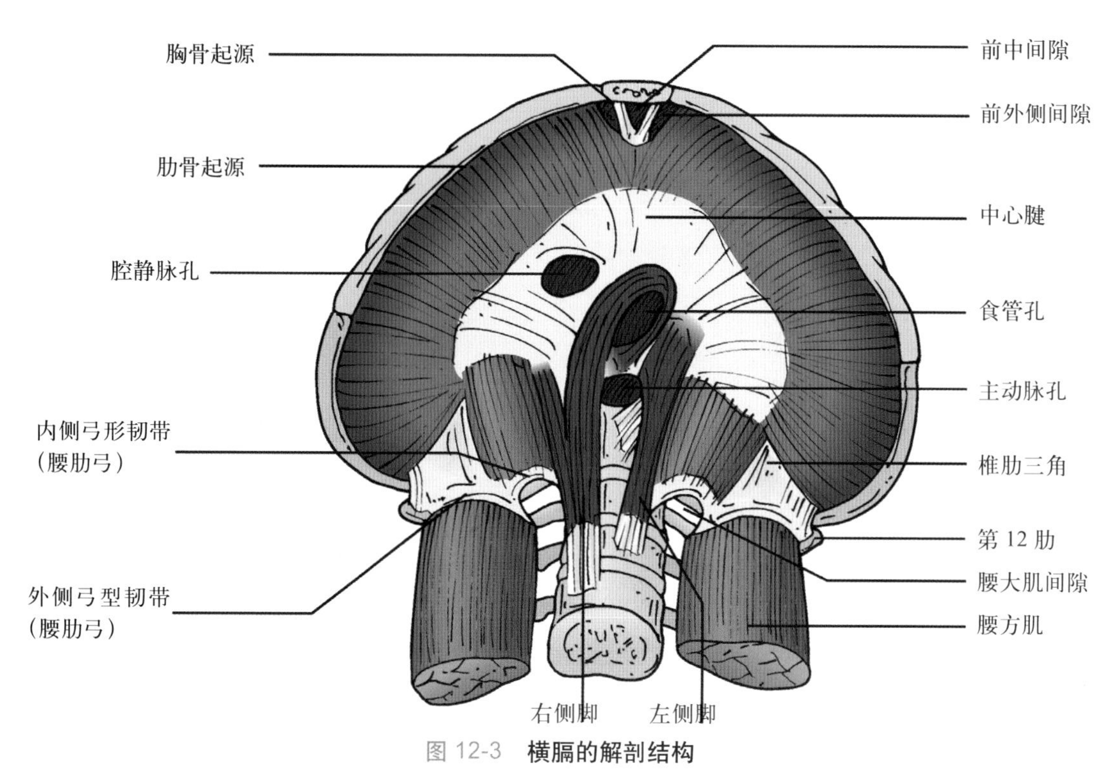

图 12-3　**横膈的解剖结构**

双侧横膈均由胸骨、肋骨和腰部肌肉组成；3 个主要开口为腔静脉裂孔、食管裂孔和主动脉裂孔

脾门常紧邻胰尾，而脾的下界则与结肠的脾曲相邻（图 12-4）。脾由胃脾韧带、脾结肠韧带、脾肾韧带和脾膈韧带附着固定。脾的前表面位于胃的后方，常与胰尾相邻。

脾的血供来自脾动脉，它是腹腔干的一个分支。脾动脉沿着胰腺的上缘走行，在脾门处入脾。

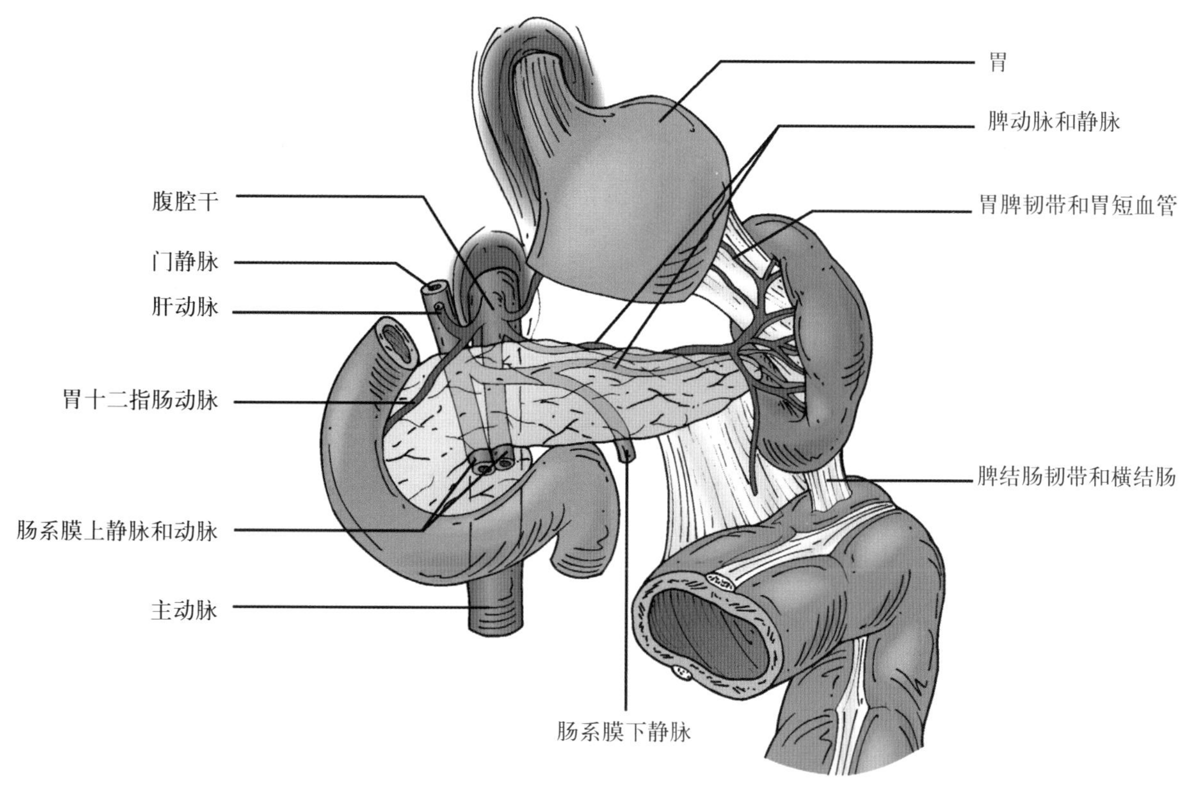

图 12-4　**脾的解剖及其与邻近脏器的关系**

在此行程中，脾动脉发出分支供应胰腺，包括胰大动脉，以及供应胃大弯和大网膜的胃短动脉和胃网膜左动脉。类似于肝的血管存在变异，脾动脉也有几种解剖学上的变异。

（四）胰腺

由于胰腺与脾门的解剖位置邻近，透彻理解胰腺解剖是手术探查左上腹的关键。胰腺是腹膜后器官，呈黄色，位于第 1 腰椎和第 2 腰椎平面的腹主动脉和下腔静脉的前面。在手术探查时，在网膜囊底部很容易辨识覆盖在胰腺表面的腹膜反折。

胰腺由胰头、钩突、胰颈、胰体和胰尾组成。胰头位于小肠起始部凹陷处，与十二指肠的第 2 部分紧邻。它位于胆总管、下腔静脉、主动脉、右肾动脉和双肾静脉的前面，前面被横结肠系膜覆盖。胰体位于十二指肠与空肠交界处上方，由网膜囊将其与胃体前方分隔。胰体后方有几个重要的解剖结构，包括脾静脉、肠系膜下静脉和主动脉，以及左肾和肾血管。

胰尾向结肠左曲延伸，40% 的患者胰尾距脾门的距离＜ 1cm。了解这一解剖关系在脾切除术中的重要性，以免误伤胰尾。值得注意的是，主胰管（Wirsung 管）贯穿胰腺，从胰腺尾部向胰颈走行，在胰颈处与胆总管汇合，经 Vater 壶腹部排入十二指肠。

胰腺的动脉血供来源于脾动脉的分支，以及胃左动脉和胰十二指肠动脉。胰静脉主要汇入脾静脉和肠系膜上静脉。

三、肿瘤细胞减灭术

肝的肿瘤细胞减灭术

1. 分离和显露 为了取得最佳手术效果，在行晚期卵巢癌患者的肿瘤细胞减灭术时，充分显露至关重要。特别是当存在上腹部病灶、需探查左、右上腹时，通常可取中线纵切口，从耻骨联合至剑突。在少数情况下，尤其是病理性肥胖患者，肋缘下外侧延伸的切口可能有助于改善视野。

除了适当的切口长度外，可使用自动拉钩或固定牵引器。可辅助向上牵拉肋缘，以方便探查关键的腹腔结构。术者可自行选择包括 Bookwalter、Omni、Thompson、Upper Hand 或 Goligher 牵引器。在我们的临床实际应用中，Bookwalter 与对侧第 2 个固定位点同时使用，以增加上拉肋缘的程度和稳定性，使左、右上腹得到良好的显露。

进腹后应做全面探查，以确定病灶的可切除性。当预期的手术结果是可以切除全部肉眼可见病灶时，提倡积极开展上腹部肿瘤细胞减灭术。识别镰状韧带，电凝，用电刀（electrosurgical unit，ESU）横行切断，并将其向头侧分离至三角韧带的水平。在近肝膈面处，术者需识别肝静脉（图 12-5）。随着分离的完成，可将肝向后移动，以扩大手术操作空间。

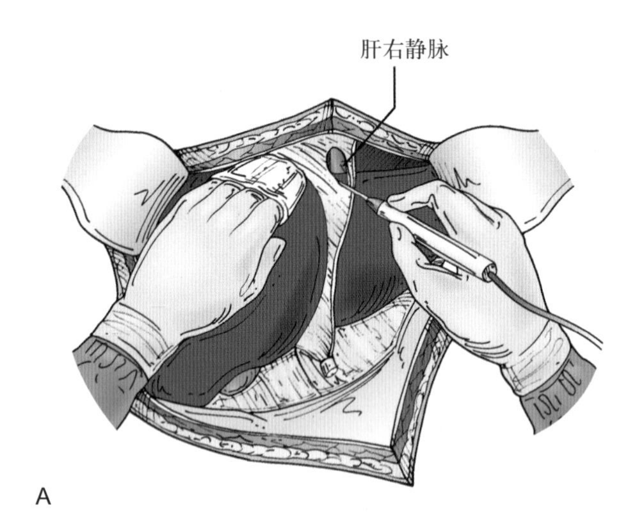

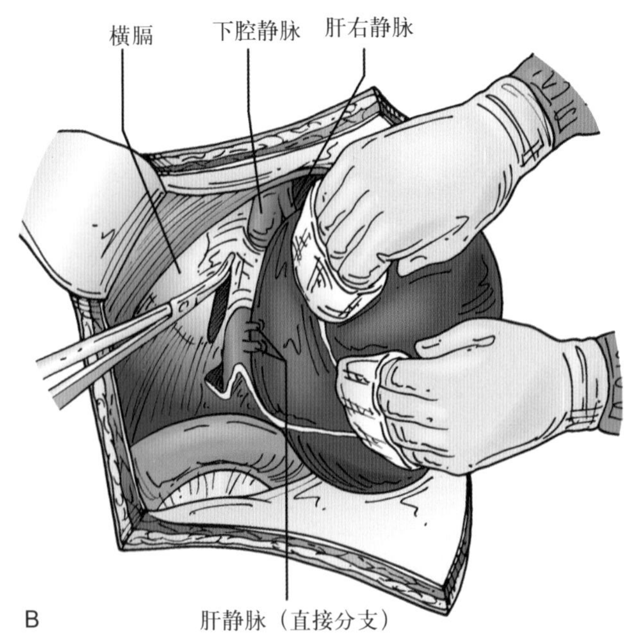

图 12-5 游离肝

A. 切开肝圆韧带，将镰状韧带切开至其分叉的左、右冠状韧带处。肝右静脉和腔静脉正好在右冠状韧带的深部。B. 切开右三角韧带，将肝向下向内翻转，显露肝裸区

2. *肝表面病灶*　转移性卵巢高级别浆液性癌累及上腹部时，最常见于肝表面受累。肝转移灶可以通过几种手术方法来去除，包括肝切除、消融 [使用氩束凝结器（argon beam coagulator，ABC）或 ESU]，或两者的结合。切除病灶前，如前所述分离肝。注意避免损伤三角韧带下方的血管结构。如发现肝肾隐窝中存在转移灶，需沿着右三角韧带和冠状韧带继续分离，以游离整个肝右叶。充分游离肝右叶，还需打开左三角韧带和冠状韧带，使肝可以沿中轴旋转。

在某些病例中，肝表面转移灶可能与膈面相邻。为了解决这一临床情况，需首先将肝分离，完整切除肿瘤，包括切除部分膈肌和肝组织。然后，可以使用 ESU 或 ABC 设备更精确地切除肝的病灶。如果肿瘤累及肝实质，可使用本章后文所述术式。

3. *肝实质病变*　较少情况下，卵巢癌可发生血行转移，导致肝实质内病变。在肝实质寡转移（病灶≤ 5 个）的情况下，可考虑将其切除以达到全部可见病变的切除。由于不需要做大范围的切除，且无疑也受包括局灶肝组织血供在内的解剖因素的影响（包括肝的动脉和静脉血流），建议进行个体化的病灶切除，以减少手术并发症的发病率。

到目前为止，楔形切除是临床最常用的手术方案，用于切除相对较小的肝表面病灶，对解剖位置上邻近的肝血管无侵扰。相反，定义为 3 个或 3 个以上肝段切除的大范围的肝切除极为罕见，而这意味着术后并发症发病率的增加和肝的生理功能障碍。折中的方法是进行较小范围的切除，即切除 1 个或 2 个肝段。这有利于保存肝实质并减少并发症。

4. *非解剖性楔形切除*　非解剖性楔形切除通常用于切除肝表面的病灶，可以是孤立的，也可是同时影响肝左、右叶的病灶。没有确切的切除范围，但在意外失血的情况下，需充分地显露和分离肝至关重要，以免误伤下方结构。

在切除肝病灶之前，应仔细分析术前所有的影像学检查，如有条件，建议术中随时核对影像学图像，以确保所有可疑区域都得到探查。分离肝后，应仔细观察和触诊，以确定病变部位。再次强调的是，手术以切除所有的可见病灶为目的，对于不能实现这一手术目标的患者，应予以重新考虑。术中如考虑存在其他的肝实质病灶，可考虑使用超声检查。

分离肝后（如前所述），在术野内清晰显露病灶。环绕病灶用电刀切开肝包膜，不考虑扩大阴性边界（图 12-6）。如果需要，可用（1 号或 0 号）线平行于切缘垂直褥式缝合，压迫肝实质，理论上可以减少出血。然后用电刀切除病灶。此外，可选用血管闭合装置，如血管闭合器（如 LigaSure），可用来压迫、凝固和分离病灶周围的肝组织。如果需要，创面出血可以用 ABC、ESU 或止血材料压迫来处理。一旦出现胆管漏，则应找到破损部位并予以结扎或切除。如果胆管漏无法控制，则需引流，并保守治疗。

5. *肝血流阻断*　虽然不常用到，但术者进行肝切除术和右上腹手术时可以得益于肝蒂阻断术（Pringl emaneuve）——压迫门静脉三联管以阻断肝血流（图 12-7）。操作很容易完成，将示指通过 Winslow 孔，拇指置于肝十二指肠韧带上方，然后在肝胃韧带（网膜囊）的无血管区开窗。如有需要，可以在蒂部扎止血带或钳夹一把血管钳。肝功能正常的患者，可安全耐受长达 60 分钟的血流阻断而不会造成不可逆的肝损伤。但对于已存在肝病的患者，应采用持续约 10 分钟的间歇性阻断，使血流可以间断灌注。

6. *大范围和小范围肝切除术*　如前所述，在卵巢癌的肿瘤细胞减灭术中，大范围和小范围的肝切除均不常见。尽管如此，手术原理是基于对供应肝实质的流入和流出结构的透彻理解，即门静脉、肝固有动脉和肝静脉的解剖。这种解剖关

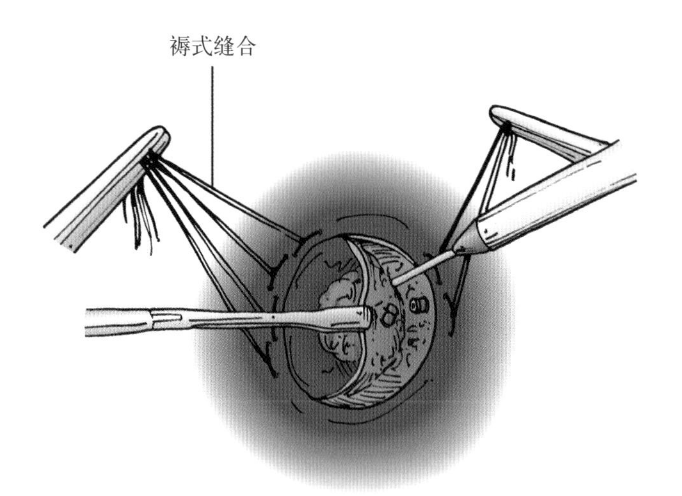

图 12-6　**非解剖性肝脏楔形切除术**

电凝环形切除目标病变。在环形切口外，平行切口进行全层褥式缝合来进行加固止血。在遇到单独的血管和胆管时将之缝扎或剪断

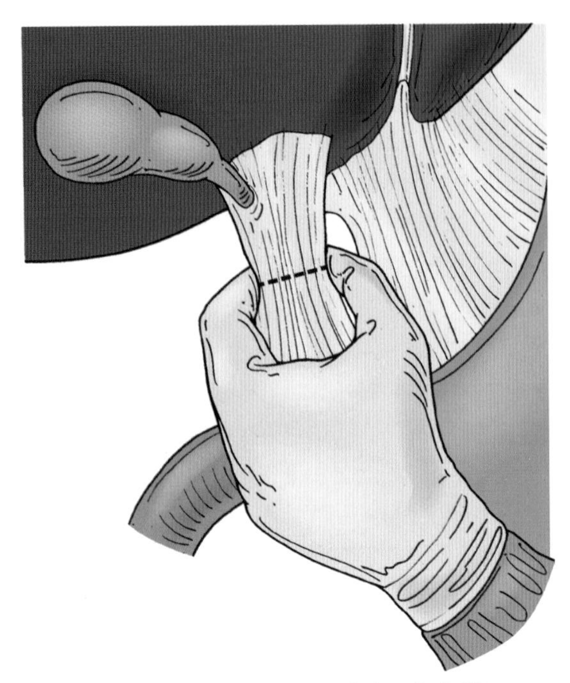

图 12-7 Pringle 手法（完全阻断血供）
将示指插入 Winslow 孔，拇指穿过肝胃韧带的缺损区。然后在肝门周围放置并收紧无损伤血管钳或硅胶血管圈

系是基于 Counaud 肝分段，首先识别和控制肝蒂流入道(肝固有动脉和门静脉)，然后是流出道(肝静脉)，最后是肝实质的横断面。通过细致分离和外科技术，结合系统地理解肝的分段解剖，可以实现对肝内部的血管结构的清晰辨识。此外，也可使用术中肝超声检查。

原则上，左、右肝的切除方法类似。切开镰状韧带，充分分离肝，然后是三角韧带和冠状韧带，直到裸区。充分显露视野后，首先控制肝蒂血流。右侧和左侧肝动脉及门静脉分支在肝蒂部容易识别，可在肝外结扎。切开之前，可以止血带环扎或血管钳夹闭肝蒂，使肝组织缺血变白，划分一条界线，确保剩余肝组织有足够的血液供应。

在肝流出道方面，根据肝段解剖识别肝静脉。将肝静脉（肝右静脉、肝中静脉、肝左静脉）分离并结扎，根据需要可使用术中超声。可随左或右肝部分切除的需要，选择性结扎肝中静脉。

与前所述，在控制主要血流的同时，可通过使用多种方法来完成肝实质的分割。包括传统的电凝、钝性分离、LigaSure 血管闭合器、谐波刀（Ethicon Endo-Surgery 爱惜康、Somerville、New Jersey）、ABC 或装订器。对各种方法的研究结论并不一致。通常，肝实质是用超声刀吸引装置（Cavitron ultrasonic surgical aspirator，CUSA）或手术钳（钳夹 - 离断法）分离后将其捣碎或压碎后切除的。将肝实质离断后，需结扎或切除显露的血管和胆道结构。最后，根据术者的经验和习惯选择手术方式。

肿瘤细胞减灭术中肝大范围切除，即切除 3 个或 3 个以上 Couinaud 肝段，在存在肝实质内转移灶的患者中也不常见。尽管如此，所采用的手术原则与前文叙述的一致，即先控制肝血流，并根据低灌注时肝实质自然分界分离肝实质。切除右半肝时应同时行胆囊切除术。

7. 肝消融术

（1）射频消融：射频消融术（radiofrequency ablation，RFA）是使用 460 ～ 500kHz 的交流电，使局部病灶发生凝固性坏死，交流电活化两极的分子，进而对肝组织造成热损伤。将一个多极探头直接插入肝实质内，在超声引导下持续 4 ～ 6 分钟即可完成消融过程。RFA 可用于开放性手术或经皮计算机引导手术。与 RFA 相关的并发症包括周围组织热损伤、门静脉血栓形成、出血和胆管瘘。右上腹痛和一过性的肝酶升高更为常见。

（2）微波消融：微波消融（microwave ablation，MWA）是治疗肝转移病灶大有前景的方法。与 RFA 不同，MWA 通过电磁场使水分子发热，达到均匀、快速的组织消融。Leung 团队详述了 MWA 治疗肝肿瘤的安全性和有效性，无论是否切除肝组织。MWA 治疗的常见并发症包括右上腹痛、脓肿形成、胆管漏、出血和血栓。

8. 肝冷冻消融术　是在超声引导下，用专用冷冻探头将液氮或氩气输送到肝的转移病灶部位，形成冰晶来破坏肿瘤细胞。由于不良反应多，冷冻消融的使用频率明显低于射频消融或微波消融。一个常规的冷冻消融过程包括两个 10 分钟的冷冻期和中间一个 5 分钟的解冻期。2013 年，研究人员进行了一项 Cochrane 荟萃（Meta）分析，结论是没有足够的证据支持使用冷冻消融术治疗肝转移病灶。

9. 肝门病变　在肝门处发现卵巢癌转移病灶并不常见。考虑到肝十二指肠韧带内组织结构的重要性，对相关解剖的理解是成功切除病灶的关键。此外，当手术目的是无肉眼可见残留病变时，此部位也应行肿瘤细胞减灭术。因少见病灶浸润性生长，识别并游离门静脉、肝动脉和胆总管，将转移灶从其中分离、摘除即可。考虑到肝门损伤的严重后果，必要时术中请肝胆外科医师辅助。如术前影像提示存在肝门淋巴结肿大并制订淋巴结切除计划，也可使用同样的方法切除肝门淋巴结。术中需清晰识别和保护所有的血管和胆管结构。

四、横膈的肿瘤细胞减灭术

（一）显露

转移性晚期卵巢癌患者，病灶转移至右上腹时常累及横膈。手术切除时需要充分显露，选择合适的腹部切口。尤其是需进行多部位手术时（包括盆腔和上腹部病灶切除）多采用中线纵切口，从耻骨联合到剑突下。在少数的复发性横膈病灶定向切除时，可以取肋缘下的切口。这种切口明显限制腹腔探查的范围，因此并不提倡。机器人辅助手术和腹腔镜已用于横膈病灶的切除，但两者对肝后方的探查均存在局限。此外，如果横膈病变范围很大，机器人和（或）腹腔镜切除范围可能不足。

患者可采用头低膀胱截石位或仰卧位。截石位允许术者站在中线位置，向上方探查肝隐窝，直接观察横膈表面，可能有助于横膈病灶的显露和切除。另外，头高截石位则可以利用重力优势使肝下移，进一步显露横膈的腹腔面。与需切除的膈肌病灶相对应，主刀医师可以选择站在术野对侧、患者的两腿之间或站在患者的侧方。

再次使用自动拉钩，得以最大限度向上牵拉肋缘。当使用 BookWalter 时，我们的做法是用两根杆把环固定在手术台上，以增加向上的牵引力并能提供持续的稳定性。Omni（OmniTract Surgical、St. Paul、Minnesota）法也常用于肝胆外科手术。

（二）分离肝

考虑到晚期卵巢癌患者横膈容易受累，需要彻底探查横膈及右上腹，以免无意间造成可切除的大体病灶残留的手术结果。这需要足够的手术切口，同时将肝分离。仅依靠术前计算机断层扫描（CT）或正电子发射断层摄影来发现横膈的小块病灶是不够的。

如前所述，分离肝由识别和采用双极电凝切断肝圆韧带开始，接着识别和切断镰状韧带，然后用电刀将镰状韧带向横膈方向分离，最终到达双侧三角韧带和冠状韧带。切除所有累及圆韧带或镰状韧带的病灶。在切开冠状韧带时，必须注意避免误损伤下方的肝左静脉和肝右静脉。

为了充分显露右侧横膈，需要完全分离肝。应注意的是，仅切断右半肝的韧带时，肝会向中下方转位而可能导致明显的淤血。为了让肝沿其血管轴旋转，避免折转作用（铰链效应），左三角韧带和冠状韧带也应被松解。肝胃韧带的分离也有助于左肝叶的充分游离。

电凝切断右冠状韧带，继续从内侧到外侧游离肝右叶。可将肝右叶移向内侧，以探查右侧结肠旁沟及右肝肾隐窝。应靠近肝表面操作，继续进行分离，内侧的分离可显露肝裸区，也可看到右肾和右肾上腺，并且获得右半横膈的全景视野。

有些情况下，术者可能习惯于从外侧开始分离，从右侧的三角韧带向内侧的镰状韧带方向进行分离。当有较大的病灶使肝表面和膈腹膜发生粘连时，术者有两种选择。一种可使用电刀或 ABC 将转移病灶从肝表面分离出来。这样可打开通往冠状韧带的前层的路径并以传统方式打开膈腹膜。相反地，也可以选择切除靠近横膈的肿瘤组织，通过打开膈肌腹面的腹膜反折达到肿瘤受累区域，然后从后方分离至肝裸区。在这种情况下，部分分离的腹膜会留在肝表面，可以使用 ESU 或 ABC 予以切除。

（三）膈腹膜切除

横膈腹膜切除术可以通过使用几种能量器械来操作，包括 ABC、ESU、锐性切除或 CUSA。我们的做法是只在需要的地方使用 ESU 和锐性切除。分离肝后，使用自动拉钩或手动拉钩轻柔地牵拉右侧肝叶，可用开腹手术的棉垫来垫衬和保护肝表面。

然后沿着肋缘弧形切开膈肌腹膜，以卵圆钳或顺序几把 Allis 钳牵拉提起膈腹膜切缘，持续牵拉以保持膈肌腹膜与膈肌之间的张力，以便清晰地显露腹膜下空间，得以完整切除病灶（图 12-8）。如果从前方剥离困难，可从结肠旁沟与肝肾隐窝连接处的外侧开始剥离。通常剥离是从腹侧到背侧、从外侧到中间，直到裸区，即可完成切除。

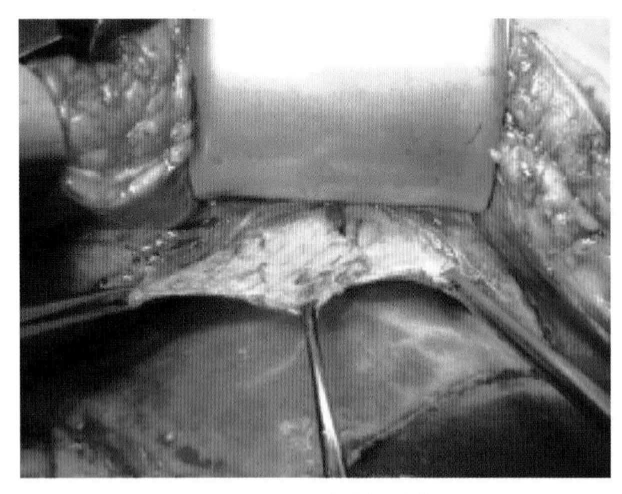

图 12-8 **膈腹膜切除术**

沿着肋缘，用血管钳牵拉，在膈肌腹膜上形成一个曲线切口。分离在腹膜下平面进行，从腹侧到背侧，从外侧到内侧

（四）横膈全层切除

偶尔，病变已侵犯膈肌，超出并破坏正常的胸膜下组织。需要切除全层膈肌才能达到病灶的完全切除。分离肝的操作如前所述，以传统方式开始膈腹膜切除术。识别病灶侵犯的区域，证实胸膜下组织受累后，可用 ESU 切除全层膈肌，显露胸膜腔和横膈的胸膜面。目标为切除肿瘤外缘约 0.5cm（图 12-9）。

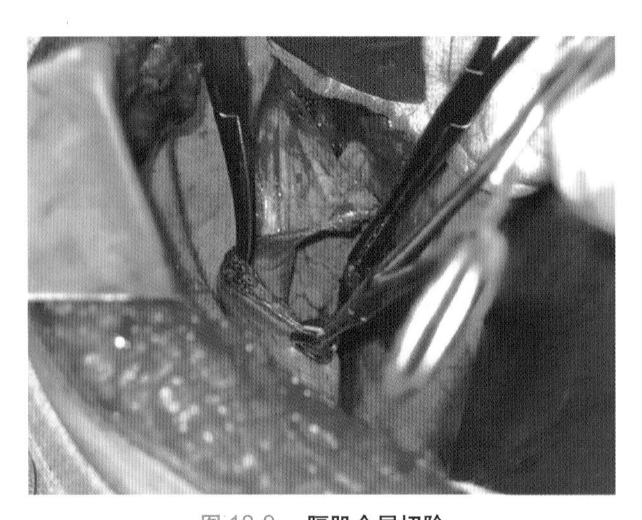

图 12-9 **膈肌全层切除**

电凝切开膈肌，切除区域以切缘肉眼无残留病灶为界（Dr. Luis Chiva. 惠赠）

在切除过程中，牵拉病灶部位可保证切除方向正确和 ESU 有效运行。切口应与膈神经分支保持平行，避免不必要的损伤，减少术后横膈功能障碍的风险。在切除过程中，可能会遇到膈动脉和静脉分支，必要时予以缝扎或双极电凝。在切除标本后，应向病理专家标注腹腔面和胸腔面，并观察和触诊探查以评估胸膜腔。同时能够探查是否存在增大的心膈间淋巴结。

在几乎所有的病例中，横膈的基础缝合都可用 1-0 或 2-0 非可吸收线，间断“8”字缝合或连续锁边缝合完成。横膈的缺损部位应沿其轴向缝合以减少张力。从切口顶端开始向中线缝合。最终闭合之前，先在胸膜腔放置 14F 红色 Robinson 导管，配合麻醉师正压通气，将这一导管连接到低流量持续吸引装置以解除气胸。缝合最后一针时撤出导管。患者置于头低截石位时，右上腹会充满液体，通过给予大量正压通气进行发泡测试，检查残余横膈是否存在漏洞。没有气泡证实缝合密闭。术后 X 线胸片可评估残余气胸情况。

有些病例可在术中放置胸导管以防止术后发生气胸。包括膈腹膜切除或横膈全层切除在内的右上腹肿瘤细胞减灭术与腹腔热灌注化学治疗相结合时，放置胸导管有特殊价值。以逆行方式放置 28F 胸导管，通过横膈缺损穿过胸导管，在第 5 或第 6 肋间隙，于肋中线处穿出。将胸导管的尖端放置在肺上方，避免损伤肺组织。然后将胸导管连接到负压引流袋并固定于胸壁上。当没有空气泄漏而每天引流量＜ 200ml 时，可以拔除胸导管。然后横膈缺损初期闭合。

已经开发的一些应对措施，包括使用 15F 或 19F Jackson-Pratt 引流管（Cardinal Health、Dublin、Ohio），改善了胸腔引流的不适感。将引流管穿过膈肌缺损，进入胸膜腔，从第 5 或第 6 肋间锁骨中线位置引出胸壁，然后将引流管缝合固定到适当的位置，连接负压吸引球。在引流系统中加入一个活塞，以避免在排空吸引球时不慎将空气引入胸膜腔（气胸）。第 2 种 Jackson-Pratt 胸腔引流的另一种方法是在韩国国家癌症中心常规用于胸腔积液或气胸的引流术。在这项技术中，将引流管放置在胸膜腔内，传出端通过膈肌缺损进入腹腔后将膈肌闭合，末端通过腹壁引出，与吸引球相连。注意事项同前。

目前已经实现了横膈全层切除的替代技术，4.8mm 负荷的自动吻合器 [胃肠吻合（gastrointestinal anastomosis，GIA）] 可用于切除横膈转移病灶。在切断组织的同时放置一排双钉以闭合胸膜腔。它可将邻近的膈肌组织拉入吻合器中，形成负压差。横断切除的同时闭合膈肌。这种技术最适合基底狭窄的病灶，可避免发生气胸，无须使用红色罗宾逊导管或胸导管进行引流。之后也需做发泡试验以保证胸膜腔的密闭性。

在很少的情况下，横膈缺损太大不能进行一期闭合时需要放置补片。常用的是聚丙烯网或聚四氟乙烯。用延迟可吸收线或不可吸收缝线间断缝合法将补片固定在切缘上。另外，也可以使用人脱细胞真皮基质修补。

五、脾

（一）显露

如前所述，上腹部的显露有赖于合适的切口和自动拉钩的使用。将左肋缘向上、向外牵拉以显露脾。患者也可采用反 Trendelenburg 体位或改良的截石位，术者可站在患者的右侧或两腿之间，以看到左上腹全貌。在切除前，应进行左上腹的全面探查，确定病变范围，累及并需切除的器官。这将有助于制订手术计划，决定需要进行部分或是整体切除。

（二）脾切除

在多达 30% 的患者中，作为卵巢癌细胞减灭的一部分，需要进行脾切除术。

这是继膈腹膜切除术之后第 2 种最常见的上腹部手术。此外，如果患者的肿瘤细胞减灭术包括脾切除术，通常也需要做膈腹膜切除和盆腔根治性手术。转移灶最常累及脾门，其次是脾表面，最后是实质。然而，需要注意的是，并非所有切除的可疑转移灶均能被术后组织学证实。少数情况下，术中过度牵拉大网膜导致脾血管损伤时需要行脾切除术。

除了初次手术外，疾病复发性病例中也可能见到单独的脾转移灶。此时可以采用肋下切口或腹腔镜方法切除。脾切除术原则上根据病灶位置不同，可通过前或后入路进行。无论何种入路，熟悉相关解剖都至关重要（图 12-10）。

（三）后入路手术

通常，累及脾的左上腹转移性病灶与大网膜和胃结肠肿瘤负荷相关。这样的病灶分布阻碍前入路手术，而后入路的脾切除手术更加方便。

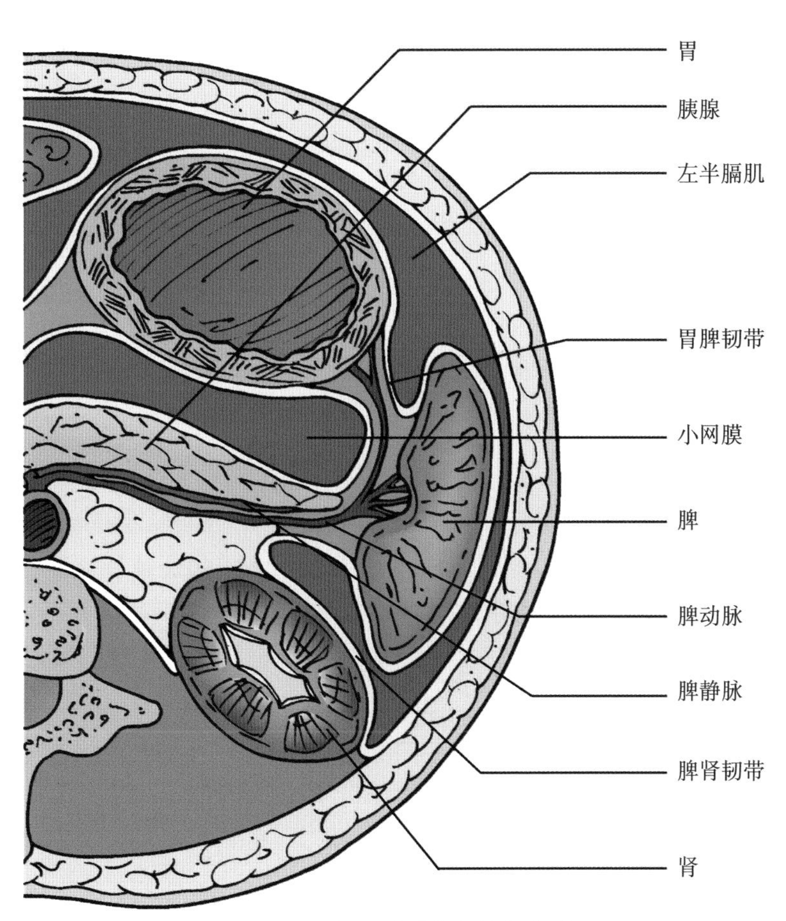

图 12-10　脾附着韧带和血管

先通过口胃管或鼻胃管对胃持续抽吸减压，然后用 Babcock 钳将减压的胃拉向内侧，不涉及胃结肠韧带。脾与前腹壁和左横膈之间的病灶可用电刀切除或钝性分离。识别脾结肠韧带，如在大网膜切除时尚未将其切除，可用双极电凝切除。切除该韧带后，可将脾移向上方和内侧，引入手术区域。在进行这一步操作时，应使患者处于反 Trendelenburg 体位，从而使结肠和小肠远离左上腹。

切开脾肾韧带，将脾从左肾前方游离出来。进一步旋转脾，可从后方触及脾血管。需注意，75% 以上的病例胰尾部位于脾门 1cm 内，切除脾血管时应将其充分分离以免损伤。分离后以双极电凝或非可吸收线结扎，切断脾动脉。结扎脾动脉后、结扎和切断脾静脉前，允许自体输血和脾减压。在开腹手术和腹腔镜手术均可使用血管吻合器固定和切断脾血管蒂。动、静脉应分别操作，以免形成动静脉瘘。

处理好脾的主要血管后，将脾向内侧进一步旋转。将胃脾韧带的其余部分，包括胃短血管，用双极电凝切断。之后，可用 15F JacksonPratt 引流管进行左上腹引流。

（四）前入路手术

如脾的前表面没有病灶，前入路是处理脾血管最直接的途径。作为大网膜切除术的一部分，切开胃结肠韧带，电凝并切断左侧胃十二指肠血管。这样方便进入网膜囊，沿网膜囊底部可见胰体、胰尾。同样的方法，将减压后的胃体向内侧牵拉，利用血管夹或腹腔镜血管吻合器将胃脾韧带下方切断，即可在胰腺的上方找到脾动脉。仔细打开胰腺被覆腹膜，用直角钳结扎并切断脾动脉。同样，如果需要，也可使用血管夹。注意避免损伤下面的胰腺组织。将脾动脉结扎后，发生自体输血，然后分出脾静脉，结扎并切断。将脾向上和向内旋转，并以与后入路相同的方式将外侧附着部位切断。再次强调，术中应注意避免损伤胰尾，并在左上腹放置引流管。

（五）腹腔镜脾切除

在脾部复发的孤立性病灶的病例中，可采用微创方法来减少手术并发症，使患者更快恢复并开始化学治疗。患者取右侧卧位以打开左上腹。传统上使用 4 个腹腔镜穿刺位点，都朝向左上腹放置。如前所述，先将脾外侧分离，随后用腹腔镜血管封闭器切开脾结肠韧带，接着切开脾外侧附着处（脾膈和脾肾韧带），以方便将脾向内侧牵拉。继续向内侧分离，在胃短血管流经胃脾韧带处电凝切断。识别脾动、静脉，使用腹腔镜血管吻合器电凝切断。

（六）脾损伤

医源性脾切除最常见的原因是大网膜切除术时因牵拉而造成的脾撕裂。过度牵拉可导致脾血管损伤或脾包膜的损伤和出血。可以尝试非手术治疗，可使用局部止血剂如止血纱或速即纱 [Surgicel 或 Fibrillar，（Ethicon Inc. US，Somerville，New Jersey）]，或使用止血海绵配合封闭剂（Floseal、Baxter、Deerfield、Illinois）一起压迫止血。浅表损伤也可使用像 ABC 类能量装置电凝止血。也有报道用大网膜填塞治疗表面出血。如表面损伤严重或脾门损伤，应放弃非手术治疗，行脾切除术。

（七）胰尾切除

胰尾与脾门密切相关。有时，转移病灶累及胰尾，可能需要切除胰尾。如前所述，据报道，在肿瘤细胞减灭术中，胰尾切除率高达 11%。

正如前文介绍，胰尾切除术是脾切除术的延续。通过前或后入路，将脾的上方和内侧游离，充分地显露左上腹结构，再将脾从外侧附着处切除。找到胰腺的后腹膜反折处并将其钝性分离，以便提起胰尾与主要的病灶。

了解脾静脉的解剖位置非常重要。脾静脉位于胰体后方，肠系膜下静脉汇入脾静脉。除非肿瘤位置影响，否则应保留肠系膜下静脉。将胰尾分离后，胰尾切除的部位和范围取决于肿瘤的分布和尽可能将病灶完全切除的手术目的。切除胰腺组织可以用电刀，也可以用血管吻合器。使用双极电凝时，切缘以 2-0 丝线或延迟可吸收缝线加固。再次强调，在左上腹放置引流管，尽管并没有证据显示放置引流管可减少术后并发症。

（八）左上腹根治性切除

如果左上腹存在一个范围较广的肿瘤团块，破坏了正常的解剖和组织结构，可能需要行根治性肿瘤切除术。手术以没有大体病灶残留为目标。病灶可能侵犯的邻近组织包括横结肠、大网膜、胃大弯、左侧横膈、胰尾和脾。在进行如此广泛的切除前，应进行全面的评估，以确保其可行性，并证实肿瘤细胞减灭术后重建肠道连续性的可能性。

虽然做法略激进，但这种手术本质上结合了

本章前述的手术原则。在充分显露左上腹之后，通常从分离肝左叶开始，依次切开镰状韧带、左冠状韧带和左三角韧带，将肝左叶移向内侧。注意切除大网膜，通常将其与横结肠一起切除。受累的结肠与病灶一同切除。分离结肠时，游离结肠肝曲和脾曲的大网膜以便于剩余结肠吻合。在将大网膜切除的同时，进入网膜囊并行触诊，评估其可切除性并再次确定病灶范围。因该手术并无确定的手术顺序，故可顺势而为，术中尽量避免损伤正常组织结构和血管。

如果病变扩展到胃大弯，可能需行部分胃切除术。持续胃肠减压后将胃向内侧牵拉，显露胃后壁。打开网膜囊并做部分切除，可清晰分辨肿瘤侵犯胃结肠韧带的部分。然后向下和横向牵拉肿瘤，即可看清胃大弯的正常部分。切除病灶后用 4.8mm 负荷的胃肠吻合器将胃沿其轴向吻合，切除病变的部位。吻合口可以用丝线缝合。切除大网膜、横结肠和部分胃之后，可考虑切除受累的脾。此时考虑到肿瘤大包块在前方侵犯胃脾韧带的程度，可采用后入路手术。

偶尔，为达到完全性病灶切除和脾的分离，需行左侧膈腹膜切除。与膈腹膜切除术的方法相同，扩展胸膜下间隙，切除病变的膈腹膜。也可能需要切除全层横膈。也可以采用侧方入路，将腹膜剥离、延伸至脾肾韧带和膈结肠韧带，直到大网膜病灶。分离左侧横膈病灶后，可将整块病灶向内上方进一步牵拉，进入术野。最后，如前所述，处理脾血管并切除脾和胰尾。在完成切除术后，胃肠减压，并留置左上腹引流管。

六、小结

晚期卵巢癌患者初始肿瘤细胞减灭术的目的是清除所有可见病灶。如前所述，有相当一部分患者的转移灶会波及左、右上腹。有必要对其探查并切除病灶以达到预期的手术目标。妇科肿瘤医师虽然熟悉盆腔病灶的处理，但上腹部手术通常具有挑战性。

对上腹部肿瘤细胞减灭术的解剖要点和手术技术的回顾，证明上腹部手术是安全可行的，应被纳入专业妇科肿瘤的手术范围。当然，也需要考虑选择适当的患者、手术医师的技术和术后护理。在减少术后并发症的同时，最大限度地提高手术成功和康复的概率。

需要重点强调的是，如果在初始肿瘤细胞减灭术时忽略了左、右上腹，多是由于对其探查不够充分。这可能导致无法达到全面的肿瘤细胞减灭，进而影响肿瘤患者的预后。

第 13 章

盆腔和腹膜后的卵巢癌根治性手术

Giovanni Aletti，Lucas Minig，Vanna Zanagnolo

一、盆腔手术

早期卵巢癌的分期手术，包括切除肿瘤累及的附件、经腹全子宫切除 + 双侧输卵管卵巢切除术、盆腔及腹主动脉旁淋巴结清扫术和大网膜切除术。早期卵巢癌并渴望保留生育能力的年轻患者可选择切除患侧附件的保守性手术。而晚期卵巢癌，通常会发现子宫及附件等内生殖器、子宫直肠陷凹、直肠乙状结肠表面和包括膀胱前腹膜与盆腔侧腹膜在内的大部分盆腔腹膜，布满了大大小小的肿瘤结节，这些可以是小的种植灶、较大的转移结节或肿瘤斑块。虽然卵巢癌向深层浸润直肠乙状结肠并不少见，但泌尿系统受肿瘤浸润却很少见。

治疗卵巢癌所采用的手术方式，主要取决于术中所见、肿瘤的位置和手术医师的经验。卵巢肿瘤大多部位表浅，没有邻近器官深部侵犯，几乎不会浸润腹膜后区域。采用腹膜后入路切除卵巢肿瘤，可以很好地识别血管并侧面分离输尿管。同时，盆腔腹膜可连同内生殖器一起安全地切除。如果肿瘤未累及直肠与乙状结肠的肠壁，可将盆腔腹膜和子宫直肠陷凹处的腹膜一同剥离。手术中，一旦分离出输尿管并将其推向一侧，侧腹膜和壁腹膜便易于剥离，且膀胱也容易与子宫分离。如肿瘤已经累及直肠与乙状结肠的肠壁，则首选根治性卵巢切除术，并将直肠和乙状结肠整块切除。然后，吻合保留的肠管，这是手术中最需要精细操作的部分。本章描述了根据卵巢肿瘤侵犯的范围切除盆腔区域所有肿瘤的多种方法。Hudson 首先将这种术式命名为“卵巢癌根治术”，随后多位学者又重新修正了手术名称。

这类手术适用于：①减灭肿瘤，无论是原发性或复发性肿瘤，达到无（或几乎无）肉眼可见残存病灶；②切除引起肠梗阻肿瘤的姑息治疗。术前必须对患者进行评估，判断其是否能够承受如此复杂的手术，且患者必须同意必要时（如术中或术后）由于并发症需行暂时性的肠外置造口术。

二、腹膜后手术

准确的腹膜后分期对早期卵巢癌患者至关重要。这类手术的主要价值在于它能够鉴别有无淋巴结转移，以根据病理结果采用适当的辅助治疗。一项随机试验比较了系统性盆腔和腹主动脉旁淋巴结清扫术和淋巴结活检术，结果表明前者检出淋巴结转移的比率更高（22% vs. 9%）。淋巴结清扫术组给予较少的辅助治疗措施，而患者趋向于具有更长的无进展生存期（progression-free survival，PFS）和改善总生存率（overall survival，OS）。2011 年的一篇综述回顾了 14 项关于淋巴结转移发生率的研究，表明在 Ⅰ 期和 Ⅱ 期上皮性卵巢癌中，盆腔或腹主动脉旁淋巴结受累的平均发生率为 14.2%（范围为 6.1%～29.6%）。Ⅰ 期卵巢黏液性肿瘤的淋巴结受累率非常低，几乎可以忽略不计。因此，一些学者不推荐在这种情况下进行系统性盆腔和腹主动脉旁的淋巴结清扫术。根据国际妇产科联盟（International Federation of Gynecology and Obstetrics，FIGO）最新分类的Ⅲ A1 期，即病变局限于卵巢和盆腔但同时伴有腹膜后转移的患者，识别这类患者有利于制订最精准治疗计划。另一方面，如果患者确为Ⅰ期卵巢癌，如无指征，可减少不必要的辅助治疗。如果在术前检查或手术过程中发现淋巴结严重受累，应予以切除，这作为减瘤术的一部分。

在晚期卵巢癌患者，盆腔和（或）腹主动脉旁淋巴结是常见的转移部位，其淋巴结转移发生率＞ 50%。

一项针对晚期卵巢癌的满意减瘤术、残余瘤＜1cm 的患者进行的随机试验，比较了系统性盆腔及腹主动脉旁淋巴结清扫术和仅行“肿大”淋巴结切除术。尽管淋巴结清扫组的 5 年无进展生存期较长（31.2% vs. 21.6%），但两组的总体生存率无显著差异（48.5% vs. 47%）。du Bois 等分析来自 AGO（Arbeitsgemeinschaft Gynaekologische Onkologie）组中对晚期卵巢癌患者的 3 项随机对照试验的数据，发现无癌灶残留的患者有显著的生存获益，而少量癌灶残留的患者则无获益。他们还发现低癌瘤负荷和临床上淋巴结受累肿大的患者，淋巴结切除术对其生存率带来了显著影响。当在腹腔内完全减灭肿瘤至无大体残留病灶时，切除肿大淋巴结似乎是合理的，但当无肿大淋巴结时实施淋巴结清扫术看来并无价值。因此，一项国际前瞻性随机临床试验比较了晚期卵巢癌减瘤达到无大体残留病灶的患者接受系统性淋巴结清扫术和未行淋巴结清扫术的临床结局，该试验已于近期完成，有望解决这一问题。

盆腔和腹主动脉旁淋巴结清扫术的手术方法，一般是进入腹膜后腔，明确解剖结构和解剖界限。大多数盆腔外科医师通常可切除盆腔淋巴结，而清扫腹主动脉旁淋巴结则需要更多的专业技能。手术步骤包括游离升结肠、辨识肾静脉，以及清扫腹主动脉前区、腹主动脉旁区、腹主动静脉间及腹主动脉左侧旁区的含淋巴结组织。清扫盆腔和腹主动脉旁的肿大淋巴结确具挑战性，尤其要注意重要的结构，如动脉、静脉、神经和输尿管，以避免难以处理的损伤。在主动脉和腔静脉区域的血管系统和泌尿系统的解剖结构异常并不少见，在解剖腹膜后区时，手术医师应注意各种解剖学异常的情况。在这方面，术前仔细评估患者的影像结果，如 CT，有助于制订适当的手术计划。肾静脉头侧肿大淋巴结的清扫，是手术过程的一个挑战。淋巴结转移最常发生于腹腔干水平。在该区域，如损伤肠系膜上动脉则可导致小肠血液供应受到影响。

本章将介绍如何分步清扫盆腔和腹主动脉淋巴结。

三、腹膜后淋巴结清扫术

卵巢癌的手术分期有 3 种方法：经腹腔开腹手术、腹膜外开腹手术和内镜手术。实际上，内镜技术可经腹腔或腹膜外进行，也可通过腹腔镜或达芬奇机器人手术系统进行。内镜分期的优点是患者康复快、术后并发症发生率低，从而避免了需要辅助化学治疗时，化学治疗开始时间的明显延迟。然而，对于晚期卵巢癌患者，建议开腹手术。

四、盆腔淋巴结清扫术的手术操作

手术步骤包括沿着盆腔无血管间隙界定手术野的边界，然后清扫手术野内的淋巴结组织。框 13-1 介绍了盆腔淋巴结清扫术的步骤。

框 13-1　主动脉旁淋巴结清扫的步骤

1. 切开腹膜，显露切除区域
2. 切除腔静脉旁淋巴结
3. 切除下腹主动脉旁淋巴结
4. 切除上腹主动脉旁淋巴结
5. 切除主动脉 - 腔静脉间淋巴结

（一）步骤一：盆腔无血管间隙的分离

在腰大肌外侧 1cm 平行于卵巢血管做切口，切开盆腔腹膜。解剖输尿管外侧及髂内动脉内侧的盆腔后窝或称直肠旁间隙（图 13-1）。直肠旁间隙的前界为子宫动脉，内界为直肠两侧的外缘，外界为髂内血管（图 13-2）。然后离断圆韧带，

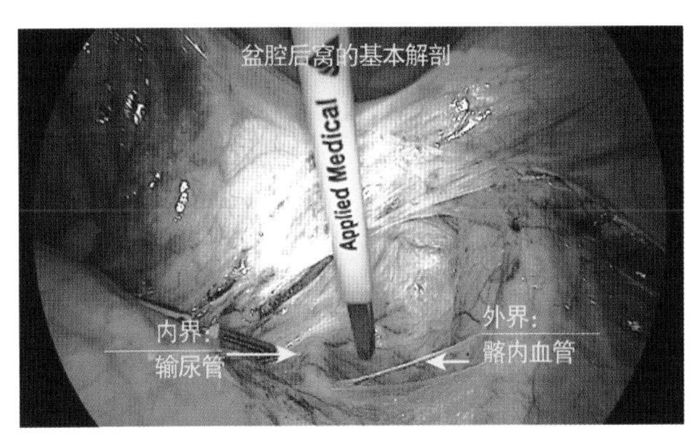

图 13-1　直肠旁间隙的基本解剖

平行于闭锁的脐动脉并在其外侧切开前侧腹膜（图 13-3）。继续向深层解剖，进入盆腔前窝（或称膀胱旁间隙）。其外界为闭孔内肌，内界为膀胱，后界为子宫动脉（图 13-4）。

用牵开器向上牵引圆韧带断端的远侧端，从腹膜和腹股沟韧带下表面分离脂肪样的股后淋巴

盆腔无血管区：直肠旁间隙

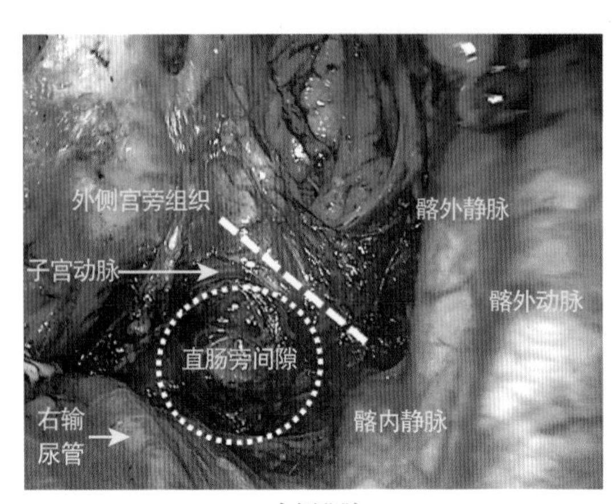

右侧盆腔

界线	
内界	直肠
外侧壁	髂内动脉的后支
前界	外侧宫旁组织和子宫动脉
后界	骶骨的侧面

图 13-2 **直肠旁间隙的边界**

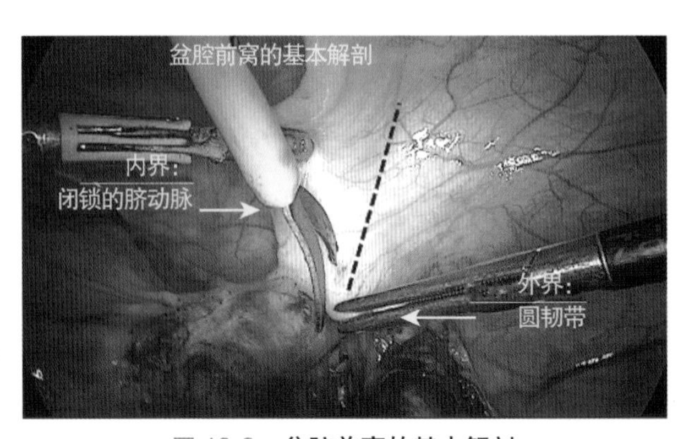

图 13-3 **盆腔前窝的基本解剖**

PARAVESICAL SPACE盆腔无血管区：膀胱旁间隙

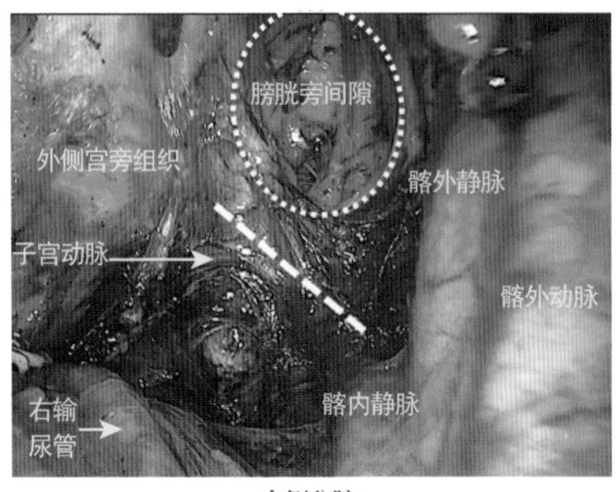

右侧盆腔

界线	
内界	膀胱和阴道
外界	髂外血管和闭孔窝
后壁	外侧宫旁组织
前壁	耻骨上支和闭孔内筋膜
底部	盆腔内筋膜

图 13-4 **膀胱旁间隙的边界**

结（retrocrural nodal）组织，从而显露髂外血管远端及淋巴结。

将髂外动脉和髂外静脉与腰大肌分离，在此步骤中可识别闭孔窝及位于其深处的闭孔神经。

自髂总动脉分叉后的近端开始分离（图 13-5），并经其远端进入膀胱旁间隙，此步骤需注意勿伤及副闭孔静脉。在腰大肌向远侧继续分离髂血管至旋髂深血管。

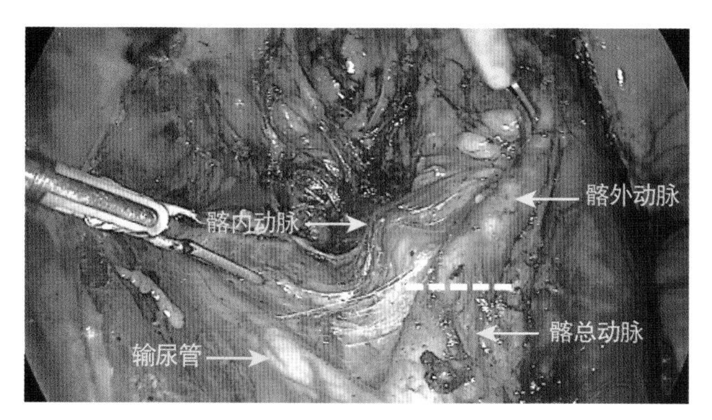

图 13-5　**髂外血管的解剖**

向深部分离，将髂外血管推向内侧，腰大肌推向外侧，即可识别走行于髂总动脉分叉处之后、隐藏在腰大肌下方的闭孔神经。剥离闭孔神经之上含闭孔淋巴结的脂肪组织，显露闭孔窝 3～4cm。需要特别注意的是，在闭孔窝近端常有自闭孔动脉向盆壁发出的 1～2 个小分支，应予以结扎。除副闭孔静脉外，闭孔窝内的所有血管均位于闭孔神经下方。

（二）步骤二：髂血管淋巴结组织的切除

上述步骤从髂外动脉外侧的腰大肌上游离出来的淋巴结脂肪组织被拉到髂外动脉的内侧，从而形成髂外动脉外膜和周围结缔组织间的剥离面。分离髂外动脉旁淋巴结脂肪组织，远端至腹股沟韧带，近端至髂总动脉分叉处。生殖股神经的一些神经纤维走行穿过该区域，通常将其分离保留，以避免大腿前部上端的感觉异常。髂外动脉和髂外静脉的分离可用静脉血管拉钩协助，完成髂血管淋巴结切除。

为避免损伤髂外血管，可完全显露髂外静脉后再解剖近端 1/3 的动脉。

在解剖髂外静脉底面和闭孔窝的头端部分时，必须特别小心，因为髂内静脉和髂外静脉的汇合处很容易受伤。因此，小心谨慎分离直至可识别这些重要静脉和髂内外静脉的汇合处。

将髂总动脉和髂外血管拉向内侧，完全显露其外侧和闭孔神经，再将髂外静脉近端及远端的上表面和后表面组织完全清扫干净。

用静脉拉钩拉高髂外静脉，显露闭孔神经，向上牵拉闭孔的脂肪组织，从闭孔神经到闭孔窝的远端把淋巴结脂肪组织剥离下来。闭孔动脉和闭孔静脉常位于闭孔神经的下方。当淋巴结即脂肪组织被剥离后，脂肪组织的唯一远端连接是一个跨过耻骨上支并连接闭孔淋巴结和股管的组织带，将其切断或结扎。如果存在副闭孔静脉，也需结扎。

为清扫闭孔神经下方闭孔窝内的淋巴结，在接近闭孔处钳断闭孔动脉和闭孔静脉，轻柔牵拉闭孔血管后方的脂肪组织并切除。遇到闭孔血管在盆壁上的小分支则可将其剪断。从外侧到内侧、从远端到近端逐步离断标本。最后小心地切除髂内动脉侧向后腹壁分支（臀下动脉和阴部内动脉）周围的脂肪组织。

在闭孔窝的近端和外侧部，坐骨神经根可显露在外侧，髂内静脉在其内侧。髂内淋巴结位于髂内动脉和髂总动脉的内侧和后部，覆盖在髂总静脉和髂内静脉的内侧面，需仔细分离。

（三）步骤三：髂总淋巴结的清扫

髂总血管左、右两侧的解剖不同。在右侧，髂总静脉在髂总动脉的外侧，而在左侧，髂总静脉则位于髂总动脉的下方和内侧。

首先识别该解剖区域的外侧缘和内侧缘，再根据血管的长度切开网状结缔组织，并根据需要用静脉牵开器拉开血管后将其切下来。髂总静脉可能有包括髂腰静脉和左侧的骶中静脉这样的重要分支。盆腔淋巴结清扫通常包括髂总静脉淋巴结清扫。

五、腹主动脉淋巴结清扫

（一）解剖学特点

腹主动脉分支和腔静脉属支常发生变异。最常见的动脉系统变异是肾动脉的走行，包括肾下极出现右副肾动脉。左肾动脉可位于肾静脉的头侧或尾侧，也可位于肾静脉的背侧。因此，在清扫腹主动脉左侧近端淋巴结时可能会遇到左肾动脉。右肾动脉末端有时走行于下腔静脉和腹主动脉之间，然后经下腔静脉下方到右肾。在清扫腹主动脉近端或下腔静脉右侧淋巴结时可能会遇到右肾动脉。右侧副肾动脉是直径 2～3mm 的小血管，跨过下腔静脉远端，在清扫下腔静脉前侧远端、腹主动脉-下腔静脉及下腔静脉右侧淋巴结时可能遇到。如果损伤该动脉，则会导致肾下极缺血。

静脉解剖异常多见于腹主动脉左侧。左肾静脉通常位于腹主动脉前面，但也可能位于腹主动脉后方或环绕腹主动脉。左腰静脉、升腰静脉和左肾静脉之间的连接变异多样，清扫腹主动脉左侧近端淋巴结时可能非常麻烦，出现意外出血。

（二）开腹经腹腔手术

最理想的腹主动脉淋巴结清扫术需要下腹正中纵行切口至脐上方数厘米处，经常达剑突水平，以便充分显露到肾血管水平，即清扫手术术野的上界。

1. *步骤一：腹膜切口和术野的显露* 无论采用何种手术方式，开腹手术还是微创手术，经腹膜入路还是腹膜后入路，淋巴结清扫术的范围都是一样的。

切开从回盲瓣到十二指肠空肠曲处 Treitzr 韧带角的肠系膜顶部的腹膜（图 13-6）。将右结肠、盲肠、回肠末端和十二指肠从 Gerota 筋膜前叶中分离出来，并与输尿管和卵巢血管一起向外牵拉，即可显露腹膜后区。轻柔牵拉切口有助于形成腹膜和腹膜后结构间的分离面（图 13-7）。

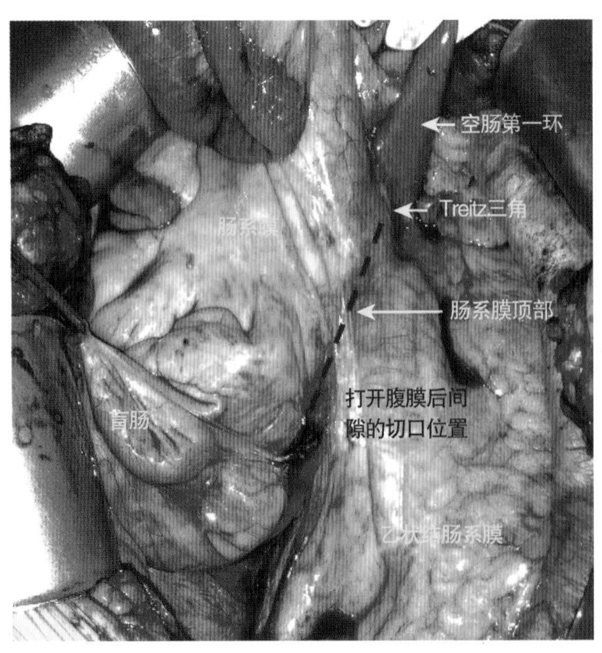

图 13-6 **切开肠系膜顶部，进入腹膜后间隙**

切开回盲部腹膜时，需要特别注意避免损伤输尿管。向右上牵拉小肠（或放在胸前的塑料袋中），同时乙状结肠向左下回缩。输尿管和卵巢血管不随肠管活动。

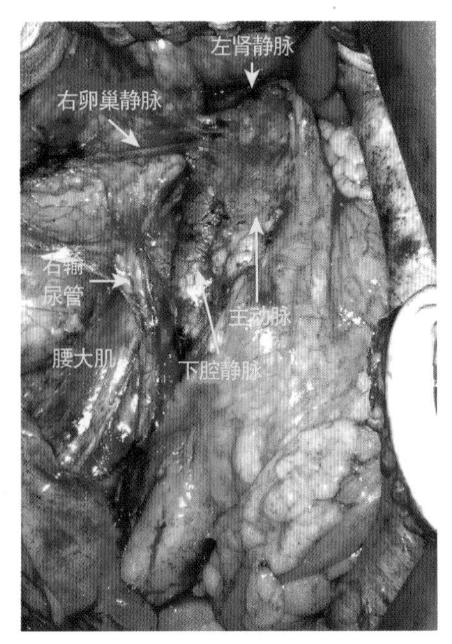

图 13-7 **腹膜后的初始视图**

2. *步骤二：下腔静脉旁淋巴结清扫* 肾内侧的脂肪组织与沿下腔静脉外侧走行的淋巴组织之间的位置为淋巴结清扫的外侧边界。右侧输尿管位于下腔静脉和下腔静脉旁淋巴结的外侧（图 13-8）。相当于髂淋巴结清扫的腰大肌和右髂总静脉间的位置。将输尿管从下腔静脉旁淋巴结组织中分离出后缩向外侧。将之前结扎的卵巢血管分离出来并钳夹。

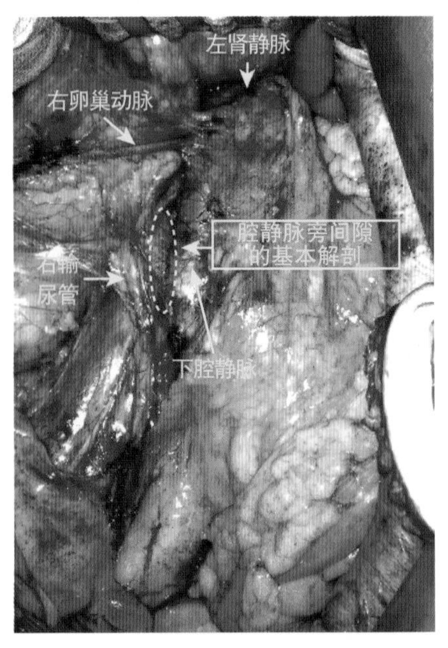

图 13-8 **腔静脉旁间隙的解剖**

在切口上部的腹膜下放置拉钩，将十二指肠

袢从腹主动脉和下腔静脉上拉开，再用一个拉钩将右侧输尿管拉向外侧，远离术野。解剖首先将脂肪组织和结缔组织鞘从右髂总动脉上分开。剥离从头侧向上进行，直至左肾静脉越过主动脉的部位。从动脉向邻近的静脉剪开血管鞘。右卵巢静脉通常在右肾静脉水平以下 1 ～ 2cm 处汇入下腔静脉，将其结扎后才能更好地清扫下腔静脉上部的静脉旁淋巴结。

分离过程中，必须注意避免撕裂连接脂肪垫和腔静脉中间或内侧相当恒定的小静脉。如果血管壁上有淋巴结转移，则有必要切除下腔静脉后淋巴结和腹主动脉后淋巴结。

完成上述解剖后，可看到 3 ～ 4 条腰椎静脉和相应的右腰椎动脉。腔静脉两侧的静脉需双重结扎、切断。然后，将腔静脉推向外侧或内侧并抬高，以清扫其背侧的淋巴结。最后清除所有残余的腹主动脉 - 下腔静脉淋巴结。

然后，结扎和离断右腰动脉，为主动脉后方淋巴结清扫做准备，这将在左主动脉淋巴结清扫之后进行。

3. *步骤三：腹主动脉旁淋巴结清扫*　为了显露腹主动脉左侧的淋巴结，需要在腹主动脉分为左、右髂总动脉分叉处向头端寻找肠系膜下动脉（inferior mesenteric artery，IMA）。自左侧髂总动脉向上分离，可确定肠系膜下动脉的位置。钝性分离扩大肠系膜下动脉下的间隙，并放入拉钩（图 13-9）。用拉钩抬高肠系膜下动脉，显露腹主动脉的左侧和左髂总动脉。

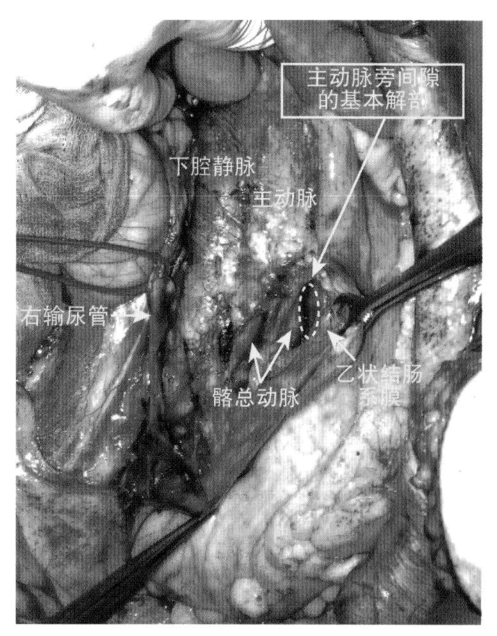

图 13-9　**主动脉旁间隙的解剖**

沿腹主动脉旁左侧、降结肠腹侧肠系膜和腰大肌侧旁平面清扫腹主动脉淋巴结组。在这一步操作中，必须辨认左侧输尿管和卵巢血管，并将其向外侧牵拉，使之离开操作区域（图 13-10）。

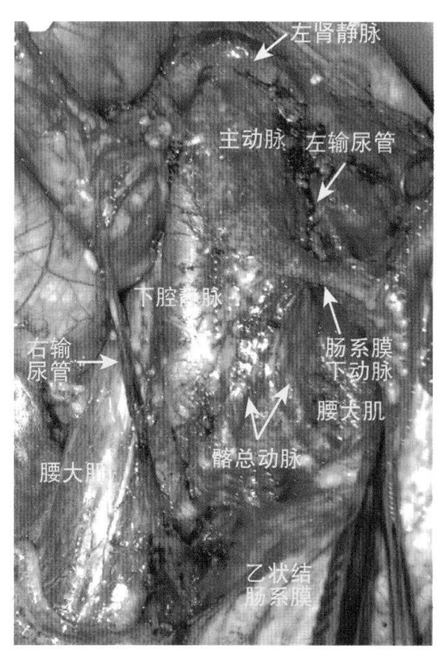

图 13-10　**主动脉旁间隙**

自腹主动脉分叉处，沿腹主动脉向上分离即可显露肠系膜下动脉的起点。肠系膜下动脉的活动度各不相同，在某些情况下，从腹主动脉左侧入路难以很好地显露。在此情况下，需要在肠系膜下动脉的起点处分离游离（图 13-11）。在某些情况下，增大的淋巴结包绕肠系膜下动脉或在肠系膜下动脉近旁，如果不切断肠系膜下动脉，就无法安全并充分地切除淋巴结。为确保这一点，既要在肠系膜下动脉起点处结扎，又要保证肠管有足够的血供。对于合并严重并发症或血管疾病的老年患者，在夹闭肠系膜下动脉后，检查乙状结肠的颜色及血流，可用多普勒探头确认血流量。在确认乙状结肠血流和（或）乙状结肠肠管颜色满意后，再安全地切断肠系膜下动脉。

沿腹主动脉的腹侧面继续向上分离直至左肾静脉，可显露左肾下方的腹主动脉旁淋巴结。将降结肠的肠系膜从腹膜后组织和肾前筋膜（Gerota 筋膜）分开来，以辨别左侧输尿管和卵巢血管向头侧经过肠系膜下动脉的走行。向外牵拉输尿管，完成左侧腹主动脉旁淋巴结的清扫。

必须将左侧输尿管和卵巢血管与结肠系膜分离，以保持其在腹膜后的位置。调整拉钩以显露

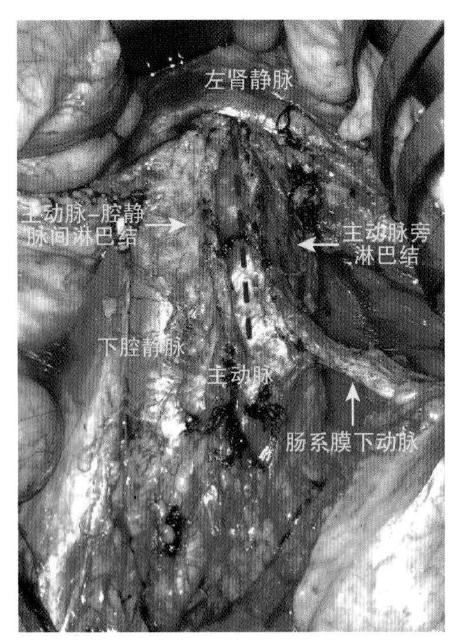

图 13-11 **主动脉旁淋巴结的解剖**

左腹主动脉旁区域，在含淋巴结的厚层脂肪组织和左髂总动脉之间形成一个平面。向下剥离至椎骨前面，并向远端延伸至髂总动脉的中点，在此处横断、切除剥离的淋巴结组织。

将淋巴结组织提起并从椎骨前直接离断，向头端分离至左肾动脉水平（图 13-12）。

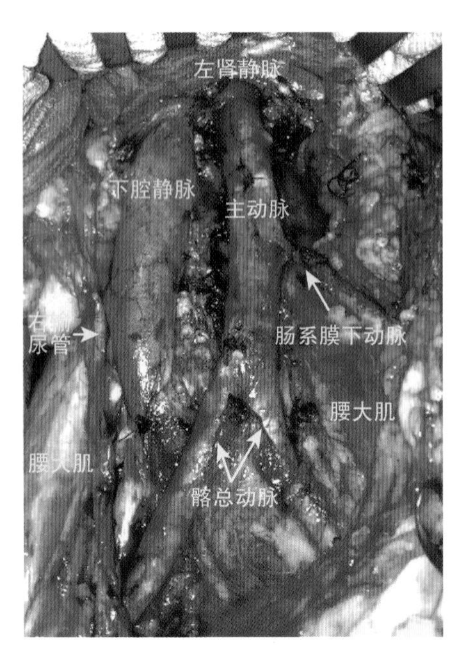

图 13-12 **腹膜后淋巴结切除后的最终视图**

在离断淋巴结之前，先解剖左肾静脉和左卵巢静脉的头侧，以确认这两条静脉的汇合点。然后，进一步向背侧分离，以抬高淋巴结组织，并在肾静脉下缘将其上端横断。因为此处可有一条或多条静脉从左肾静脉下缘汇入，如腰静脉和升腰静脉，所以分离此处时须倍加小心。

清扫左侧腹主动脉淋巴结后，再清扫主动脉后方的淋巴结。与切除右腰动脉处淋巴结操作相同，将左腰动脉钳夹、结扎并横断，以便切除腹主动脉后方的淋巴结。必须注意不要损伤起自腹主动脉后方、距腹主动脉分叉处 1 ～ 2cm 的骶正中动脉。

4. *步骤四：腹主动脉和下腔静脉之间的淋巴结清扫* 最后一步是清扫腹主动脉和下腔静脉之间的淋巴结。用血管拉钩将腹主动脉和下腔静脉向侧方拉开，清扫两根血管之间的淋巴结。在此过程中，需特别注意勿损伤位于腹主动脉和下腔静脉间隙深处的腰静脉。覆盖在腹主动脉和下腔静脉上的腹膜无须关闭。

六、晚期卵巢癌盆腔手术的操作技巧

根据盆腔器官切除的范围，介绍 3 种类型晚期卵巢癌的根治性手术。Ⅰ型包括切除内生殖器官和盆腔腹膜，还可能包括乙状结肠前壁全层楔形切除术。Ⅱ型在此基础上，还增加了直肠乙状结肠切除术。Ⅲ型则是在Ⅰ型或Ⅱ型的手术范围，再增加部分膀胱切除和（或）盆段输尿管切除术。目前，Ⅱ型根治性卵巢癌切除术是最常用的术式，75%以上的病例采用这种术式。

（一）手术操作技巧

探查肿瘤在盆腔中的分布情况后，病灶局限于盆腔腹膜的环形切口之内。这个环形切口通常起自两侧的结肠侧沟，向头端延长至横结肠的脾曲和肝曲。尾侧方向，腹膜切口向两侧延长至耻骨联合。如此，总的来说，卵巢癌根治术是由四周以向心的方式进行切除的。

辨清两侧的输尿管和性腺血管。用 2-0 可吸收线标记性腺血管；用血管环套拉输尿管，以便手术过程中可以更好地识别（图 13-13）。确认两侧的子宫圆韧带，在其距骨盆壁 2cm 处电凝切断。如前所述，分离盆腔外侧的无血管间隙。此时，可在两侧髂内动脉的子宫动脉起始处结扎子宫动脉，以减少在随后的手术过程中的出血。用环钳或艾利斯钳夹持前腹膜，以便分离膀胱与前腹膜。用剪刀或电刀向尾侧继续分离，直至显露出 2 ～ 3cm 的阴道前壁（图 13-14）。将双侧输尿管从子宫骶韧带两侧分离出来，并用直角钳和缝合线将其与子宫动脉分开（图 13-15）。

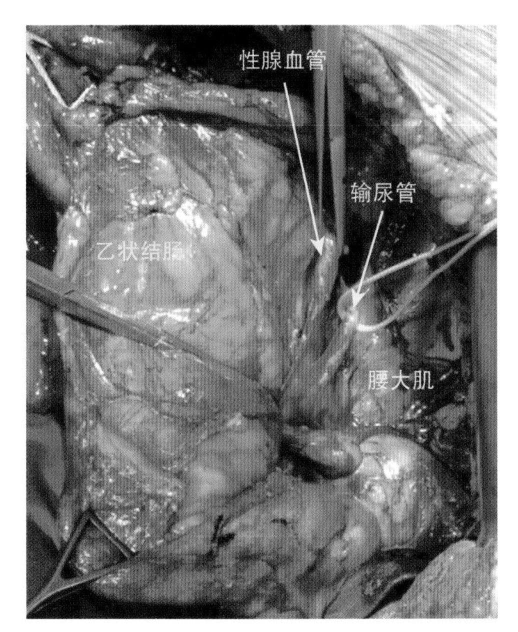

图 13-13　**辨认输尿管和性腺血管（右侧）**

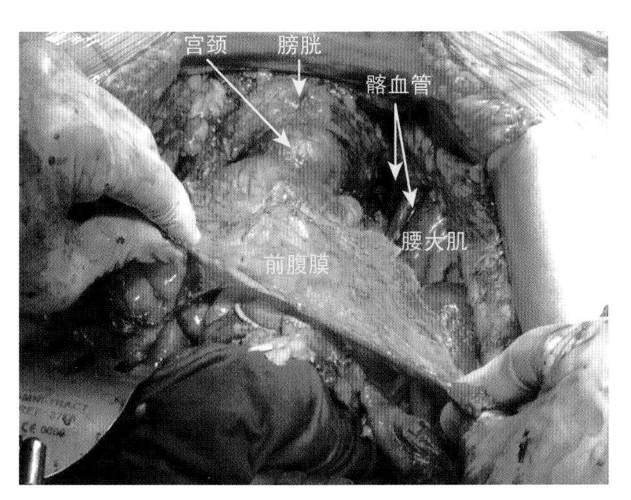

图 13-14　**前腹膜的解剖**

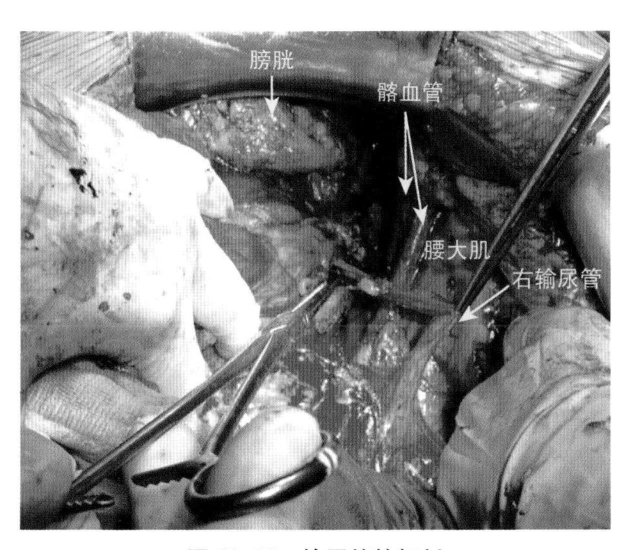

图 13-15　**输尿管的解剖**

然后切开阴道前壁，逆行切除子宫（图 13-16）。经双合诊检查，在阴道内填塞纱布，有助于此步骤的操作。切至阴道侧面时，结扎并切断子宫动脉。然后，分离阴道后面的直肠阴道间隙(图 13-17)。

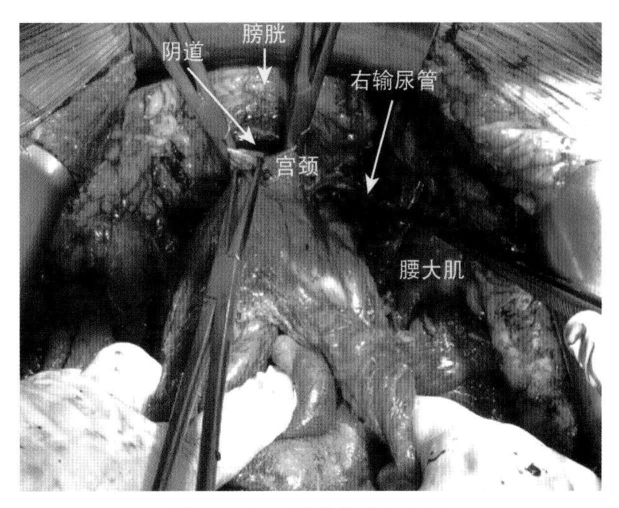

图 13-16　**阴道前壁切开术**

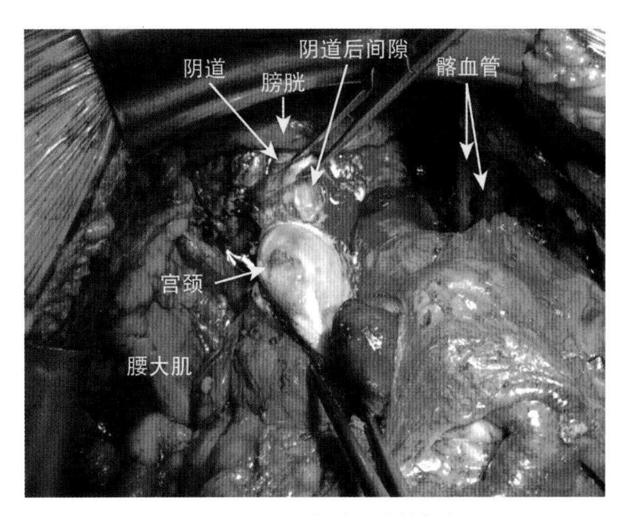

图 13-17　**阴道后间隙的解剖**

（二）Ⅰ型卵巢癌根治术

Ⅰ型卵巢癌根治术适用于癌灶在子宫直肠陷凹、有孤立腹膜种植、不伴乙状结肠转移的患者。从直肠乙状结肠上分离子宫直肠陷凹处的腹膜，并注意避免意外损伤直肠或乙状结肠壁。虽然首选锐性分离，但有时仍需借助直角钳和电刀才能完成分离。如果乙状结肠局部损伤，可用 2-0 可吸收线间断缝合来闭合缺损。一些外科医师建议在乙状结肠缺损≤ 2cm 时可进行Ⅰ期缝合，否则应切除该损伤的肠段。在盆腔内注满无菌水，对直肠和结肠充气来进行“水检查”，可以排除难以识别的肠穿孔。

（三）Ⅱ型卵巢癌根治术

Ⅱ型卵巢癌根治术适用于肿瘤累及乙状结肠导致子宫直肠陷凹封闭的患者。因此，该术式包括整块切除盆腔肿瘤及乙状结肠。直肠乙状结肠切除术根据肛门缘与头侧切缘之间的距离分为3类：高位（> 11cm）、低位（7 ～ 11cm）或极低位（< 7cm）。框 13-2 介绍了Ⅱ型卵巢癌根治术的步骤。

框 13-2　Ⅱ型卵巢癌根治术的步骤

1. 打开盆腔侧腹膜
2. 辨认输尿管
3. 结扎卵巢血管
4. 切除乙状结肠
5. 切除乙状结肠及肠系膜下动脉
6. 分离侧腹膜
7. 分离膀胱前腹膜
8. 分离输尿管与子宫动脉
9. 分离骶前间隙
10. 逆行阴道切开 - 子宫切除
11. 分离阴道后间隙
12. 分离直肠旁脂肪组织
13. 切除直肠
14. 吻合结 - 直肠

术中，分离直肠阴道间隙后，切开阴道后壁，然后用直角钳分离直肠系膜组织来识别直肠前壁。乙状结肠的近端切缘距肿瘤上缘 2 ～ 3cm。这一步骤的胃 - 肠吻合（gastrointestinal anastomosis，GIA）通常使用自动缝合装置（4.8 mm）来进行。将自动缝合装置的两排钉放在切开的结肠两端，避免粪便污染。辨认输尿管并将其推向侧方后，向回盲角方向离断乙状结肠系膜（图 13-18）。此步骤可用血管闭合器或缝合结扎法来完成。辨认并结扎直肠上血管。继续向尾端分离骶前无血管区至盆底肌肉组织（图 13-19）。用直角钳和血管闭合器离断直肠系膜组织，显露直肠壁四周（图 13-20）。此时，识别并结扎包含痔血管的直肠外侧韧带，从骨盆侧壁分离直肠 - 乙状结肠，以进一步游离准备切除的标本。直肠周围组织被完全游离后，距肿瘤最低点尾侧端 2 ～ 3cm 处切断直肠乙状结肠。这一步骤通常使用弧形切割吻合器，在离断肠管的两端分别钉上两排吻合钉（图 13-21）。

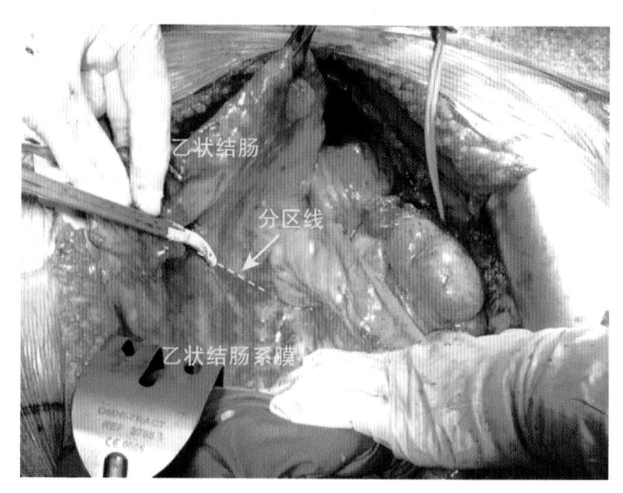

图 13-18　**乙状结肠系膜的分区**

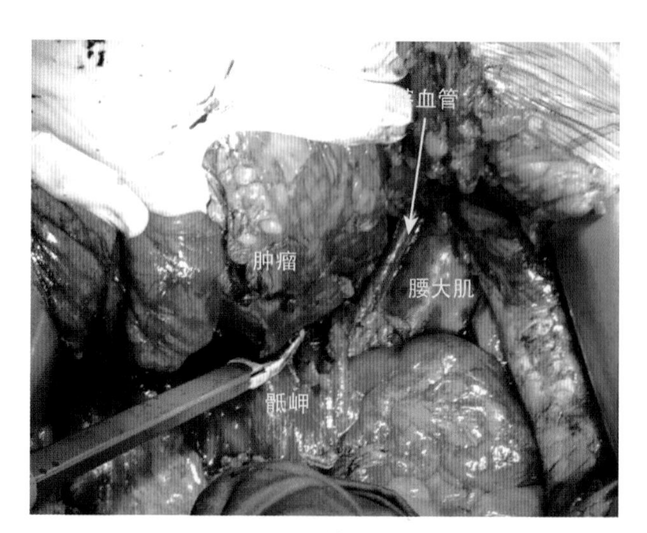

图 13-19　**骶前间隙的解剖**

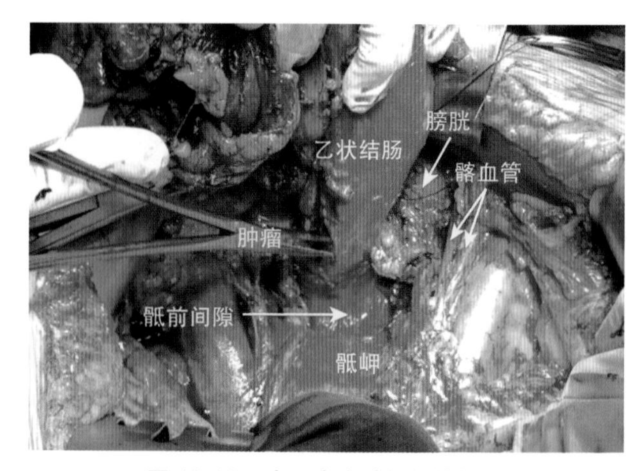

图 13-20　**直肠旁脂肪组织的解剖**

肠吻合术：通常采用吻合器或人工缝合技术吻合切除肠段后的肠管（图 13-22）。不同技术操作详见下卷第 17 章。

（四）Ⅲ型卵巢癌根治术

Ⅲ型卵巢癌根治术包括部分输尿管切除术或膀胱切除术，这在晚期卵巢癌根治术中很少应用。然而，在复发性卵巢癌的肿瘤减灭术中是必要的。

当将盆腔腹膜与膀胱分离时，需要切除部分膀胱。在这种情况下，可用 2-0 可吸收线单层连续缝合。向膀胱注入亚甲蓝液有助于确认膀胱缝合的严密性，并识别分离时难以发现的膀胱穿孔。

尽管盆腔肿瘤经常会压迫输尿管，但很少出现输尿管壁的浸润。因此，输尿管部分切除非常罕见。然而，即便非常仔细地实施操作，仍有时需要通过输尿管部分切除术来切除肿瘤。在这样的病例，需要放置输尿管支架（6F 或 7F 的双 J 管）。放置输尿管支架的手术可以在膀胱镜下完成，亦可通过打开膀胱顶部，在直视下向头端方向放入，膀胱浆肌层用 3-0 可吸收线间断缝合。输尿管支架在手术后 2 ～ 3 个月经膀胱镜取出。

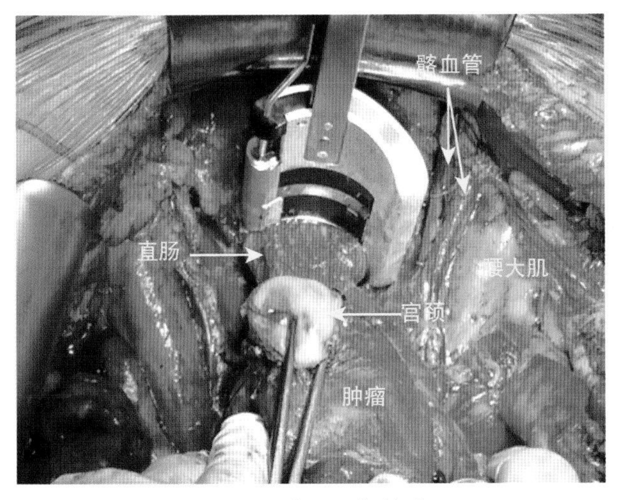

图 13-21　**直肠尾部的分区**

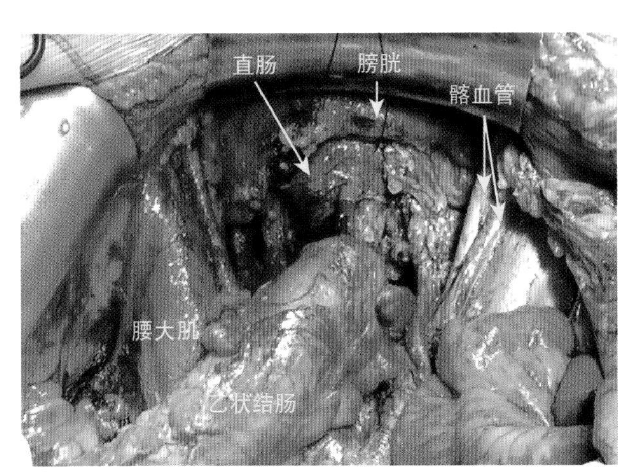

图 13-22　**将钉砧放进 EEA 吻合器钉砧座中**

第 14 章

肿瘤细胞减灭术的并发症及处理

Gwenael Ferron，Alejandra Martinez，Bassem Mezghani

肿瘤细胞减灭术是复杂的外科手术，可能包括扩大的腹膜切除术、膈肌切除术、淋巴结切除术和多个内脏切除术。因此，很难判定在同时实施的多个复杂的手术程序中是哪一部分引发了特定的并发症。接受肿瘤细胞减灭术的患者易发生可预见的严重并发症，并且手术并发症亦可能因其身体状况和并存的其他疾病而加重。对于每一个接受肿瘤细胞减灭术的患者，都应根据最新的基于循证医学证据的指南制订围术期治疗计划。本章着重介绍全面的术前评估、预防及有效管理相关的并发症。

一、并发症的分类系统

接受肿瘤细胞减灭术的患者易发生术中损伤，约占手术总数的10%。目前的数据表明，17%～63%的患者在术后30天内出现不同程度的并发症。

医疗史上，第一个用于术后并发症分级的分类系统是 Clavien-Dindo 分类法。修订后的分类系统根据并发症所需的治疗方法以及并发症是否危及生命或致残，将并发症分为5类（表 14-1）。在此分类系统中，Ⅰ级和Ⅱ级并发症是需要药物治疗的并发症；Ⅲ级并发症包括那些需要手术、内镜或放射治疗的并发症；Ⅳ级并发症是指那些危及生命，需要在重症监护病房治疗或任何需要长时间插管或再次插管的并发症；Ⅴ级并发症是死亡。Chi 等发表了一个评分系统，用于对继发于手术的相关事件进行评分。1级并发症是需要口服药物和（或）床旁干预的并发症；2级并发症是需要静脉药物治疗、输血或肠胃外营养的并发症；3级并发症为需要再次手术、放射治疗、内镜治疗或需要插管的并发症；致残归类于4级并发症；死亡系5级并发症。两种评分系统的主要区别在于Ⅳ级并发症（在 Clavien-Dindo 分类中为危及生命的并发症，Chi 分类中为致残性并发症）。通用的术语标准，例如，美国国家癌症研究所对于不良事件使用的通用术语不适用于外科手术，因为这是为了对与药物治疗或手术相关的不良事件进行分级而设立的。

轻微并发症（Clavien-Dindo 分类的Ⅰ级和Ⅱ级、Chi 分类的1级和2级）是最常见的并发症类型，约占所有并发症的2/3。目前报道的数据，在术后30天内发生的重要并发症（Ⅲ、Ⅳ级或3、4级）发生率在2.5%～27%。除外感染性疾病，术后并发症的发生率为10%～18%，包括心肌梗死、脑血管意外、急性器官衰竭和血栓栓塞。感染性并发症的发生率为7%～10%。尽管很少见，但患者可能会因术后立即出现的并发症而死亡。

约25%的患者因出现手术相关并发症，延长住院时间达8～10天或以上。近年来，人们越来越重视外科手术后的生活质量。在考虑对患者进行肿瘤细胞减灭术时，是否能够维持其生活质量应该是首要问题。有几种工具可用于评估患者手术后的生活质量。欧洲癌症研究与治疗组织（European Organisation for Research and Treatment of Cancer，EORTC）开发的卵巢癌专用生活质量调查问卷（QLQ-OV28），作为已被验证的核心评估调查表 QLQ-C30 的补充，是评估卵巢癌细胞减

表 14-1 Clavien-Dindo 手术并发症分类

级别	定义
Ⅰ级	任何发生于术后，但无须药物治疗、手术、内镜或放射干预的异常改变 治疗方法为镇吐、解热、镇痛、利尿、补充电解质和物理治疗 该级别并发症也包括在床边开放的感染伤口
Ⅱ级	需要使用Ⅰ级并发症所纳入药物以外的药物治疗 其中包括输血和全胃肠外营养
Ⅲ级	需要手术、内镜或放射治疗干预
Ⅲ a	非全身麻醉下治疗
Ⅲ b	全身麻醉下治疗
Ⅳ级	危及生命的并发症（包括中枢神经系统并发症）[a]需要中期照护（IC）或重症监护室（ICU）处理
Ⅳ a	单一器官功能衰竭（包括透析治疗）
Ⅳ b	多器官功能衰竭
Ⅴ级	患者死亡
后缀 d	如果患者出院时出现并发症，则将后缀 d（指功能异常）添加到相应的并发症等级中 标注 d 表明需要随访以全面评估该并发症

[a] 脑出血、缺血性脑卒中、蛛网膜下腔出血，但不包括短暂性脑缺血发作（TIAs）

[摘录自 Clavien PA，Barkun J，de Oliveira ML，et al. The Clavien-Dindo classification of surgical complications：five-year experience. Ann Surg，2009，250（2）：187-196.]

灭术后生活质量的最常用工具之一。它包括对总体健康状况、食欲、睡眠、疼痛、消化系统和呼吸系统疾病及身体外形的评估。

二、并发症的术前风险评估

术前应对拟行肿瘤细胞减灭术患者的年龄、一般健康状况和是否合并其他疾病等手术危险因素进行评估。这将有助于手术医师确定患者是否适合于这种手术治疗。

患者年龄是预测术后并发症的关键因素。事实证明，年龄≥ 75 岁的患者术后发病和长期住院的风险是年轻患者的 2 倍，同样该年龄组患者死亡的风险高达 10 倍。在评估风险时，单凭年龄是不可靠的，应使用多种评分系统。美国麻醉医师学会（American Society of Anesthesiologists，ASA）的身体状况分类是最常用的评分系统。它是一套经过验证的分别针对常规手术和肿瘤细胞减灭术的风险评分系统。在 ASA 评分系统中的Ⅲ或Ⅳ级的患者，发病和死亡的风险比评分等级低的患者要高 2 ～ 4 倍。但是，该系统在评估术中并发症风险和术中及术后医疗护理的复杂性方面的数据存在相互矛盾的情况。目前的文献显示，80％以上拟行肿瘤细胞减灭术的患者，ASA 评分为Ⅱ级或Ⅲ级。美国东部肿瘤协作组（Eastern Cooperative Oncology Group，ECOG）与世界卫生组织（WHO）制定的体力状态评分标准和查尔森合并症指数在预测发病率、死亡率和住院时间方面很准确，但在风险调整模型方面的重要性可能不明显。

术前相关合并症和脏器功能的全面评估至关重要，据此在手术前可以对出现并发症高风险的患者进行适当处理、加强护理和密切监测。

患有脑血管疾病、心肌缺血、心律失常或心脏瓣膜病病史的患者，以及患有慢性支气管炎、阻塞性肺疾病、哮喘或肺气肿的患者，术后脑与心肺功能代偿失调和随之而来的重大并发症的风险较高。对于胸膜积液继发呼吸功能受损的患者，可以考虑进行胸腔引流、胸腔镜检查和滑石粉胸膜固定术。糖尿病增加术后感染的风险，特别是手术部位的感染，也会增加术后糖尿病本身病情恶化及促使已经存在的末梢损伤进一步加重的风险。肾病或肝病患者可能面临术后并发症增加的风险。贫血与术后发病率和死亡率的增加有关。这是由于贫血的患者，身体已经处于生理性代偿阶段。因此，对围术期急性失血的适应能力降低，特别是在合并心血管系统或呼吸系统疾病的情况下更是如此。虽然输血可能带来额外的医源性风险，但对于术中急性出血的患者，无论其严重程度和患者病情如何，通常都建议术中输血。术前纠正贫血可降低这样的风险。

凝血功能障碍也是晚期卵巢癌患者要考虑的一个因素，其主要机制是体液介导的肿瘤综合征。其他相关因素，如肿瘤负荷、化学治疗、手术和急性失血等也可引发凝血功能异常。卵巢癌患者血栓栓塞的风险较高，多达20%的患者会发生血栓栓塞。既往患有深静脉血栓或肺栓塞的患者，术后死亡的风险增加。对于那些因存在抗凝药物禁忌证而需要放置下腔静脉滤器的患者，或者虽然抗凝治疗有效但肺栓塞再次复发的患者，应考虑推迟手术。

晚期卵巢癌患者普遍存在营养不良，这主要是由于腹水和肿瘤包块对消化道的机械性压迫作用。在某些病例，是因浸润性癌灶阻塞肠管或影响肠管蠕动所致。其他癌症相关的因素，如厌食和精神萎顿也与出现营养不良相关。手术前营养状况评估须依据体重下降，血清白蛋白、前白蛋白和转铁蛋白的水平，以确认患者是否存在重度营养不良（体重减轻＞10%、白蛋白水平＜30g/L，前白蛋白＜10mg/dl）。这些重度营养不良患者的术后发病率和死亡率很高，特别是与出现感染并发症有关。文献资料显示，约17%拟行肿瘤细胞减灭术的患者白蛋白水平＜35g/L。Geisler 等评估白蛋白和前白蛋白水平降低的卵巢癌肿瘤细胞减灭术患者发生并发症的风险。研究结果表明，在施行卵巢癌减灭术时，前白蛋白水平＜10mg/dl 的患者发生并发症的风险较前白蛋白水平正常患者高10倍（60% vs. 6%）。当血清白蛋白水平＜30g/L，患者发生肠吻合口瘘的风险增加7倍。另有研究表明，血清白蛋白是术后不良结局的最明显预测指标。

几项研究报道，伴有大量腹水的患者出现术后严重并发症的风险呈上升趋势。但是，统计学上未显示显著性差异。

除手术部位感染的风险外，肥胖似乎与其他重要并发症的发病无关。吸烟与术后并发症的高风险相关。戒烟4周后，吸烟对肺部的有害作用可以逆转，但没有证据表明术后发生并发症的风险会随之降低。长期饮酒会对心脏、肝、凝血和免疫系统的功能产生有害影响，从而增加发生围术期并发症的风险。术前戒酒至少4周，术后并发症降低，但没有证据表明对降低死亡风险有益。

实施肿瘤细胞减灭术的手术时机，也会影响围术期并发症的发生率。前瞻性研究的数据表明，先期给予新辅助化学治疗再实施肿瘤细胞减灭术可减少围术期并发症的发生率，与肿瘤细胞减灭术作为初治方案相比，其并发症发生率和死亡率较低，手术失血量、住院时间、术后开始化学治疗的中位时间均减少。先期新辅助化学治疗后的肿瘤细胞减灭术，术后发生严重并发症比例约为6%；而肿瘤细胞减灭术作为初治方案，22%的病例术后发生严重的并发症。

（一）手术复杂程度评分

术后并发症的发生率与手术范围和切除脏器的数量直接相关。已发表的研究表明，接受3次以上广泛性手术的患者，与未接受任何广泛手术的患者相比，出现不良后果的风险要高出3～4倍。确定手术范围的策略之一是进行手术复杂程度评分，使外科医师能够客观地了解手术的侵袭性。在 Aletti 及其同事的一项研究中，15位作者提出了一个专门针对卵巢癌肿瘤细胞减灭术复杂程度的评分。这个评分系统，给手术过程中的每一个步骤评为1～3分，将各项得分相加，获得手术复杂程度得分。从而可以将手术操作分为低复杂度、中复杂度和高复杂度手术（表14-2）。

表 14-2 Aletti 团队提出的手术复杂性评分系统

操作	分数
全子宫双附件切除	1
盆腔腹膜剥除	1
腹腔腹膜剥除	1
大网膜切除	1
盆腔淋巴结切除	1
主动脉旁淋巴结切除	1
一段或多段小肠切除	1
大肠切除	2
结直肠切除	3
膈肌剥除或切除	2
脾切除	2
肝切除	2
复杂性评分分度	总分
1（低）	≤3
2（中）	4～7
3（高）	≥8

（二）手术方式作为围术期并发症的预测指标

据报道，进行肿瘤细胞减灭术时，仅 33%～40%的病例同时行淋巴结清扫术。这可能是由于对并无淋巴结肿大的患者实施淋巴结清扫术的治疗意义一直存在争议，以及大量的复发患者此前已经接受了淋巴结清扫术的缘故。另有学者报道，肿瘤减灭术同时行淋巴结清扫术的比率高达 83.6%。淋巴结清扫术存在手术中血管损伤（4%）和术后淋巴囊肿（13%）的风险。

在初次肿瘤细胞减灭术中，27%～38%的病例同时进行了较大范围的上腹部手术。最常见的是膈肌腹膜切除术，亦可能全层切除，占 13%～35%。在极少数情况下，确实有实质性脏器受累的病例可能需要进行肝胆切除术。有 1.5%～10%的患者接受复杂的肝切除术。高达 36%的患者行脾切除术，在脾切除术的同时行远端胰腺切除术者占 0.5%～4%。自肝门或腹腔区域切除肿瘤或淋巴结的病例占 0.2%～5%，而需要进行胃切除的病例不足 0.5%。文献资料显示，较大范围的上腹部手术使平均手术时间增加 1.5 倍，平均失血量增加 2 倍，术中输血率增加 6 倍。然而，这些研究均未发现与此类手术相关的术后并发症和死亡率显著增加。在这些患者中，重要并发症的发生率为 6%～22%，约 60%的患者住院 5～10 天。

在 30%～50% 的初次肿瘤细胞减灭术中进行肠切除术。其中 1/3 为多次肠道切除术，包括大肠、小肠或两者均有。肠切除术会增加手术时间和失血量，并延长住院时间和增加发生严重并发症的风险，尤其是在多次肠切除的患者更是如此。在进行肠切除术的患者中，5%～20%的患者仅切除小肠。多项研究数据表明，该手术不会增加肿瘤细胞减灭术的并发症或死亡的风险。10%～41%的患者行大肠切除术，其中 5%～14%的患者行直肠乙状结肠切除术。3.2%的患者接受了全结肠或不全结肠切除术。大肠切除术使重要并发症的风险增加 3 倍，但没有证据表明死亡风险会随之增加。

0.1%～3%的肿瘤细胞减灭术需行尿路切除术，包括部分膀胱切除术和（或）输尿管切除术。

（三）手术患者的选择

根据欧洲妇科肿瘤学会（European Society of Gynaecological Oncology，ESGO）2016 年指南的建议，宜由多学科专家团队在术前进行全面的评估，包括量表评分和对合并症的评估以选择出那些无法切除病灶及需要先期新辅助化学治疗以利于减瘤手术能达到无癌灶残留。如果对患者进行评估，并为适合手术，则应详细讨论手术的所有细节和制订治疗方案。若患者不适合手术，则应采取适当措施解决相关问题，并通过新辅助化学治疗治疗卵巢肿瘤。

三、术前护理计划和并发症的预防

根据手术加速康复外科（Enhanced Recovery After Surgery，ERAS）协会的指导原则，建议在手术前纠正严重的贫血（血红蛋白水平＜ 7g/dl）。应纠正铁缺乏症和其他潜在疾病，以改善患者对术中出血的耐受，并避免或至少减少围术期输血。还应注意控制血糖，包括术前进食糖类（碳水化合物），以改善术前身体状况及降低术后胰岛素抵抗。

（一）预防血栓栓塞

根据 ERAS 指南，已经存在深静脉血栓或肺栓塞患者的抗凝治疗必须过渡到肝素类抗凝治疗。在诊断血栓栓塞的患者，应将手术推迟至少 1 个月。对于其他患者，预防性应用静脉血栓栓塞的药物，尽管会增加出血的风险，仍须使用。具有最高预防剂量的低分子量肝素（依诺肝素 40mg；达肝素 5000U），或低剂量普通肝素（5000U）应在手术前 2～12 小时使用（如果计划进行椎管内麻醉/镇痛为 10～12 小时，否则为 2～4 小时）。另外，可采用弹性长筒袜或下肢间歇性充气加压装置，建议在手术中持续使用。

（二）营养支持

对于严重营养不良的患者（体重下降＞10%，白蛋白水平＜ 30g/L，前白蛋白水平＜ 10mg/dl），建议采用口服和（或）肠外营养支持。可根据临床和实验室检测结果监测营养状况。患者手术前的前白蛋白水平应＞ 10mg/dl。

（三）戒烟戒酒

根据 ERAS 指南，鼓励患者进行体育锻炼，并在手术前戒烟戒酒至少 4 周。

（四）术前使用抗生素

建议术前使用抗生素，以降低手术部位感染的风险。可以使用第三代头孢菌素或克林霉素。对于肥胖和手术时间较长的患者需要增加抗生素的剂量，尤其是手术持续时间超过所使用抗生素的两个半衰期时。

四、术后监护计划

（一）重症监护病房

10%～30%的患者术后需要立即进入重症监护病房。在此期间，反复的临床评估是基本的监测措施。应针对可能出现或可疑并发的相关疾病，合理地进行常规实验室检查。这对于排除弥散性血管内凝血、急性呼吸窘迫综合征或全身性炎症反应综合征（systemic inflammatory response syndrom，SIRS）等严重的并发症至关重要，尤其是在术中出现大量出血、重要脏器衰竭和强化复苏等情况。

（二）血糖控制

术后高血糖与输液和肠外营养有关。控制好血糖至关重要，因为它与降低感染发病率和死亡风险相关。

（三）液体管理

液体管理需要对体液丢失和体液重新分布进行综合评估。体液转移至第三腔隙的现象很常见，以腹水和胸腔积液为特征。如果存在严重的低白蛋白血症（＜ 2g/dl），则给予白蛋白治疗有效。对于细胞外液排出迟缓和（或）利尿不足的患者需要使用利尿药。根据 ERAS 指南，最佳的管理应注意心肾功能，避免体液超负荷，维持正常血容量和利尿，还要避免血压过度波动，以防重要脏器缺血或出血。

（四）维持电解质平衡

由于血容量不足或长期使用晶体溶液，术后常出现低钠血症。纠正低钠血症应根据其发生的时间和临床神经系统症状的出现而定。建议使用生理盐水或高渗盐水或控制液体量来矫正及控制低钠血症。

长时间的胃管抽吸可能导致高钠血症、代谢性碱中毒和低钾血症。在这种情况下，恢复体液平衡应优先使用乳酸林格液，因其有助于纠正碱中毒。高钠血症的纠正应为有控制的渐进性进行，低钾血症因导致持续性肠麻痹也应予以纠正。

（五）营养支持

扩大肠切除术、术后腹水形成和禁食，可能导致营养不良。ERAS 协会的现行指南，建议在手术结束前和早期进食之前拔除胃管。Pearl 等在一项针对 110 例妇科恶性肿瘤的腹式手术的研究中发现，术中经口腔放置胃管和术后留置鼻胃管的患者在肠道并发症、肠功能恢复和住院时间方面，均无显著差异。

早期肠内营养用于妇科恶性肿瘤大手术的评估结果显示，患者术后胃肠胀气、排气和排便时间均缩短。然而，有 10%患者经此处理后会因严重腹胀和呕吐而需要再次插入鼻胃管。

一些研究表明，咀嚼口香糖可以减少术后肠麻痹。最近的结直肠癌手术临床试验的数据表明，临床改善作用有限，但由于这些研究均未报道不良影响，所以在获得更多研究数据之前可鼓励患者术后咀嚼口香糖，尤其是卵巢癌手术的患者。

对于营养不良的患者，若预期肠内喂养将延迟开始，则应提供肠外营养支持。仅通过肠外营养支持的患者应进行监测，以发现医源性代谢紊乱，并应尽早过渡到肠内喂养。

（六）纠正贫血

对于术后强力纠正贫血的有效性存在争议。几项研究表明，在血红蛋白水平低至 7 ～ 8g/dl 的患者是否予以输血治疗与血红蛋白水平 10g/dl 的患者之间，除患有潜在心血管损害者，在主要并发症和死亡率方面没有显著差异。推荐对机体抵抗力差或即将接受肿瘤辅助治疗的患者予以输血以纠正贫血。

（七）疼痛处理

最佳的疼痛管理对术后过程至关重要，因为它可减少术后应激反应、过度换气、心动过速以及后续心血管系统不良事件（特别是心肌缺血）的风险。常用的方法是术后即刻使用自控静脉内镇痛，直至过渡到可以口服镇痛药物。在一般腹部手术应用硬膜外镇痛的安全性和有效性评估数据表明，硬膜外镇痛可以缩短静脉阿片类药物的使用时间，减少其对呼吸的抑制作用，加快恢复肠道功能和排尿，从而促使患者早下床活动和缩短住院时间。此外，还降低患者死亡风险、发生血栓栓塞和肺部感染性疾病等重大并发症的风险。目前尚无硬膜外镇痛在卵巢癌细胞减灭术中应用数据的评估。一些前瞻性和回顾性研究报道推荐使用硬膜外麻醉，这些研究包括计划进行开放性妇科手术的患者。然而，必须考虑到，常规使用硬膜外镇痛为避免术后偶发性低血压反应而过多输液所带来的术后体液超负荷的可能。

（八）呼吸管理

由于麻醉时间过长、术后卧床以及腹腔内容积的增加，术后患者的呼吸功能几乎都会受到损伤。气管拔管后，患者可能需要呼气末正压无创机械通气，以避免肺不张和随后发生肺部感染的风险。除督促患者较早恢复活动外，胸部的物理治疗包括保持呼吸道通畅、深呼吸练习以及激励性肺活量测定法，也是呼吸管理的重要手段。

对于术中放置胸腔引流管的膈肌手术（占12%～45%的患者），引流应维持2～3天，在持续高引流量的情况下需要更长时间，一般在引流量< 150ml/d时拔除引流管。在膈肌切除并放置胸腔引流管后，应增加吸氧量以促进气胸的吸收。建议通过胸部X线检查监测胸腔积液或残余气胸。一些研究数据表明，15%～20%的患者需要二次放置引流管。

（九）术后血栓栓塞的预防

在术后8～12小时，应再次给予预防血栓栓塞的药物，同时继续维持机械性方法预防。可给予最高预防剂量的低分子量肝素（依诺肝素40mg，每天1次；达肝素5000U，每天1次；丁扎肝素，3500U，每天1次）或选择低剂量普通肝素（5000U，每天3次）。对于有严重出血风险的患者，应进行个体化管理。预防性治疗应维持至术后28天。

（十）下床活动和出院

目前数据显示，患者平均住院时间约为2周。术后早下床活动可预防呼吸系统并发症和减少血栓栓塞的风险。术后早活动对改善术后肠麻痹的作用尚有争议。术后尽早拔除导尿管和引流管可使患者早出院。

五、围术期并发症

3%～7%的围术期并发症需要在术后的30天内再次进行手术，多达15%的患者需要进行有创性影像学检查。在有严重并发症的患者中，高达90%的患者需要进行二次手术，其中28%～68%的患者需要介入性影像学检查。在出院后出现并发症的患者中，7%～19.5%的患者需要再次住院治疗。

六、失血

在接受肿瘤细胞减灭术的患者中，约有10%的患者发生术中并发症；大多数为血管损伤或脏器损伤。肿瘤细胞减灭手术的失血量通常为600～800ml，但约有25%的患者术中出血量可超过1000ml。手术中大出血（估计失血量> 20ml/kg），会使肿瘤细胞减灭术的手术过程变得复杂，大出血约发生在7.4%的初次肿瘤细胞减灭术。

在术后早期，监测的重点是发现出血，当发生术后出血时可出现血流动力障碍、引流管引流出血液和腹腔积血导致的腹胀。实验室检查可显示急性贫血，并可出现消耗性凝血功能紊乱。据报道，3%～11.5%的肿瘤细胞减灭术会出现术后出血。治疗方法包括通过输血纠正贫血和凝血功能障碍，输入胶体溶液以恢复正常血容量。在某些情况下，可能需要再次手术以检查腹腔情况及止血。

七、感染

据报道，7%～10%的患者会发生严重的感染并发症。感染会导致病情加重而延长住院时间、增加重症监护和药物治疗，以及增加侵入性处置或再次手术。严重感染伴有心动过速或呼吸急促说明出现了全身性炎症反应综合征（SIRS），并发生败血症，据报道败血症的发生率为1.6%～2.1%。在这些情况下，应立即给予一线广谱抗生素，随后根据细菌培养鉴定的结果调整抗生素。在败血症治疗上，已经评估了另外几种调节免疫和凝血过程的药物，如重组活化蛋白C、抗凝血酶或免疫球蛋白。但由于上述药物的有效性和安全性尚未得到证实，因此不推荐使用。严重败血症伴血流动力学紊乱或器官功能障碍，需要在补液的基础上纠正血流灌注不足。最终，患者可能发生多器官功能障碍综合征和感染性休克，因此有必要使用血管升压药。是否长期使用抗生素应根据患者的状况、是否存在异物和细菌特征来决定。建议针对感染源进行特殊管理。如果怀疑或证实为真菌感染，需要使用抗真菌药物。

（一）手术部位感染

手术部位感染的发生率为1%～21%，以葡萄球菌和链球菌相关的感染最常见。常规处理包括抗生素和伤口护理，一般能确保伤口愈合。从腹腔内发现细菌，即应开始评估潜在的感染。手术切口可能会被部分重新打开，以清除潴留的感染性分泌物、血肿和积液。通常，清创后伤口即可闭合，随后会良好的愈合。对于罕见的大而深的感染伤口，可能需要使用负压引流治疗，最终切口会延迟愈合。

腹壁切口筋膜裂开的发生率< 1%，见于产生大量腹水和营养不良的患者。筋膜裂开的患者

可能存在潜在的腹腔内感染，以及腹膜裂开内脏膨出的风险，直至伤口清洁能够再次手术缝合，这对伤口的处理是一个挑战。尽管伤口处理得当，后续发生切口疝的风险仍然很高。

（二）消化道瘘

消化道瘘常与吻合口裂开有关，其病因还包括局部缺血、术中未能发现的手术副损伤，以及切除或电灼肠道浆膜面肿瘤转移病灶时造成的损伤等。一些因素，如营养不良、手术时间过长、术中化学治疗以及伤口负压治疗等都增加消化道瘘的风险。根据瘘在消化道的位置、发生原因和是否预先引流，可引起弥漫性腹膜炎或局限性脓肿，也可表现为消化道内容物经伤口或引流管漏出或伴随尿液或阴道分泌物漏出。通常口服或局部注入水溶性造影剂，在计算机断层扫描（CT）下可确诊。治疗方法有多种，包括恢复功能、补液、营养支持、抗生素、生长激素抑制素类似物（生长抑素）、介入影像学检查和必要时进行手术修复。

接受肿瘤细胞减灭术的患者发生胃瘘的比例＜1%。胃切除术、全网膜切除术和术后出现胃胀症状，发生胃瘘的风险增加。通常，胃瘘需要手术修复。在瘘口远端放置造口管（胃造口术或空肠造口术）可用于早期胃肠内营养。临床表现不明显的患者可考虑采取非手术治疗，包括禁食、使用抗生素、放射线引导下放置引流管以及营养支持。

据报道，在脾切除术和胰腺尾部切除术中，24% 的患者并发胰腺漏或瘘。在大多数情况下，一过性瘘的病程是良好的，特别是在使用生长抑素的情况下。已知，生长抑素可以减少消化道瘘排出物的量，缩短瘘口关闭的时间。术后第 3 天引流管的引流量＞ 30ml/d 且淀粉酶水平升高（超过正常血清水平的 3 倍）的患者，尤其伴有感染性腹腔积液，后续发生瘘的风险很高。这些患者的治疗包括抗生素、放射线引导下的有创性引流和使用生长抑素衍生物奥曲肽，很少需要再次手术治疗。患者的临床症状一旦改善，应立即恢复进食。患者住院时间明显延长，对于合并感染性休克和急性呼吸窘迫综合征等严重并发症的患者需入住重症监护病房。

来自卵巢癌和腹膜转移癌的肿瘤细胞减灭术的研究数据显示，0.5% ～ 4% 的患者术后发生肠瘘。发生小肠瘘很少会导致腹膜炎，但它是造成补液和电解质紊乱的主要原因，因此除予以肠外营养支持外，还要注意纠正水、电解质平衡的紊乱。建议对瘘的引流量低且后续没有重大损伤的患者进行非手术治疗，包括充分的引流、应用抗生素和奥曲肽治疗。高达 90% 的瘘管在 4 ～ 6 周后可闭合，另约 8% 的患者仍需进行手术修复。

肿瘤细胞减灭术后尿瘘并不常见，发生率＜ 0.5%。

（三）其他感染性并发症

症状性局部脓肿的发生率（特别是发生在膈下或盆腔区域）为 1% ～ 8%。大多数情况下，影像学引导下引流术联合抗生素应用便可控制感染。如果上述治疗失败，建议进行手术引流。盆腔或主动脉旁区域积液或淋巴囊肿，在接受肿瘤细胞减灭术患者的发生率高达 7%，随后有发生局部压迫和感染的风险。通常的处理方法以放射线引导下的引流术为主。非特异性感染如尿路感染，通常给予抗生素治疗。尿路狭窄或需要放置输尿管支架，则需要进行手术。肺部感染详见呼吸系统并发症一节。

八、胃肠道并发症

一般来说，肠道功能在术后 3 天内恢复。术后持续的麻痹性肠梗阻或肠道活动恢复后再出现肠梗阻，属异常情况。在这些病例和持续性肠梗阻患者，应进行影像学检查以排除小肠梗阻和（或）大肠梗阻。文献显示，多达 12% 的患者会出现消化道并发症，其中肠梗阻约占 3%。

（一）胃胀

胃胀在腹部手术后很常见，尤其是包括网膜切除术的情况下。它可能与胃轻瘫有关，也可能是肠梗阻的结果。目前尚无资料详述其在卵巢癌细胞减灭术后的发生率。然而，若术后没有插胃管和未予以早期肠内营养，约有 10% 的患者会出现严重的胃胀。处理方法是放置鼻胃管进行抽吸。

（二）肠梗阻

术后持续的肠梗阻易于发生在包括消化道切除术在内的手术之后：肠切除术后的发生率为 7.8% ～ 21%，多次小肠和大肠切除术后的发生率高达40%。否则，肠梗阻的发生率不超过1% ～ 3%。大多数情况下，通过胃管抽吸与静脉补液、纠正电解质异常以及肠外营养便可解决肠梗阻的问题。在结直肠手术后发生肠梗阻的情况下，评估促胃肠动力药物（如红霉素）的影响，结果表明其改善胃肠功能的作用有限。

九、腹水再现和腹腔间隔室综合征

术后腹水重新积聚是肿瘤细胞减灭术后常见的现象。术后再现腹水时，应避免腹腔穿刺放液。因为此操作可能会增加术后体液重新分布所带来的血管内液减少。乳糜性腹水是一种罕见的并发症，可能发生在淋巴结切除术后，此时须给予无脂肪饮食。

腹腔间隔室综合征是一种罕见的、极其严重的并发症，可能与以下几种情况有关，如大量腹水、出血、肠梗阻、胃和（或）肠胀气、内脏水肿、腹膜炎或腹腔内脓肿、休克和过度补液。所有这些情况都会导致腹内压增高和内脏血流灌注不良。在出现肾和（或）心血管供血不足致使其功能障碍及与之相关的严重腹胀时，提示该病诊断，通过经膀胱测量到的腹内压增高即可确诊。及时有效的腹部减压几乎总是需要再次手术，经手术放置暂时的腹腔造口装置延迟关闭腹腔。在腹腔减压后要严密观察病情，因为仍有再次腹内压升高的可能，以及由负压治疗引起的肠瘘风险。一些药物和微创治疗作为手术减压前的临时措施可能是有益的。在一些患者，经皮导管引流可能会减少所需的手术治疗。

十、血液系统疾病

据报道，如果除外化学治疗的不良反应和急性出血相关的贫血，只有不足 2% 的患者在肿瘤细胞减灭术后会出现血液系统疾病。血小板增多常出现在脾切除术后。然而，如果血小板计数 < 100 万 /μl，就不必进行抗血小板治疗。脾切除后白细胞增多的意义是难以分析的，因为白细胞的生理性增加可能会掩盖与感染相关的升高。

十一、血栓栓塞并发症

接受扩大盆腔脏器切除术的患者和术中急性失血的患者是发生静脉血栓栓塞的高危人群。据报道，肿瘤细胞减灭术后深静脉血栓的发生率差异很大。大多数报道的比率为 1%～10%。也有一些学者报道了高达 20% 或 30% 的发生率。除多普勒超声外，可能需要使用静脉造影剂进行 CT 扫描，以评估盆腔和腔静脉静脉血栓形成。D-二聚体检测可能有助于诊断。上述检测均为阴性时，理论上可以排除血栓栓塞性疾病。

据报道，肺栓塞的发生率为 1.5%～16.7%，但临床上这种并发症基本上未被诊断出来。对于呼吸衰竭、胸痛或偶尔出现的诸如头晕、心悸等不太明确的症状，应考虑本病诊断，并通过 CT 肺部血管造影证实。然而，高达 70% 的 CT 扫描可能会漏诊肺栓塞。肺栓塞的诊断困难可能与术后胸腔积液、肺不张或肺部感染共存有关。大量的肺栓塞可能导致极其严重的呼吸和（或）血流动力学障碍。在这样的患者，由于需要再次插管或至少需要无创通气，因此须进入重症监护病房进行治疗。在病情不太严重的情况下，建议予以氧气吸入治疗。

确诊为深静脉血栓形成或肺栓塞的患者应立即接受肝素类抗凝治疗。鉴于低分子肝素高效、耐受性好、易于给药，应将其作为治疗首选。普通肝素可作为一种可作为替代药物。对于合并出血或消耗性凝血障碍患者的处理应谨慎，需要同时考虑病情加重和出现其他并发症的风险。如果需要抗凝，最好使用普通肝素，其主要优点是在必须中断其作用时，具有快速可逆效果。只要抗凝血药可以安全使用，应尽快使用。对抗凝血药有禁忌证的患者，建议放置下腔静脉滤器。

血栓栓塞患者的后续治疗应包括至少 3 个月的低分子肝素抗凝治疗，根据癌症病程可维持 6 个月甚至更长时间。关于使用维生素 K 拮抗剂进行长期的数据是相互矛盾的。因临时禁忌证未使用抗凝治疗而放置下腔静脉滤器的患者，应定期评估其使用的安全性。

十二、呼吸系统并发症

呼吸功能障碍是肿瘤细胞减灭术后常见的并发症，可能与不同的且可能相关联的原因有关。一些学者认为膈肌腹膜剥离术或全层切除后，膈神经损伤引起的膈肌功能障碍与多种呼吸系统并发症有关。评估呼吸功能障碍的严重程度应采用以动脉血气为基础的检查，并应及时采用针对性的治疗措施。约有 10% 的患者会发生呼吸衰竭。

（一）肺部感染

肿瘤细胞减灭术后，3%～18% 的患者发生肺炎，常为严重的急性呼吸衰竭，并有相当大的死亡风险。据报道，约 5% 的病例因接受脾切除术而发生特有的肺炎。肺部感染的治疗包括及时使用针对可能的院内感染和常见多种耐药微生物的抗生素。监测应侧重于预防和发现急性呼吸窘迫综合征，这可能是由于凝血功能障碍和输血所致。

（二）胸腔积液

肿瘤细胞减灭术后胸腔积液的发生率较高（9% ～ 59%）。资料显示这是膈肌手术后最常见的主要并发症，发生率为 40% ～ 60%。在接受膈肌手术的患者中，多达 15% 的患者需行胸膜穿刺术并放置胸腔引流管。渗液的引流应控制在一定的量。约 10% 接受胸腔穿刺的患者会出现气胸，因此需要放置胸腔引流管。

（三）其他呼吸系统并发症

肺不张在肿瘤细胞减灭术后很常见。现有资料表明，在接受脾切除术的患者中，16% 的患者发生左下肺叶肺不张。其他引起呼吸衰竭的原因可能是与体液过多或心力衰竭有关的急性肺水肿。

十三、心脏和神经血管并发症

肿瘤细胞减灭术可能会导致一些患者机体耐受性差，引起血流动力学失衡，特别是既往存在心脏并发症的患者。

与其他非心脏外科手术一样，0.5% ～ 2% 的患者术后发生心肌梗死，既往有心肌缺血病史的患者则多达 6%。如果毫无拖延地立即启动有效的治疗措施，通常可以避免心脏的损害。这些患者面临的挑战之一是抗凝需求和出血风险之间的失衡。有关在围术期使用 β 受体阻滞药预防心肌梗死、心律失常和死亡率的获益，相关数据是相互矛盾的。事实上，包括非心脏手术在内的一些研究表明，使用 β 受体阻滞药可能导致低血压、心动过缓和卒中的风险增加。肿瘤细胞减灭术后发生卒中的风险很低，发生率≤ 0.5%。

十四、肾衰竭

约有 2%接受肿瘤细胞减灭术的患者会出现肾衰竭。由于扩大盆腔和腹膜后剥离手术的操作可能会导致输尿管或膀胱损伤和（或）功能障碍，因此应首先排除肾后因素引起的急性肾衰竭。肾前血流动力学的衰竭最常见。事实上，由于大出血和（或）严重的体液流失及重新分布，可能持续存在血容量不足即血压低，并可能导致缺血性肾损伤。据报道，休克的发生率≤ 2%，相关的发生机制也可能包括败血症、心源性因素或多种状况。如果及时处理，包括适时使用血管收缩药物、补液和优化体内环境，则肾前衰竭多是可逆的。

除老年和衰竭患者外，肾毒性损伤的发生频率较低。透析是肾衰竭的最终治疗方法，仅限于患有多器官功能不全、难治性体液潴留或危及生命的代谢紊乱的患者。

十五、腹腔热灌注化学治疗的并发症

关于肿瘤细胞减灭和腹腔热灌注化学治疗（hyperthermic intraperitoneal chemotherapy，HIPEC）后严重外科疾病发生率的数据是相互矛盾的。一些学者报道的并发症发生率为 15%～ 29%（略高于没有 HIPEC 的手术）。亦有研究报道高达 65%的病例发生率，从而导致一些前瞻性研究提前终止。HIPEC 的再次手术和再入院率与未行 HIPEC 的手术后报道的比率大致相同（再次手术为 6%，再次入院为 18%）。也有关于死亡率存在重大差异的报道，但大多数研究的死亡率为 0 ～ 7%。

血液系统并发症最常见，40%以上的病例发生严重的贫血。在使用奥沙利铂腹腔内化学治疗的患者中，因并发急性腹腔内出血，致使 18%～ 30%的病例需要再次手术。与未行 HIPEC 的患者相比，HIPEC 的感染风险也有所增加（约 15%）。根据所选择的化学治疗方案，可出现不同类型的代谢紊乱。肾衰竭的风险，特别是腹腔内使用顺铂化学治疗时，应通过围术期的水化来避免。

十六、死亡率

在相关机构的研究报道中，术后 30 天内的死亡率为 0.3%～ 3.6%。基于人群的研究得出的死亡率稍高，为 3%～ 8%。预测术后死亡率的最重要指标是年龄、ASA 状态和合并症评分。没有证据表明手术的根治性对死亡率有预后影响。

65 岁或 65 岁以上患者的死亡率为 11%～ 17.5%。根据美国麻醉学会（ASA）和手术合并症评分，在手术后的 3 个月之内，75 岁或 75 岁以上患者的死亡率为 5%～ 20%。合并症评分的增加与 10% ～ 19% 的短期（术后 30 天内）死亡率相关。23%的死亡与术前白蛋白水平＜ 10mg/dl 相关，而术前白蛋白＞ 10mg/dl 的患者死亡率为 0。同样，白蛋白水平＜ 34mg/dl 患者的死亡率比白蛋白正常水平患者高 3 倍。急诊入院手术的患者 30 天内死亡的风险＞ 20%。Ⅳ期卵巢癌的患者，术后 30 天内死亡的风险增加。

在术后严重并发症中，死亡率最高的是严重感染的患者。在这些患者中，败血症休克和多器官功能障碍综合征的死亡风险增至 40%。死亡率也可能与肺栓塞有关。风险差异很大，发生大量栓塞的患者死亡风险上升到 30%。非心脏外科手术的研究数据表明，心脏并发症（主要是与缺血相关的并发症）的死亡风险为 50%。腹腔间隔室综合征死亡风险增加（高达 70%），而这种风险即使经过有效的腹腔减压，死亡风险仍＞ 50%。

十七、小结

医师应向患者提供全面的术前评估，以便了解预计实施手术相关的并发症、死亡率和生活质量下降的风险。建议成立一个多学科专业团队，严格遵循最新指南，以减少不良手术结果的风险。围术期并发症的发生率将决定患者的整体预后，包括对其生活质量和预后的影响。

主要参考文献